科学的复兴与
人地解剖学的建立
(14世纪—16世纪) 5

中篇 第五章

科学的革命与
基础医学的奠基
(17世纪) 6

中篇 第六章

科学的进步与医学专业化
分科 界医学的独立
(18世纪) 7

中篇 第七章

科学的黄金时代与
医学的巨大进步
(19世纪) 8

下篇 第八章

科学技术的飞速发展与
临床医学的科技化时代
(20世纪) 9

下篇 第九章

现代医学体系庞大繁杂，

为维护人类健康提供着强大的医疗保障。

口腔医学作为临床医学的分支学科，

逐渐从原始走向科学现代，

口腔医学的形成也并非一蹴而就，

而是经过了漫长曲折的发展历程。

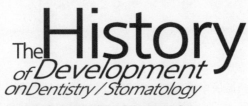

The History
of Development
onDentistry / Stomatology

口腔医学发展史
——口腔医学的科学之源

龚 怡 | 编著

首都医科大学附属
北京口腔医院

人民卫生出版社
PEOPLE'S MEDICAL PUBLISHING HOUSE
·北 京·

图书在版编目（CIP）数据

口腔医学发展史：口腔医学的科学之源 / 龚怡编著
. —北京：人民卫生出版社，2021.11
ISBN 978-7-117-32102-0

Ⅰ. ①口… Ⅱ. ①龚… Ⅲ. ①口腔科学 – 医学史
Ⅳ. ①R78-09

中国版本图书馆 CIP 数据核字（2021）第 192170 号

人卫智网	www.ipmph.com	医学教育、学术、考试、健康，购书智慧智能综合服务平台
人卫官网	www.pmph.com	人卫官方资讯发布平台

口腔医学发展史——口腔医学的科学之源
Kouqiang Yixue Fazhanshi——Kouqiang Yixue de Kexue Zhiyuan

编　　著：龚　怡
出版发行：人民卫生出版社（中继线 010-59780011）
地　　址：北京市朝阳区潘家园南里 19 号
邮　　编：100021
E - mail：pmph @ pmph.com
购书热线：010-59787592　010-59787584　010-65264830
印　　刷：北京盛通印刷股份有限公司
经　　销：新华书店
开　　本：710 × 1000　1/16　　印张：36
字　　数：516 千字
版　　次：2021 年 11 月第 1 版
印　　次：2021 年 11 月第 1 次印刷
标准书号：ISBN 978-7-117-32102-0
定　　价：268.00 元

打击盗版举报电话：010-59787491　E-mail：WQ @ pmph.com
质量问题联系电话：010-59787234　E-mail：zhiliang @ pmph.com

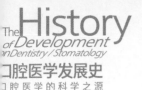

作者
简介

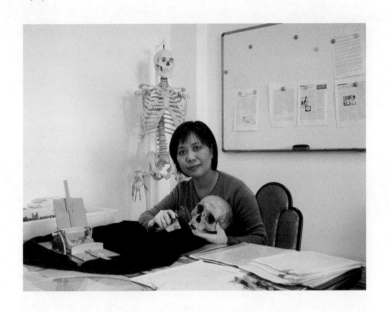

龚 怡

　　20余年来一直从事口腔医学史的教学和研究工作，这门课程是首都医科大学口腔医学院的教学特色，由周大成先生始建于1987年。龚怡在继承周大成先生对中国口腔医学史研究贡献的基础之上，通过多年的自学逐渐积累了大量的史学知识和史学研究的基本方法。2003年她和中国科学院古脊椎动物与古人类研究所专家共同合作，获得了古人类标本上口腔疾病的第一手资料，为口腔医学史的教学增添了新的色彩。同时，她又长期收集和整理了大量世界口腔医学发展的史料，并以世界科学技术发展水平如何影响大医学和口腔医学发展的特殊视角，来讲述口腔医学发展的历史。所以，撰写一本口腔医学发展史专著，是龚怡长期以来的愿望和追求，她感觉有一种强烈的使命感，应将世界口腔医学的发展历程展现在同学们和医生们面前。

与此同时，龚怡曾担任首都医科大学附属北京口腔医院的急诊科主任多年，在日常繁重的临床医疗、教学和科研工作中，以牙外伤的研究作为口腔急诊医学的学科特色，在全国口腔急诊医学继续教育中，积极推广牙外伤的诊断和治疗的规范化、标准化，不断提高口腔医生对牙外伤的临床认知和救治水平，与国际同仁研究牙外伤的发展水平接轨。于2009年主编《牙外伤》专著第1版、2012年主译《牙外伤教科书及彩色图谱》专著，2017年再编《牙外伤》专著第2版，并发表论文和SCI论文多篇。

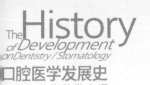
序

一

　　由首都医科大学口腔医学院龚怡教授编著的《口腔医学发展史——口腔医学的科学之源》即将正式出版。她邀我为书作序。拜读之后，收获良多，故欣然承诺。

　　学科发展史是记录、论述和评价学科发展的历史。口腔医学发展史自然是对口腔医学发展的记录、论述和评价的历史。由于口腔医学是从大医学中分化出来的，因而它们也不能脱离大医学的发展史。

　　历史是人类发生、进化过程的证据；历史推动着人类社会的进步和发展；历史也是人类文明、文化的重要组成部分。

　　学习历史，特别是学习与专业有关的发展历史，则是了解和研究该专业从哪里来，现况如何，以及今后到哪里去，和"以史为镜（鉴）"的一个哲学命题。

　　目前，国内外均有一些有关医学发展史或口腔医学发展史的著作问世，但其选择的内容和侧重则不尽一致。有的按年代先后论述，有的是按事件或人物来进行论述。本书的特点则是按历史分期及其当时的科学发展水平进行论述。

　　全书分为上、中、下三篇：上篇以"古人类的口腔疾病与医学的前科学时代"命名；中篇称"科学的觉醒与革命，医学的科学化进程"；下篇则从"医学成为一门科学，口腔医学的进步"进行论述。这种以不同时代分期，紧密结合当时的科学水平，以及医学与口腔医学相结合的方式来写中国口腔医学发展史，同样也具有鲜明特色。

　　由于作者与中国科学院古脊椎动物与古人类研究所有关

专家有过共同研究的经历，本书中收集了不少珍贵的实物图片。这些古代珍品，均具有非常重要的历史价值。显示了研究医学史离不开考古学，更离不开人体的口腔颌颌面的生长发育，和人类学的研究范畴，是一个典型的自然科学与社会科学相结合的研究。

本书图文并茂，大部分插图均出自作者之手，显示了她的文化功底和艺术功底，提示了科学应与文化相结合的理念。

首都医科大学口腔医学院在20世纪中叶即开展了对中国口腔医学发展史的研究，并由周大成教授出版了第一本《中国口腔医学史考》一书，开始了中国口腔医学史研究的先河。龚怡教授作为后继者从事医史教育20多年，积累了不少新的中外资料，出版了内容更全面的口腔医学发展史，实是后浪推前浪，青出于蓝而胜于蓝。

巧合的是，两年半前，笔者接受人民卫生出版社委托，主编了首本《口腔医学人文》"十三五"规划教材，已全付梓。龚怡教授亦被邀在该书中承担牙医学发展史一节的编写。她编著的这本《口腔医学发展史——口腔医学的科学之源》将对《口腔医学人文》教材起弥补不足和参考的作用。实乃幸运之至。

中华人民共和国成立以来，中国口腔医学发展迅速，也受到世界瞩目。本书再版时若能收集和补充这方面的事物和成就，则本书将更全面，富有更大的历史价值。

再次诚挚地向广大读者推荐本书，并以为序！

中国工程院院士

2021年1月于上海

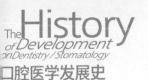
序
二

　　我到了晚年才越来越认识到"史"对于作为大学的专业人员是何等重要！而遗憾的是，我们这一代以及之后几十年间，大学教育课程中，牙/口腔医学史没有作为一门重要的必修课来教授。当然也就没有被重视去建设好口腔医学史这门学科。近几年，我逐渐摆脱了不喜欢又不得不做的烦琐杂事，自己解放自己成为"时间自由人"。利用一切可利用的时间如饥如渴地研读了中外几十本医学史，牙/口腔医学史类的专著和文献。由于渴求，我采取像牛吃草一样反刍式读法，先快读速读，把上千万字的资料"囫囵吞枣"下去，再一次一次反刍研读。对比各家说法，把糟粕排出，吸收其精华。如此，我犹如打开了另一扇知识大门，挖掘到了久埋深藏的智慧宝库，使我领悟到了："回顾历史越久远，越能把握住现在，而展望未来越深远"这句箴言。

　　医生包括牙医是人类社会，自从出现分工以后为数几个最古老的职业之一，也是几个最古老的专业之一，有着千万年久远的历史，尤其是中国牙/口腔医学史还是一座尚未开掘的沉默在地下的金银矿。有志识的青年学者，完全值得倾其一生去寻找、去勘探这一古老的知识思想库，奋斗几十年造就一支中国牙/口腔医学史专家队伍，产生一批中国牙/口腔医学史的研究成果，向世界贡献东方中国人的智慧。

　　近日由刘红霞编审介绍，我才得知首都医科大学口腔医学院的龚怡教授一直钻研医学史，包括牙/口腔医学史，并对口腔专业的学生作为必修课讲授口腔医学发展史。尽管这个课程没有什么经济价值，也不像当前的种植、正畸那样热门。然而龚怡教授在这个冷门讲台上坚持了20余年，实属不易。对讲课内容修改得精益求精，真可以说甘坐冷椅30载，孤灯潜心做学问。现今已整理成书。在即将付梓之际邀请我为这勤奋躬耕之作写序，我不假思索地欣然接受，也是对她这种精神的宣扬。

我几乎一口气通读了一遍不忍释卷。洋洋洒洒数十万字，看着实实在在迷人。整卷颇有独到之处：

一、本书用寥寥数页，简要列出口腔医学史大事年表。从久远的石器时代一直到20世纪。跨度如此之大，把口腔史上的大事件梳理得井井有条，一目了然。犹如航拍，一览众山。

二、不止于以史写史，罗列史料，而是始终贯穿一条主线，即把牙/口腔医学史和自然科学发展史、基础医学和临床大医学发展史串连在一起；始终把牙/口腔医学的发展置于人类文明的进步、社会变革大势、科技文化演变的背景之中，有机地结合起来叙述。让我们知道牙/口腔医学从哪里来，和谁结伴而行，而有时却独自前行。全书不仅仅表达了整个牙/口腔医学发展史，还是一部科技发展进化史，又是一代又一代医生艰苦奋斗史和发明创新史。值得一提的是在医学发展进程中体现出来的医学道德和医学精神，以及医学中的哲学思想和医学中的人文艺术。读后使人感受到了"不知历史，无以言当下，更无论将来"，还进一步体验到了研读史学的愉悦和魅力无穷。

三、我应该说本书是史学类传统的经典写法。按历史年代分期来分章节叙述。每一个时期年代都是以具有里程碑意义的历史人物和历史事件为节点，逐个细化以小历史作为单元来描述。把人和事发生的历史过程中的微观景象展现得栩栩如生。读起来既着迷又激动心弦，使那么久远的冷冰冰的事件拉近了和我们的距离，宛如刚刚发生而感染你，产生共鸣。在写法上也有独到之处：把牙/口腔医学历史发生的重要事件旁征博引，探源寻流，由古至今；而有时则相反，由今而古地逆索以往追根溯源，形成一个一个历史链，逻辑地联系在一起。既严密又井井有条。

近几年，我国出版了多部牙/口腔医学史类的专著。由于国际交流的需要，经常反复查读，尤其是前辈周大成教授著《中国口腔医学史考》（人民卫生出版社，1991年出版）一书研读了十几遍，在国内他独树一帜，是一部难得的经典之作。真可谓"有一分证据说一分话（胡适）"。做到"无一字无出处"。周老的《中国口腔医学史考》是我们写史的范式和榜样。作为周大成教授的学术传承者、嫡传弟子龚怡教授传承了老师严谨的治学精神，也几十年铸一书。龚教授体现了"传统至极而新生，新生至极又传统"。在此我想再一次重提这句古训：古慧今悟，以史为鉴，可知兴衰。行笔至此，我真诚地推荐给每一位口腔医学生、研究生、从事口腔事业的教师、医师、护士和管理人员作为必读书。我相信你们定会开卷有益、掩卷有思、抚卷有情。

中华口腔医学会创会会长

张震康

2020年12月

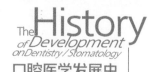
序
三

　　受邀为一本医史类著作作序,对我是第一次,因此难免有些忐忑。我一直喜好读史,因而对史学研究著作多有偏爱。特别是在近年,在国际口腔医学博物馆的建设过程中,常常会遇到一些史料的考据与求证问题,迫使我去阅读有关的医学史书籍,给我增加了一个学习的机会,对口腔医学史有了较多的了解,这或许是作者和编辑部命我的理由。

　　一部学科史对于学科的发展如同一部国家历史对于一个国家的发展,它不仅可以全方位展示国家发展的全过程,还可以通过透视历史揭示国家发展的兴衰交替、客观规律、发展特点和经验教训。以史为镜,可以知兴替,可以知今天,还可以知未来。医学史的研究和学习就将帮助我们深入了解医学发展的客观规律、经验教训、帮助我们把握现实的医教研工作,对未来具有更多的前瞻性。同时医学史也是医学人文教育的一个重要组成部分,除了传递医史中蕴含的大量的历史知识外,医学史还将带给我们许多精神文化的传承。对医学教育而言,失去了人文教育,我们的大学就只能是一座座技能训练所,我们培养的医生也只能是一个个技能匠人,而不是真正能够悬壶济世、普度众生的仁者、大医。当代医学教育中人文教育的缺失是我们的重大缺陷,也由此带来了一系列严重的后果,这是今后的医学教育中应该及时补上的一块短板。

　　本书作者龚怡教授来自首都医科大学口腔医学院,该院是国内不多的几家为本科生开设口腔医学史课程的院校之一,此得益于周大成先生的贡献。周大成先生是我国口腔医学史研究的领军人物，研究深入、严谨，著作颇丰，是我深为敬佩的人。他辞世后，其事业能留下传人，使未竟事业发扬光大，乃一幸事。龚怡教授为一临床教授，多年担任临床急诊科主任，在日常繁重的教学、医疗、科研任务之余，她一直潜心口腔医学史的研究和教学工作20余年，通过自学获取了大量的史学知识，掌握了史学研究的基本方法，收集了大量的史料，并形成了自己的教学风格，从本书所引证的大量文献足以看到她的学养和功力。

在这本书中，龚怡独辟蹊径，选择了以世界科学技术发展与口腔医学发展之关联这样一个特殊视角，来观察、述评口腔医学历史。本书有三个特别之处：第一，将口腔医学置于世界科技发展的大背景下进行审视和浏览，记述从文艺复兴时期的思想解放运动到后来的四次科技革命带给口腔医学的启迪和变迁，观察它与世界科技大潮间的关系，由此证明口腔医学是世界科技的一个组成部分，其发展进步是世界科学技术进步在口腔医学领域的体现。第二，是将口腔医学与整体大医学的发展融为一体，通过书中丰富的史料，让我们看到大医学中无论是临床医学还是基础医学的进步，都给口腔医学的发展带来了影响，都不同程度地带给了口腔医学新的突破。我们可以得出这样的规律：口腔医学源于大医学，最终仍将归于大医学。第三，不同于许多晦涩难懂、乏味干瘪的史书，本书作者引用了大量的典籍、故事、轶事、趣闻，增加了趣味性、可读性，使干瘪枯燥的史书变得灵动起来，让我们的史学知识变得丰富且便于记忆。

龚怡教授潜心求索、笔耕不辍，历时五年完成了这部五十万言的口腔医学史学专著，反映了她在这个领域的积累和追求。文稿所透出的对史学研究强烈的热情、严谨的科学态度和求实精神深深值得我们学习，特别是她在当前高度物化、浮躁、趋利的现实下，能够怀揣宁静、专心致志地做好这一件费时费力，不见经济效益，也不算SCI的工作，实属不易，非志高气远者难以做到。

我真诚地希望有越来越多的人能拥有这样的精神，心无旁骛、聚精会神地做好研究，不为名利所动，不为清贫所动，虔诚地追求我们的事业，追求我们心中的圣地，我们的事业一定能够做得更好。衷心希望这本书能带给更多的学者们，特别是学生们很多的教益，让大家在丰富自己的专业知识之外，能够拥有一个更加丰满的精神世界。

中华口腔医学会副会长

赵铱民

2021年2月3日

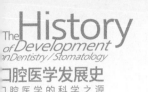
前言

　　现代医学体系庞大繁杂，为维护人类健康提供着强大的医疗保障。口腔医学作为临床医学的分支学科，逐渐从原始走向科学现代，口腔医学的形成也并非一蹴而就，而是经过了漫长曲折的发展历程。

　　无论你是准备选择口腔医生作为终身职业，还是你正在从事着口腔医生的工作，或是你已经完成了口腔医生的事业生涯，我希望和你一起分享口腔医学发展的历史，我们不仅可以回顾过去，也可以思考现在，更可以展望未来。本书将口腔医学的形成与发展融入历史发展的长河，按时间节点分为三篇。上篇讲述了古人类的口腔疾病与医学的前科学时代；中篇介绍了科学的觉醒与革命，医学的科学化进程；下篇重点介绍了医学成为一门科学，口腔医学的进步。在历史的每一个重要阶段，作者都选取了最具医学成就的代表人物，既有他们的贡献，又有不同人物之间的学术传承和革命性创新。

　　自从人类诞生以来，就伴随着疾病的存在和与疾病的抗争。人类的牙齿、颌骨和头颅多以化石的形态被保留下来，使我们能够追寻人类牙齿疾病的演变。文字的产生使我们能够超越时间和空间去了解人类对口腔疾病的认知和诊治的发展过程，从楔形文字关于医生的行业规范、到金字塔上象形文字表达的医用术语；从印度的哈拉巴文化、到中国甲骨文记载的龋病；从古希腊西方医学的起源、到《黄帝内经》对口腔疾病的论述。从欧洲中古时期的黑死病，到手艺人、理发师-外科医生的由来；从阿拉伯医学对西方医学的传承、到中国隋唐时期中医著作对口腔疾病诊治的贡献，都进行了详细的描述。

伴随着欧洲文艺复兴运动对医学的影响，维萨里的人体解剖学著作终结了盖伦解剖学派1500年的统治地位，是16世纪最具影响力的医学进步，也带动了口腔解剖学的研究和发展。17世纪近代实验科学的诞生，使医学研究得到长足的发展，哈维发现血液循环是医学科学化进程中最重要的事件；显微镜的发明开阔了人类研究微小生物的视野，从而人们发现了味蕾和牙垢中的细菌。18世纪科学的进步促进了临床医学的专业化分科，牙医学也从外科学中独立出来，1728年皮耶·费查的《外科牙医学》著作建立起"牙科疾病的治疗原则"，几乎涵盖了整个牙科学的范畴，成为牙科领域的规范化指南，产生了深远的影响。

19世纪是科学技术开始全面繁荣的黄金时代，自然科学的丰硕成果应用到医学领域，改变了临床医学的面貌。美国的牙医将麻醉药用于拔牙和外科手术，开启了无痛手术时代；巴斯德提出的"疾病细菌学说"，启迪了李斯特将外科手术带入消毒灭菌时代；科赫制定的"细菌学研究金标准"，启发了米勒找到人类龋病致病菌，奠定了"口腔微生物学"。19世纪硬质硫化橡胶的发明，改变了古老的镶牙方法，成为口腔修复学的第一个里程碑。银汞合金成分和比例的标准化，"龋洞分类标准"和"窝洞制备原则"的制定，促进了牙体内科学的发展。19世纪由于电池的发明促进了电动引擎的迅速发展，第一台电池式电动牙钻由牙医发明，结束了几千年沿用的手动钻牙方法。19世纪末X线的发现，对未来医学的发展产生了深远影响，也促进了牙科诊断学的进步。

从20世纪初开始，口腔局部麻醉药的相继研发与应用，为现代口腔医学的发展奠定了基础；安格建立正畸学校和社团、创立正畸杂志，并发明多项正畸矫治器和矫治技术，将口腔正畸学发展为口腔医学的第一个分支学科；20世纪初的近代战争，造成士兵颌面部的严重损伤，也促成了整形外科和口腔颌面外科的建立。20世纪中期，石油化工产品的广泛应用，迎来了牙科的树脂时代；牙科高速气动涡轮牙钻的发明，成为牙钻史上的第二次革命。20世纪末，随着布伦马克"骨结合"理论的诞生，人工种植牙也走过了萌芽期和奠基阶段，逐渐走向成熟，形成了新的学科"口腔种植学"。1985年，牙科CAD/CAM全瓷修复系统研制成功并推广应用，彻底改变了传统口腔修复学的理念和方法；3D打印技术也开始应用于口腔修复、正畸、种植等多个领域，21世纪以来，数字化口腔技术也会逐步提出新的治疗方式。所以，口腔医学生命力的源泉，就在于人类日新月异的科技创新成果，不断引领和影响着她的发展、不断更新着医学观念、不断改进着医疗技术、不断完善着治疗方法。这一切构成了口腔医学的发展史。

"口腔医学史"的课程是首都医科大学口腔医学院的教学特色，有着悠久的历史。1987年，周大成教授首先在我国高等医学院校开设了"中国口腔医学发展史"的教学。1991年，他的首部著作《中国口腔医学史考》问世，在我国口腔医学界产生了广泛和深远的影响。

从1997年开始，本人接任口腔医学史的教学至今已二十余年。我在教学中深刻认识到，教好医学史不仅要具备口腔医学的专业知识，还需要深厚的文学和历史的知识作积淀。进入21世纪，口腔医学史的教材却难以满足目前发展的需求。所以，强烈的使命感驱使我开始写作，希望将世界口腔医学的发展历程、将人类的智慧和科技成果如何影响医学进步的神奇魅力展现在同学们面前。在学习大量历史知识和中外医学史书籍和资料的基础上，我于2017年初开始执笔，2019年3月完成初稿编写。在本书的写作过程中，我非常幸运地得到许多前辈和同行的指导和帮助，德高望重的邱蔚六教授、张震康教授和赵铱民教授，以及人民卫生出版社编辑老师们都对我的书稿提出许多宝贵的意见，在此表示深深的谢意！我又经过两年半的反复修改才得以完成，插图400余幅大部分由作者拍摄和绘画完成。我真诚期望本书能够通过概括性的叙述框架、重要的史实和大量的珍贵图片，尽可能多地系统介绍口腔医学的发展历程。书中不足之处敬请各位专家、读者指正。

龚　怡

2021年11月　于北京

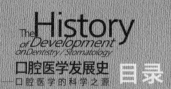

上篇
古人类的口腔疾病与
医学的前科学时代

1

第一章
医学和口腔医学发展史概论 /2

科学的觉醒与
人体解剖学的建立
（14世纪—16世纪） **5**
中篇、第五章

科学的革命与
基础医学的启程
（17世纪） **6**
中篇、第六章

科学的进步与医学专业化
分科、牙医学的独立
（18世纪） **7**
中篇、第七章

科学的黄金时代与
医学的巨大进步
（19世纪） **8**
下篇、第八章

科学技术的飞速发展与
口腔医学的科技化时代
（20世纪） **9**
下篇、第九章

2

石器时代
人类古老的口腔疾病
（史前—公元前4000年）/32

医学和口腔医学 **1**
发展史概论

上篇、第一章

石器时代 **2**
人类古老的口腔疾病
（史前—公元前 4000 年）

上篇、第二章

文字产生与人类早期 **3**
对口腔疾病的认知
（公元前 3500 年—公元 500 年）

上篇、第三章

中古时期的医学 **4**
（476 年—1453 年）

上篇、第四章

3

第三章
文字产生与人类早期对口腔疾病的认知
（公元前 3500 年—公元 500 年）/ 80

科学的觉醒与
人体解剖学的建立
（14世纪—16世纪）
中篇、第五章

科学的革命与
基础医学的启程
（17世纪）
中篇、第六章

科学的进步与医学专业化
分科、牙医学的独立
（18世纪）
中篇、第七章

科学的黄金时代与
医学的巨大进步
（19世纪）
下篇、第八章

科学技术的飞速发展与
口腔医学的科技化时代
（20世纪）
下篇、第九章

5 6 7 8 9

4

第四章
中古时期的医学
（476年—1453年） / 132

中篇
科学的觉醒与革命，医学的科学化进程

5

第五章
科学的觉醒与人体解剖学的建立
（14世纪—16世纪）/ 189

6

第六章
科学的革命与基础医学的启程
（17世纪）/229

第一节　近代科学的起源　/231

科学的觉醒与
人体解剖学的建立
（14世纪—16世纪） **5**
中篇、第五章

科学的革命与
基础医学的启程
（17世纪） **6**
中篇、第六章

科学的进步与医学专业化
分科、牙医学的独立
（18世纪） **7**
中篇、第七章

科学的黄金时代与
医学的巨大进步
（19世纪） **8**
下篇、第八章

科学技术的飞速发展与
口腔医学的科技化时代
（20世纪） **9**
下篇、第九章

7

第七章
科学的进步与医学专业化分科、牙医学的独立
（18世纪）/ 267

下篇
医学成为一门科学，口腔医学的进步

8

第八章
科学的黄金时代与医学的巨大进步
（19世纪）/ 309

科学的觉醒与
人体解剖学的建立
（14世纪—16世纪） 5
中篇、第五章

科学的革命与
基础医学的启程
（17世纪） 6
中篇、第六章

科学的进步与医学专业化
分科、牙医学的独立
（18世纪） 7
中篇、第七章

科学的黄金时代与
医学的巨大进步
（19世纪） 8
下篇、第八章

科学技术的飞速发展与
口腔医学的科技化时代
（20世纪） 9
下篇、第九章

9

第九章
科学技术的飞速发展与口腔医学的科技化时代
（20世纪） / 405

医学和口腔医学
发展史概论
1
上篇、第一章

石器时代
人类古老的口腔疾病
（史前—公元前 4000 年）
2
上篇、第二章

文字产生与人类早期
对口腔疾病的认知
（公元前 3500 年—公元 500 年）
3
上篇、第三章

中古时期的医学
（476 年—1453 年）
4
上篇、第四章

科学的觉醒与
人体解剖学的建立
（14世纪—16世纪）5　　科学的革命与
基础医学的启程
（17世纪）6　　科学的进步与医学专业化
分科、牙医学的独立
（18世纪）7　　科学的黄金时代与
医学的巨大进步
（19世纪）8　　科学技术的飞速发展与
口腔医学的科技化时代
（20世纪）9

中篇、第五章　　　　　中篇、第六章　　　　　中篇、第七章　　　　　下篇、第八章　　　　　下篇、第九章

附录
口腔医学发展史
大事年表

医学和口腔医学
发展史概论 1
上篇，第一章

石器时代
人类古老的口腔疾病 2
（史前—公元前4000年）
上篇，第二章

文字产生与人类早期
对口腔疾病的认知 3
（公元前3500年—公元500年）
上篇，第三章

中古时期的医学 4
（476年—1453年）
上篇、第四章

上篇

古人类的口腔疾病与
医学的前科学时代

1

2

3

4

第一章

医学和口腔医学
发展史概论

医学和口腔医学
发展史概论
1
上篇、第一章

石器时代
人类古老的口腔疾病
（史前—公元前4000年）
2
上篇、第二章

文字产生与人类早期
对口腔疾病的认知
（公元前3500年—公元500年）
3
上篇、第三章

中古时期的医学
（476年—1453年）
4
上篇、第四章

为了维护人类的健康，现代医学庞大繁杂的医疗体系提供着强有力的保障，这一体系并非一蹴而就，而是经历了漫长曲折的演化过程。我们要想掌握先进的现代医学理论和技术，就要全面了解在不同历史时期医学的发展历程，人类对医学观念的改变，以及医疗技术的进步。对于医学的发展历史，我们可以从不同的视角和范围进行分类研究，因为医学史的研究领域涵盖了医学专业的各个学科，例如口腔医学发展史的研究，从而让我们全面了解东西方医学和口腔医学的演化过程和发展规律[1]。

参考文献

1. 张大庆. 医学史十五讲. 北京：北京大学出版社，2007

科学的觉醒与
人体解剖学的建立
（14世纪—16世纪）
中篇、第五章
5

科学的革命与
基础医学的启程
（17世纪）
中篇、第六章
6

科学的进步与医学专业化
分科、牙医学的独立
（18世纪）
中篇、第七章
7

科学的黄金时代与
医学的巨大进步
（19世纪）
下篇、第八章
8

科学技术的飞速发展与
口腔医学的科技化时代
（20世纪）
下篇、第九章
9

第一节
医学史和口腔医学史的定义

一、医学史定义

医学史（history of medicine）是医学的历史，是一门研究在不同历史时期医学的演化过程和发展规律的学科。医学的发展受到不同历史阶段社会政治、经济、宗教和文化、哲学思想和科学技术发展水平的影响，所以，医学史是一门社会科学、自然科学、医学与哲学相结合的交叉学科。医学史既是人类文化史的一个重要组成部分，也是科学技术发展史的一个重要分支学科[1, 2]。

医学史的研究领域涵盖了医学专业的各个学科，包括人类疾病的历史变迁，人类医学观念不断更新变化的轨迹，以及医疗技术、治疗方法的不断完善和对医学进步的相互影响，既要有医学发展的历史事件，也要有伟大先驱人物对医学发展的贡献。医学史专家既要有中西医学知识做基础，又要懂得历史和哲学。所以，医学史的研究应当超越简单地讲述医学故事，应以史学的方法研究医学发展的历程，启迪人们思考医学与科学发展的前景、人类对医学的期望、医疗保健与社会文化之间的关系等一系列问题，正确评价医学在人类社会生活中的重要作用[1, 2]。

二、口腔医学史定义

口腔医学史（history of dentistry /stomatology）是口腔医学的历史，是专门研究口腔医学在不同历史时期发展和演变规律的学科。口腔医学的

医学和口腔医学 **1**
发展史概论
上篇、第一章

石器时代 **2**
人类古老的口腔疾病
（史前—公元前 4000 年）
上篇、第二章

文字产生与人类早期 **3**
对口腔疾病的认知
（公元前 3500 年—公元 500 年）
上篇、第三章

中古时期的医学 **4**
（476 年—1453 年）
上篇、第四章

发展不仅受到不同历史阶段社会政治、经济、宗教和文化的影响，而且深受科学技术发展水平和医学发展水平的影响，所以，口腔医学史也是医学发展史的一个重要分支领域[3, 4]。

口腔医学史的研究方法可以分为两部分——考古研究的历史和文字记载的历史。口腔医学史可以借助于化石和文字来研究人类口腔疾病的历史变迁和追溯口腔医学的演变和发展规律，是介于自然科学、社会科学、口腔医学和历史之间的一门交叉学科。牙齿是人体中最硬的组织，不易腐烂风化，所以古人类的牙齿、颌骨、头颅多以化石的形态被保留下来，化石可以揭示人类在远古时代已经存在的牙齿疾病。文字记载可以告诉我们人类对口腔疾病认知和诊治的演变过程，以及牙医学是怎样发展壮大、成为独立的学科，并伴随着人类医学观念的转变和进步、科学技术的发展而成长为口腔医学的[3, 4]。

参考文献

1. 张大庆. 医学史十五讲. 北京：北京大学出版社，2007
2. 杨建宇，徐江雁. 医学史. 北京：中国古籍出版社，2006
3. 周大成. 中国口腔医学史考. 北京：人民卫生出版社，1991
4. 龚怡. 古人类牙齿生理解剖及口腔疾病. 中华医史杂志，2005，35（2）：123-127

科学的觉醒与
人体解剖学的建立
（14世纪—16世纪）　**5**

科学的革命与
基础医学的启程
（17世纪）　**6**

科学的进步与医学专业化
分科、牙医学的独立
（18世纪）　**7**

科学的黄金时代与
医学的巨大进步
（19世纪）　**8**

科学技术的飞速发展与
口腔医学的科技化时代
（20世纪）　**9**

中篇·第五章　　　中篇·第六章　　　中篇·第七章　　　下篇·第八章　　　下篇·第九章

第二节
医学史和口腔医学史的分类

一、医学史分类

（一）医学史通常分为两大类：医学通史和医学专科史

1. 医学通史　通过研究医学与社会、政治、经济、文化、哲学、宗教、科学和技术的关系，来寻找医学发展的一般规律。如李经纬等教授编撰的《中国医学通史古代卷》，是研究中国医学数千年来历史发展的巨著[1]。

2. 医学专科史　研究医学各个学科的发展规律。如口腔医学发展史、眼科医学发展史、耳鼻咽喉科学发展史、内科学发展史、外科学发展史、妇产科学发展史、儿科学发展史、中医学发展史，精神科学发展史等。如周大成教授所著《中国口腔医学史考》，成为研究中国口腔医学发展史的第一部著作[2]。

（二）医学史也可以详细划分为五类：世界医学史、国家医学史、医学断代史、专科医学史和史志

1. 世界医学史　也称为医学通史，是研究医学发展的一般规律，以年代为序，描述世界各国家不同民族自古至今的医学发展过程及规律。

2. 国家医学史　是研究在某一国家、某一民族的医学发生、发展规律的历史。如中国陈邦贤先生所著的《中国医学史》、日本学者大野肃英所著《日本和西方牙科史》等[3, 4]。

3. 医学断代史　是研究在世界某一特定时期或某一国家的某一特定时

医学和口腔医学
发展史概论
上篇、第一章
1

石器时代
人类古老的口腔疾病
（史前—公元前 4000 年）
上篇、第二章
2

文字产生与人类早期
对口腔疾病的认知
（公元前 3500 年—公元 500 年）
上篇、第三章
3

中古时期的医学
（476 年—1453 年）
上篇、第四章
4

期内，医学发展规律的历史。如明清时期的医学史、文艺复兴时期的医学史、20 世纪医学史等。

4. 专科医学史 是研究医学在某一学科领域的发生和发展规律的历史。随着现代医学的飞速发展，学科分化越来越细，每一学科都有其发展的历史。如口腔医学史、解剖学史、生理学史、药物学史、内科学史、外科学史、妇科学史、儿科学史、针灸学发展史等等。

5. 史志 是记述一个地区、一座城市、一所学校、一个学会或者一家医院的发展过程，称为史志。如北京卫生志、湖南卫生志、首都医科大学附属北京口腔医院史志等。

医学史有多种分类方法。一般可将医学史分为综合史和专门史两大类。综合史是对医学的演化历程及其与社会政治经济文化之间的相互关系的综合研究，包括医学通史、国家医学史、地区医学史、民族医学史、断代医学史等。专门史则是对医学的某一分支、某一部分的历史研究。专门史研究的范围十分广泛，如医学的各分支学科史、疾病史、医疗技术史、医学交流史等。此外，还有介于两者之间的交叉性研究，如疾病社会史、医学思想史、医学文化史等[1, 5, 6]。

二、口腔医学史分类

（一）口腔医学史根据研究方法可分为两大类：考古研究的历史和文字记载的历史

1. 考古研究的历史 牙齿是人体中最硬的组织，不易腐烂、风化，所以古人类的牙齿、颌骨、头颅多以化石的形态被保留下来，口腔医学史可以借助于人类化石或人类学标本揭开牙齿疾病的起源和时间的久远。

2. 文字记载的历史 口腔医学史也可以借助于文字来追溯口腔医学的演变和发展规律，文字可以告诉我们牙医学是怎样发展壮大成为独立的学科。

科学的觉醒与
人体解剖学的建立
（14世纪—16世纪） **5**
中篇、第五章

科学的革命与
基础医学的启程
（17世纪） **6**
中篇、第六章

科学的进步与医学专业化
分科、牙医学的独立
（18世纪） **7**
中篇、第七章

科学的黄金时代与
医学的巨大进步
（19世纪） **8**
下篇、第八章

科学技术的飞速发展与
口腔医学的科技化时代
（20世纪） **9**
下篇、第九章

（二）口腔医学史也可以详细划分为六类：世界口腔医学史、国家口腔医学史、地区口腔医学史、口腔医学断代史、口腔医学二级学科史和口腔疾病史

1. 世界口腔医学史　是以年代为序，研究世界不同国家自古至今口腔医学的发展过程、一般历史发展规律。

2. 国家口腔医学史　是研究某一国家口腔医学的发生、发展规律的科学。

3. 地区口腔医学史　是记述一个地区或一个城市口腔医学的发展过程。

4. 口腔医学断代史　研究口腔医学在某一特定时期的发展规律的科学。如隋唐时期的口腔医学发展史、19世纪的口腔医学发展史等。

5. 口腔医学二级学科史　现代口腔医学的学科分化越来越细，每一学科都有其发展的规律。如口腔颌面外科学发展史、口腔修复学发展史、口腔正畸学发展史、牙体牙髓病学发展史、牙周病学发展史、口腔急诊医学发展史、儿科口腔医学发展史、口腔预防医学发展史等等。

6. 口腔疾病史　是研究口腔医学某一种疾病的发生发展规律。如牙外伤治疗的历史、根管治疗的历史、牙列缺失或牙列缺损义齿修复的变迁、口腔局部麻醉药发展史等 [2, 7, 8]。

参考文献

1. 李经纬，林昭庚. 中国医学通史. 北京：人民卫生出版社，2000
2. 周大成. 中国口腔医学史考. 北京：人民卫生出版社，1991
3. 陈邦贤. 中国医学史. 北京：团结出版社，2006
4. 大野粛英. 日本和西方牙科史. 东京：百濑卓雄株式会社，2009
5. 张大庆. 医学史十五讲. 北京：北京大学出版社，2007
6. 杨建宇，徐江雁. 医学史. 北京：中国古籍出版社，2006
7. 龚怡. 古人类牙齿生理解剖及口腔疾病. 中华医史杂志，2005，35（2）：123-127
8. 郑麟蕃，吴少鹏，李辉萋. 中国口腔医学发展史. 北京：北京医科大学中国协和医科大学联合出版社，1998

医学和口腔医学 1
发展史概论
上篇、第一章

石器时代 2
人类古老的口腔疾病
（史前—公元前4000年）
上篇、第二章

文字产生与人类早期 3
对口腔疾病的认知
（公元前3500年—公元500年）
上篇、第三章

中古时期的医学 4
（476年—1453年）
上篇、第四章

第三节
医学史和口腔医学史的研究范围

一、医学通史的研究范围

（一）世界医学史

世界医学史主要叙述了西方医学发展的历史，从美索不达米亚地区、古埃及、古印度、古希腊、古罗马、中古时期、文艺复兴，直到17世纪—20世纪期间西方医学的发展，也涵盖了阿拉伯等国家的医学（包括口腔医学等）发展史[1]。

（二）中国医学史

中国医学史：中医学在几千年的发展中积累了宝贵的文明财富，从夏商西周时期的医巫并存、到春秋战国时期的医学分科，秦汉时期临床医疗水平达到中国医学史上的第一次高峰。三国两晋南北朝时期，中医在脉学、针灸学、药物方剂、伤科、养生保健等方面取得巨大的进步，隋唐时期国力强盛，形成中国医学发展史上的第二次高峰，奠定了中医学的基础。从两宋时期的医学家热衷于编纂方书和本草书、设立校正医书局、改革医学教育，到辽、夏、金、元时期中国医学史上的学派争鸣。从明代的西学东渐，到近百年西方医学的传入对中国医学的影响，清代医学的普及和发展时期的研究。新中国成立以来，中央人民政府卫生部成立，卫生事业得到迅速发展，医药卫生资源不断增强，使人民群众的健康水平有了大幅度提高。这一切构成了中国医学波澜壮阔的历史[1-5]。

科学的觉醒与
人体解剖学的建立
（14世纪—16世纪） 5
科学的革命与
基础医学的启程
（17世纪） 6
科学的进步与医学专业化
分科、牙医学的独立
（18世纪） 7
科学的黄金时代与
医学的巨大进步
（19世纪） 8
科学技术的飞速发展与
口腔医学的科技化时代
（20世纪） 9

中篇、第五章　　　　中篇、第六章　　　　中篇、第七章　　　　下篇、第八章　　　　下篇、第九章

二、医学专科史和疾病史的研究范围

（一）医学专科史

医学专科史是对医学某一学科的历史演变及其发展规律的研究，包括口腔医学史、内科学史、外科学史、妇科学史、预防医学史、解剖学史、生理学史。口腔医学史又可包括牙周病学史、口腔颌面外科史等[1, 6]。

（二）疾病史

疾病史是指人类对某一种疾病的认知过程、这种疾病的历史变迁、人类对疾病研究的不断更新变化和治疗技术的不断进步，包括龋病史、牙外伤史、呼吸系统疾病史、消化系统疾病史、天花史、麻疹史、痢疾史、疟疾史、心脏病史等丰富的内容[1, 6, 7]。

三、医学人物传记与著作和医学文献研究

（一）古今中外著名医学家的生平事迹、学术成就和代表著作等

专门研究医学人物、著作的成就和取得成功的方法及经验教训。医学人物如扁鹊、华佗、张仲景、孙思邈、李时珍、希波克拉底、盖伦、维萨里、约翰·亨特、李斯特、米勒等。

（二）古典医学文献和医药文献考古类的研究

包括医学家的故里、遗迹以及地下出土有关医药的文物器具、帛书、竹简等考证的研究[1, 3, 4, 5]。

医学和口腔医学
发展史概论

1

上篇、第一章

石器时代
人类古老的口腔疾病
（史前—公元前4000年）

2

上篇、第二章

文字产生与人类早期
对口腔疾病的认知
（公元前3500年—公元500年）

3

上篇、第三章

中古时期的医学
（476年—1453年）

4

上篇、第四章

四、医学专题史和新兴领域研究

（一）医学专题史

医学专题史包括学术思想史、医疗技术史、医学教育史、医院发展史、医疗机构史、医政管理史、医事制度史、医学团体史、医学学术交流史研究、卫生保健史等。

（二）新兴领域的研究

医学史与其他学科交叉渗透而形成的新兴学科，如医学考古，特别是史前有关文物的发掘研究，为提供接近历史真实有了可能性[1, 3, 5]。

五、少数民族医学史和口腔医学史研究

新中国成立以来，中国医史学界对少数民族医学史的调查研究发展较快。由中华医学会主办、中国中医研究院中国医史文献研究所承办的《中华医史杂志》，为了促进中国医学史和少数民族医学史的研究，不仅设有古代、近代、现代医学史、专科史、疾病史和药学史的研究内容，还开辟了少数民族医学史专栏，并主持召开全国医史学术会议的少数民族医史学术专题讨论会，搭建了少数民族医学史研究交流的学术平台，少数民族医学史的研究已成为中国医学史研究的重要组成部分[1, 3]。

1988年由贵州人民出版社出版的《中国医学史》教材，专门论述了少数民族医学史的内容，包括藏族、彝族、维吾尔族、傣族、蒙古族、苗族的医学发展。1995年，在中国国家中医药管理局的主管下、全国中医药图书情报工作委员会和内蒙古自治区中蒙医研究所，主办发行了刊载少数民族医药的国家级综合性期刊《中国民族医药杂志》，大量的信息不仅为广大医疗卫生工作者提供了中国少数民族医药学的知识，还专设医学史研究栏目。

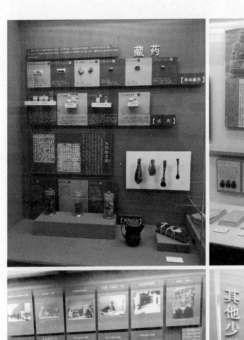
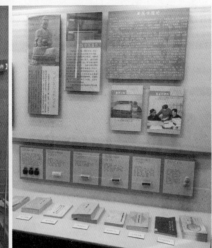
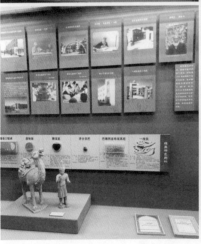
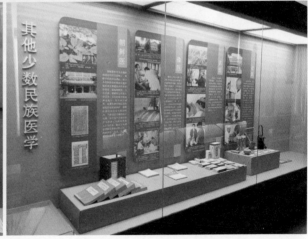

图1-3-1　少数民族医药和医学史的研究

A | B
C | D

A. 奇妙的藏医藏药展览
B. 蒙医学理论及著作
C. 新疆的维吾尔医学
D. 其他少数民族医学的发展（朝鲜医、傣医、苗医、壮医）
（图片：作者拍摄于北京中医药大学中医药博物馆）

近30年来，不断涌现出中国医史学者编写的少数民族医学史专著，如1992年蔡景峰编写的《西藏传统医学概述》和1993年出版的《奇妙的藏医》，以及王镭的《西藏医学史》都全面地介绍了西藏少数民族医学的发展。2009年由田华咏等主编的《湖南民族医学史》共25万字，分别介绍了湖南土家族医药发展史、湖南苗族医药发展史、湖南侗族医药发展史、湖南瑶族医药发展史、湖南白族医药发展史、湖南民族药资源、湖南民族医药研究成果、湖南民族医药学术团体及学术交流，湖南民族医药历史人物等内容。另外，还有广西壮族自治区的医史专家主编的《壮族医学史》，宁夏回族自治区的医史专家主编的《回族医药学简史》，以及维吾尔族医药发展史等。新疆维吾尔自治区维吾尔医学都有系列专著。北京中医药大学中医药博物馆展出了少数民族医学的发展历史（图1-3-1）。由于我国幅员辽阔、少数民族众多，对民族医学史的研究还待完善[1, 3, 5]。

和少数民族医学史的研究成果比较，少数民族的口腔医学史研究还处于萌芽阶段。为了繁荣我国少数民族医学史和口腔医学史的研究事业，探讨我国少数民族医学的发展规律，进行少数民族医学史和口腔医学史的研究非常必要。

参考文献

1. 杨建宇，徐江雁等. 医学史. 北京：中国古籍出版社，2006
2. 张大庆. 医学史十五讲. 北京：北京大学出版社，2007
3. 李经纬，林昭庚. 中国医学通史. 北京：人民卫生出版社，2000
4. 陈邦贤. 中国医学史. 北京：团结出版社，2006
5. 李经纬，朱建平. 近五年来中国医学史研究的进展. 中华医史杂志，1994，24（3）：133-138
6. 周大成. 中国口腔医学史考. 北京：人民卫生出版社，1991
7. 郑麟蕃，吴少鹏，李辉莘. 中国口腔医学发展史. 北京：北京医科大学中国协和医科大学联合出版社，1998

科学的觉醒与
人体解剖学的建立
（14世纪—16世纪）　5

科学的革命与
基础医学的启程
（17世纪）　6

科学的进步与医学专业化
分科、牙医学的独立
（18世纪）　7

科学的黄金时代与
医学的巨大进步
（19世纪）　8

科学技术的飞速发展与
口腔医学的科技化时代
（20世纪）　9

中篇、第五章　　　　　中篇、第六章　　　　　中篇、第七章　　　　　下篇、第八章　　　　　下篇、第九章

第四节
医学史和口腔医学史学科的建立与发展

一、医学史和口腔医学史学科形成的基础

医学史属于医学人文学科的众多门类之一，是一门创立较早、发展较为成熟的具有悠久传统的学科[1, 2]。

（一）西方医学史学科形成的基础

在西方医学史的研究中，较早的文献记载来源于古希腊医学家《希波克拉底文集》中撰写的《论古代医学》。从18世纪开始，欧洲医学不断发展细化，医学开始被划分为不同的学科，医生们也开始了对医学发展史理论的系统研究。自从19世纪末、20世纪初，研究西方医学发展史成为当时医生们热衷的内容之一，在一些医学发达的欧美国家，各国陆续建立起医学史研究机构、设立医学史教习、成立医学史学会，并发行医学史期刊。

美国医生奥斯勒（Osler）和韦尔奇（Welch）首先在1890年创立了约翰斯·霍普金斯医学史学会，随后，德国在1901年、法国在1902年、意大利在1907年、英国在1912年、比利时在1918年、瑞士在1921年、波兰在1924年、丹麦在1927年都相继成立了医学史学会。为了便于学术交流，1920年由比利时医学史学者特里科斯·罗杰（Tricot Roger）发起倡议，在德国医学史学者苏德霍夫（K.Sudhoff）、奥地利的纽伯格、美国的嘉约逊、意大利的卡斯蒂格略尼、瑞士的西格里斯、英国的辛格等众多医学史学者的努力下，最终于1921年在巴黎成立了国际医学史学会（International Society for the History of Medicine，ISHM），成为以欧

医学和口腔医学
发展史概论 1
上篇、第一章

石器时代
人类古老的口腔疾病
（史前—公元前4000年） 2
上篇、第二章

文字产生与人类早期
对口腔疾病的认识
（公元前3500年—公元500年） 3
上篇、第三章

中古时期的医学
（476年—1453年） 4
上篇、第四章

洲医学史学者为主体的第一个世界医学史社团。学会每2年举行一次世界医学史大会，并发行官方出版物，推动了西方医学史的研究，加强了世界各国医学史研究人员和学会之间的交流，为医学史成为一门独立的学科奠定了基础[3-5]。

（二）中国医学史学科形成的基础

医学史在中国的研究也有着悠久的历史，古代的名医传记是中国研究医学史的雏形。在公元前2世纪汉代史学家司马迁所著的《史记》中以人物传记为主，其中《扁鹊仓公列传》记载了古代名医扁鹊和淳于意的故事。扁鹊是中国方剂学的鼻祖，代表了中国医学的兴起。《史记》还记载了西汉医学家淳于意的二十五例医案，称为"诊籍"，这是中国现存最早的病史记录，也成为中国最早的医学史记载[2, 6, 7]。

在历代王朝编纂的史书中，记载了历代医事制度、疾病流行、医药交流、医学家传记等丰富的医史资料。唐代甘伯宗撰写的《名医传》是我国最早的医学史性质的专著，宋代周守忠的《历代名医蒙求》和明代李濂的《医史》，清代王宏翰的《古今医史》和徐灵胎的《医学源流论》，都是具有划时代意义的医学史著作，标志着中国医学史学科的初步形成[2, 7]。

近代研究中国医学史的书籍更加丰富，经典的三部著作奠定了中国医学史成为一门学科的良好基础。研究中国医学史的先驱陈邦贤先生，国学功底深厚，引经据典，汇通中西，在1919年撰写完成了《中国医学史》，开创了研究中国医学史通史的先河，影响深远（图1-4-1）。王吉民和伍连德先生合作，在1932年编写完成了我国第一部英文版的《中国医史》，重点讲述了西医在中国发展的历程。现代医学史家李涛于1940年完成了《医学史纲》，全书中西医学史汇集，成为中国第一部中西合璧的医学史专著[6, 8, 9]。

1915年2月，中国的医学前辈们发起成立了自己的医学团体——中华医学会，并创刊了《中华医学杂志》。1936年2月经中华医学会理事会通过，正式成立了中华医史学会（后更名为中华医学会医史学分会），成为中

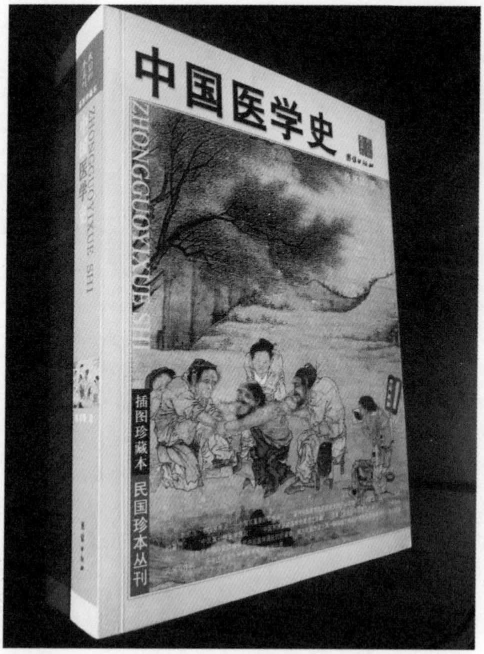

科学的觉醒与
人体解剖学的建立
（14世纪—16世纪）
5

科学的革命与
基础医学的启程
（17世纪）
6

科学的进步与医学专业化
分科、牙医学的独立
（18世纪）
7

科学的黄金时代与
医学的巨大进步
（19世纪）
8

科学技术的飞速发展与
口腔医学的科技化时代
（20世纪）
9

中篇、第五章　　中篇、第六章　　中篇、第七章　　下篇、第八章　　下篇、第九章

图1-4-1　陈邦贤先生著作《中国医学史》
（照片：作者拍摄）

华医学会的第一个专科分会，并于1947年创办了《医史杂志》（图1-4-2），是中华医学会创办的第二份学术刊物，也是国际上创办最早的医学史专业期刊之一。1953年《医史杂志》改名为《中华医史杂志》，成为中国唯一的医史学专业学术期刊。《中华医史杂志》具有很高的国际影响力，在历史上曾被国内外多种检索工具收录，现在是中国被国际权威医学数据库Medline和《美国化学文摘》收录的医学人文期刊 [2, 6]。

20世纪末，由中国中医研究院医史文献研究所研究员李经纬等专家主编的巨著《中国医学通史》出版，全书共分四卷，洋洋数百万字，贯穿中国上下五千年，研究了中国数千年来医学的发展，并创办中国医史博物馆，标志着中国医学史学科的成熟与完善 [6, 9]。

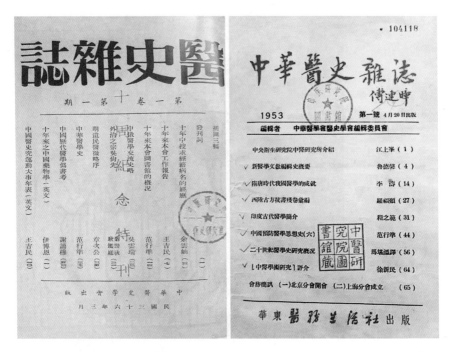

图1-4-2　中华医学会创办的《医史杂志》　　　　　　　A | B

A. 1947年创办的《医史杂志》
B. 1953年更名为《中华医史杂志》
（照片：作者拍摄）

（三）口腔医学史学科形成的基础

　　首都医科大学附属北京口腔医院的著名专家周大成教授，是研究中国口腔医学史的第一人。1980年，周大成教授应邀赴日本做学术报告《中国口腔医学发展简史》，引发了口腔学界同仁非常大的轰动和关注，更激发了他将中国口腔医学发展史向国人和世界展示的热情。回国后，周大成教授在中国科学院考古专家的协助下，对古人类颌骨及牙齿上的口腔疾病进行了研究，并对甲骨文中关于口腔疾病的内容进行探讨，获得了许多宝贵的第一手资料。除此之外，他还广泛研究考证了中国各个朝代中医中药治疗口腔疾病的方剂和重要文献以及主要历史人物的伟大贡献。1991年2月，周大成教授编写完成了《中国口腔医学史考》一书，由人民卫生出版社出版，为我国口腔医学史的研究填补了空白，也为口腔医学史学科建设奠定了基础，周大成教授享有在中国研究口腔医学史先驱的地位[10]。

1989年10月，由第四军医大学口腔医学院李刚教授、腾洪安和张冶医生编著的《中国口腔医学史（年表）》，在天津出版社出版。书中较全面介绍了中国口腔医学发展过程中取得的成就和重大医疗活动，以及古代口齿科、近代牙医学、现代口腔医学的发展过程[11, 12]。

1998年11月，北京医科大学口腔医学专家郑麟蕃教授、吴少鹏教授等编写了《中国口腔医学发展史》，由北京医科大学、中国协和医科大学联合出版社出版，系统地介绍了我国口腔医学的发展过程，涵盖了古代、近代到现代的各个阶段，以及口腔医学教育、预防保健、口腔器材与卫生用品、口腔医学会的历史等方面的内容[11]。

2011年6月，四川大学华西口腔医学院著名口腔医学专家周学东教授主编的《中国现代高等口腔医学教育发展史》，由高等教育出版社出版，该书完整记录了百年来我国高等口腔医学教育的发展历程，从牙医学到口腔医学的历史演变，是该领域的第一本专题史书。2013年6月四川大学华西口腔医学院周学东、唐洁和谭静教授共同主编《口腔医学史》，由人民卫生出版社出版。这些理论著作都为中国口腔医学史的学科建设打下了基础[12]。

二、医学史和口腔医学史教学的兴起与研究机构的建立

（一）西方医学史教学的兴起与研究机构的建立

18世纪随着医院医学的发展，巴黎医学院在1795年最早开设了医学史讲座，随后一系列医学史的经典著作相继问世。1898年，奥地利医学史家纽伯格在维也纳大学执教医学史课程，美国于19世纪后半叶开始医学史教学。从20世纪初开始，西方国家在大学的医学院里纷纷建立医学史研究机构。1904年，德国医学史家苏德霍夫（Sudhoff，1853年—1938年）

医学和口腔医学
发展史概论
1
上篇·第一章

石器时代
人类古老的口腔疾病
（史前—公元前4000年）
2
上篇·第二章

文字产生与人类早期
对口腔疾病的认知
（公元前3500年—公元500年）
3
上篇·第三章

中古时期的医学
（476年—1453年）
4
上篇·第四章

在莱比锡大学开设医学史讲座。与此同时，1905年苏德霍夫在莱比锡大学创建了医学史研究所，并出版研究医史的杂志。他奠定了现代医史学科的基础，成为近代医学史研究的开拓者和奠基人。1909年威斯康星大学开展医学史课堂讨论。苏联有70所医学院校设有医学史教研组，并将医学史作为必修课列入教学计划。日本医学院校的一半设有医学史课程。由此可见，医学史是医学生必须学习的一门课程[2-5]。

1924年波兰克拉科夫成立了医学史研究所。1929年在美国医学史专家韦尔奇（Welch，1850年—1934年）的倡议和洛克菲勒基金会的资助下，美国霍普金斯大学内创建了国际上最著名的医学史研究所，该所出版医史杂志和专著，还广泛开展研究工作，培养医学史人才。著名的瑞士学者西格里斯特，曾先后担任莱比锡大学、霍普金斯大学的医学史研究所所长，1935年他在慕尼黑又成立医史研究所，在欧洲、美洲和亚洲都产生很大影响。1968年英国维尔康医史博物馆和图书馆合并，成立了维尔康医学史研究所，由于有维尔康基金会的支持，医学史研究所现已成为举世瞩目的国际医学史研究中心[4, 5]。

（二）中国医学史教学的兴起与研究机构的建立

在我国中医教育中，医学史教育占有重要的地位。国内很多地区的中医院校在20世纪初即编有自己的中国医学史讲义，进行医学史的函授教育。1934年，李涛教授开始在北京协和医学院讲授中外医学史。1939年，陈邦贤教授开始在江苏省立医政学院、国立江苏医学院教授中国医学史与疾病史。1946年，北京医学院正式设立医史教研室，最早开创了"医史学科"，并开设医学史课程[2]。1957年，哈尔滨医科大学成立医学史教研室并开课。从1978年开始至今，全国所有的高等中医药院校均设有医史教研室（组），部分西医院校也开设医学史课程。自从1982年起，中国中医研究院中国医史文献研究所、北京医科大学和部分中医药院校开始招收、培养医学史学科的硕士、博士研究生，为我国医学史的研究发展增添了新的力量[2, 6, 9]。

1951年，中央卫生研究院中国医药研究所建立的医史研究室是我国建立最早的医史研究专门机构。1955年中国中医研究院成立，医史研究室归其领导，在中国医史学家李涛、陈邦贤教授的带领下，开展科研和调查工作。1956年，中医研究院医史研究室及北京医学院医史教研组在卫生部的领导下，开办全国第一届医史师资培训班，为中国医学史的教学、科研培养了一批骨干人才。1982年成立中国医史文献研究所。随后，陕西中医药研究院、辽宁中医药研究院、湖北中医药研究院均设立了医史文献研究室。1989年北京医科大学建立了医史学研究中心，此后随北京医科大学合并入北京大学[2, 6, 9]。

（三）中国口腔医学史教学的兴起与研究

中国口腔医学史的教学课程是由首都医科大学附属北京口腔医院的周大成教授首次开设，从1987年至今已经历了30余年的历程、历任四代教师。周大成教授自创办口腔医学史教学课程开始，一直在讲授中国口腔医学发展的内容。此后，乔守正教授接替了这门课程。1997年由作者开始承担口腔医学史教学以后，引入大量西方口腔医学史和近代世界口腔医学史的内容，开始讲授中外口腔医学史。同时作者与中国科学院古脊椎动物与古人类研究所的人类学家合作，开展了古人类牙齿及颌骨口腔疾病的研究。2007年首都医科大学口腔医学院成立医史教研室，从属于基础教研室，并吸收年轻教师薛亮、周建加入。近年来，口腔医学史的教学成为首都医科大学的必修课程，每年共有21学时（图1-4-3）[10, 13]。

三、医学史和口腔医学史博物馆概况

（一）西方医学史博物馆的建立

法国于1901年在鲁安成立了第一家法国医史博物馆，1907年丹麦也成立了医史博物馆，随后在伦敦、罗马、巴黎和维也纳先后建立起多所医史博物馆[2]。最举世闻名的医史博物馆是位于英国伦敦的维尔康医史博物

医学和口腔医学　　　　1
发展史概论

上篇、第一章

石器时代
人类古老的口腔疾病　　　2
（史前—公元前4000年）

上篇、第二章

文字产生与人类早期
对口腔疾病的认知　　　3
（公元前3500年—公元500年）

上篇、第三章

中古时期的医学　　　4
（476年—1453年）

上篇、第四章

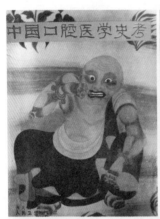
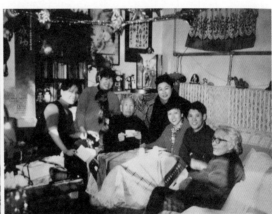
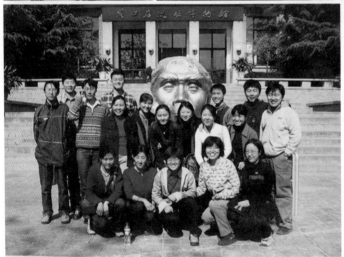

A | B
———
C

图1-4-3　周大成教授与中国口腔医学史

A. 1991年周大成教授著作《中国口腔医学史考》由人民卫生出版社出版
B. 首都医科大学口腔医学院研究所的同事们看望90岁高龄的周大成教授
C. 首都医科大学口腔医学院的同学们参观周口店北京猿人遗址
（照片：作者提供）

馆（Wellcome Historical Medical Museum），由亨利·维尔康（Henry Wellcome）于1913年创立，维尔康收藏了大量珍贵的医史文物资料，有1.4万余件手稿，包括40余册草药书，和中世纪拉丁文、英文、德文、意大利文、法文的医学课本，为医学教育史研究提供了极好的信息来源。手稿藏品中还有南丁格尔、巴斯德、李斯特和琴纳等著名医学先驱的信函。维尔康医史博物馆和图书馆于1968年合并，建成维尔康医学史研究所，医学史研究所后来成为欧洲医学史的研究中心之一[2, 14]。

（二）中国医学史博物馆的建立

1. 1938年，中华医学会医史学会在上海创办了我国最早的医史专科博物馆，1959年博物馆由上海中医学院所属，现今改属上海中医药大学医史博物馆。2004年博物馆在浦东张江新校区重新建成开放（图1-4-4），馆内珍藏自石器时代至近代文物一万余件，具有不少珍品以及各种版本的古代医籍资料，这些文物和古籍反映了中国历代医学发展的主要成就。博物馆对中医、西医院校的中国医学史教学，普及和传播中医药科学知识，促进中外医学交流发挥着重要作用[2, 6, 9]。

2. 广东中医药博物馆坐落于风景秀丽的广州大学城东隅，隶属于广州中医药大学，博物馆创建于1924年的广东中医药专门学校的中药药圃，1956年广州中医学院建设的中药标本室和药圃，以及1996年建成的医史馆，2001年整合为"中国传统医药文化博物馆"，2006年7月成立了广东中医药博物馆。博物馆通过珍贵的中医药标本和丰富的历史文物资料，展现出中医药学的发展历史和岭南医学的独特成就。

博物馆展出的镇馆之宝，是刻有中国商周时期甲骨文的一块残片，与医药文字有关的疾病的"疾"字（图1-4-5）[2, 6, 9]。

3. 中国医史博物馆　中国医史博物馆1982年在北京建成开放，由中医研究院中国医史文献研究所建立，中国医史博物馆展出有丰富的祖国医药文物珍品，包括著名的医学图书、御制稿本、书画拓片、陶瓷玉器等藏品3 000多件。在普及大众知识、总结医疗经验方面做出贡献（图1-4-6）[2,6,9]。

医学和口腔医学
发展史概论
上篇、第一章
1

石器时代
人类古老的口腔疾病
（史前—公元前4000年）
上篇、第二章
2

文字产生与人类早期
对口腔疾病的认知
（公元前3500年—公元500年）
上篇、第三章
3

中古时期的医学
（476年—1453年）
上篇、第四章
4

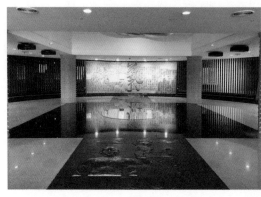
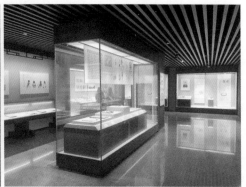

A | B

图1-4-4　上海中医药大学医史博物馆

A. 中国最早的医史博物馆——上海中医药大学
医史博物馆
B. 馆内展示了历代医学发展的主要成就
（照片：作者拍摄于上海中医药大学医史博物馆）

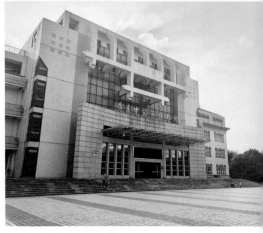

4. 北京中医药大学中医药博物馆　由邵逸夫先生资助，创建于1990
年，展览馆分为中药标本和中国医学史两部分（图1-4-7）。展出了中国医
学从远古到现代的发展历史，介绍了著名的中医人物故事，以及展出了丰
富的实物[2]。

科学的觉醒与
人体解剖学的建立
（14世纪—16世纪）5
中篇、第五章

科学的革命与
基础医学的启程
（17世纪）6
中篇、第六章

科学的进步与医学专业化
分科、牙医学的独立
（18世纪）7
中篇、第七章

科学的黄金时代与
医学的巨大进步
（19世纪）8
下篇、第八章

科学技术的飞速发展与
口腔医学的科技化时代
（20世纪）9
下篇、第九章

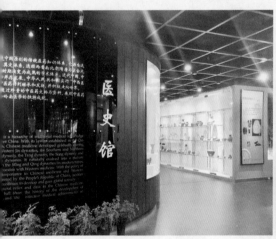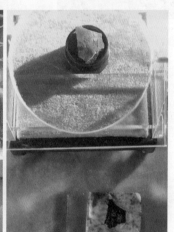

A | B | C　　图1-4-5　广东中医药博物馆

A. 位于广州中医药大学校园内的广东中医药博物馆
B. 博物馆内丰富的中医药标本
C. 博物馆内的镇馆之宝——甲骨文疾病的"疾"字
（照片：作者拍摄于广州中医药大学广东中医药博物馆）

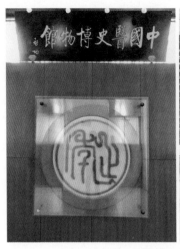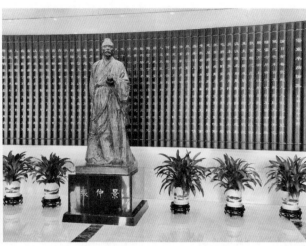

图1-4-6　中国医史博物馆　　　　　　　　　　　　　　　　　A｜B

A. 中国医史博物馆牌楼
B. 由中医研究院中国医史文献研究所建立的中国医史博物馆
（照片：作者拍摄于中国医史博物馆）

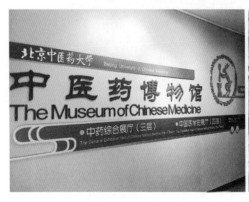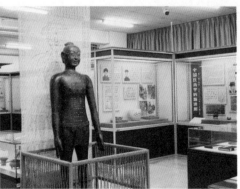

图1-4-7　北京中医药大学中医药博物馆　　　　　　　　　　A｜B

A. 北京中医药大学中医药博物馆
B. 博物馆内展出的古代中医针灸铜人
（照片：作者拍摄于北京中医药大学中医药博物馆）

（三）口腔医学史博物馆的建立

1. 首都医科大学附属北京口腔医院——口腔医学史展览馆 1987年，首都医科大学的周大成教授在北京口腔医院创办了第一家中国口腔医学史展览馆，收集了丰富的中国医学有关口腔疾病的历史文献资料、古人类颌骨和头颅的复制品、珍贵的敦化壁画有关清洁牙齿的老照片、精湛的"北京街头剔牙虫"的手绘挂图，保存完好的教学标本和脚踏钻牙机等。吸引了众多中外口腔界同行前来参观，获得一致好评。2004年、2015年经过两次重新设计布展，本书作者和基础教研室的薛亮老师在保留原有文物和文献的基础之上，添加了西方口腔医学史文献研究的内容（图1-4-8）。参观口腔医学史展览也成为首都医科大学口腔医学专业学生的教学内容之一，使他们尽可能多地了解口腔医学发展的昨天、今天和明天[10]。

2. 四川大学华西口腔医学院——中国口腔医学博物馆 由四川大学华西口腔医学院筹建的中国口腔医学博物馆，系华西协合大学博物馆的重要组成部分，始建于1914年。博物馆坐落在青砖黑瓦、蟠龙鹰徽、多彩窗格的古建筑内，中西合璧、古朴典雅，堪称华西圣景。中国口腔医学博物馆馆藏丰富，有丰富的医学历史资料和馆藏文物3 000余件、珍贵的老照片、精湛的手绘挂图，独有的泥塑教学标本等。博物馆内设有遡源厅、起源厅、华源厅等，丰富的内容可追溯口腔医学的发展之源，纵观古今，博览五洲。博物馆将文物收藏、人才培养、科学研究、文化传承与创新、国际交流合作紧密结合，以独有的历史文化，充分展示了中国口腔医学的发展历程和辉煌成就（图1-4-9）[12]。

3. 空军军医大学第三附属医院——国际口腔医学博物馆 国际口腔医学博物馆坐落于空军军医大学第三附属医院（原第四军医大学口腔医学院）院内，面积2 000余平方米，馆内收藏了来自世界30余个国家的口腔医学珍贵的展品和资料达7 800多件，展品时间跨度大、数量多。博物馆以文物为基础、以历史为脉络，展示了从远古动物牙颌化石到动物牙颌标本、从人类牙颌进化到口腔医学的发展和变迁；并以文化为核心、以科技为支撑，详细记录了世界和中国以及中国人民解放军的口腔医学发展史、口腔

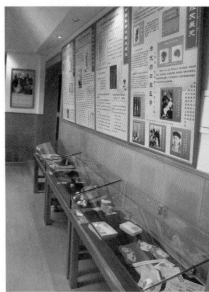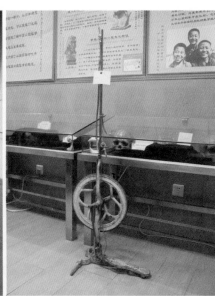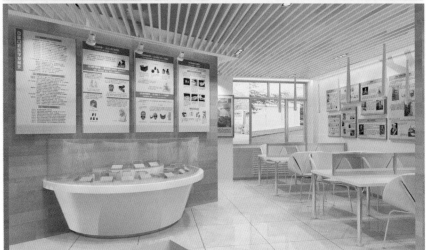

图1-4-8　坐落于首都医科大学附属北京口腔医院内的口腔医学史展览馆

$\dfrac{A \mid B}{C}$

A. 2004年布展的首都医科大学附属北京口腔医院的口腔医学史展览馆

B. 2004年的展览馆中保留着19世纪发明的脚踏式牙钻

C. 2015年重新布展的首都医科大学附属北京口腔医院的口腔医学史展览馆

（照片：作者提供）

科学的觉醒与
人体解剖学的建立
（14世纪—16世纪） 5

科学的革命与
基础医学的启程
（17世纪） 6

科学的进步与医学专业化
分科、牙医学的独立
（18世纪） 7

科学的黄金时代与
医学的巨大进步
（19世纪） 8

科学技术的飞速发展与
口腔医学的科技化时代
（20世纪） 9

中篇、第五章　　　　　中篇、第六章　　　　　中篇、第七章　　　　　下篇、第八章　　　　　下篇、第九章

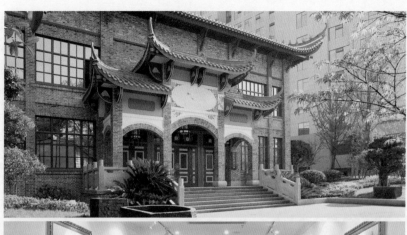

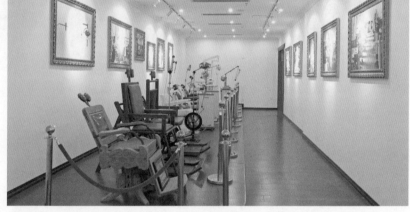

图1-4-9　四川大学华西口腔医院中国口腔医学博物馆

A. 坐落于四川大学华西口腔医院内的中国口腔医学博物馆
B. 中国口腔医学博物馆内展览的牙椅发展史
（图文：四川大学华西口腔医学院中国口腔医学博物馆提供）

医学教育史、世界牙科学院集锦等；博物馆陈设了口腔临床场景和代表不
同年代的口腔科老旧医疗器械和设备，以及口腔技工设备；还有收集的珍
贵文献和现代最先进的口腔医学研究成果；从中国古代珍贵的中医书籍，
到馆藏的汉代鎏金铜质牙刷等（图1-4-10）。

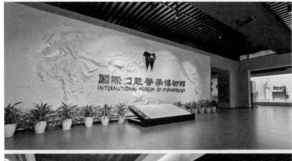
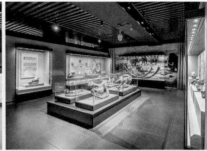
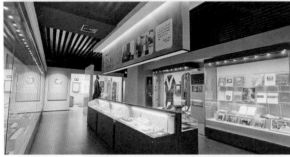
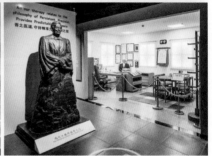

图1-4-10　空军军医大学国际口腔医学博物馆

A | B
C | D

A. 坐落于空军军医大学第三附属医院内的国际口腔医学博物馆
B. 馆内收藏的远古动物牙颌化石和动物牙颌标本
C. 博物馆记录了口腔医学的发展和变迁
D. 现代口腔种植学之父布伦马克铜像及"布伦马克纪念厅"
（图文：空军军医大学第三附属医院赵铱民教授提供）

　　该馆始建于2005年，2007年初步建成对外开放，2010年另择新址扩建，2013年纳入国家博物馆管理体系，2015年被命名为"陕西省青少年教育基地"，2019年新馆建成，经重新布展后被命名为国际口腔医学博物馆。馆内最引人关注的还有"口腔医学名人堂"，介绍了诸多医学大家的生平和他们为发展口腔医学事业作出的贡献；"布伦马克纪念厅"是"现代种植学之父"的跨洋捐赠，瑞典科学家布伦马克于20世纪发现"骨结合"理论，奠定了口腔种植学的理论基础，使人类拥有"第三副牙齿"的美梦成真，种植学的发展方兴未艾，布伦马克也受到世界各国同行的瞩目和尊敬。

科学的觉醒与   科学的革命与   科学的进步与医学专业化   科学的黄金时代与   科学技术的飞速发展与
人体解剖学的建立   基础医学的启程   分科．牙医学的独立   医学的巨大进步   口腔医学的科技化时代
（14世纪—16世纪） 5 （17世纪） 6   （18世纪） 7   （19世纪） 8   （20世纪） 9

中篇、第五章   中篇、第六章   中篇、第七章   下篇、第八章   下篇、第九章

空军军医大学国际口腔医学博物馆的创建人赵铱民教授与布伦马克建立了深厚的友谊和信任，在布伦马克81岁高龄时，他将自己毕生从事种植学研究的全部文物（包括器械和材料、专著和个人最后工作的办公室）无偿的捐给博物馆作为永久性纪念。

国际口腔医学博物馆跨时空、全方位、多手段地展示了口腔医学的发展轨迹，面向世界、服务教育、服务民众，受到中外参观者的欢迎，现已成为世界知名的口腔医学文化教育和交流中心。

参考文献

1. 张大庆. 医学史十五讲. 北京：北京大学出版社，2007

2. 杨建宇，徐江雁. 医学史. 北京：中国古籍出版社，2006

3. 罗伊·波特. 剑桥医学史. 2版. 张大庆，李志平，译. 长春：吉林人民出版社，2005

4. TRICOT J P. Sournia as president of the International Society for History of Medicine and chairman of the International Congress in Paris. Hist Sci Med，2002，36（2）：221-226

5. TRICOT J P. The "International Society for the History of Medicine" and the "Société Française d'Histoire de la Médecine". Hist Sci Med，2003，37（3）：357-366

6. 李经纬，林昭庚. 中国医学通史. 北京：人民卫生出版社，2000

7. 陈佩雄. 中国通史. 长春：吉林文史出版社，2006

8. 陈邦贤. 中国医学史. 北京：团结出版社，2006

9. 李经纬，朱建平. 近五年来中国医学史研究的进展. 中华医史杂志，1994，24（3）：133-138

10. 周大成. 中国口腔医学史考. 北京：人民卫生出版社，1991

11. 郑麟蕃，吴少鹏，李辉奉. 中国口腔医学发展史. 北京：北京医科大学中国协和医科大学联合出版社，1998

12. 周学东，唐洁，谭静. 口腔医学史. 北京：人民卫生出版社，2013

13. 龚怡. 古人类牙齿生理解剖及口腔疾病. 中华医史杂志，2005，35（2）：123-127

14. 马堪温. 维尔康医史研究所简况. 中华医史杂志，1995，25：（2），123-126

医学和口腔医学
发展史概论

上篇，第一章

1

石器时代
人类古老的口腔疾病
（史前—公元前4000年）

上篇，第二章

2

文字产生与人类早期
对口腔疾病的认识
（公元前3500年—公元500年）

上篇，第三章

3

中古时期的医学
（476年—1453年）

上篇，第四章

4

第二章

石器时代
人类古老的口腔疾病
（史前—公元前4000年）

医学和口腔医学
发展史概论

上篇·第一章

石器时代
人类古老的口腔疾病
（史前—公元前 4000 年）

上篇·第二章

文字产生与人类早期
对口腔疾病的认知
（公元前 3500 年—公元 500 年）

上篇·第三章

中古时期的医学
（476 年—1453 年）

上篇·第四章

1
2
3
4

　　世界上有一条没有尽头的河，这就是时间的长河，人类的历史在时间的河流中缓缓流淌。追述人类历史的主要方法可以分为两种：对文字记载的历史研究和考古的历史研究。在文字产生以前，通过考古研究，我们可以了解更多史前人类的历史以及史前人类的口腔疾病[1]。

　　牙齿是人体中最为坚硬的组织，不易腐烂风化。古人类化石大多是以牙齿、颌骨、头骨的形态被保留下来，成为人类学、考古学、生物学、医学研究的主要对象。无论是旧石器时代的古人类化石、还是新石器时代的人类学标本，都为口腔医学史的研究提供了大量素材，牙齿和颌骨化石可以揭示人类古老的口腔疾病[2]。

　　要追寻史前人类口腔疾病的历史，首先要了解在地球的形成与生命的演化过程中史前人类是如何从猿演化而来[3]，人类在漫长的发生发展过程中繁衍生息，在人类牙齿、颌骨化石上存在哪些口腔疾病，史前人类第三磨牙的阻生类型与现代人类的区别。

参考文献

1. 朱泓. 体质人类学. 北京：高等教育出版社，2004
2. 郝守刚. 生命的起源与演化. 北京：高等教育出版社，2000
3. 吴新智. 浅谈人类的起源与进化. 大自然，2004，1: 2-4

第一节
地球的形成与生命的演化

一、人类赖以生存的地球

在浩瀚的太空中，人类赖以生存的地球已经存在46亿年了。地球从开始的广阔海洋、火山岛屿，到形成地壳，经历了漫长的岁月，直到15亿年前地壳形成、晚期地壳变动剧烈，空气中的水蒸气凝结成云，雨降落到地表的岩石上，渗透到地球中形成了河流。在阳光、空气和水的作用下，终于有了生物繁衍生息的条件，海洋单细胞绿藻、无脊椎动物开始出现，生物进化的历史开始拉开帷幕，生命是地球漫长岁月中黎明前的曙光（图2-1-1）[1]。

地壳在不断运动、演变过程中形成了各个不同年代的地层，古代的地层中遗留下许多生物进化的遗骸、遗物和遗迹，经过矿物质的填充和交替作用，形成各种化石，显示了生命从简单到复杂，从低等到高等的演化过程。地质学家根据生物发展史的不同阶段，即这些有机物化石和印记，将地球的历史分成六个时间单位，简称为（5代13纪）。"代（era）"为早期的太古代和元古代，及地壳形成以后的古生代、中生代和新生代。13纪（period）的下面分为世（epoch），标志着生物进化过程中一些重大的转折点。我们可以根据不同地质时期的地层内所发现的古生物化石，来了解各类生物出现的时间顺序及生物进化的总体态势（表2-1-1）[2]。

医学和口腔医学
发展史概论

1

上篇、第一章

石器时代
人类古老的口腔疾病
（史前—公元前4000年）

2

上篇、第二章

文字产生与人类早期
对口腔疾病的认知
（公元前3500年—公元500年）

3

上篇、第三章

中古时期的医学
（476年—1453年）

4

上篇、第四章

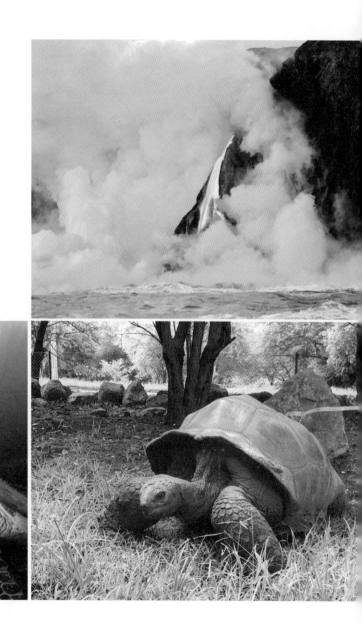

科学的觉醒与   科学的革命与   科学的进步与医学专业化   科学的黄金时代与   科学技术的飞速发展与
人体解剖学的建立   基础医学的启程   分科、牙医学的独立   医学的巨大进步   口腔医学的科技化时代
（14世纪—16世纪） **5**   （17世纪） **6**   （18世纪） **7**   （19世纪） **8**   （20世纪） **9**

中篇、第五章   中篇、第六章   中篇、第七章   下篇、第八章   下篇、第九章

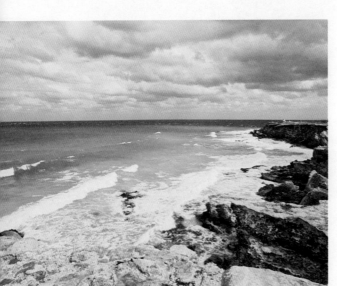

A | B
C | D

图2-1-1　人类赖以生存的地球

A. 2016年夏威夷大岛的火山爆发
（图片：袁昕拍摄于美国夏威夷大岛）
B. 墨西哥的加勒比海
（图片：平凡拍摄于墨西哥）
C. 海洋中的生命——玳瑁
（图片：平凡拍摄于巴厘岛）
D. 陆地上的生命——亚达伯拉陆龟
（图片：作者拍摄于毛里求斯）

表2-1-1 地质年代与生物进化历史对照表[1-3]

代	纪	世	年代	地质现象和自然条件	生命进化			考古学分期
					开始出现	发展鼎盛	衰亡灭绝	
太古代			距今46亿—25亿年	地球是广阔的海洋，散布着火山岛地壳变动、岩浆活动	无生命。裂殖菌类低等蓝藻			
元古代	早元古代		距今15亿—5.7亿年	形成地壳，晚期地壳变动剧烈，岩层古老。雨水渗透地球中形成河流	原始无脊椎动物、单细胞绿藻	原生动物细菌、水母		
	长城纪（中元古代）							
	震旦纪（晚元古代）							
古生代	寒武纪	早寒武世	距今6亿年	地壳静止，浅海广布	软体动物（腕足类）	三叶虫		
		中寒武世						
		晚寒武世						
	奥陶纪	早奥陶世	距今5亿年	浅海广布，气候温暖	原始陆生动物（多毛类）	海藻，高等无脊椎动物		
		中奥陶世						
		晚奥陶世						
	志留纪	早志留世	距今4.4亿年	末期有造山运动，局部气候干燥，海面缩小	原始鱼类			
		中志留世						
		晚志留世						
	泥盆纪	早泥盆世	距今4亿年	海陆变迁，出现广大陆地，气候变得干燥炎热	原始两栖动物，原始陆生植物	裸蕨类，木本蕨，鱼类	无颌类	
		中泥盆世						
		晚泥盆世						
	石炭纪	早石炭世	距今3.5亿年	出现造山运动，气候变得湿润温暖	原始爬行类、昆虫、裸子植物	种子蕨类和两栖类	笔石	
		中石炭世						
		晚石炭世						
	二叠纪	早二叠世	距今2.7亿年	造山运动频繁，大陆性气候，干燥炎热			三叶虫	
		晚二叠世						

科学的觉醒与
人体解剖学的建立
（14世纪—16世纪） 5

中篇、第五章

科学的革命与
基础医学的启程
（17世纪） 6

中篇、第六章

科学的进步与医学专业化
分科、牙医学的独立
（18世纪） 7

中篇、第七章

科学的黄金时代与
医学的巨大进步
（19世纪） 8

下篇、第八章

科学技术的飞速发展与
口腔医学的科技化时代
（20世纪） 9

下篇、第九章

续表

代	纪	世	年代	地质现象和自然条件	生命进化			考古学分期
					开始出现	发展鼎盛	衰亡灭绝	
中生代	三叠纪	早三叠世	距今2.25亿年	气候温和，地壳平静。大陆轮廓形成，高大山系，丰富金属矿藏	原始哺乳动物	爬行动物称为爬行动物时代	种子蕨	
		中三叠世						
		晚三叠世						
	侏罗纪	早侏罗世	距今1.8亿年	气候温暖，有气候带分布	恐龙、原始哺乳动物、原始鸟类	裸子植物与大爬行类（恐龙）		
		中侏罗世						
		晚侏罗世						
	白垩纪	早白垩世	距今1.35亿年	晚期有造山运动，后期气候变冷	蛇，鳄龟，被子植物	被子植物现代昆虫	大爬行类裸子植物	
		晚白垩世						
新生代	古近纪、新近纪	古新世	距今7 000万年	气候渐冷，有造山运动：喜马拉雅山、阿尔卑斯山、落基山脉、安第斯山脉形成海陆地貌	开始出现节肢动物、现代哺乳动物	现代被子植物，哺乳动物	原始哺乳动物	
		始新世	距今6 000万年					
		渐新世	距今4 000万年					
		中新世	距今2 500万年					
		上新世	距今1 200万年					
	第四纪	更新世	距今700万—600万年	冰川广布，黄土生成，气温逐渐下降，气候变冷	古猿开始直立行走，人猿分离，人类出现	南方古猿，能人，直立人，智人	哺乳动物	旧石器时代
		全新世	距今1万年					

二、生命从无到有

从上表中我们了解到：地壳经过不断变化，形成平静的大陆轮廓，气候温和。大约在2.25亿年前的中生代三叠纪，出现了地球上最大的爬行动物、原始哺乳动物及鸟类，到达侏罗纪时恐龙成为地球上的主宰。直到6 500万年前的新生代早期，有一颗小行星撞击地球，陨石撞到了墨西哥尤卡坦半岛上，撞击的碎片纷纷散落，引起了强烈地震、海啸、造成巨大灾难，火山爆发使空气中充满了硫黄，导致植物的光合作用暂时停止。当时恐龙等三分之二的陆地脊椎动物物种消亡灭绝，爬行动物的黄金时代结束。灾难过后，原始哺乳类动物经过漫长岁月存活下来，之后迅速进化，经过几千万年，演化成今天人类的祖先——猿类（图2-1-2）[1-3]。

随着地壳的不断变化出现造山运动，喜马拉雅山、阿尔卑斯山、落基山脉、安第斯山脉形成海陆地貌。北极的寒冷空气向南扩张，气候渐冷，森林地带减少，林间空地和草原增多。为了适应新环境，迫使古猿从树栖生活转向地面生活，不得不开始双足行走，为古猿向人类转化创造了外部条件。正如19世纪英国的生物学家达尔文所说：人类是由已灭绝的古猿演化而来，所以人类的起源是从树栖生活转变为地面狩猎生活开始的。在新生代的晚期大约700万—600万年前，人猿开始分离，地球上出现了人类[4]。

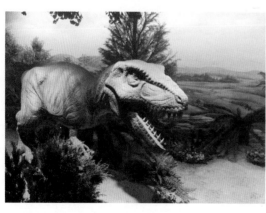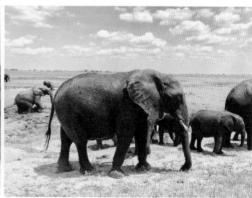

图2-1-2 地球中生代和新生代的动物　　　　　　　　　　　　　　　　A | B

A. 中生代出现爬行动物——恐龙
B. 新生代的哺乳动物——博茨瓦纳的非洲大象
（图片：作者拍摄于北京自然博物馆和非洲国家博茨瓦纳）

参考文献

1. 朱泓 . 体质人类学 . 北京：高等教育出版社，2004
2. 郝守刚 . 生命的起源与演化 . 北京：高等教育出版社，2000
3. 吴新智 . 浅谈人类的起源与进化 . 大自然，2004，1：2-4
4. 刘武 . 人类祖先故乡何处　百科知识 2004，296（3）：4-9

第二节
人类诞生的摇篮

一、人类的起源

人类的出现是地球和生命发展史上的重大事件。人类到底是如何由猿类演化而来？人类的祖先究竟起源于何处？随着不断挖掘的人类化石的发现和研究的积累，尤其是牙齿、颌骨化石为人们了解人类演化提供了精确记录。1859年，英国生物学家C.R.达尔文出版了一部当时被认为惊世骇俗的著作《物种起源》，他根据比较解剖学和胚胎学的证据，分析了人类与猿类的相似性，首次提出"人猿同祖"的观点，人和猿有诸多共同点，在身体结构上非常相似，证明他们有很亲密的血缘关系，即人类起源于古代非洲的猿类，从而掀开了人类新的一页。达尔文还阐明生物从低级到高级、从简单到复杂的发展规律。据中国科学院古脊椎动物与古人类研究所的古人类学家、中国科学院院士吴新智介绍，后来发现了越来越多的人类和猿类化石，通过分析比较大量的直接证据，目前考古学界普遍有了结论：人类起源于非洲南部和东部，是从某一种已灭绝的古猿类逐渐演化而来[1, 2]。

考古学界按照生产工具的性质，将人类演化的历史分为：石器时代、青铜器时代和铁器时代。石器时代又分为旧石器时代早期（即猿人阶段）、旧石器时代中期（即古人阶段）、旧石器时代晚期（即新人阶段）、新石器时代（即现代人阶段）。按照人类学分类，将人类演化的历史分为：南方古猿、能人、直立人、早期智人、晚期智人和现代人阶段（表2-2-1）[2-4]。

表2-2-1　不同分期人类的起源与演化对照表

代	地质学分期	年代	考古学分期	旧称法三阶段	人类学分类	人类体质特点	代表
新生代	第三纪上新世，第四纪早，中更新世	距今700万—600万年至距今400万—100万年			南方古猿 australopithecus	脑量：530mL左右。头骨较厚，眉嵴粗壮而突出；嘴巴前伸，没有下颏，钳状咬合，多颏孔；牙冠和牙根粗壮	埃塞俄比亚的阿法地区发现大量440万~150万年前的南方古猿化石
	更新世早，中期	距今250万年	旧石器时代早期	猿人阶段	能人 homo habilis	脑量：500~800mL能人脑比古猿明显扩大，上下颌骨缩小。开始使用石器	东非坦桑尼亚奥杜韦峡谷，肯尼亚发现能人化石
		距今200万—20万年			直立人（猿人）homo erectus	脑量：800~1200mL脑量明显增加，头骨低平较厚，眉脊骨突出，牙齿较大，具有猿和人的性质。能制造石器	印度尼西亚爪哇岛发现的第一个直立人化石，欧洲海德堡猿人，中国北京猿人，元谋猿人，蓝田猿人
	中更新世晚期、晚更新世	距今25万—4万年	旧石器时代中期	古人阶段	早期智人 early homo sapiens	脑量：增加至1300mL以上，但仍保留原始性状：眉嵴发达，前额倾斜，吻部向前突出	印度尼西亚，法国南部，中国辽宁金牛山人，陕西大荔人山西许家窑人，湖北长阳、山西丁村人
	晚更新世后期	距今4万—1万年	旧石器时代晚期	新人阶段	晚期智人 late homo sapiens	脑量：1600~1730mL前牙及面部明显缩小，眉嵴变弱，颅高增加，与现代人类体质一样，称为解剖结构上的现代人	法国克罗马农人，意大利格里马迪人，中国内蒙古河套人，北京山顶洞人，广西柳江人，四川资阳人

续表

代	地质学 分期	年代	考古学 分期	旧称法 三阶段	人类学 分类	人类体质 特点	代表
近代		距今 1万— 4 000年	新石器 时代	现代人阶 段	现代人类 modern hominidae	绝对脑量: 1 360mL 两足直立行 走，制造和 使用工具， 语言和思维 功能以及社 会文化属性 咀嚼器官和 牙齿逐渐退 化缩小	开始定居生 活，发展农 畜牧业

接下来的一百多年里，人类一直在寻找祖先的足迹。古人类学家们发现了丰富的化石资料，通过放射性同位素和古地磁发测定了化石的年代，又经过形态学、比较解剖学和遗传学的研究阐述了不同时期人类头颅、颌骨和牙齿的解剖学特征。中国科学院古脊椎动物与古人类研究所的古人类学家刘武发表的论文《人是怎么进化的》中强调，近年来，特别是分子生物学的DNA序列研究显示，人类与黑猩猩99%的基因序列是相同的，人类和古猿类共同的祖先生活在距今700万—600万年，然后分别向人类和现生大猿的方向演化。所以，从古猿到现代人类经过了几百万年的演化（图2-2-1）[5, 6]。

二、非洲南方古猿化石的发现

1924年一个炎热的夏天，在非洲南部位于金伯利地区的汤恩采石场发生了一件影响深远的事情。工人们在开采石灰岩爆破时，发现了一个既像猿又像人的头骨，他们马上派人把这个头骨送到南非约翰内斯堡的威特沃特斯兰德大学医学院，交给了年轻的解剖学教授雷蒙·达特（Raymond.Dart）的手中（图2-2-2）。达特是澳大利亚人，刚刚在英国完成医学、解剖学和体质人类学的学习，来到南非担任解剖学教授，他对化石研究有着

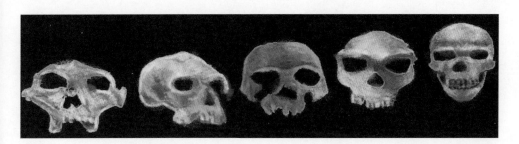

图2-2-1　按照人类学分类的人类化石
从左至右：南方古猿—能人—直立人—早期智人—晚期智人
（图片：作者绘画）

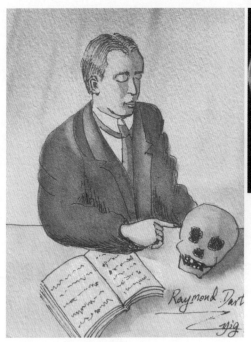

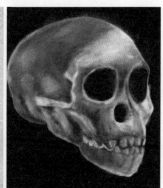

A ｜ B

图2-2-2　第一个南方古猿化石的发现

A. 约翰内斯堡大学医学院的解剖学教授雷蒙·达特
B. 发现的第一个南方古猿化石
（图片：作者绘画）

医学和口腔医学
发展史概论 1

石器时代
人类古老的口腔疾病
（史前—公元前4000年） 2

文字产生与人类早期
对口腔疾病的认知
（公元前3500年—公元500年） 3

中古时期的医学
（476年—1453年） 4

上篇、第一章　　　　　　　上篇、第二章　　　　　　　　上篇、第三章　　　　　　　上篇、第四章

超乎寻常的兴趣。

达特教授看到头骨基本保存完好，保存着全部乳牙和正在萌出的第一恒磨牙，表明这是6岁左右的儿童。他观察其颅骨的脑量较小、以及前突的上下颌骨具有猿的性状；但是牙齿的大小近似人类，枕骨大孔的位置位于颅骨下方、表明颅骨垂直位于脊柱上，这些现象表明其具有人类的某些特性，已能两足直立行走。他根据达尔文的进化论思想，推断这颗头骨化石是与人最相近的一种灭绝的猿，最终，达特确定发现了距今440万年的人类头骨化石，次年，达特将自己的观点发表在《自然》杂志上，由于头骨化石发现于非洲的最南部，所以他在论文中将其命名为南方古猿非洲种（Australopithecus Africanus）。达特的发现引起学术界的极大轰动和争议，在此后的十余年里，达特和其他考古学家在南非其他的5个地点，又陆续发现70余个南方古猿化石，逐渐确立了南方古猿作为早期人类的地位[3, 5-7]。

目前已发现大量古猿化石资料，古人类学家认为，南方古猿生活在距今约440万—150万年的非洲大草原上，为了适应环境的改变，他们不得不从树栖生活下到地面寻找食物、开始两足直立行走，他们是人类的始祖。其形态特征为：颅骨脑量很小，约530mL；头骨和颞骨发达；面部大而前突，咀嚼功能强健，具有猿的性状。门齿和犬齿比猿类明显缩小，但比人类的牙齿大得多，且犬齿不超出齿列平面，枕骨大孔位于颅骨下方，这表明颅骨垂直位于脊柱上，显示南方古猿已能直立行走[1-3, 6-9]。

1959年古人类学家路易斯·利基和玛丽·利基夫妇经过30年的寻找，在东非坦桑尼亚的奥杜威峡谷（Olduvai Gorge）发现了一具近乎完整的南方古猿头盖骨化石和一根小腿胫骨，头骨特别粗壮，牙齿硕大。用钾-氩法测定，其年代距今为175万年，利基将这个头骨命名为南方古猿鲍氏种（又称鲍氏东非人）。而后他们又陆续发现许多颌骨和牙齿，年代测定为距今375万—350万年之间（图2-2-3）。

科学的觉醒与
人体解剖学的建立
（14世纪—16世纪）　5

科学的革命与
基础医学的启程
（17世纪）　6

科学的进步与医学专业化
分科、牙医学的独立
（18世纪）　7

科学的黄金时代与
医学的巨大进步
（19世纪）　8

科学技术的飞速发展与
口腔医学的科技化时代
（20世纪）　9

中篇、第五章　　　　　中篇、第六章　　　　　中篇、第七章　　　　　下篇、第八章　　　　　下篇、第九章

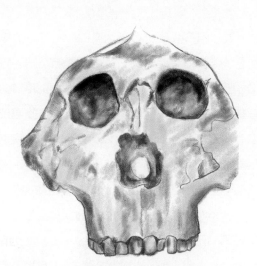

图2-2-3　颅骨化石南方古猿鲍氏种
（图片：作者绘画）

　　1967年开始，美国的人类学家在埃塞俄比亚特卡纳湖以北的奥莫
（Omo）河谷和阿法（Afar）地区，又发现了大量的生存年代在距今350
万—150万年的南方古猿化石，这一古猿被命名为南方古猿阿法种。

　　《自然》杂志2002年公布发现了距今700万—600万年撒海尔人乍得
种——俗称"托麦人"（生命希望）；2000年在肯尼亚发现的距今600万
年的原初人图根种（俗称：千僖人）。南方古猿化石是人类进化史上至关重
要的发现，使得人类的历史的探寻再次向前延长。南方古猿开始摆脱一些
动物的习性，逐渐朝着人的方向迈进[4-7]。

三、能制造石器、会使用火的能人

　　距今250万~150万年，南方古猿的后裔慢慢演化成能人（homo
habilis）。首先，他们学会制造和使用石器工具，这是能人区别南方古猿的
重要标志。他们从附近的河滩上或岩石区拣回石块，用一块石头敲击另一

医学和口腔医学
发展史概论
1
上篇、第一章

石器时代
人类古老的口腔疾病
（史前—公元前4000年）
2
上篇、第二章

文字产生与人类早期
对口腔疾病的认知
（公元前3500年—公元500年）
3
上篇、第三章

中古时期的医学
（476年—1453年）
4
上篇、第四章

块石头制作各种工具：用石头砸出有锋利刃口的石斧，可以砍树、杀死野兽、切割兽皮兽骨；用石锤敲碎骨头；还可以使用石器进行防卫。为了使用方便，也可以再把石斧安装在木棒上，或使用木头和其他材料制成的原始武器。据上海中医药大学医史博物馆记载：能人还使用砭石和骨针作为最初的医疗工具，切开痈肿、排脓放血或刺激身体的某些部位以消除病痛。除此之外，能人学会了使用火。火可以取暖、驱赶野兽、烤熟肉食，熟食不仅降低了致病的风险，而且极大提高了能量摄取的效率。正如中国医史学家陈邦贤所说："火的使用改善了原始人类的饮食卫生习惯和居住卫生条件，增强了人的体质，延长了人的寿命"。所以，火的使用是人类在使用能量上的第一次巨大飞跃。所以他们被称为"能人"，意思是手巧的人、有技能的人（图2-2-4）。

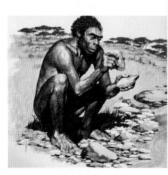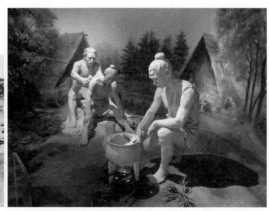

图2-2-4　能人　　　　　　　　　　　　　　　　　　　　　A｜B

A. 能人使用石器制造工具
B. 能人用砭石刺激身体的某些部位以消除病痛并学会使用火
（图片：作者拍摄于北京自然博物馆、上海中医药大学医史博物馆）

科学的觉醒与
人体解剖学的建立
（14世纪—16世纪） 5

科学的革命与
基础医学的启程
（17世纪） 6

科学的进步与医学专业化
分科、牙医学的独立
（18世纪） 7

科学的黄金时代与
医学的巨大进步
（19世纪） 8

科学技术的飞速发展与
口腔医学的科技化时代
（20世纪） 9

中篇、第五章　　　　中篇、第六章　　　　中篇、第七章　　　　下篇、第八章　　　　下篇、第九章

在体质特征上，能人的脑量比南方古猿明显增大，男女平均脑量约500~800mL，头骨形状与人更为接近，上、下颌骨及牙齿明显小于南方古猿。1960年起，路易斯·利基夫妇的儿子乔纳森·利基在东非的坦桑尼亚和肯尼亚陆续发现了一些古人类化石，有儿童头盖骨、下颌骨和牙齿化石，还有顶骨、锁骨和手骨等。他们的特点与能人化石一致，用钾-氩法测定其生存年代为距今250万—170万年[2-8]。

四、爪哇岛最早的直立人化石

由于气候和环境的变化，能人直立行走，视野开阔，更容易观察猎物和敌人；双手解放，可以灵活的制造和使用石器，逐渐成为直立人（homo erectus）。直立人的生理构造、体质特征发生了很大改变。头骨低平，骨壁很厚，身材和脑容量增大，约为800~1 200mL；眉脊骨突出，面部增宽，牙齿较大、齿根缩短、下颌骨明显缩小。直立人生存年代大约距今200万—20万年，大概在距今190万—170万年开始从非洲扩散。大约100万年前，冰河时期来临，非洲开始草原化，直立人不得不开始更多地向世界各地迁徙，这是人类第一次走出非洲。

发现第一个直立人化石是1890年在印度尼西亚的爪哇岛（Java）上，当时的印度尼西亚还是荷兰殖民地，称之为东印度群岛。荷兰年轻军医杜布瓦（E. Dubois）受到达尔文进化论思想的影响，为了搜集更多的古人类化石，他放弃了优裕的生活和美好前程，作为随队军医千里迢迢来到印度尼西亚进行考察，他忍受着丛林里的蚊虫和瘴气，带着雇佣的50名犯人沿着爪哇岛的梭罗河畔寻找化石。他发现了一块下颌骨化石残片和一枚右侧上颌第三臼齿。1891年，他在特里尼尔村附近发现了一具残破的颅骨化石，第二年他又在此处发现了同一个体的一根人类股骨。由于颅骨保持猿的特点，股骨形态特征与现代人相似，说明这是已能直立行走的直立人骨骼化石，所以被命名为"爪哇直立猿人"（1950年更名为"爪哇直立人"）。目前直立人化石已有相当数量，在亚洲、非洲和欧洲均有发现[2-9]。

五、著名的北京猿人

著名的北京猿人是中国的直立人化石的代表，最重要的发源地是在北京的周口店地区。周口店是西山脚下的一座小村庄，位于北京市西南郊的房山区。20世纪初，当地群众为了烧制石灰、开采石灰岩时，在岩缝中经常挖掘出许多被称作"龙骨"的动物化石，所以该地区又被称作龙骨山。在几十万年前，周口店一带气候温和、自然环境条件十分优越，周围是青山绿水，有茂密的森林、清澈的河流和大量湖泊，还有草原上奔跑的马和羚羊。北京猿人就生活和居住在周口店附近山上的洞穴中，距今约70万—20万年[2-4, 7, 8, 10]。1814年，瑞典地质学家安特生（J.G.Andersson，1874年—1960年）受当时的中国政府邀请，来到中国农商部地质调查所工作，他业余喜爱考古。在中国工作期间，他听说周口店附近发现化石，于是在1918年2月他特地来到周口店附近考察，并于1921年与瑞典年轻的古生物学家施丹斯基一起前往周口店的龙骨山进行调查，发现这一带有丰富的化石堆积。1923年夏天，他们发现了两枚人类牙齿化石，安特生在1926年的学术会议上报道了这则消息，因而震惊了整个科学界，这就是最先发现的周口店北京猿人牙齿化石标本。

1927年，周口店猿人化石遗址开始被系统挖掘，又获得一枚左侧下颌恒臼齿。经在北京协和医院工作的加拿大解剖学教授步达生（D.Black）研究后，命名为"中国猿人北京种"（Sinanthropus Pekinensis），之后随着资料的不断积累，将命名修订为"北京直立人"（Beijing Homoerectus），又俗称北京猿人或"北京人"（Peking Man）[2-4, 7, 8, 10, 11]。

古人类学家贾兰坡在他的著作《中国大陆上的远古居民》中详细描述了中国考古学家在周口店的历史性发现。1928年，中国年轻的古人类学家杨钟健和留法归来的裴文中加入北京猿人的发掘工作中，就在1929年12月2日下午4点，太阳已经西下，烛光映照在昏暗的山洞里，伴随着锤镐叮当的作响声，由裴文中领导的考古队在发掘中取得了重大发

科学的觉醒与
人体解剖学的建立
（14世纪—16世纪） 5
中篇·第五章

科学的革命与
基础医学的启程
（17世纪） 6
中篇·第六章

科学的进步与医学专业化
分科、牙医学的独立
（18世纪） 7
中篇·第七章

科学的黄金时代与
医学的巨大进步
（19世纪） 8
下篇·第八章

科学技术的飞速发展与
口腔医学的科技化时代
（20世纪） 9
下篇·第九章

现。在北京周口店的龙骨山上，发掘出第一颗完整的北京猿人头盖骨化石（图2-2-5），据考证化石距今约50万年。北京猿人头盖骨的发现，促使中国和世界的古人类学研究开始了一个崭新的阶段。1931年，裴文中在周口店鸽子堂洞穴的土层中又发现了一块北京人的下颌骨和一件锁骨，同时发掘出两千多件石器和许多烧过的骨头[10]。

1936年，在北京周口店地区的考古挖掘达到高潮，由古人类学家贾兰坡开始接任主持周口店的考古工作，在山顶洞遗址的发掘中，他接连又发现了三具较完整的北京人头盖骨和一块完整的人类下颌骨。直到1937年，共获得头盖骨5具、颅骨残片15块、下颌骨14块、牙齿147枚等，这些化石来自不同年龄和性别的40多个北京猿人个体，这些发现又一次震惊了世界[7, 10]。

从人类体质特征的角度，中国吉林大学研究体质人类学的朱泓教授对北京猿人进行了分析：北京猿人的头骨还带有许多原始的性状，额骨低平，明显向后倾斜；但肢骨与现代人接近，说明已能直立行走。北京猿人

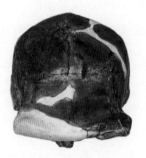
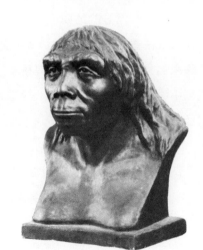

A ｜ B

图2-2-5　北京猿人

A. 北京猿人头盖骨化石
B. 北京猿人复原像
（图片：作者拍摄于首都医科大学北京口腔医院医史展览馆）

成人的脑容量比南方古猿大得多，平均脑量1 088mL，南方古猿脑量约530mL。头骨较厚，眉嵴粗壮而突出，左右相连，形成眶上圆枕，前额向后倾斜。下颌骨远比现代人粗壮，嘴巴前伸，没有下颏，钳状咬合，多颏孔。北京猿人牙齿的牙冠和牙根部都较现代人硕大粗壮，门齿齿冠的舌面具有明显的铲形结构。据朱泓教授介绍：近年来，应用古地磁法、铀系法、裂变径迹法、热释光法以及氨基酸法等多种年代学研究手段测试的结果综合分析显示，北京猿人生存的绝对年代在距今约70万—20万年[3]。

从1949年到1960年，周口店又出土40多个猿人化石、100多种动物化石、几万件石器，还发现大量用火的遗迹：木炭、灰烬、燃烧过的土块、石块、骨头等。说明北京猿人已能比较熟练地制造石器和骨、角器等生产工具，同时已懂得用火，还有一定的管理火的经验[10, 11]。

六、中国陕西的蓝田猿人

陕西省蓝田县风景壮丽、土地肥沃、物产丰富，以蓝田山出产玉石而闻名，有着非常好的地质条件。据古人类学家吴汝康报道：1963年，中国科学院古脊椎动物与古人类研究所的研究人员来到蓝田县的泄湖镇北的陈家窝村附近，发现了一具基本完好的人类下颌骨化石，其出土于第四纪中更新世的红色土层中，经鉴定为猿人遗骸，称为蓝田猿人。经鉴定蓝田猿人生活在距今80万—65万年，是已知亚洲北部最古老的直立人。

第二年在附近的公王岭又挖掘出蓝田猿人的牙齿十余枚、一颗颅骨和上、下颌骨各一块。古人类学家吴汝康在其论文中报道了蓝田猿人的体质特征：头骨壁极厚，硕大粗壮的眶上圆枕，几乎形成一条横行的骨嵴，其两端明显向外延伸。眼眶近似方形，额部显著后倾。蓝田猿人牙齿的宽度大于北京猿人，但脑量小于北京猿人，为780mL，北京猿人的平均脑量1 088mL（图2-2-6）[2, 3, 7, 12]。

科学的觉醒与
人体解剖学的建立
（14世纪—16世纪） 5

科学的革命与
基础医学的启程
（17世纪） 6

科学的进步与医学专业化
分科，牙医学的独立
（18世纪） 7

科学的黄金时代与
医学的巨大进步
（19世纪） 8

科学技术的飞速发展与
口腔医学的科技化时代
（20世纪） 9

中篇、第五章　　　　　中篇、第六章　　　　　中篇、第七章　　　　　下篇、第八章　　　　　下篇、第九章

蓝田人下颌骨

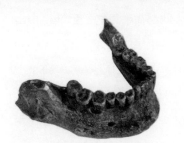

1. 旧石器时代早期（距今80万—65万年）
2. 此下颌骨为老年女性颌骨化石
3. 1963年陕西省　蓝田县　陈家窝村出土
4. 古脊椎动物及古人类研究所藏品

蓝田人头盖骨

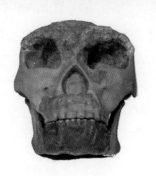

1. 旧石器时代早期（距今80万—65万年）
2. 上下牙弓前伸，没有下颏，牙合关系为钳状牙合。下颌颏孔数个，牙冠、牙根硕大、粗壮。
3. 1963年陕西省　蓝田县　陈家窝村出土
4. 古脊椎动物及古人类研究所藏品

$\dfrac{A}{B}$　图2-2-6　蓝田猿人

A. 蓝田猿人下颌骨化石
B. 蓝田猿人头盖骨化石
（图片：作者拍摄于首都医科大学北京口腔医院医史展览馆）

七、中国最早的元谋猿人牙齿化石

云南省元谋县地处亚热带的草原和森林之中，这一带在一百多万年以前是食草类野兽经常出没的地方。1965年5月，中国科学院地质力学研究所的一个野外调查小组在这里进行地质考察，他们在附近的上那蚌村小山梁上发现了两颗人牙化石，这是同一个体的左右上颌中切牙。牙冠保存完整，牙根稍有残缺，表面呈灰白色，化石程度很深，牙齿上有许多碎小裂纹，裂纹中嵌有褐色黏土。牙齿粗大硕壮，牙冠切缘很宽，唇面较平坦，舌面呈铲形，底结节和指状突发达。经古地磁法测定，牙齿的绝对年代距今为170万年左右，这是我国境内目前已发现的最早的直立人牙齿化石，命名为元谋猿人（图2-2-7）（目前我国学者在元谋猿人牙齿化石的年代问题上存在明显的意见分歧，有人认为其年代应与蓝田猿人相近，不应超过距今73万年，故元谋猿人可能生活在距今60万—50万年）。

元谋猿人能够制造石器，使用粗糙的石斧和一些简单的工具，从事原始的农业生产活动。在元谋人牙齿化石的地层中，还发现了很多炭屑，含炭层厚达3m左右，说明元谋人已会使用火[3, 4, 7, 13]。

八、现代智人成为地球的主人

（一）早期智人（early homo sapiens）

早期智人来源于直立人的演化，生活在旧石器时代的中期，距今约25万~4万年。早期智人起源于非洲，后向欧亚非地区迁徙，人类第二次走出非洲。现有的化石证据证明，早期智人是由直立人演化而来，人类体质特征出现了明显的变化，特别是脑量的增大非常显著，已达到1 300mL以上，明显大于直立人，所以称为智人。虽然早期智人与现代人比较接近，但仍保持许多原始性状，眉脊发达、前额比较倾斜、枕部向后突出、上下颌骨的吻部向前突出等等。

科学的觉醒与
人体解剖学的建立
（14世纪—16世纪）　5

科学的革命与
基础医学的启程
（17世纪）　6

科学的进步与医学专业化
分科、牙医学的独立
（18世纪）　7

科学的黄金时代与
医学的巨大进步
（19世纪）　8

科学技术的飞速发展与
口腔医学的科技化时代
（20世纪）　9

中篇、第五章　　　中篇、第六章　　　中篇、第七章　　　下篇、第八章　　　下篇、第九章

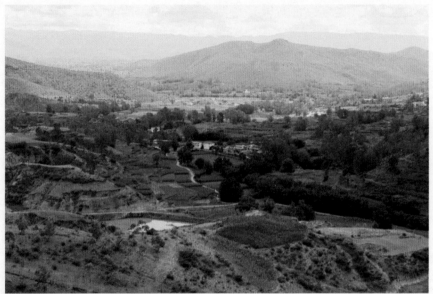

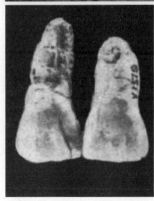

$\dfrac{\text{A}}{\text{B}}$

图2-2-7　元谋猿人的牙齿化石

A. 亚热带的草原和森林之中的云南省元谋县
B. 元谋猿人两颗人牙化石
（图片：照片由胡承志拍摄，周大成保存）

医学和口腔医学
发展史概论
1
上篇·第一章

石器时代
人类古老的口腔疾病
（史前—公元前4000年）
2
上篇·第二章

文字产生与人类早期
对口腔疾病的认知
（公元前3500年—公元500年）
3
上篇·第三章

中古时期的医学
（476年—1453年）
4
上篇·第四章

目前已发现的早期智人的化石地点有70余处，分布于亚洲、欧洲和非洲。我国属于此时期的早期智人有：辽宁省营口县的金牛山人（距今约23万年—20万年）、陕西省大荔人（距今约23万—18万年）、山西省襄汾县的丁村人（距今约10万年）、山西阳高县的许家窑人（距今约10万年）等[2-4, 7, 8, 13]。

（二）晚期智人（late homo sapiens）

晚期智人生活在距今约4万—1万年，按考古学分类称之为旧石器时代的晚期。晚期智人在体质上的进化又达到一个新的阶段，出现了许多不同于早期智人的特点。其前牙及面部明显缩小，眉脊变弱，颅高增加，其解剖结构与现代人类体质基本相似，所以晚期智人又被称为解剖结构上的现代人或现代智人（modern homo sapiens）。

北京周口店的山顶洞人属于此期的代表，生活在距今3.3万~1.3万年，人类原始性质极其微小，基本与现代人相似，脑容量为1300~1500mL。牙齿较小、齿冠较高、有明显颏隆凸，咀嚼器官及咬合力量逐渐变小，引起咀嚼肌、颌骨、面貌及牙齿形态发生明显变化；头颅发达，下颌明显后退形成颏；咬合关系变为中性咬合。在山顶洞人的洞穴中发现了一枚用于缝制衣服的骨针，还有一些两面钻孔的小砾石、兽骨和兽牙，可以用来穿成串制作装饰品，说明山顶洞人已开始打扮自己（图2-2-8）。在洞穴中还可以发现壁画、泥塑和雕刻，表达了他们某种精神上的追求。我国此时期的晚期智人还有内蒙古的河套人（距今约5万—3.5万年）、四川资阳人、广西柳江人、云南丽江人。不仅如此，据考古资料证明：克罗马农的晚期智人已会用燧石作为工具进行外科手术，出土的头骨上有圆孔，其边缘有新骨长出，说明是生前做过头颅"环锯术"以消除病痛，也许是治疗头痛、癫痫或外伤等。

所以，在从猿进化到人类的漫长岁月中，人类体质发生了很大的改变。达尔文指出，人类与猿类的本质区别是：两足直立行走，高超的智力和犬齿的缩小，以及制造和使用工具等等。那么，他们是如何表达古代人类信

科学的觉醒与
人体解剖学的建立
（14世纪—16世纪） 5
中篇、第五章

科学的革命与
基础医学的启程
（17世纪） 6
中篇、第六章

科学的进步与医学专业化
分科、牙医学的独立
（18世纪） 7
中篇、第七章

科学的黄金时代与
医学的巨大进步
（19世纪） 8
下篇、第八章

科学技术的飞速发展与
口腔医学的科技化时代
（20世纪） 9
下篇、第九章

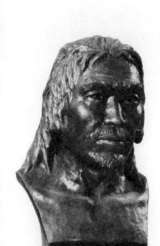

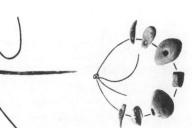
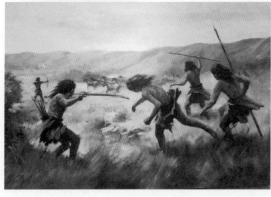
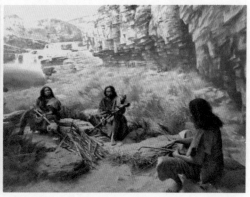

图2-2-8　智人

A | B
C | D

A. 北京周口店的山顶洞人复原图

B. 山顶洞人的骨针、骨项链

（图片：作者拍摄于首都医科大学附属北京口腔医院医史展览馆）

C. 早期智人开始投掷石球、或使用弓箭和标枪围猎和杀伤敌人

D. 黄河边上的智人在制作衣服、保暖获取能量

（图片：作者拍摄于山西博物馆）

医学和口腔医学
发展史概论
上篇、第一章
1

石器时代
人类古老的口腔疾病
（史前—公元前4000年）
上篇、第二章
2

文字产生与人类早期
对口腔疾病的认知
（公元前3500年—公元500年）
上篇、第三章
3

中古时期的医学
（476年—1453年）
上篇、第四章
4

息的呢？传统的体质人类学通过形态学和测量学的研究方法，可以揭示古代人类的年龄、种族、体质、疾病状况和生活环境等等，也可以揭示口腔疾病的发生发展；近年来分子生物学技术对于古代人类DNA分子的研究有了很大发展，可以分析古代人类样本中的遗传信息，而且牙齿细胞中的DNA分子保存状况往往优于其他组织[2-4, 7, 8, 13]。

参考文献

1. 达尔文.物种起源.周建人，叶笃庄，方宗熙，译.北京：商务印书馆，1995
2. 吴新智.浅谈人类的起源与进化.大自然，2004，（1）：2-4
3. 朱泓.体质人类学.北京：高等教育出版社，2004
4. 吴汝康.人类发展史.北京：科学出版社，1978
5. 刘武.人类祖先故乡何处.百科知识，2004，296（3）：4-9
6. 刘武.人是怎么进化的.文物天地，2004，152（2）：14-23
7. 王天权.人类的祖先和朋友们.北京：中国纺织出版社，2001
8. 郝守刚.生命的起源与演化.北京：高等教育出版社，2000
9. 陈佩雄.世界通史.吉林：吉林文史出版社，2006
10. 贾兰坡.中国大陆上的远古居民.天津：天津人民出版社，1978
11. 陈邦贤.中国医学史.北京：团结出版社，2006
12. 吴汝康.陕西蓝田发现的猿人下颌骨化石.古脊椎动物与古人类，1964，8（1）：1-11
13. 周大成.中国口腔医学史考.北京：人民卫生出版社，1991

第三节
探寻旧石器时代人类牙齿、
颌骨化石上的口腔疾病

一、南方古猿化石上最早的龋病

人类疾病的存在与人类的起源一样古老，在旧石器时代人类的牙齿、颌骨化石上就为我们揭示了口腔疾病的起源和久远。原始人的生活环境充满危险，采猎者主要的健康风险是受伤和骨折，几乎所有的采猎者都患有牙槽脓肿，因为不同文化的采猎者在日常生活中都用牙齿作为工具使用，容易造成牙齿的磨耗、松动和外伤。并且，考古学研究发现龋病也是古人类牙齿化石中最常见的口腔疾病。

考古学家Clement在1956年曾报道，龋病最早可追溯到距今440万～150万年非洲南部的"南方古猿"，在其牙齿上发现有明显的龋病痕迹（图2-3-1）。赞比亚卡布韦人头骨的牙齿上，也发现了龋病；另有报道，欧洲旧石器时代晚期智人的牙齿上也患有龋病。

中国学者韩康信观察了湖北鄂西地区267枚巨猿牙齿化石，发现有很高患龋率，进一步确认了中国境内巨猿物种龋病的普遍性。

1990年我国学者曹波也报道，广西柳江土搏甘前洞出土的晚期智人化石中，左侧上颌第一磨牙和右侧上颌第二磨牙有龋病遗迹，所以，龋病可以追溯到旧石器时代的晚期，即距今5万—4万年的新人阶段牙齿化石上就有龋病的存在。在贵州开阳发现的晚期智人牙齿化石中，左上第二磨牙和第一磨牙的邻面分别发现龋齿痕迹 [1-3]。

医学和口腔医学
发展史概论 1 　上篇、第一章

石器时代
人类古老的口腔疾病
（史前—公元前 4000 年） 2 　上篇、第二章

文字产生与人类早期
对口腔疾病的认知
（公元前 3500 年—公元 500 年） 3 　上篇、第三章

中古时期的医学
（476 年—1453 年） 4 　上篇、第四章

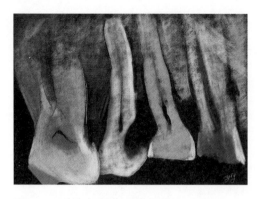

图2-3-1　南方古猿龋病化石X线片
（图片：作者依据古人类学家刘武文献绘画）

二、蓝田猿人存在牙周病和牙齿磨耗症

　　1963年，中国科学院古脊椎动物与古人类研究所的考古学家来到陕西省蓝田县，在泄湖镇陈家窝村附近发现了一具基本完整的猿人（直立人）下颌骨化石。检查下颌骨体和牙齿保存完好，化石上存在牙周病的痕迹：右下颌第一磨牙颊侧牙槽骨萎缩，近远中牙根暴露致根分歧处，右下颌第二磨牙和第二前磨牙的牙槽骨萎缩达牙根长度的1/3处。这些病变说明右侧磨牙区域患有牙周病（图2-3-2）。

　　这也是我国发现最早的牙齿磨耗症的猿人化石。牙冠大部分或一半被磨损，牙冠的结构不完整，说明生活在距今80万—65万年的蓝田猿人患有严重的牙齿磨耗症。考古学家发现距今50万年的北京猿人牙齿化石上，也存在牙齿磨耗症[3-5]。

三、资阳猿人的慢性局限性骨髓炎

　　1951年，中国科学院古脊椎动物与古人类研究所的专家们在四川省资

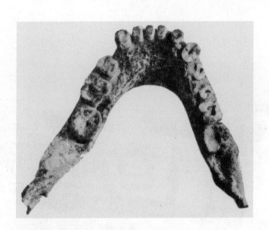

图2-3-2　蓝田猿人
蓝田猿人化石有牙周病、牙齿磨耗症
（图片：作者拍摄于首都医科大学附属北京口腔医院
医史展览馆）

阳县发现了我国南方的晚期智人化石。其头骨较完整，上颌骨及牙齿发育不良，未见下颌骨。左侧上颌磨牙678脱落，在其牙槽骨边缘有明显的病理变化痕迹，专家认为该头骨化石的主人左侧上颌磨牙678部位，在生前患过慢性局限性骨髓炎[2, 3, 5]。

四、许家窑人氟牙症牙齿化石的发现

1973年，考古学家在山西省阳高县进行考古挖掘时，在古城乡许家窑村东南约1公里处发现了10几个许家窑人的头骨化石，其中有一块儿童上颌骨化石含有4枚氟牙症牙齿，左侧上颌中切牙的牙冠唇面有明显的黄褐色凹陷，专家经铀系法测定，认为该牙齿是距今约10万年的氟牙症化石（图2-3-3）。现在生活在许家窑村的居民仍患有氟牙症，牙齿上的黄褐色凹陷和条纹基本与氟牙症化石的表现相同。

1978年，首都医科大学附属北京口腔医院的周大成教授，对许家窑村

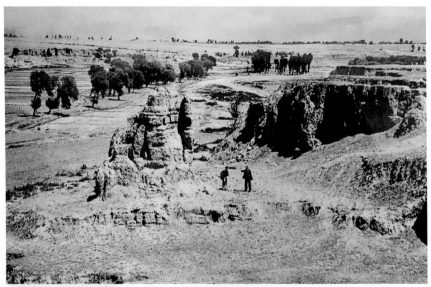

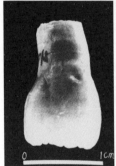 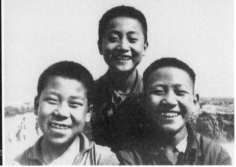

A
B | C

图2-3-3　许家窑人的氟牙症

A. 山西省阳高县许家窑考古遗址
B. 10万年前许家窑人的牙齿化石黄褐色凹陷
C. 现在的许家窑人牙齿仍有氟牙症

（图片：作者拍摄于首都医科大学附属北京口腔医院医史展览馆）

科学的觉醒与   科学的革命与   科学的进步与医学专业化   科学的黄金时代与   科学技术的飞速发展与
人体解剖学的建立   基础医学的启程   分科、牙医学的独立   医学的巨大进步   口腔医学的科技化时代
（14世纪—16世纪） 5   （17世纪） 6   （18世纪） 7   （19世纪） 8   （20世纪） 9

中篇、第五章   中篇、第六章   中篇、第七章   下篇、第八章   下篇、第九章

饮用水进行了观察分析，水的含氟量为4.4mg/L，而正常值为1mg/L，说明许家窑村饮用水的含氟量一直很高[5-7]。

周大成教授在1991年出版《中国口腔医学史考》一书，书中详细报道了旧石器时代猿人牙齿化石中存在的口腔疾病：包括龋齿、牙周病、牙齿磨耗症、氟牙症、慢性局限性骨髓炎、牙齿错位等。

参考文献

1. CLEMENT A J. Caries in the South African ape-man. Brit Dent J，1956，（101）：4-7

2. 韩康信，赵凌霞. 湖北巨猿牙齿化石龋病观察. 人类学学报. 2002，21（3）：191-197

3. 曹波. 化石人类的口腔疾病. 化石，1990，（1）：14-16

4. 吴汝康. 陕西蓝田发现的猿人下颌骨化石. 古脊椎动物与古人类. 1964，8（1）：1-11

5. 周大成. 中国口腔医学史考. 北京：人民卫生出版社. 1991

6. 朱泓. 体质人类学. 北京：高等教育出版社. 2004

7. 贾兰坡. 许家窑旧石器时代文化遗址1976年发掘报告. 古脊椎动物与古人类. 1979.（17）：277-293

医学和口腔医学
发展史概论
1
上篇、第一章

石器时代
人类古老的口腔疾病
（史前—公元前4000年）
2
上篇、第二章

文字产生与人类早期
对口腔疾病的认知
（公元前3500年—公元500年）
3
上篇、第三章

中古时期的医学
（476年—1453年）
4
上篇、第四章

第四节
新石器时代人类牙齿及颌骨
标本上的口腔疾病

一、对新石器时代人类标本口腔疾病的研究

新石器时代距今约1万—5 000年，人类已经进入农耕时期。这一时期人们开始定居生活，出现了制陶术、冶铸技术、农业和畜牧业，开始种植小麦、大麦、扁豆和豌豆等，饲养绵羊和山羊，逐渐从狩猎采集型经济向农业养畜业型经济转变。随着人们饮食习惯的改变，牙齿、颌骨形态、解剖学特点与现代人类更加接近，人的面部容貌也和现代人特征近似。

2003年，首都医科大学口腔医学院医史教研组与中国科学院古脊椎动物与古人类研究所合作，对距今约6 000年—5 000年新石器时代人类的牙齿及颌骨标本资料进行了研究，目前我国发现的这一时期的各类文化遗址最多，观察到的资料极为丰富。我们选取了出土于1971年—1974年期间的人类标本资料，其遗址位于长江支流和黄河支流之间，属于典型的中原仰韶文化，在河南省淅川县城南的下王岗村丹江南岸。根据世界各国人类学家奉为经典的人体测量标准和研究方法[1]，我们选取了保存状态良好、无严重破损的牙齿及颌骨标本。单个牙齿602颗，包含上颌牙齿327颗，下颌牙齿275颗，以及附着于颌骨上的牙齿1 259颗（其中上颌牙齿248颗，下颌牙齿1 011颗），共计1 861颗牙齿；上下颌骨235件。通过对牙齿及颌骨的解剖生理学观察和疾病的分析研究，从中可以发现新石器时代人类的口腔疾病分布情况，由此了解新石器时代人类的生存环境、行为模式、食物构成、健康状况等因素在牙齿上的表现（图2-4-1)[2-4]。

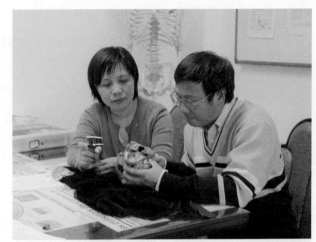

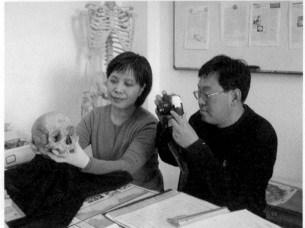

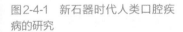

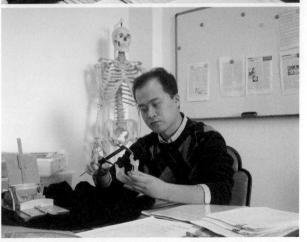

图2-4-1　新石器时代人类口腔疾病的研究

A. 作者与古人类学家刘武合作研究新石器时代人类的口腔疾病
B. 作者与李金陆老师为人类头颅标本留存资料
C. 曾祖龙老师在测量人类颌骨标本
（图片：医史教研组拍摄于中国科学院古脊椎动物与古人类研究所）

65

| 医学和口腔医学 发展史概论 | 1 | 石器时代 人类古老的口腔疾病 （史前—公元前4000年） | 2 | 文字产生与人类早期 对口腔疾病的认知 （公元前3500年—公元500年） | 3 | 中古时期的医学 （476年—1453年） | 4 |

上篇、第一章　　　　　　　　上篇、第二章　　　　　　　　上篇、第三章　　　　　　　　上篇、第四章

二、新石器时代人类牙齿的解剖生理学特点

人类与其所处的自然环境、社会环境密切相关，相互影响，人类牙齿、颌骨演化发展过程，体现在不同时期的牙齿、颌骨形态结构、牙体尺寸比例、牙齿萌出情况、牙齿与颌骨的生长发育关系的变化。

我们对选取的新石器时代人类牙齿标本进行了牙体解剖生理学测量与观察，将数据进行统计学分析，并与现代人类牙齿资料进行比较。其中测量指标包括牙体全长、牙根长度、牙冠高度、牙冠宽度、颈长与颈宽；观察指标包括牙根形态、牙冠磨耗程度、牙槽骨是否有破坏、牙齿阻生现象等。研究结果显示，新石器时代人类的牙根粗大、且长度大于现代人类；牙冠磨耗过度、所以冠高度比现代人类小（图2-4-2）。说明新石器时代人类牙颌系统承受的咀嚼压力大于现代人类，吃的食物坚硬、颗粒大且粗糙。其他测量和观察指标与现代人相似，说明新石器时代河南下王岗人在人类体质学上与现代人类近似。所以，人类在演化过程中，牙齿为了适应颌骨的退化和咬合力的减少，形态也随之缩小[4-6]。

三、新石器时代人类口腔疾病的分析研究

新石器时代的人类普遍存在口腔疾病，通过观察牙齿和颌骨的人类标本可见龋病、根尖周病、牙周病、牙齿磨耗等。

（一）龋病

龋病在各种口腔疾病的患病率中位居前列，在考古研究中发现，龋病可以追溯到猿人阶段。龋病患病率与社会经济类型密切相关，受食物中碳水化合物的含量多少影响。学者Turner曾经对全球范围内古代居民龋病与经济类型的关系做了比较研究，结果表明：狩猎-采集型居民患龋率平均是1.3%，混合型经济居民患龋率平均为4.8%，农业经济型居民患

科学的觉醒与
人体解剖学的建立
（14世纪—16世纪） 5

科学的革命与
基础医学的启程
（17世纪） 6

科学的进步与医学专业化
分科、牙医学的独立
（18世纪） 7

科学的黄金时代与
医学的巨大进步
（19世纪） 8

科学技术的飞速发展与
口腔医学的科技化时代
（20世纪） 9

中篇、第五章　　　　中篇、第六章　　　　中篇、第七章　　　　下篇、第八章　　　　下篇、第九章

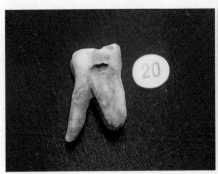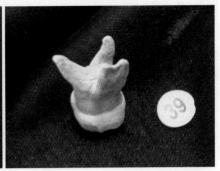

图2-4-2　新石器时代河南下王岗人牙齿标本解剖学的研究　　　　A｜B

A. 新石器时期河南下王岗人的牙根长度大于现代人类
B. 新石器时期河南下王岗人的上颌牙齿解剖生理
（图片：作者拍摄于中国科学院古脊椎动物与古人类研究所）

龋率平均为8.6%。说明从狩猎-采集型经济向农业型经济转变的过程中，龋齿患病率明显增加。本研究发现，新石器时代的河南下王岗人患龋率为4.88%，正处于混合型经济阶段，狩猎和农业经济并存。龋病好发牙位次序是M3>M2>M1>PM1，第三磨牙最多见，其次是第二磨牙、第一磨牙和前磨牙。上颌牙龋病多于下颌牙，切牙少见。也许新石器时代的河南下王岗人患龋病特点以食物过硬且粗糙有关，第一磨牙萌出后，很快遭受磨耗，不易龋坏，第三磨牙萌出时往往位置不正，易发生龋坏（图2-4-3）。

　　龋病好发牙面依次是：近远中邻面龋（占43.33%）>咬合面龋（占36.67%）>颊舌面的颈部龋（占14.44%）>根面龋（占5.56%）。推测新石器时代人类牙齿咬合面过度磨耗，造成创伤咬合、食物嵌塞，易形成邻面龋；食物粗糙对牙齿的颊舌面、根面起到自洁作用，龋病发生率低[7, 8]。

（二）根尖周病变

　　新石器时代人类根尖周病患病率很高，占到9.8%。由于新石器时代

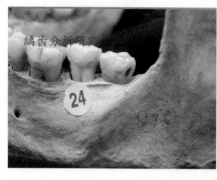 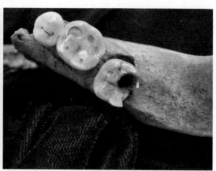

图2-4-3　新石器时代河南下王岗人的龋病　　　　　　　　　　　　A｜B

A. 新石器时代河南下王岗人龋病好发牙位多见于第三磨牙，好发牙面多见于近远中邻面龋
B. 新石器时代河南下王岗人的磨牙咬合面龋
（图片：作者拍摄于中国科学院古脊椎动物与古人类研究所）

人类的牙齿患有龋病或过度磨耗，得不到及时治疗，进一步发展可引起髓腔暴露乃至根尖病变，使根尖周牙槽骨和牙骨质破坏。在新石器时代河南下王岗人的颌骨标本上，可以见到围绕根尖部的圆形或椭圆形边界清楚的缺损（图2-4-4）[7-9]。

（三）牙周病

新石器时代河南下王岗人的牙周病患病率很高，观察可见上、下颌骨均可发生牙槽骨破坏，下颌骨破坏程度大于上颌骨，牙槽突多呈水平吸收，所占比例高达92%，可以见到牙槽突显著萎缩，以及边缘增厚的牙周炎病理改变（图2-4-5）。说明过硬和粗糙的食物造成创伤咬合，刺激牙槽骨吸收[7-9]。

（四）牙磨耗与饮食和环境因素的关系

牙齿磨耗是在正常咀嚼过程中，牙面与食物或牙面与牙面之间互相摩擦，造成的牙齿硬组织缓慢和渐进性的生理性磨损。牙齿磨耗还与人类在

科学的觉醒与
人体解剖学的建立
（14世纪—16世纪） 5

科学的革命与
基础医学的启程
（17世纪） 6

科学的进步与医学专业化
分科、牙医学的独立
（18世纪） 7

科学的黄金时代与
医学的巨大进步
（19世纪） 8

科学技术的飞速发展与
口腔医学的科技化时代
（20世纪） 9

中篇、第五章　　　　　中篇、第六章　　　　　　中篇、第七章　　　　　　下篇、第八章　　　　　　下篇、第九章

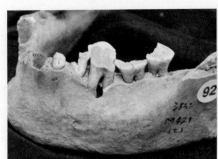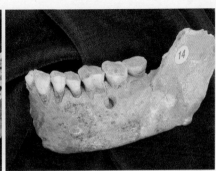

图2-4-4　新石器时代河南下王岗人的根尖周病　　　　　　　　　　　　　　　　A｜B

A. 新石器时代河南下王岗人的根尖周病
B. 新石器时代河南下王岗人的根尖周病，根尖骨组织破坏
（图片：作者拍摄于中国科学院古脊椎动物与古人类研究所）

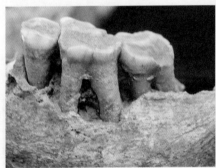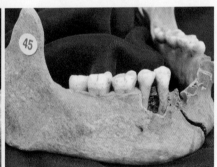

图2-4-5　新石器时代河南下王岗人的牙周病　　　　　　　　　　　　　　　　A｜B

A. 新石器时期河南下王岗人的牙周病，牙槽骨水平吸收
B. 新石器时期河南下王岗人的牙周病
（图片：作者拍摄于中国科学院古脊椎动物与古人类研究所）

医学和口腔医学
发展史概论
1
上篇、第一章

石器时代
人类古老的口腔疾病
（史前—公元前4000年）
2
上篇、第二章

文字产生与人类早期
对口腔疾病的认知
（公元前3500年—公元500年）
3
上篇、第三章

中古时期的医学
（476年—1453年）
4
上篇、第四章

演化过程中的行为模式密切相关。人类的行为模式包括：生存环境、生活习俗、咬合习惯、将牙齿作为非咀嚼性的工具使用等所造成的牙齿磨耗。所以，牙齿过度磨耗在狩猎-采集经济为主的古代居民中表现尤为突出。

人类牙齿的主要功能是咀嚼食物，在摄取、切割、粉碎和研磨过程中，牙齿的磨耗程度直接反映了牙齿咬合面作用于不同质地食物留下的痕迹。通过观察分析新石器时代人类牙齿磨耗情况，可见规律如下：第一磨牙磨耗程度最重，明显大于第二磨牙及前磨牙和第三磨牙（图2-4-6）。因为第一磨牙是口腔中萌出最早的恒牙，在咀嚼食物的过程中发挥主要作用，可以粉碎和研磨食物，也是建立口腔正常咬合关系的主要功能牙。第三磨牙是口腔中萌出最晚的恒牙，且经常发生萌出障碍，不能与对颌牙建立正常咬合关系；在咀嚼食物的过程中发挥作用较小，所以磨耗程度最轻。

上下颌同名磨牙磨耗程度几乎一样，说明牙齿磨耗在同名牙上是接近的；其形态、萌出时间、参与行使的功能也基本相同。所以新石器时代人类牙齿承受咀嚼压力大，食物坚硬、颗粒粗糙，造成牙齿磨耗严重[8, 9]。

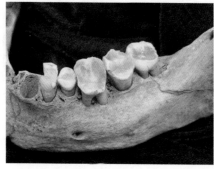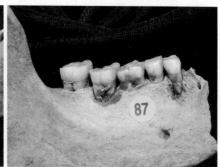

图2-4-6　新石器时代河南下王岗人的牙齿磨耗症　　　　　A｜B

A. 牙齿磨耗症
B. 牙齿磨耗症
（图片：作者拍摄于中国科学院古脊椎动物与古人类研究所）

科学的觉醒与
人体解剖学的建立
（14世纪—16世纪） 5

科学的革命与
基础医学的启程
（17世纪） 6

科学的进步与医学专业化
分科、牙医学的独立
（18世纪） 7

科学的黄金时代与
医学的巨大进步
（19世纪） 8

科学技术的飞速发展与
口腔医学的科技化时代
（20世纪） 9

中篇、第五章　　　　中篇、第六章　　　　中篇、第七章　　　　下篇、第八章　　　　下篇、第九章

四、新石器时代人类的阻生牙

从猿进化到人类的漫长岁月中，由于人类的直立行走，石器和火的使用，食物由生到熟、由粗变细，人类体质发生了很大改变，咀嚼器官及咬合力逐渐变小，引起牙齿形态、颌骨、咀嚼肌和面貌发生明显改变。头颅发达，下颌后缩，形成颏。咬合关系变为中性咬合。造成牙列拥挤和第三磨牙萌出障碍。

由于新石器时代人类已经开始定居生活，发明了农业和养畜业，从狩猎型经济向农业型经济转变，生存环境和饮食结构与现代人接近，第三磨牙阻生类型与现代人类也是接近的，可发生第三磨牙的近中、水平、低位、骨埋伏等多种阻生状态（图2-4-7）[10, 11]。

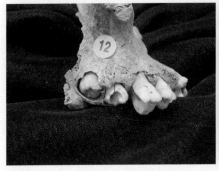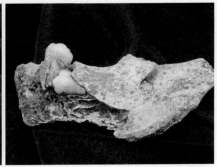

图2-4-7　新石器时代河南下王岗人的第三磨牙阻生　　　　　　　　　　A ｜ B

A. 新石器时代河南下王岗人的上颌第三磨牙阻生
B. 新石器时代河南下王岗人的下颌第三磨牙阻生
（图片：作者拍摄于中国科学院古脊椎动物与古人类研究所）

71

参考文献

1. 赫·乔·韦尔斯. 世界史纲（生物和人类的简明史）. 吴文藻，谢冰心，费孝通，等译. 15版. 桂林：广西师范大学出版社. 2006

2. 吴汝康，吴新智. 河南淅川的人类牙齿化石. 古脊椎动物与古人类. 1982，（1）

3. 杜百廉，范天生. 下王岗原始社会遗址人骨的研究. 河南医学院学报. 1989. 421-428

4. 龚怡. 古人类牙齿生理解剖及口腔疾病. 中华医史杂志，2005，35（2）：123-127

5. 龚怡，李金陆，杨圣辉. 新石器时期人类牙齿解剖生理学观察分析及与现代人类比较研究. 北京口腔医学，2006，14（4）：244-246

6. 皮昕. 口腔解剖生理学. 5版. 北京：人民卫生出版社，2003

7. 龚怡，李金陆，杨圣辉. 新石器时期人类牙齿疾病的观察分析. 北京口腔医学. 2006，14（3）：176-178

8. 张举之. 口腔内科学. 3版. 北京：人民卫生出版社，1999

9. 龚怡，李金陆，杨圣辉. 新石器时期人类牙齿磨耗与饮食习惯. 北京口腔医学，2005，13（3）：162-164

10. 龚怡，李金陆，杨圣辉. 新石器时期人类与现代人类第三磨牙牙体测量及阻生情况的比较研究. 北京口腔医学. 2004，12（2）：77-79

11. 刘武. 第三臼齿退化及其在人类演化中的地位. 人类学学报，1996，15（3）：185-196

科学的觉醒与
人体解剖学的建立
（14世纪—16世纪） 5

科学的革命与
基础医学的启程
（17世纪） 6

科学的进步与医学专业化
分科、牙医学的独立
（18世纪） 7

科学的黄金时代与
医学的巨大进步
（19世纪） 8

科学技术的飞速发展与
口腔医学的科技化时代
（20世纪） 9

中篇、第五章

中篇、第六章

中篇、第七章

下篇、第八章

下篇、第九章

第五节
新石器时代与人类牙齿有关的几个习俗

一、拔 牙 习 俗

我国古代有很多关于拔牙（打牙、凿牙）的记载，将有打牙习俗的民族称为打牙佬（图2-5-1），是古代某些部落民族在婚丧嫁娶时的习俗。

考古学家从苏北大墩子和山东大汶口遗址以及曲阜西夏候出土的新石器时代一些人头骨化石中观察到，很多青年期的两性个体在口腔内两侧均缺少上颌侧切牙，而缺牙部位的牙槽骨已完全愈合，说明这些个体在生前已经缺失侧切牙，看不出是因牙病而引起的缺牙，所以可推断这些个体是在青年期由拔牙习俗造成的。这些人头骨化石经X线片检查，牙槽骨中经常埋有折断的牙根，说明这些断根是在生前用某种器械敲打牙齿所致。

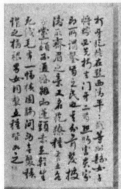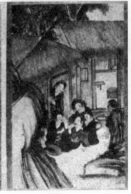

图2-5-1　打牙佬拔牙图
（图片：作者拍摄于首都医科大学口腔医院医史展览馆）

拔牙习俗在世界其他国家的古代人也有，如日本、蒙古、东南亚、非洲、南北美大陆、英国、法国[1-4]。

<h2 style="text-align:center">二、含 球 习 俗</h2>

从新石器时代出土的大批人头骨化石中，考古学家发现了一些颌骨异常磨损变形的标本，颌骨变形的个体口腔内含球，有石球或陶球，直径多在15~20mm之间，颌骨两侧的牙齿均有长期被机械磨耗的痕迹，咬合面呈球面磨损（图2-5-2）。这也许是史前期古人的一种风俗习惯[1, 2]。

含球习俗

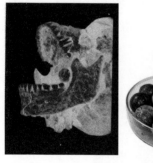
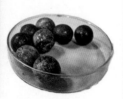

口腔内含球，是我国的一种极为特殊的风俗习惯，存在于我国江苏，山东的新石器时代。球是直径约为15~20毫米的石球或陶球，其磨圆程度相当好，石球多是石英制成的，陶球有深灰色也有砖红色的。

图2-5-2 新石器时代人们的含球习俗   A | B

A. 含球习俗
B. 石球或陶球
（图片：作者拍摄于首都医科大学北京口腔医院医史展览馆）

科学的觉醒与
人体解剖学的建立
（14世纪—16世纪） 5

科学的革命与
基础医学的启程
（17世纪） 6

科学的进步与医学专业化
分科、牙医学的独立
（18世纪） 7

科学的黄金时代与
医学的巨大进步
（19世纪） 8

科学技术的飞速发展与
口腔医学的科技化时代
（20世纪） 9

中篇、第五章   中篇、第六章   中篇、第七章   下篇、第八章   下篇、第九章

三、涅 齿 习 俗

在出土的新石器时代头骨中发现了一些涅齿的习俗，涅齿就是用某种黑色染料、或某些物质将牙齿染成黑色的人工变色习俗，表示美容、成年结婚、或宗教仪式。在我国有涅齿习俗的记载：古书《魏志·倭人传》中写有"东海中有黑齿国"（图2-5-3）；中国台湾《风山县志》中记载"拔去前齿，齿皆染黑"；云南省布朗族为了举行成人典礼，用一种树木火烧后的黑烟集体涂染牙齿。

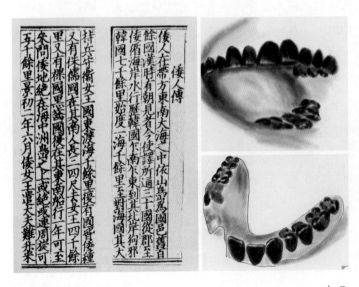

图2-5-3 涅齿习俗

A | B
    C

A.《魏志·倭人传》中关于"东海中有黑齿国"的记载
（图片：作者拍摄于首都医科大学北京口腔医院医史展览馆）
B. 日本人用特殊配制的"铁浆"材料染黑牙齿
C. 日本明治时期的全口涅齿瓷牙
（图片：作者绘画）

医学和口腔医学
发展史概论
上篇、第一章
1

石器时代
人类古老的口腔疾病
（史前—公元前4000年）
上篇、第二章
2

文字产生与人类早期
对口腔疾病的认知
（公元前3500年—公元500年）
上篇、第三章
3

中古时期的医学
（476年—1453年）
上篇、第四章
4

涅齿习俗在日本古代曾很盛行。涅齿是用特殊配制的"铁浆"材料加温后涂擦牙齿，经多日反复涂擦方可使牙变黑。除了古墓中有出土的涅黑牙齿，在古籍《宇津保物语》中也有许多关于涅齿的文献记载。而且在文学艺术作品中都有过描绘涅齿的论述、图画和戏剧中歌舞伎的假面。日本的伊豆地区，女子多在结婚时进行涅齿。在日本的明治和大正时代，曾出现过涅齿瓷牙及全口涅齿瓷牙（见图2-5-3）。

涅齿习俗在东南亚地区也曾经流行，印度尼西亚和菲律宾等国的人咀嚼槟榔后，用其溶解的汁液擦在牙齿上，将其染黑。从出土的新时期时代头骨观察，涅齿的牙齿中很少患龋齿[1, 3]。

四、锉 齿 习 俗

锉齿是新石器时代将人类牙齿人工变形的习俗之一，用石器（燧石）把牙齿磨成各种形态，多为尖形、短形、缺角形、中豁形、双叉形、三叉形等多种形态（图2-5-4A）。认为可以起到美容和装饰的作用外，还可以表示成年、结婚、服丧，或作为民族标志、表示宗教信仰等。锉齿习俗主要存在于日本、非洲、菲律宾地区、印度尼西亚、大洋洲等热带地区的居民中。墨西哥人把前面的牙齿锉成尖的形状（图2-5-4B）[1]。

五、玛雅人的牙齿装饰习俗

在新石器时期，墨西哥东南部的热带丛林中，生活着这样一个既古老而又充满智慧的部落种族叫玛雅。玛雅人有高超的建造技术，留下了许多古文明遗址（图2-5-5），包括举行祭祀与庆典的祭坛。玛雅人发明了独特的象形文字——玛雅文字，大多记载在石碑、木板、陶器和书籍上。

玛雅人为了美观或迷信热衷于装饰他们的牙齿，在牙齿表面镶嵌小块的玉石。他们利用高超的技术，用手动弓形木钻打磨牙齿，在打磨牙齿之

科学的觉醒与
人体解剖学的建立
（14世纪—16世纪） 5

科学的革命与
基础医学的启程
（17世纪） 6

科学的进步与医学专业化
分科、牙医学的独立
（18世纪） 7

科学的黄金时代与
医学的巨大进步
（19世纪） 8

科学技术的飞速发展与
口腔医学的科技化时代
（20世纪） 9

中篇、第五章　　　　中篇、第六章　　　　中篇、第七章　　　　下篇、第八章　　　　下篇、第九章

A | B

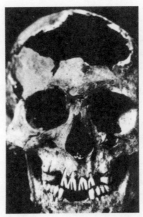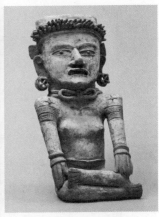

图2-5-4 锉齿习俗
A. 锉齿习俗：上颌中切牙为三叉、
侧切牙两叉（上颌尖牙和下切牙人
工拔除）
（图片：作者拍摄于首都医科大学北
京口腔医院医史展览馆）
B.墨西哥海湾沿岸的锉齿女神像
（图片：作者拍摄于墨西哥国家人类
学博物馆）

A
—
B | C

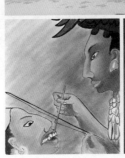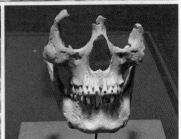

图2-5-5 玛雅文明
A. 玛雅人的金字塔用于举行祭祀与
庆典的祭坛
（图片：作者拍摄于墨西哥玛雅人的
金字塔）
B. 玛雅人用弓形钻打磨牙齿，在牙
齿表面镶嵌玉石
（图片：作者绘画）
C. 牙齿表面镶嵌的玉石（收藏于墨
西哥国家人类学博物馆）
（图片：作者拍摄于墨西哥国家人类
学博物馆）

前，还会让患者咀嚼古柯叶并食用一种致幻蘑菇来止痛。有时他们还会把前面的牙齿锉成尖的形状，目前在美国的宝尔文化艺术博物馆，收藏着墨西哥海湾沿岸的锉齿女神像[1, 2, 4]。

六、马达加斯加人用木炭刷牙习俗

在印度洋的西部有一个非洲第一大岛国，名叫马达加斯加。马达加斯加人自古至今保留着自己的文化和风俗习惯，妇女们讲究将头发涂上油膏梳成发髻，喜欢穿着艳丽的色彩。这里的人们每天刷牙都是用木炭磨成粉、再加盐，用手指来刷牙的（图2-5-6）。木炭有轻微的摩擦力，具有清洁作用，但是比起现代牙膏，口感很不好。

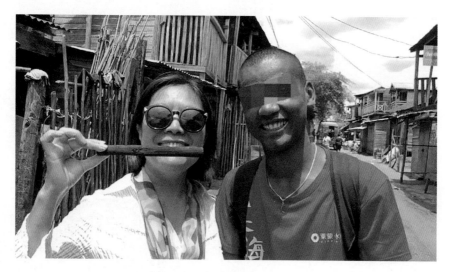

图2-5-6　作者采访马达加斯加人用木炭刷牙的习俗
（图片：赵小兵拍摄于马达加斯加）

参考文献

1. 周大成 . 中国口腔医学史考 . 北京：人民卫生出版社 . 1991
2. 李经纬，林昭庚 . 中国医学通史 . 北京：人民卫生出版社，2000
3. 大野粛英 . 日本和西方牙科史 . 东京：百濑卓雄株式会社，2009
4. 张志峰 . 中国通史 . 北京：中国出版社，2006

第三章

文字产生与人类早期
对口腔疾病的认知

（公元前 3500 年—公元 500 年）

科学的突起与
人体解剖学的建立
（14世纪—16世纪） 5
中篇·第五章

科学的革命与
基础医学的启蒙
（17世纪） 6
中篇·第六章

科学的进步与医学专业化
分科，牙医学的独立
（18世纪） 7
中篇·第七章

科学的黄金时代与
医学的巨大进步
（19世纪） 8
下篇·第八章

科学技术的飞速发展与
口腔医学的科技化时代
（20世纪） 9
下篇·第九章

  文字是人类书写语言符号和传递信息的工具，文字的诞生是人类进入文明社会的重要标志。人类可以通过文字进行超越时间和空间的交流和传承，可以清晰地记载一个民族、一个国家的发展历史，传承人类思想文化的结晶。有了文字以后，人们开始通过书写记录他们的祭祀活动、生活内容、商业交往，以及治疗疾病等方面的信息。因此，文字的产生对于人类文明的交流和传承具有深远的历史意义。

  人类早期文明产生的发源地离不开美丽富饶的河流。人们寻找水源，沿河而居，在肥沃的土地上开始种植谷物，因而在世界不同的地区孕育了历史上伟大的文明。幼发拉底河和底格里斯河（两河流域）孕育了美索不达米亚文明，在这片古老的土地上苏美尔人在公元前 3500 年左右发明了最早的楔形文字，经过后来几千年的外族入侵、多民族的相互影响和文化融合，在公元前 2007 年，古巴比伦王国成为两河流域的统治者，他们将美索不达米亚文明发展到了顶峰，并继承和发展了楔形文字，将巴比伦建为古代世界文明的中心；尼罗河流域滋养了古代埃及文明，产生了象形文字；恒河-印度河流域是古印度文明的发源地，产生了哈拉巴文化；中国的古代文明发源于黄河流域，产生了甲骨文。除了上述世界上这四大古代文明最早的发源地，之后还有爱琴海孕育了希腊的古代文明，产生了古希腊文字。罗马的古代文明发源于地中海，产生了拉丁文字。美洲的玛雅文明发源于太平洋，产生了玛雅象形文字。我们可以通过了解人类早期的文字来揭示人类对口腔疾病的认知[1, 2, 3]。

科学的觉醒与
人体解剖学的建立
（14世纪—16世纪）　5

科学的革命与
基础医学的启程
（17世纪）　6

科学的进步与医学专业化
分科、牙医学的独立
（18世纪）　7

科学的黄金时代与
医学的巨大进步
（19世纪）　8

科学技术的飞速发展与
口腔医学的科技化时代
（20世纪）　9

中篇、第五章　　　　中篇、第六章　　　　中篇、第七章　　　　下篇、第八章　　　　下篇、第九章

参考文献

1. 殷涵，尹红卿. 世界上下五千年（上）. 2版. 北京：当代世界出版社，2003

2. H. G. 威尔士. 世界简史（上下）. 相德宝，译. 合肥：安徽人民出版社，2003

3. H. G. 威尔士. 世界史纲（上下卷）. 吴文藻，谢冰心，费孝通，等译. 桂林：广西师范大学，2001

医学和口腔医学
发展史概论

上篇、第一章

1

石器时代
人类古老的口腔疾病
（史前—公元前4000年）

上篇、第二章

2

文字产生与人类早期
对口腔疾病的认知
（公元前3500年—公元500年）

上篇、第三章

3

中古时期的医学
（476年—1453年）

上篇、第四章

4

第一节
楔形文字的产生与最早的医学记载

一、美索不达米亚的苏美尔人发明楔形文字

美索不达米亚（Mesopotamia）位于西亚的幼发拉底河（the Euphrates）和底格里斯河（the Tigris）下游，在希腊语中意为"两河之间的地方"，在阿拉伯语中意为"根深叶茂的国家"。这两条河流均发源于现今土耳其境内的亚美尼亚高原，途经伊拉克，向东南方向平行流入波斯湾，东边是伊朗山脉，西边是叙利亚草原和阿拉伯沙漠[1]。

根据近代考古资料显示，早在公元前4000年左右，美索不达米亚地区主要生活着最古老的居民苏美尔人（Sumerians）。苏美尔人创造了人类的早期文明，他们不仅会制陶，还发明了车辆运输和帆船，并且修建沟渠堤坝、排涝蓄水，进行农业灌溉，促进了农业和畜牧业的发展，开始产生了苏美尔人时代的文明。在公元前3200年—公元前3500年左右，苏美尔人发明了楔形文字（cuneiform）。有了文字，人们就可以把生活中的信息和知识记录下来，从这个意义上讲，"历史开始了"。所以，有文字记载的历史成为现代人类了解古代人类生活的窗口[1, 2]。

楔形文字是逐渐产生的。古代苏美尔人最早借助于图形表达某种观念和某种信息，经过几百年的演化发展成为世界上最早的文字——楔形文字。苏美尔人用削尖的芦杆或木棒做成三角形的笔，像木楔一样在泥板上刻写，字体从左至右，笔画由粗到细，因此称为"楔形文字"。苏美尔人用廉价的黏土软泥制成泥板，比手掌略大，将图形和文字写在上面，经过晒干或烘烤后变硬，不易变形以便长期保存。楔形文字在美索不达米亚地区迅速普

及开来，流传到西亚的许多地方，楔形文字一直被使用到公元元年前后。今天我们通过楔形文字可以更多地了解当时社会和人们的生活，所以，历史学家称"历史发端于苏美尔"[1-3]。

二、楔形文字中记载的古老医学

考古学家在美索不达米亚地区发现了许多刻有楔形文字的泥板，这些泥板来自不同的历史时期。从最早记录苏美尔人各式各样的生活内容，到公元前 500 年左右，楔形文字已经成为西亚大部分地区通用的商业交往媒介，泥板中有许多关于商业贸易和行政记录，从合同到账单，从教科书到学生作业，从史诗和音乐到谚语和神话等（图3-1-1）。

苏美尔医学是我们所知的最古老的医学，在考古发现中约有1 000块泥板是苏美尔神职人员撰写的医学知识和治疗方法，记载了预言和魔法，其基础是占星术。苏美尔人相信人生下来就应该服从于星相昭示的命运，

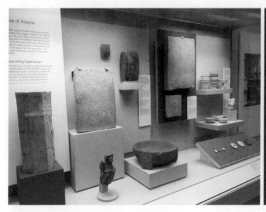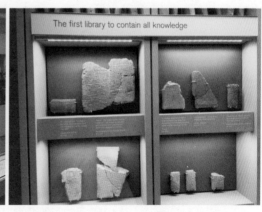

图3-1-1　楔形文字

A ｜ B

A. 美索不达米亚不同历史时期刻有楔形文字的泥板
B. 遗址出土的泥板上用楔形文字记载的知识
（图片：作者拍摄于伦敦大英博物馆）

他们试图阐明星际运行和季节更替之间的关系，以及季节转变与人类身体失调的关系。他们认为血是生命的源泉，肝脏是血液的汇集中心因而是生命的大本营，所以他们用动物肝脏来占卜吉凶，看患者是否可以治愈。对伤口的处理采用清洗、包扎和外敷草药的方法[1,2,4]。

三、《汉谟拉比法典》关于医生行业的规范

由于美索不达米亚地处平原缺少天然屏障，所以古代苏美尔人经常受到周围部落的骚扰和入侵，在几千年的漫长岁月中，多个民族在此经历了接触、入侵、融合的过程，建立起一个又一个的国家。在公元前2000年左右，苏美尔人的最后一个王朝衰亡，这一地区出现了一个强盛的国家——古巴比伦王国（Babylon）。古巴比伦王国继承和发展了楔形文字，成为古代世界文明的中心[1-3]。

古巴比伦时期医学和外科小手术得到发展，楔形文字泥板为后世的人们留下许多文献资料。人们逐渐了解到很多种疾病，有些泥板上记载了不同种类的发热、中风和瘟疫，另一些泥板上则描述了眼、耳、皮肤和心脏病，以及风湿和大量性病（图3-1-2）等。当时古巴比伦人认为肝脏是人体最重要的器官，因为灵魂就居住在这里，于是他们经常用羊的肝脏来占卜疾病的由来和预后。他们还认为牙痛是因为被虫子啃噬的结果，这种说法在欧洲一直流行到18世纪，直到龋齿细菌致病学说的产生[4-6]。

古巴比伦城位于美索不达米亚平原中游的东岸，处于西亚商路的要冲，具有极为有利的战略和经济地位。古巴比伦的第六代国王汉谟拉比（Hammurabi，公元前1792年—公元前1750年在位）雄才大略，统一两河流域，创建了一个从地中海沿岸到波斯湾的中央集权制帝国，将国家的军政权利、立法权和司法审判权集于一身[1,3]。大约在公元前1776年颁布了《汉谟拉比法典》（The Code of Hammurabi）。这部著名的法典在历史上首次规范了国家统治、市民行为，进行了职业的划分和犯罪的定义，并用楔形文字刻在一根黑色玄武岩石柱上，共282条，是现存于世界上

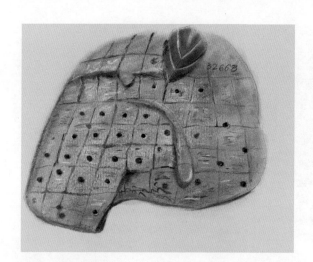

图3-1-2　古巴比伦第一王朝时期，神职人员在泥板上撰
写的医学文章
（图片：作者绘画）

第一部比较完备的成文法典。1901年，法国学者让·樊尚·施伊尔带领
的考古队在伊朗境内的苏辙地区发掘出了这根黑色玄武岩石柱，上面刻
有楔形文字记录的法律条文。现收藏于法国巴黎卢浮宫博物馆的亚洲展厅
（图3-1-3）[1, 2, 4]。

　　《汉谟拉比法典》中有关医药的有四十余条，对医生手术行为进行明确
规范：如果手术成功，医生将获得丰厚回报，如果手术失败，医生将面临
严重的惩罚。法律条款的第215条，对医生行医有两个最著名的规则："以
眼还眼、以牙还牙"。要求医生为手术失误或失败承担责任，对不胜任或疏
忽导致的不良后果，指定了不同的罚金和严格的惩罚措施。惩罚的严重程
度依照患者的地位而定：如果地位高的病人因手术死亡或失明，要砍掉医
生双手；如果死亡的是奴隶，医生只需出钱为主人再买一个奴隶；医生拔
错牙齿，就要拔除医生的牙齿作为刑罚。医生要把装有药物、绷带和医疗

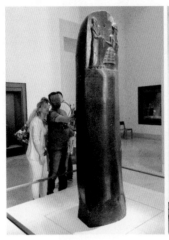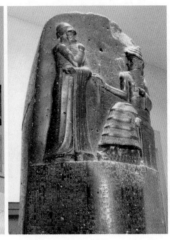

图3-1-3 收藏于巴黎卢浮宫的《汉谟拉比法典》 A｜B

A.《汉谟拉比法典》用楔形文字刻在黑色玄武岩石柱上
B. 石柱上端的精美浮雕中，汉谟拉比站在太阳和正义之神沙马什面
前正在接受象征王权的权杖
（图片：作者拍摄于巴黎卢浮宫）

工具的箱子带在身边。医生如果有了新的发明，就记录在黏土碑上。正是依靠这部法典，巴比伦王国在汉谟拉比的统治下，成为古代西亚最大的政治、经济和文化中心。巴比伦城墙使用亮丽的蓝色，城墙一层层呈梯状排列，各处散布着白、黄两色组成的动物图案，被后人称为"空中花园"，是"古代世界七大奇迹"之一[4-6]。

从公元前16世纪中叶开始，巴比伦王国不断受到外族人入侵，先被赫梯人所灭，公元前16世纪末又被加喜特人占领。公元前13世纪末两河流域平原成为亚述人的王朝，直至公元前7世纪中期亚述王国达到鼎盛时期。公元前538年，波斯人征服巴比伦城，统治了两河流域，继续发展了楔形文字。公元前332年，随着希腊马其顿王亚历山大大帝的东征，希波战争历时半个世纪之久，最终波斯帝国灭亡，美索不达米亚文明的发展进入希腊化时代[1-3, 7]。

科学的觉醒与
人体解剖学的建立
（14世纪—16世纪） 5

科学的革命与
基础医学的启程
（17世纪） 6

科学的进步与医学专业化
分科，牙医学的独立
（18世纪） 7

科学的黄金时代与
医学的巨大进步
（19世纪） 8

科学技术的飞速发展与
口腔医学的科技化时代
（20世纪） 9

中篇、第五章　　　　　　中篇、第六章　　　　　　中篇、第七章　　　　　　下篇、第八章　　　　　　下篇、第九章

参考文献

1. 殷涵，尹红卿. 世界上下五千年（上）. 2版. 北京：当代世界出版社，2003

2. H. G. 威尔士. 世界简史（上下）. 相德宝，译. 合肥：安徽人民出版社，2003

3. H. G. 威尔士. 世界史纲（上下卷）. 吴文藻，谢冰心，费孝通，等译. 桂林：广西师范大学出版社，2001

4. 罗伯特·玛格塔. 李城，译. 医学的历史. 广州：希望出版社，2004

5. HOFFMANN-AXTHELM W. History of Dentistry. Chicago：Quintessence Publishing Co.，1981

6. MALVIN E R. Dentistry：An Illustrated History. New York：Abrams，1985

7. 陈佩雄. 世界通史. 长春：吉林文史出版社，2006

医学和口腔医学
发展史概论

1

上篇、第一章

石器时代
人类古老的口腔疾病
（史前—公元前 4000 年）

2

上篇、第二章

文字产生与人类早期
对口腔疾病的认知
（公元前 3500 年—公元 500 年）

3

上篇、第三章

中古时期的医学
（476 年—1453 年）

4

上篇、第四章

第二节
象形文字与埃及古代文明对医学的贡献

一、金字塔上的象形文字

古埃及（Ancient Egypt）是世界历史上最悠久的文明古国之一，位于非洲的东北部。古埃及气候干燥，每年7月初，发源于非洲中部的尼罗河上游地区，连续的暴雨和山洪并发，促使大量浑浊的河水下泄，对尼罗河中下游流域的埃及造成周期性的河水泛滥。但是，溢出的河水灌溉了河流两侧的农田，并且两岸淤积的肥沃土壤又成为植物的乐园，极利于谷物的生长 [1, 2]。在公元前6000年—公元前5000年，非洲北部原始民族开始逐渐移居于尼罗河沿岸和下游三角洲谷地 [3]。他们生息繁衍、辛勤劳动，不断提高耕作技术，他们修建水库，筑坝开渠，使尼罗河谷地变成古代著名的粮仓，这方肥沃的土地在养育着越来越多的居民。大约从公元前3500年左右，尼罗河中下游三角洲谷地形成下埃及王国，进入早期文明时代，出现最早的象形文字（hieroglyphic）和书写的纸草，这一时期被历史学家称为古埃及的"前王朝"时期 [1-3]。

象形文字是由图画文字演化而来，比如用三条波形的横纹表示水的流动，演变成"水"字；画两座山峰夹着河谷，表示"山"字。不断演变的古代埃及文字，用图形、字母、音符、词组组成的一种复合文字。象形文字多用于正式文件和铭刻（又称"圣书体"），记录着法老生前的生活和事迹，也描述了社会生活，包括农业、园艺、手工作坊等各种劳动场面 [1]。

公元前3100年左右，上埃及的美尼斯国王（Menes）逐步统一上下埃及，开创了古埃及的第一王朝，开启了法老的统治时代，开始了古埃及31

个王朝的历史。古埃及的文字不断演变，到了第八王朝出现草书体，并逐渐流行开来，象形文字多用于正式文件和法老陵墓的铭刻（图3-2-1）。法老陵墓（金字塔）屹立在尼罗河畔，是古埃及文明最灿烂辉煌的象征，是人类建筑史上的奇迹，被公认为"古代世界七大奇迹"之一。古埃及人相信人死后会活在另一个世界，所以制作木乃伊和干尸技术得到很大发展，有专门制作木乃伊的技师，他们对医学解剖知识应该十分精通[1-3]。

<h2 style="text-align:center;">二、表达医用术语的象形文字</h2>

在公元前5世纪，古希腊历史学家希罗多德（Herodotos，约公元前484—公元前425年）的足迹遍及两河流域和埃及的最南端，以及意大利

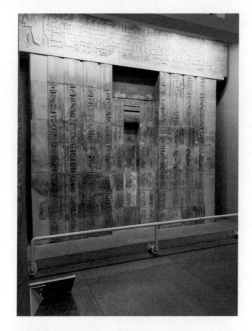

图3-2-1　古埃及法老陵墓前的象形文字铭刻
（图片：作者拍摄于伦敦大英博物馆）

的西西里岛和黑海沿岸。他广泛了解民族习俗、风土人情，细心考察文物古迹，采集民间传说和历史故事，搜集战争史料，完成名著《历史》一书。书中详细描述了古埃及医生的专业化分，早在公元前2600年左右就开始要求医生专攻治疗身体某些部位和某些器官的疾病，每一位医生只要求掌握治疗一种疾病的知识。内科医生涉猎治疗疾病范围最广，而专科医生都有自己明确的分工。有些人负责治疗眼疾，有些人负责治疗头痛，有些人则负责治疗牙病，有些人负责治疗胃痛，有些人负责治疗身体内部功能紊乱，所有的医生都要接受专门的医学训练。所以，从古希腊历史学家希罗多德的书中，也印证了牙科成为古埃及医学最早的专业门类之一[4-7]。

尼罗河畔屹立着许多法老的金字塔，在陵墓的象形文字铭刻中也包含着一些医学术语。因为古埃及不仅将医生进行专业划分，还设置成不同的等级，为不同的阶层服务，所以象形文字符号不仅表示出医生的专业，还可以表示医生的级别，有主管医生、宫廷医生、最高级的医生。例如描述一个普通医生时用一个水平的箭头表示，在下方往往配有一个药罐（图3-2-2A）。如果医生专门负责治疗牙病，是用一只眼睛和一根水平的象牙表示（图3-2-2B）。如果医生在宫廷里专门负责治疗法老的牙齿，不仅用一只眼睛和一根水平的象牙表示，还要用代表宫廷的特殊符号表示，标出是宫廷牙医生（图3-2-2C）。如果表示一位医生级别最高，在医生的象形文字上方会出现一个鸟的图形，如古埃及历史上记录的第一位"最高级牙医"的名字叫赫西雷（Hesi-Re）（图3-2-3）[5]。

古埃及的浮雕最早出现在法老墓室的墙壁和甬道里，记录着法老生前的生活和事迹。在古埃及人的神庙雕刻中，也经常会展示一些普通人的劳动场面，有普遍使用的锯子、斧子和锥子，也有外科医生最初用的手术器械，包含刀子、镊子和几种钳子等医疗用具（图3-2-4），也有医生的形象[5-7]。

科学的觉醒与
人体解剖学的建立
（14世纪—16世纪）**5**

科学的革命与
基础医学的启程
（17世纪）**6**

科学的进步与医学专业化
分科、牙医学的独立
（18世纪）**7**

科学的黄金时代与
医学的巨大进步
（19世纪）**8**

科学技术的飞速发展与
口腔医学的科技化时代
（20世纪）**9**

中篇、第五章　　　　中篇、第六章　　　　中篇、第七章　　　　下篇、第八章　　　　下篇、第九章

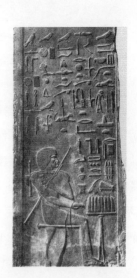

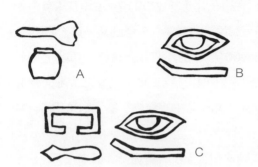

图3-2-2　表达医生术语的象形文字

图3-2-3　右上方的"鸟+象牙+
水平箭头"表示"最高级的牙医"
（图片：作者绘画，参考*The History
of Dentistry*）

A. 一个水平的箭头代表医生，下方配有一个药罐
B. 一只眼睛和一支象牙表示专门治疗牙齿的医生
C. 法老宫廷里的牙医

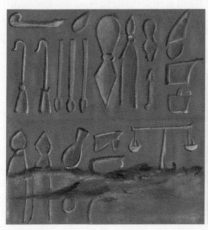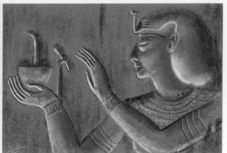

图3-2-4　埃及阿斯旺北部康姆博的托勒密神庙中的雕刻　　　　　A ｜ B

A. 雕刻有许多外科手术器械
B. 雕刻古埃及医生手端药罐
（图片：作者绘画）

93

三、莎草纸上记载的口腔疾病

除了象形文字和浮雕以外，大约在公元前3000年，古埃及人就开始使用莎草纸（papyrus）作为书写和绘画的载体。莎草纸又轻又不易损坏，而且携带方便，一直沿用到公元800年。尼罗河三角洲盛产莎草。古埃及人利用其长茎剖开连结成片，压平晒干成为草制的纸，称为莎草纸。但是莎草纸非常昂贵，只能用于记录重大事件和书写经卷。墨汁则是用菜汁加烟渣调和而成[1-3, 7]。

我们所知道的古埃及的医学知识和医疗技术情况，大都来源于医学莎草纸手稿。这些手稿记载了旧王国时代埃及高深的医学内容。莎草纸均以近代发现者的名字命名，1873年，德国考古学家乔治·埃伯斯（Georg Ebers）在卢克索发现了介绍医学理论的莎草纸卷宗，长约21米，大约在公元前1550年编纂成册[4, 5]。埃伯斯莎草纸文稿介绍了古埃及人对于健康和疾病的看法，他们认为呼吸是人体极为重要的生命功能，血液是人体赖以生存的源泉，人体健康是因为空气中的灵气与血液处于平衡状态，灵气与血液一旦失衡则发生疾病。埃伯斯莎草纸文稿还记载着700多种伤病的治疗方法，包括切开脓肿、摘除体表肿瘤、治疗烧伤、外伤骨折的复位固定术，以及脱臼等的治疗，也有关于口腔医学领域的相关记载。其中介绍了松动牙的治疗方法：用粘接性很强的两粒小麦面粉、一块赭石、一勺蜂蜜混合成糊状压进牙齿的缝隙之间，使松的牙稳定固位。另外治疗牙周炎推荐的处方是：在夜间将一份牛奶、一份鲜枣、一份豆荚暴露在露水中，混合后放在口内咀嚼，然后吐出，可以促使牙龈生长。还有多本医学莎草纸中记载了用乳香、没药、肉桂和树皮与蜂蜜混合制成蜜丸的药方，可以治疗口臭，使口气清新[4-6]。

据其他医学沙草纸手稿记载，龋齿在古埃及的前王朝时期比较少见（大约在公元前3500年左右），而根尖囊肿却非常普遍。这是因为古埃及人日常生活的主食是谷物制作的面包，然而自然环境较差、风沙大，他们

科学的觉醒与
人体解剖学的建立
（14世纪—16世纪） 5
中篇、第五章

科学的革命与
基础医学的启程
（17世纪） 6
中篇、第六章

科学的进步与医学专业化
分科、牙医学的独立
（18世纪） 7
中篇、第七章

科学的黄金时代与
医学的巨大进步
（19世纪） 8
下篇、第八章

科学技术的飞速发展与
口腔医学的科技化时代
（20世纪） 9
下篇、第九章

在粗糙的石磨上磨面，会导致所吃的食物中混入大量沙砾，导致牙齿咬合面的严重磨损，引起牙髓腔暴露、牙髓感染，继而引起根尖脓肿或囊肿、骨质破坏（图3-2-5）[5]。所以，牙医成为古埃及医学里分科最早的专业医生。

以史密斯（Smith）命名的莎草纸中还介绍了许多口腔外科的治疗内容，其中有拔牙的方法，脓肿需要穿刺、放血，下颌骨折应采用桦木夹板和绷带固定，下颌脱臼可以进行手法复位等，并做了详细说明，这些方法一直延续了几千年，对东西方医药文化产生了深远的影响[4-7]。

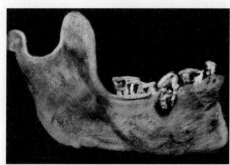
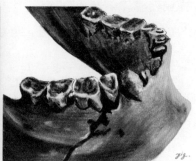
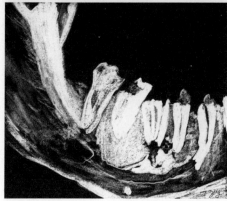

A | B
———
C

图3-2-5　前王朝时期埃及人的牙病

A. 右侧下颌第一磨牙根尖囊肿
B. 大约公元前2500年，古埃及人下颌根尖囊肿的骨质破坏
C. 大约公元前2500年，古埃及人的下颌根尖囊肿X线片
（图片：作者绘画）

四、考古发现古埃及人的牙病治疗方法

在考古发掘中，人们发现了古代埃及人用金丝捆绑牙齿固定的治疗方法。1914年考古学家赫尔曼·朱恩克（Hermann Junker）在埃及北部城市吉萨金字塔（Gizeh Pyramids）的墓室挖掘工作中，发现了用金丝捆绑在一起的两颗下颌磨牙，时间可以追溯到公元前2500年左右（图3-2-6）。朱恩克在他最初的报告中写道：古埃及人用金丝捆绑固定两颗下颌磨牙的目的是防止牙齿脱落。可能性有两种，其一是在制作木乃伊时为了保护尸体完整、防止松牙脱落而用金丝捆绑固定；其二是墓主人生前因牙齿罹患疾病松动而用金丝将其固定在坚固的邻牙上，或者该墓主人终生使用金丝夹板固定松牙，因为发现在捆绑牙齿的金丝上和牙颈部附着有牙结石[5, 6]。

1952年，在开罗西北部卡塔（El-Qatta）的一个古墓发掘中，考古学家沙菲克·法力德（Shafik Farid）发现了遗骸，这与朱恩克在吉萨金字塔墓室中所发现的遗骸几乎在同一时代，在遗骸的颅骨中有上颌的三颗前牙

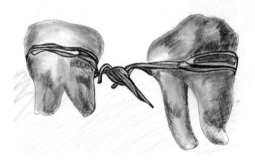

图3-2-6　公元前2500年左右，用金丝捆绑固定的两颗下颌磨牙
（图片：作者绘画）

科学的觉醒与   科学的革命与   科学的进步与医学专业化   科学的黄金时代与   科学技术的飞速发展与
人体解剖学的建立   基础医学的启程   分科、牙医学的独立   医学的巨大进步   口腔医学的科技化时代
（14世纪—16世纪）   （17世纪）   （18世纪）   （19世纪）   （20世纪）

5   6   7   8   9

中篇、第五章   中篇、第六章   中篇、第七章   下篇、第八章   下篇、第九章

用金丝捆绑在一起。右上颌尖牙颈部用双根金丝环绕形成带环，再用金丝横向穿过右上中切牙颈部，将侧切牙紧紧固定在一起（图3-2-7），而且牙面均有凹槽，以防止金丝滑脱。有学者认为这是古代埃及人的牙齿固定修复方法[5, 6]。

古代埃及人治疗牙病的方法不断传播到巴勒斯坦和叙利亚一带。1862年，在黎巴嫩西南部、位于地中海沿岸的古代港口城市西顿（Sidon）的墓穴中，考古学家发现了一个大约在公元前600年—公元前400年的腓尼基人女性上颌骨，她的两颗上前牙缺失、用两颗象牙替代，并被多股金丝固定连接在她自己的4颗牙齿上（图3-2-8）。现代学者分析指出：这与古埃及吉萨金字塔出土的固定下颌两颗松动牙的技术相似[5, 6]。

1901年，考古学家在西顿附近又发现了一个具有相似牙齿修复技术的下颌骨标本，是用多股金丝纽结成带状制作的牙周夹板，将下颌前牙固定在一起，非常牢固。

缺失牙除了选用人的牙齿替代，有时还用竹子、木材、兽骨、象牙雕刻而成[5, 6]。

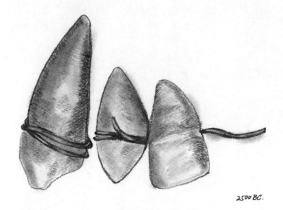

图3-2-7　1952年考古学家发现的古埃及人牙齿固定治疗方法
（图片：作者绘画）

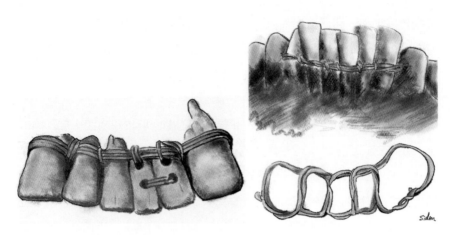

图3-2-8　西顿遗址中发现的腓尼基人牙齿修复方法　　　　　　　　A ｜ B

A. 公元前6世纪—公元前4世纪腓尼基人上颌前牙固定修复方法（现存于巴黎卢浮宫）

B. 1901年在西顿发现的腓尼基人用金线纽结成带状固定下颌前牙

（图片：作者绘画）

参考文献

1. 殷涵，尹红卿．世界上下五千年（上）．2版．北京：当代世界出版社，2003

2. H. G. 威尔士．世界简史（上下）．相德宝，译．合肥：安徽人民出版社，2003

3. H. G. 威尔士．世界史纲（上下卷）．吴文藻，谢冰心，费孝通，等译．桂林：广西师范大学出版社，2001

4. 罗伯特·玛格塔．李城，译．医学的历史．广州：希望出版社，2004

5. HOFFMANN-AXTHELM W. History of Dentistry. Chicago：Quintessence Publishing Co.，1981

6. MALVIN E R. Dentistry：An Illustrated History. New York：Abrams，1985

7. 陈佩雄．世界通史．长春：吉林文史出版社，2006

科学的觉醒与
人体解剖学的建立
（14世纪—16世纪） 5

科学的革命与
基础医学的启程
（17世纪） 6

科学的进步与医学专业化
分科、牙医学的独立
（18世纪） 7

科学的黄金时代与
医学的巨大进步
（19世纪） 8

科学技术的飞速发展与
口腔医学的科技化时代
（20世纪） 9

中篇、第五章

中篇、第六章

中篇、第七章

下篇、第八章

下篇、第九章

第三节
古印度早期文明对医学的影响

一、古印度的早期文明

古印度是一个历史上的地理概念，位于喜马拉雅山以南的南亚次大陆，地域范围包括现在的印度、巴基斯坦、孟加拉、尼泊尔、不丹等国。古印度早期文明就发源于西北部的印度河和恒河流域，约公元前2500年，印度河流域开始出现一些小国家[1, 2]。

1921年，考古学家在印度河流域的哈拉巴地区发掘出远古的城市遗址，发现了许多约公元前2500年—公元前1750年的古代文物和多枚刻有文字的印章，这些印章上同时存有象形符号和音节符号，被称为"印章文字"，后来被人们遗忘，至今也无法解读。这一远古时期的印度河流域文明，又被称为"哈拉巴文化"（Harappa Civilization）。在公元前1750年左右游牧民族雅利安人（Aryan）入侵，印度河流域的哈拉巴古代城市消失、哈拉巴文化也逐渐消亡[1-3]。

随着雅利安人的入侵，梵语也进入印度大陆而逐渐传播发展起来，对南亚、中亚、东南亚和东亚地区的文化产生了影响。古代印度进入著名的吠陀（Veda）时代，使印度创造出吠陀文化，在吠陀文化时期，古印度在天文学、数学、医学领域取得不少成就[1, 2, 7]。古印度婆罗门教最古老的宗教文献和文学作品《吠陀经》成书，《吠陀经》中的长生篇——《阿育吠陀》涉及印度传统医学的相关知识，记载了77种疾病，并有对症处方，同时介绍了上千种的药用植物。直到公元前900年，印度医学逐渐达到巅峰时期，最著名的医学著作是《舍罗迦集》和《妙闻集》，这些著作为印度传统医学理论奠定了基础[4-6]。

公元前600年，印度西北部的印度河流域受到波斯帝国的入侵，并进行了长达2个世纪的统治，公元前4世纪后期又被马其顿征服。在公元前324年，月护王（旃陀罗笈多）率领军队将马其顿的侵略者全部驱逐、并推翻难陀王朝，建立起印度新的孔雀王朝。在印度古代历史上，从孔雀王朝至阿育王时代又发展到一个新的全盛时期，由于阿育王支持佛教，因此佛教在这一时期得到广泛的传播，在一些佛教的雕刻上出现了与医学内容有关的故事。阿育王死后不久孔雀王朝便陷入分裂，在公元前187年分崩离析[1-4, 7]。

二、古印度的医学典籍《妙闻集》与佛教浮雕拔牙

在古代印度的吠陀文化时期，最著名的医学著作《妙闻集》是伟大的医生苏斯鲁塔（Susruta-Samhita）撰写的医学经典。这本书代表着印度传统医学在公元前9世纪已经发展到巅峰时期。著作反映了古代印度外科学的发达程度，讲述了学医者应具备哪些条件才可获得"行医资格"，以及医生如何观察、诊断、治疗患者的详细过程。《妙闻集》中还记述了很多外科手术，包括鼻成形术、白内障摘除术、肛瘘和颈部肿块的手术、扁桃体切除术、结石切除术、乱刺、穿刺、牙齿拔除、颅骨环钻术、脓肿切开术及截肢术、缝合、包扎等。书中介绍了121种外科手术使用的工具，包括刀片、手术刀、锯、剪子、镊子、钩子、拔牙钳、拔牙挺、三种缝合针、导管以及注射器等，特别介绍了颌骨骨折可用竹子夹板固定，用面粉和胶混合后粘接，《妙闻集》可以称之为一部外科学百科全书（图3-3-1）[4, 5]。

苏斯鲁塔在《妙闻集》中还列举了760种治疗疾病的草药，包括泻剂、灌肠剂、催吐剂、吸入剂、催嚏剂（促使打喷嚏，古印度人相信打喷嚏可使大脑清醒）等，使用水蛭放血、蒸汽浴治病，印度人治疗疾病的方法逐渐与巫术脱离。664年，穆斯林征服印度后，开始了印度医学的第三阶段，即阿拉伯医学传入印度[4, 5]。

科学的觉醒与
人体解剖学的建立
（14世纪—16世纪）　5

科学的革命与
基础医学的启程
（17世纪）　6

科学的进步与医学专业化
分科、牙医学的独立
（18世纪）　7

科学的黄金时代与
医学的巨大进步
（19世纪）　8

科学技术的飞速发展与
口腔医学的科技化时代
（20世纪）　9

中篇、第五章　　中篇、第六章　　中篇、第七章　　下篇、第八章　　下篇、第九章

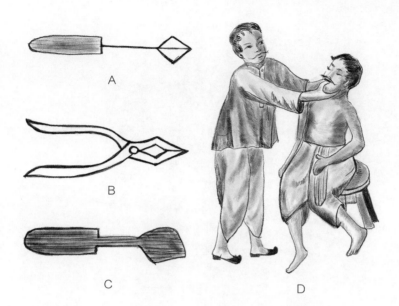

图3-3-1　古印度医学典籍《妙闻集》中有关口腔治疗内容图示

A. 菱形工具用于牙周治疗
B. 古印度拔牙钳
C. 箭头形状的拔牙挺
D. 古印度人对下颌骨脱臼的复位方法
（图片：作者绘画）

　　1873 年，英国考古学家A.坎宁安（1814年—1893年）在印度北方
的帕鲁德村，发现了始建于孔雀王朝阿育王时期（公元前3 世纪中叶）现
存最早的佛塔遗迹。佛塔石刻的浮雕取材于印度民间艺术，风格古朴，流
行的男女药叉偶像体态丰满，印度的热带衣着装束。图3-3-2展示的是一
座印度知名的佛教浮雕，表现了一个巨人正在接受拔牙，一头大象拉着一
根缆绳去拔巨人的牙齿，几只猴子兴致勃勃地在帮忙，还有一只猴子咬住
大象的尾巴[4, 5]。

医学和口腔医学
发展史概论
1
上篇、第一章

石器时代
人类古老的口腔疾病
（史前—公元前4000年）
2
上篇、第二章

文字产生与人类早期
对口腔疾病的认知
（公元前3500年—公元500年）
3
上篇、第三章

中古时期的医学
（476年—1453年）
4
上篇、第四章

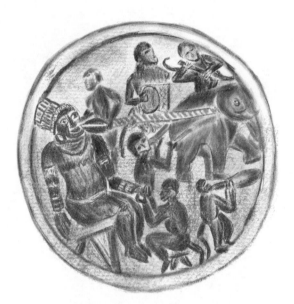

图3-3-2　佛教浮雕拔牙
公元前2世纪，古印度纪帕鲁特的帕鲁德神庙佛教浮雕，
一个巨人正在接受拔牙
（图片：作者绘画）

参考文献
1. 殷涵，尹红卿. 世界上下五千年（上）. 2版. 北京：当代世界出版社，2003
2. H. G. 威尔士. 世界简史（上下）. 相德宝，译. 合肥：安徽人民出版社，2003
3. H. G. 威尔士. 世界史纲（上下卷）. 吴文藻，谢冰心，费孝通，等译. 桂林：广西师范大学出版社，2001
4. 罗伯特·玛格塔. 李城，译. 医学的历史. 广州：希望出版社，2004
5. HOFFMANN-AXTHELM W. History of Dentistry. Chicago：Quintessence Publishing Co.，1981
6. MALVIN E R. Dentistry：An Illustrated History. New York：Abrams，1985
7. 陈佩雄. 世界通史. 长春：吉林文史出版社，2006

科学的觉醒与
人体解剖学的建立
（14世纪—16世纪） 5

科学的革命与
基础医学的启程
（17世纪） 6

科学的进步与医学专业化
分科、牙医学的独立
（18世纪） 7

科学的黄金时代与
医学的巨大进步
（19世纪） 8

科学技术的飞速发展与
口腔医学的科技化时代
（20世纪） 9

中篇、第五章　　　　　中篇、第六章　　　　　中篇、第七章　　　　　下篇、第八章　　　　　下篇、第九章

第四节
古代中国传统医学对口腔
疾病的认识与诊治

一、殷墟甲骨文记载的口腔疾病

在人类社会的早期，人们对昼夜的交替、季节的变更、汹涌咆哮的洪水、地动山摇的地震、以及生老病死的现象都无法理解和解释，自然界似乎到处都充满了威力无穷、不可捉摸的灵魂，鬼神致病的观念存在于人们日常生活的方方面面，认为人生病是因为神灵或者鬼怪进入了人体。于是，人们不仅崇拜日月星辰、山川草木、飞禽走兽，人们还强烈的崇拜祖先和崇敬鬼神。中国商朝时期的人们相信他们祖先的灵魂会在另一个世界保护自己，所以他们凡事不分巨细，用一切可能的方法祭祀祖先和神灵，无论婚丧嫁娶、播撒耕种，还是祈求疾病治愈等都要进行占卜，并向祖先和神灵祈福、祈求先王之灵的保佑，驱赶出去附着在人体上的鬼神。3 000多年前中国最早的文字——殷墟甲骨文就记述了商朝人们用祈祷来求治愈牙病的历史[1-3]。

甲骨文是目前中国已知最早的文字，是巫师用利器契刻或钻凿在龟甲或兽骨上的文字，流传于中国商朝晚期，距今有3 100~3 600年的历史。甲骨文的主要内容几乎都是用于占卜，记录了商朝君王向上天祈求或者询问的事物，所以，甲骨文又称"契文""甲骨卜辞""殷墟文字"或"龟甲兽骨文"[1, 2]。

商朝（约公元前1600年—公元前1046年）在五六百年间曾因洪水泛滥多次迁都。大约在公元前1312年—公元前1285年期间，商朝君主盘庚

迁都到位于河南安阳小屯村附近的殷地，建立都城，所以又称殷商。商朝被西周消灭之后，王都日渐荒芜，久而久之被埋于地下，变成废墟，称为殷墟。清朝末年，河南省安阳地区农民掘地时，发现了大量龟甲和兽骨视为药材，并转售药店。1899年（清光绪二十五年）被清朝翰林院国子监的祭酒王懿荣在北京达仁堂当作药材购买，他发现药材中的"龙骨"——龟板上刻有文字，经仔细对比研究，他断定这是殷商时代的遗物。从1928年开始进行考古发掘，殷墟遗址出土的甲骨有16万余片，大都是人们祈求下雨来解除干旱，君王询问打仗是否吉利、会不会赢等。其中有323片甲骨共415卜辞与疾病有关，包含的病名40多种，保存了殷商时期对人体、疾病及其治疗的部分认识，涉及内、外、口腔、耳鼻喉、眼、妇产、儿科、骨伤及皮肤科等。根据首都医科大学附属北京口腔医院的周大成教授介绍，殷墟甲骨文中有近50片卜辞与口腔疾病有关，他对此进行了分类，包括龋齿、疾齿、疾口、疾舌、疾言等五类，这是中国最早关于口腔疾病的记载[4-6]。

　　商朝时期巫医不分，中文繁体字的"医"为"毉"，意为巫医，表示了医巫同源的意思。人们认为神灵支配所有事情，疾病也是鬼神作祟和祖先惩罚所造成的，所以他们采用祈祷、祭祀和符咒的方法治病，卜求上天或祖先预测吉凶祸福，期望祖先赐福保佑，使疾病早日痊愈，于是祭祖成为商朝最重要、最隆重的活动。殷商甲骨文的卜辞中出现了许多疾病的名称和种类，其中与口腔疾病有关的最著名的卜辞是对龋齿的记载（图3-4-1）。"龋"字是将形象文字的"虫"字和"齿"字合并组成"龋"字，其字形下部是口腔中牙齿排列的形象，上部有虫子在蛀蚀牙齿，旁边还散落虫蚀牙的碎屑。周大成教授指出"这是我国最古老、也是世界医学史上有关龋齿最早的文字记载，成为我国最早的龋齿文献"。除了"龋"字之外，与口腔疾病有关的最多的卜辞是"疾齿"，"疾"字记述了人们用巫术占卜来祈祷减轻牙病带来的痛苦，祈求牙病的早日治愈，也说明牙病已经是殷商时代的多发病、常见病[4-6]。

科学的觉醒与
人体解剖学的建立
（14世纪—16世纪）

5

科学的革命与
基础医学的启程
（17世纪）

6

科学的进步与医学专业化
分科、牙医学的独立
（18世纪）

7

科学的黄金时代与
医学的巨大进步
（19世纪）

8

科学技术的飞速发展与
口腔医学的科技化时代
（20世纪）

9

中篇、第五章　　　　中篇、第六章　　　　　中篇、第七章　　　　下篇、第八章　　　　下篇、第九章

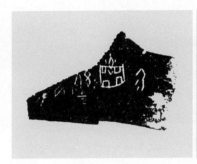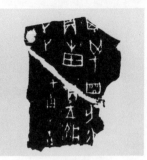

图3-4-1　殷墟甲骨文中关于口腔疾病的记载　　　　　　　　　　　　　　A｜B｜C

A. 甲骨文卜辞中最著名的"龋"字
"…御，龋勿…"。卜辞的意思是：殷王武丁的妻子（妇好）患龋齿，疼痛难忍，武丁对其先祖的灵位
进行祭祀，祈求先父小乙保祐。
B. 甲骨文卜辞中最多见的"疾"字
"贞，疾齿，不佳"。卜辞的意思是：殷王武丁患牙病，并非其先父小乙作祟所致。
C. 一龟甲左右对贞的两句卜辞
这是一龟甲左右边对贞的两句卜辞，一贞为正面，表明殷王武丁患牙病，神灵能赐予治愈；一贞为反
面，表明武丁患牙病，不幸的是神灵不能赐予治愈。
（图片：来自周大成著作《中国口腔医学史考》）

　　除了上述的龋齿、疾齿之外，周大成教授在其著作《中国口腔医学史
考》中还详细论述了疾口、疾舌、疾言等口腔疾病。

　　1. 疾口　卜辞："贞，疾口，御于妣甲"。这是贞卜口腔黏膜病的卜
辞，表明殷王武丁患有口疮、口糜、或口炎等口腔疾病，乃对其先母妣甲
举行祭祀，祈求治愈。

　　2. 疾舌　卜辞："贞，疾舌，求于妣庚（福26）"。这是贞卜舌病的卜
辞，意为殷王武丁患舌病，求其先母（小乙的配偶）赐予治愈。

　　3. 疾言　系指声音嘶哑、发音困难，在口腔医学方面，如急性冠周
炎、扁桃体周围脓肿、咽旁间隙感染等可引起发音困难，对其祖先举行御
祭，祈求痊愈[4-6]。

二、马王堆帛书《五十二病方》记载中国最早的牙齿充填术

1972年至1974年期间，考古学家在湖南长沙东郊马王堆发掘出三座西汉墓，出土了大批珍贵的文物，其中马王堆三号汉墓的帛书中包括天文、地理、历史和我国已发现的最早的十多种医书，医书中包括《五十二病方》《足臂十一脉灸经》和《阴阳十一脉灸经》等10种（图3-4-2），这些医学文物的出土，对研究我国西汉和先秦时期医药学的发展状况具有重要价值[6, 7]。

《五十二病方》是马王堆三号汉墓出土的最丰富的一部药物学和方剂学的书，因记录了五十二种疾病而得名。书内记载的治疗方法和方剂达283个，涉及内、外、妇、儿、五官各科疾病，尤以外科最为突出[10, 13, 14]。书中记载了关于龋齿充填的方法，用"用榆皮、白芷、美桂及其他几种药

马王堆帛书《五十二病方》

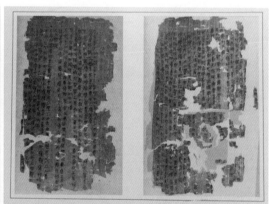

马王堆帛书《足臂十一脉灸经》《阴阳十一脉灸经》
两书分别论述人体十一条经脉的循行走向及所主疾病，是我国目前发现最早的经脉学说文献。

图3-4-2　中国治疗疾病最早的医书　　　　　　　　　　A｜B

A. 马王堆帛书《五十二病方》
B.《足臂十一脉灸经》和《阴阳十一脉灸经》
（图片：作者拍摄于上海中医药大学医史博物馆）

物为原料，调和成胶漆状来傅孔，即充填牙齿龋洞"。《中国药学大辞典》注解为："榆皮研末，以水调和，可用以粘物，胜于胶漆"；白芷味辛温、芳香，可用于治疗口齿气臭及风热牙痛；再加以美桂，就可以填补牙齿的空洞；同时这些中草药还有止痛、去口臭的作用。据中国医史文献研究所考证，这是我国现存最早治疗牙病的医方。首都医科大学周大成教授在其著作《中国口腔医学史考》中认为，"这可能是我国最原始的牙齿充填术，这个古老的牙齿充填法，可以说是我国口腔医学史上最早的牙齿充填记录"[5]。

《足臂十一脉灸经》和《阴阳十一脉灸经》是马王堆三号汉墓出土的12万字帛书中与针灸经络密切相关的医书，是迄今为止我国发现最早的经脉学和灸疗学的文献，分别记述了人体十一条经脉的循行路径及所主疾病和灸法。两部脉灸经医书均早于《黄帝内经》，在《黄帝内经》出现以前，已开始用灸法治疗牙齿疼痛[3, 6, 7]。

三、《黄帝内经》中与口腔疾病有关的论述

大约成书于春秋战国时期的《黄帝内经》是中国古代的医学文献中较早的经典著作，代表着中医学基本理论的形成，所以被称为中国医学发展史上最具影响力的理论性典籍。

《黄帝内经》分为《素问》和《灵枢》两部分，各为81篇。它并非出自一人之手，是传说中的医学始祖黄帝、岐伯与雷公讨论医学的著作。它也不仅仅是一个时代的医学成就，而是汇集了中国上古、太古时期在医学和养生学方面的民族智慧，集各医家在长期历史时期的经验总结。《黄帝内经》内容十分丰富，强调"天人合一"和人体自身统一性的整体论治观念。《黄帝内经》清晰论述了人体解剖结构和全身经络的运行情况，并对人体生理学、脉学，疾病病理、病因、症状、诊断、治疗、预防及养生等方面也有精深详尽的解读。它奠定了中医学的基础，标志着中医学由经验积累上升至理论总结阶段，明确地将"阴阳五行学说"的中医精髓引入医学领域，完成了中医学理论体系的初步建构（图3-4-3）。

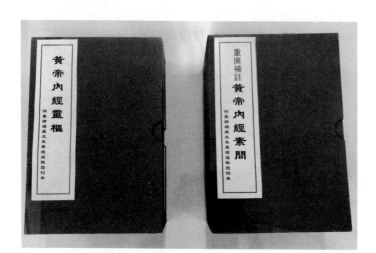

图3-4-3 《黄帝内经》

（图片：作者拍摄于北京中医药大学医史博物馆）

何为"阴阳五行学说"的中医精髓？

所谓"阴阳"，是指人们认识事物的一种辩证法，自然界万事万物都有既互相对立又互相统一的阴阳两个方面。如天地、日月、昼夜、明暗、男女、雌雄、寒温、燥湿、高下、内外、进退、迟速等，均可分为阴阳。内脏也有阴阳：背为阳、腹为阴；体表属阳、内脏属阴；六腑属阳、五脏属阴。在一定条件下，阴阳互相转化，不是一成不变的。

所谓"五行"，即木、火、土、金、水，是人们生活中不可缺少的五种基本物质。木能燃烧，木生火；火燃烧草木后的灰烬化为泥土，称为火生土；土中多埋藏金石和矿物，故土生金；金属又能熔化成液体，称为金生水；水能使草木生长，因而水生木。事物之间相互依存的关系，叫相生。水能灭火，称为水克火；火能熔化金属，叫火克金；金石能制造刀斧砍伐树木，称为金克木；树木根茎消耗泥土的养分，称为木克土；土能筑堤堵水，故土克水。事物之间相互制约的关系，叫相克。与五脏相配，则肝属木，心属火，脾属土，肺属金，肾属水。五行学说阐明了人体脏腑及各器官并非彼此孤立，而是相互联系[6-8]。

（一）《黄帝内经》最早对口腔解剖形状的描述

《灵枢·肠胃》一篇记述了从口唇到直肠整个消化道的大体解剖，分别从长度、宽度、容量、重量等方面给予说明："唇至齿长九分，口广二寸半。齿以后至会厌深三寸半，大容五合。舌重十两、长七寸，宽二寸半。"

这一部分记载反映了当时对人体解剖认识的程度，仅从长度而论，其记载与现代解剖学的认识相近似，但由于古今度量衡不同，难以确考[5, 8]。

（二）《黄帝内经》关于口腔生理方面恒牙萌出时间的论述

《素问·上古天真论》记载："女子七岁，肾气盛，齿更发长，十四岁……三七，肾气平均，故真牙生而长极，……丈夫八岁，肾气实，发长齿更，……三八，肾气平均，筋骨劲强，故真牙生而长极，五八，肾气衰，发坠齿槁，……八八，则齿发去。"

《素问·上古天真论》认为女子到了7岁，肾气旺盛起来，乳牙开始更换，头发开始茂盛；14岁月经来潮，具备了生育子女的能力；21岁肾气充满，萌出智齿，牙齿长全……男子8岁肾气充实起来，乳牙开始更换，头发开始茂盛；16岁精气满溢而能外泻，具备了生育子女的能力；24岁肾气充满，筋骨劲强有力，萌出智齿，牙齿长全；40岁肾气衰退，头发开始脱落，牙齿开始枯槁……这和现代医学的认识基本符合。文中而且指出，牙齿的生长发育与肾气的"盛""实""衰落"有着密切关系[5, 8]。

（三）《黄帝内经》诊断龋齿疼痛部位的方法

《灵枢·论疾诊尺》记载："诊龋齿痛，按其阳之来，有过者独热，在左左热，在右右热，在上上热，在下下热。"可以用压阳明脉的方法，有病变的部位必单独发热[5, 8]。

（四）《黄帝内经》针灸治疗龋齿疼痛的方法

《素问·缪刺论》记载："齿龋，刺手阳明，不已，刺其脉入齿中，立

医学和口腔医学
发展史概论

1

上篇、第一章

石器时代
人类古老的口腔疾病
（史前—公元前4000年）

2

上篇、第二章

文字产生与人类早期
对口腔疾病的认知
（公元前3500年—公元500年）

3

上篇、第三章

中古时期的医学
（476年—1453年）

4

上篇、第四章

已"。中医认为：龋齿的病因是阳明热盛，疼痛时要刺手阳明经的穴位，如果疼痛不愈，刺向齿中的阳明胃经的穴位达到止痛效果[12, 15]。

（五）《黄帝内经》对口腔黏膜病的认识

《素问·气交变大论》记载："岁金不及，炎火乃行……丹谷不成，民病口疮"。文中指出口疮是属于热盛肌腐之症。

《素问·至真要大论》记载："少阳之复，大热将至…火气内发，上为口糜"。

《素问·气厥论》记载："膀胱移热于小肠，鬲肠不便，上为口糜"。

这些内容指出了口糜的病因，一是由于火气发于内，上炎为口腔糜烂，或是由于膀胱热邪闭塞，上发成为口糜。与现代中医看法是一致的[5, 7, 8]。

四、《神农本草经》是现存最早的中医药物学经典著作

《神农本草经》是借助于上古时期的炎帝神农尝百草的神话传说，神农为使百姓延年益寿，他跋山涉水、尝遍百草，发现和认识了具有医疗价值的草药，后人将神农冠于书名之首编写的医书。《神农本草经》是我国现存最早的药物学专著，是秦汉以来众多医药学家第一次全面系统的总结、搜集和整理的当时药物学经验成果的专著，成书于东汉时期。全书共分3卷，共收载药物365种，包含植物药252种、动物药67种、矿物药46种。《神农本草经》对各种药物的记述内容进行分析，首创了药物的三品分类法，提出七情和合的理论，论述了君臣佐使的组方原则，诠释了药物的性味和采集加工方法，并阐述了药物的功效和功能，以及用药原则和服药方法。

《神农本草经》对中药学具有特殊贡献，构建起中药学的理论体系框架，在中医古代本草文献的发展过程中影响深远（图3-4-4）[3, 5-7]。

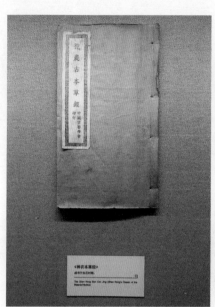
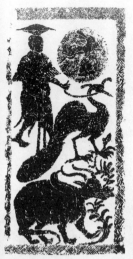

神农采药图

江苏徐州铜山县苗山出土汉画像石。神农头戴竹笠，身披蓑衣，手持耒耜，牵着凤凰。凤凰主衔草，神牛口衔草，表明他们都在采药。

神农像

山东嘉祥县东汉武梁祠画像石，此为《金石索》木刻摹本。神农手持耒耜正在翻地。

图3-4-4 《神农本草经》和神农采药图

A | B

A. 《神农本草经》 成书于东汉时期

B. 神农采药图——江苏徐州铜山县苗山出土的汉画像石以及山东嘉祥县东汉武梁祠画像石

（图片：作者拍摄于上海中医药大学医史博物馆）

五、中国古代第一例龋齿病历的记载

西汉著名医学家淳于意（公元前215年—约公元前150年），山东临淄人，他从小喜好医学、曾拜师学医，贯通医药方剂、精于诊断，他因能"按脉察色，知人生死"而医名大振（图3-4-5）。淳于意曾做过齐太仓长（管理都城仓库），故称他为太仓公。在司马迁《史记·扁鹊仓公列传》中，记载了淳于意的25例"诊籍"（医案，诊籍即现在的病历），包括内、外、妇、儿各科疾病，还有龋齿症例。淳于意精于脉象，善于望诊和切脉，由表及里，善于观察患者的潜在病症。在长期的行医摸索和实践中，他创造

医学和口腔医学
发展史概论

1
上篇、第一章

石器时代
人类古老的口腔疾病
（史前—公元前 4000 年）

2
上篇、第二章

文字产生与人类早期
对口腔疾病的认知
（公元前 3500 年—公元 500 年）

3
上篇、第三章

中古时期的医学
（476 年—1453 年）

4
上篇、第四章

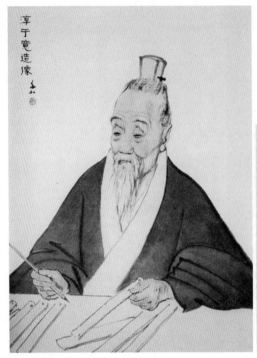
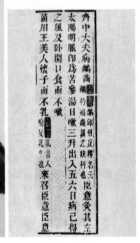

图 3-4-5　淳于意与第一例龋齿病例　　　　　　　　　　A ｜ B

A. 西汉医学家淳于意
B. 我国第一例治疗龋齿的病历（医案）
（作者拍摄于北京中医药大学医学史博物馆）

了病历的记录方法（称为诊籍），把患者的姓名、性别、年龄、里居、职业、疾病症状、病名以及诊断、灸法、药名、用法、病程、病因等都记录得非常清楚。

　　淳于意记载了我国第一例龋齿报告："齐中大夫病龋齿，臣意灸左太阳明脉，既为苦参汤，日漱三升，出入五六日，病已，得之风，及卧开口，食而不漱"。这段文字的意思是，西汉医学家淳于意采用灸法和含漱法，治愈了齐中大夫的龋齿病。同时，淳于意认为龋齿的病因是由于人体受到风邪以及食后不漱口所造成的。这是我国，也是世界第一例龋病报告。

科学的觉醒与 人体解剖学的建立 (14世纪—16世纪) **5**　科学的革命与 基础医学的启程 (17世纪) **6**　科学的进步与医学专业化 分科、牙医学的独立 (18世纪) **7**　科学的黄金时代与 医学的巨大进步 (19世纪) **8**　科学技术的飞速发展与 口腔医学的科技化时代 (20世纪) **9**

中篇、第五章　　　　　中篇、第六章　　　　　中篇、第七章　　　　　下篇、第八章　　　　　下篇、第九章

此"诊籍"将患者姓名、病名、灸法、药名、用法、病程、病因等，记录得非常清楚，对口腔不洁与致龋的关系已有所认识，对龋病做出了正确的诊断，分析了致龋原因，又叙述了治疗方法及预后[12-14]。

六、《金匮要略》记载：中国首先用砷剂治疗牙痛

张仲景是东汉末年最著名的医学家（约150年—219年），河南南阳人。他在临床治疗方面贡献突出，被后人尊称为"医圣"。在张仲景生活的年间，南阳一带流行伤寒，致使很多人病死。他的家族原有200多人，不到10年就死去三分之二，其中患伤寒者占十分之七。张仲景深感不安、立志学医。他为了给人治病，钻研古代医书，勤学古训，博采众方，呕心沥血，他凝聚毕生心血，最终取得卓越的成就，成为汉代著名的临证医学家。

张仲景广泛吸取了汉代以前的医学理论和临床精华，结合自己长期积累的医疗经验，于3世纪初完成《伤寒杂病论》，原书共16卷，由后世学者晋代王叔和搜集整理为《伤寒论》10卷和《金匮要略》两部著作，共载方剂269首，用药214种。《伤寒论》主要讨论东汉以前诊治的急性传染病伤寒病；而《金匮要略》总结了东汉以前内科杂病的诊治经验，兼及妇科和外科，是一部内容丰富的阐述临床诊断和治疗原则的著作。《伤寒杂病论》奠定了祖国医学"辨证论治"的理论基础，是我国第一部理、法、方、药具备的医学经典著作，对中医内科学的发展产生了深刻的影响。自隋唐以后，此书的影响远及日本、朝鲜和东南亚地区，现已有多种文字在海外流传，在世界医学界享有盛誉（图3-4-6）[5-7]。

张仲景在《金匮要略》中第一次提到应用砷剂治疗牙疼的方法："小儿疳虫蚀齿方：雄黄、葶苈，右二味末之，取腊月猪脂熔，以槐枝裹头，四五枚，点药烙之，令彻热以差止"。雄黄亦名黄石，即三硫化砷，可以使牙髓失活。这是我国使用砷剂治疗牙痛的最早记录[5]。

除《金匮要略》以外，还有两部著作记录了用砷剂治疗牙痛。

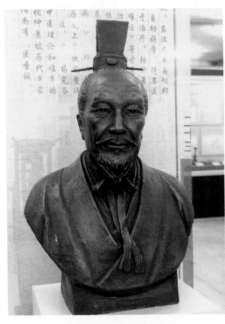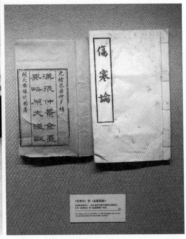

图3-4-6　东汉医圣张仲景

A | B

A. 东汉医圣张仲景雕塑
（图片：作者拍摄于北京中医药大学医学史博物馆）
B.《伤寒论》和《金匮要略》
（图片：作者拍摄于上海中医药大学医史博物馆）

　　《外台秘要》中的《必效杀齿虫方》记载："雄黄末，以枣膏和为丸，塞牙孔中，以膏少许置齿，烧铁笼烙之，令彻热，以差止"。而现代药理证实，雄黄（即三硫化砷），煅烧后分解氧化为三氧化二砷，既是砒霜。明代李时珍的《本草纲目》记载："砒霜半两，醋调如糊，碗内盛，待干刮下，用粟粒大，绵裹安齿缝，来日取出，有虫自死，久患者不过三日即愈[5]。"

七、中国的外科鼻祖华佗

　　自古以来，人类一直有一种愿望，希望能减轻疼痛带来的痛苦。古代

科学的觉醒与   科学的革命与   科学的进步与医学专业化   科学的黄金时代与   科学技术的飞速发展与
人体解剖学的建立   基础医学的启程   分科、牙医学的独立   医学的巨大进步   口腔医学的科技化时代
(14世纪—16世纪) 5   (17世纪) 6   (18世纪) 7   (19世纪) 8   (20世纪) 9

中篇、第五章   中篇、第六章   中篇、第七章   下篇、第八章   下篇、第九章

的人们最早用曼陀罗、鸦片和罂粟作为减轻疼痛的药物。早在2世纪，中国东汉末年有一位杰出的医学家华佗（约145年—208年）。他学识渊博，医术高超，精通临证各科，包括内、外、妇、儿、五官和针灸科，尤以外科著称。华佗长期在民间行医，足迹遍布很多地方，创造了许多医学奇迹，最著名的成就是用麻沸散进行外科手术。据《后汉书·华佗传》记载："若疾发结于内，针药所不能及者，乃令先以酒服麻沸散，既醉无所觉，……"，说明华佗给病人以酒口服麻沸散，成功实施了腹部手术。经现代医学专家考证："麻沸散的组成为曼陀罗花一升，生草乌、全当归、香白芷、川芎各四钱，炒南星一钱"。在一千八百多年以前，华佗使用中药进行全身麻醉实施腹部手术，这在我国医学史和世界医学史上都是较早的，华佗发明的麻沸散对后来中药麻醉的发展产生深远的影响。

华佗经过几十年的医疗实践，医术非常高超。他运用养生、针灸、方药和手术的方法，治愈了很多人，被誉为"神医"。所以在《三国演义》中，华佗为关公刮骨疗伤，为曹操针灸，治疗头痛。华佗被后人称为"外科鼻祖"（图3-4-7）[1-3, 6, 7]。

八、描绘氟牙症的第一人

嵇康（224年—263年）是三国鼎立时期曹魏的思想家、音乐家和文学家，这一时期魏、蜀、吴各国经济发展。嵇康幼年聪慧，博览群书，不仅工诗善文，还注重养生服食之道。他曾著书医学典籍《嵇康集》十卷，篇篇含养生之理，成为中国养生学史上的第一篇较为全面和系统的养生专论。在第三卷《养生论》中写道："虱处头而黑，麝食柏而香，颈处险而瘿，齿居晋而黄"。其中齿居晋而黄，是说居住在山西的人牙齿是黄的，就是现在的氟牙症。这是我国最早关于氟牙症的记载。周大成教授在《中国口腔医学史考》一书中分析到，嵇康是世界上第一个发现和认识到饮用水中含氟过量，会对牙齿造成危害的学者[3, 5]。

医学和口腔医学
发展史概论
上篇·第一章

1

石器时代
人类古老的口腔疾病
（史前—公元前4000年）
上篇·第二章

2

文字产生与人类早期
对口腔疾病的认知
（公元前3500年—公元500年）
上篇·第三章

3

中古时期的医学
（476年—1453年）
上篇·第四章

4

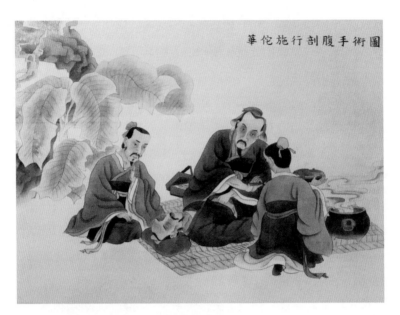

图3-4-7 东汉外科鼻祖华佗施行剖腹手术图
（图片：作者拍摄于北京中医药大学医学史博物馆）

参考文献

1. 陈佩雄. 中国通史. 长春：吉林音像出版社，吉林文史出版社，2006

2. 张志峰. 中国通史. 北京：作家出版社，2006

3. 陈邦贤. 中国医学史. 北京：团结出版社，2006

4. 周大成. 殷墟甲骨文中所见口腔疾患考. 中华口腔科杂志，1956，4（3）：150-158

5. 周大成. 中国口腔医学史考. 北京：人民卫生出版社，1991

6. 梁永宣. 中国医学史. 2版. 北京：人民卫生出版社，2016

7. 杨建宇. 医学史. 北京：中国古籍出版社，2006

8. 谢华. 黄帝内经（白话精译）. 2版. 北京：中国古籍出版社，2006

科学的觉醒与   科学的革命与   科学的进步与医学专业化   科学的黄金时代与   科学技术的飞速发展与
人体解剖学的建立   基础医学的启程   分科、牙医学的独立   医学的巨大进步   口腔医学的科技化时代
（14世纪—16世纪）   5   （17世纪）   6   （18世纪）   7   （19世纪）   8   （20世纪）   9

中篇、第五章   中篇、第六章   中篇、第七章   下篇、第八章   下篇、第九章

第五节
古希腊与古罗马时代的医学

一、古希腊文明的摇篮

古希腊文明包含了米诺斯文明、迈锡尼文明和古典希腊文明三个阶段[1, 2]。

最早的米诺斯文明起源于克里特岛，狭长形的克里特岛位于爱琴海的最南端。根据19世纪末英国考古学家亚瑟·伊文思（Sir Arthur John Evans，1851年—1941年）在克里特岛发掘出的遗址证明，在约公元前2850年—约公元前1450年，克里特岛的国王米诺斯在岛的北部克诺索斯地区，修建了富丽堂皇的王宫，精美的宫室建筑，陶器、壁画及绘画艺术成为社会的中心，形成的米诺斯文明是世界古代文明的重要标志之一（图3-5-1）。在公元前1700—公元前1400年，克里特文明发展到全盛时期，有兴旺的农业和海上贸易，克里特岛成为各地商路的汇合点，也变成地中海新的经济中心。他们发明了线形文字[1, 7, 8]。

公元前1450年到公元前1420年期间，克里特岛由于海上贸易失败导致饥荒、锡拉火山的喷发受到重创，希腊伯罗奔尼撒半岛的迈锡尼人进攻征服，米诺斯文明突然衰退湮灭，古希腊文明的中心转移到希腊半岛西北部的迈锡尼，迈锡尼文明吸收了克里特文明的成就，同时在经济、文化、生产技术等方面达到繁荣，成为新的文明发展中心，线形文字得到进一步的发展和更多的使用。克里特岛的米诺斯文明和希腊半岛的迈锡尼文明共同构成了灿烂的爱琴海文明，它是古希腊文明的开端[1, 7, 8]。

大约在公元前1200年，多利安人的入侵毁灭了迈锡尼文明。希腊社会

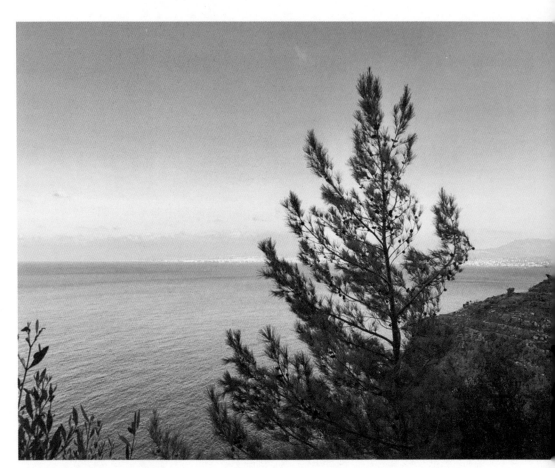

图3-5-1　克里特岛的米诺斯文明

A ｜ B ｜ C
　　　 D

A. 爱琴海南端的克里特岛
B. 克里特岛上古代克诺索斯王宫遗址建筑
C. 古代克诺索斯王宫遗址的陶罐
D. 古代克诺索斯王宫的壁画艺术
（图片：作者拍摄于希腊的克里特岛）

科学的觉醒与
人体解剖学的建立
（14世纪—16世纪） 5

科学的革命与
基础医学的启程
（17世纪） 6

科学的进步与医学专业化
分科、牙医学的独立
（18世纪） 7

科学的黄金时代与
医学的巨大进步
（19世纪） 8

科学技术的飞速发展与
口腔医学的科技化时代
（20世纪） 9

中篇、第五章　　　　中篇、第六章　　　　中篇、第七章　　　　下篇、第八章　　　　下篇、第九章

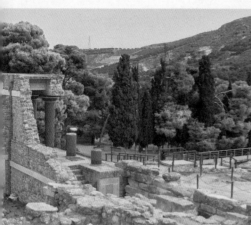

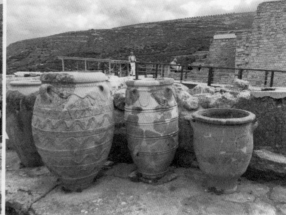

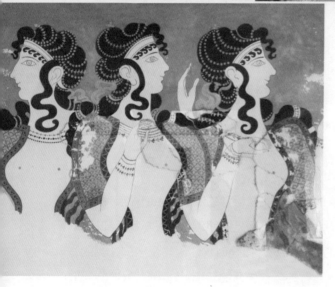

医学和口腔医学
发展史概论
1
上篇·第一章

石器时代
人类古老的口腔疾病
（史前—公元前4000年）
2
上篇·第二章

文字产生与人类早期
对口腔疾病的认知
（公元前3500年—公元500年）
3
上篇·第三章

中古时期的医学
（476年—1453年）
4
上篇·第四章

在经历了一段时期的历史倒退后，继而进入主要以雅典为中心的新的文明发展时期，取得前所未有的辉煌成就，在公元前600年到公元前300年期间达到顶峰，使希腊成为经济强国和文化中心，希腊的文明发展对欧洲产生了深远的影响。古典希腊的人文特质展示了人的能力、价值和精神，所以古希腊人在科技、数学、医学、哲学、文学、戏剧、雕塑、绘画和建筑等方面做出巨大的贡献，使古希腊成为后代欧洲文明发展的源头。古希腊的医学脱离了神秘的巫术和教条的宗教，伴随着哲学和数学一起发展，成为历史上最早的，既是科学又是艺术的医学。

公元前4世纪后期，希腊被新崛起的马其顿征服。许多史料证明马其顿国王亚历山大在其征战期间，他所到之处注重学术机构的建立、和希腊文化的传播，他的东征促进了东西方经济的交流和文化的融合，他把古希腊文明撒向全世界，使之进入"希腊化时代"，在东方各国文明的影响下，在更为广泛的范围内得到新的发展。希腊人使用腓尼基字母创造了自己的文字，古希腊文明进入了兴盛时期[1-4, 7, 8]。

二、古典时期希腊医学的黄金时代

（一）荷马时代

在希腊文明的早期，医学的发展伴随着哲学的发展，人们对疾病的治疗不用宗教和巫术，不受神的意志支配，而是按照哲学的思想找出规律和法则，通过对病人问询查体的方式治病。荷马时代的医学是一门独立的、要求严格的职业，医生是受人尊敬的拯救生命的专家。荷马的著作《伊利亚特》书中描述了当时治疗创伤的办法：医生拔除患者身体上的箭头和标枪，包扎加压止血，并外敷止痛药物。他们也经常用放血疗法治疗很多疾病，如割静脉或杯吸法，此法流行了几百年（图3-5-2）[4, 7]。

（二）蛇杖——医学的象征

在古希腊和小亚细亚一带，一直认为蛇是治病之神，流传着蛇能治百病

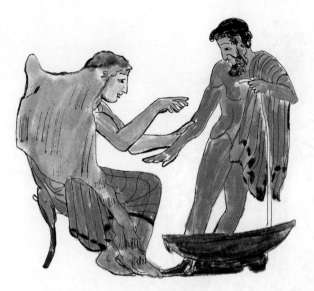

图3-5-2　古希腊医生常用的放血疗法

（图片：作者绘画）

的神话，古希腊人都崇拜的医神——阿斯克勒庇俄斯（Asclepios）给人治病时，在手杖上缠绕着一条蛇，代表着他治病的神奇医术（图3-5-3）。阿斯克勒庇俄斯的后人将这柄"蛇杖"视为医学的象征，后来，经常出现在现代医学的许多徽章上[4]。

（三）医学奠基人——毕达哥拉斯

　　生活在2500年前的毕达哥拉斯（公元前580年—公元前497年）是古希腊著名的数学家和哲学家。他自幼在名师门下学习几何学、自然科学和哲学，成年之后吸收了东方智慧创建了自己的学派。毕达哥拉斯认为数学可以解释一切，宣称数是宇宙万物的本质，发现了著称于世的勾股定理、几何定理、黄金分割等。古希腊人认为几何学不仅仅是几何定理，还代表了古希腊人的世界观；世间的万事万物充满了各种比例，黄金分割具有一种合理的、和谐的美感。

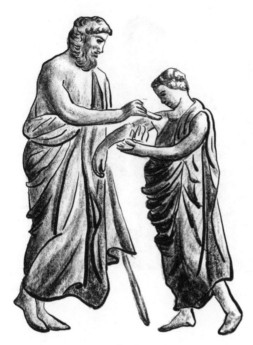

图3-5-3　医神阿斯克勒庇俄斯在给人治病

（图片：作者绘画）

　　黄金分割具有严格的比例性、艺术性、和谐性，蕴藏着丰富的美学价值，这是一个奇妙的规律。毕达哥拉斯发现一个优美的人体各个部分的比例符合黄金分割律——0.618：1的比例关系。只要符合这个比值的物体和几何图形，都能够引起人们的美感，使人感到和谐、悦目，被认为是建筑和艺术中最理想的比例。希腊美与爱之神维纳斯雕像的优美无比的身材，就符合这个比例[5, 7]。

　　在牙齿的美学修复中，至今都运用了黄金分割率。牙齿的长宽是1：0.618的比例关系时最美观；当正面观察一个人的微笑时，当一个人的中切牙的牙冠宽度、侧切牙的牙冠宽度与尖牙的牙冠宽度的比例是1.618：1：0.618时，人们感觉这个人的牙齿排列看上去最美、最和谐（图3-5-4）[5]。

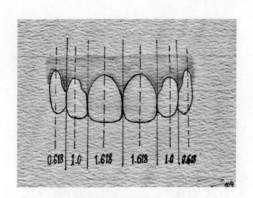

图3-5-4　毕达哥拉斯黄金分割在牙齿美学修复中的应用

（图片：作者绘画）

三、西方"医学之父"希波克拉底

希波克拉底（Hippocrates，公元前460年—公元前370年）是古希腊著名的医生，西方医学的奠基人，被称为"西方医学之父"（图3-5-5），相传他是古希腊医神阿斯克勒庇俄斯的直系后裔。公元前460年，希波克拉底出生于希腊科斯岛的一个医生世家，祖父和父亲都是医生，母亲是显贵家族的女儿。在古希腊，医生的职业可以父子相传，所以希波克拉底从小就受到父亲的影响，跟随父亲学医。父母去世后，他在希腊、小亚细亚、里海沿岸和北非等地一边游历，一边行医。希波克拉底结识了许多同时代著名的哲学家，受到他们哲学思想的启发；同时接触到大量民间医学，增长了丰富的医学知识[4-6]。

在希波克拉底之前，古希腊医学被禁锢在宗教迷信和巫术之中，人们普遍认为疾病是鬼神的"谴责"，那时的医生往往是僧侣和巫师。巫师们只会用念咒文、施魔法和祈祷的办法为人治病。病人不仅被骗去大量钱财而且疗效差，有时因被耽误病情而死去。希波克拉底倡导临床观察和病因的诊断方法，抛弃鬼神的观念，改变了当时人们以巫术和宗教为依据的医学

医学和口腔医学
发展史概论
上篇、第一章

1

石器时代
人类古老的口腔疾病
（史前—公元前4000年）
上篇、第二章

2

文字产生与人类早期
对口腔疾病的认知
（公元前3500年—公元500年）
上篇、第三章

3

中古时期的医学
（476年—1453年）
上篇、第四章

4

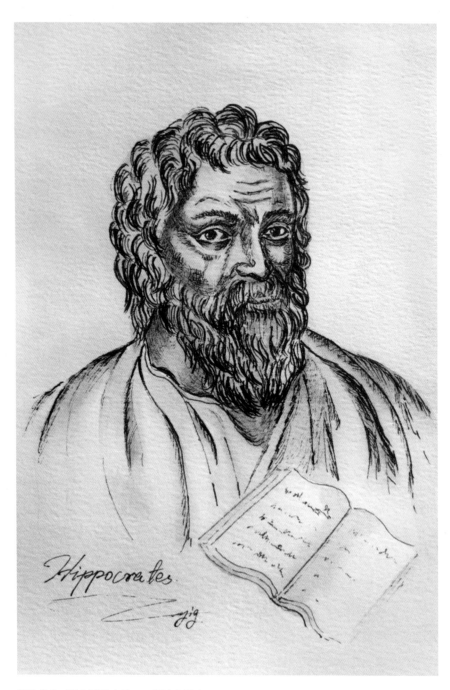

图3-5-5　西方医学之父——希波克拉底

（图片：作者绘画）

科学的觉醒与
人体解剖学的建立
（14世纪—16世纪） 5
中篇、第五章

科学的革命与
基础医学的启程
（17世纪） 6
中篇、第六章

科学的进步与医学专业化
分科、牙医学的独立
（18世纪） 7
中篇、第七章

科学的黄金时代与
医学的巨大进步
（19世纪） 8
下篇、第八章

科学技术的飞速发展与
口腔医学的科技化时代
（20世纪） 9
下篇、第九章

观念，使医学彻底脱离了巫术和宗教，将医学引入到一个崭新的方向。希波克拉底通过事实向人们表明巫术不能减轻病人的痛苦，必须求助于卫生和有效的治疗，对以后西方医学的发展产生了巨大影响[4, 5, 9]。

希波克拉底生活的年代，希腊人敬重死者，尸体解剖受到禁止，所以，他获得人体解剖的知识所知甚少。但是希波克拉底总结了丰富的临床实践经验，仔细观察缜密推理，清晰阐明疾病的因果关系并符合逻辑，最终出版了著名的外科著作《头颅创伤》。他详细描述了头颅损伤等疾病以及具体的手术方法。希波克拉底在著作中还精确描述了牙科的知识，指出牙根的数量和牙尖的形态、牙齿萌出和替换的年龄及顺序，牙齿发育晚于人体其他骨骼，牙齿龋坏和牙龈病的原因，以及颌骨骨折复位固定技术、下颌脱臼复位的治疗方法，介绍了用金丝捆绑固定松动牙的方法，以及拔牙钳、注射器和镊子的使用。他的文字记载非常精细，所用语言也非常确切，足以证明这是他亲身实践的经验总结[4, 5, 9, 10]（图3-5-6）。

希波克拉底的杰出才智和能力为他赢得无可匹敌的名誉，他积极探索人的机体特征和疾病的病因，提出了著名的"四体液学说"。他认为人体由血液（blood）、黏液（phlegm）、黄胆（yellow bile）和黑胆（black bile）这四种体液组成。四种体液在人体内的比例不同，使人们有不同的体质。性情急躁、动作迅猛的属于胆汁质；性情活跃、动作灵敏的属于多血质；性情沉静、动作迟缓的属于黏液质；性情脆弱、动作迟钝的属于抑郁质。人所以会得病，就是因为四种液体失调所致，而液体失调又受到外界因素的影响。他的医学观点彻底批判了疾病是神赐予的谬误，对以后西方医学的发展产生了巨大影响[4, 5, 9, 10]。

作为西方医学之父，希波克拉底的贡献不仅是在医学观点和医疗实践方面，还在于他首先制定了医生必须遵守的道德规范。《希波克拉底誓言》是具有深远影响意义的古希腊职业道德的圣典，几千年来成为医学生入学第一课的重要内容，也是医学界行业道德规范的准则。在科斯岛上有一棵巨大的法国梧桐树，当时所有开始学习医学的年轻人，会在这棵树下举行入门仪式，一起念诵希波克拉底誓词："我愿尽余之能力与判断力所及，遵

医学和口腔医学
发展史概论
1
上篇、第一章

石器时代
人类古老的口腔疾病
（史前—公元前 4000 年）
2
上篇、第二章

文字产生与人类早期
对口腔疾病的认知
（公元前 3500 年—公元 500 年）
3
上篇、第三章

中古时期的医学
（476 年—1453 年）
4
上篇、第四章

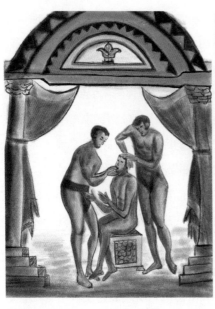 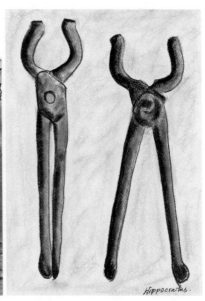

图 3-5-6　希波克拉底著作的内容

A ｜ B

A. 希波克拉底书中介绍下颌脱臼复位的治疗方法
B. 古希腊的拔牙钳，64mm 长，拔除磨牙比较困难
（图片：作者绘画）

守为病家谋利益之信条，并检束一切堕落及害人行为。……我愿以此纯洁
与神圣之精神，终身执行我职务。……我无论至于何处，遇男或女，贵人
或奴婢，对之一视同仁，我之唯一目的，为病家谋幸福，并检点吾身，不
做各种害人及恶劣行为，……。倘使我严守上述誓言时，请求神祇让我
生命与医术能得无上光荣。"希波克拉底认为医生应以崇高的精神为病人
谋利益，对待病人要不分贵贱，一视同仁。希腊医学在希波克拉底时代最
辉煌。

　　希波克拉底的著作在公元 6 世纪被翻译成拉丁文，在亚平宁半岛和欧
洲得到广泛传播。由希波克拉底建立起来的西医学思想，成为全世界医学
界的宝藏，对未来医学的发展产生了巨大的影响[4-6, 9, 10]。

科学的觉醒与
人体解剖学的建立
（14世纪—16世纪） 5
中篇、第五章

科学的革命与
基础医学的启程
（17世纪） 6
中篇、第六章

科学的进步与医学专业化
分科、牙医学的独立
（18世纪） 7
中篇、第七章

科学的黄金时代与
医学的巨大进步
（19世纪） 8
下篇、第八章

科学技术的飞速发展与
口腔医学的科技化时代
（20世纪） 9
下篇、第九章

四、伊特鲁里亚人最早制作宽带金箍义齿

伊特鲁里亚人（Etruscans，亦译作伊特拉斯坎人）生活在公元前700—公元前100年，伊特鲁里亚是处于现代意大利西北部、地中海沿岸的古代城邦国家。希腊人对他们的文化影响很大，他们的城市依照希腊城邦的模式而建，公元前6世纪中叶，其都市文明达到顶峰。伊特鲁里亚及整个地中海地区拥有大量矿藏，伊特鲁里亚人通过采矿、农业耕作，和周边的人们进行贸易往来，他们变得非常富有。伊特鲁里亚的手工业很发达，他们的雕刻造型艺术、绘画十分精美，他们的黄金锻造技术高超，并有技艺高超的工匠擅长镶牙，后人在他们留下的大量坟墓里发现了许多贵重的随葬品（图3-5-7A），有珍宝和青铜器还有黄金制作的宽带金箍假牙[7, 8]。

据考古发现：公元前4世纪，伊特鲁里亚的工匠用黄金制作成3~5mm宽的条带状金箍，选取人或小牛的牙齿替代两颗缺失的中切牙，用金钉将牙齿固定在黄金条带上，做成固定桥，然后安装固定在病人缺失牙两侧的真牙上，黄金制作的金箍与牙龈密贴性较好，进食时可以使用（图3-5-7B）。这种镶牙方法超过了公元前6世纪—公元前4世纪腓尼基人用金线纽结成带状固定修复前牙的标准（见图3-2-9，腓尼基人牙齿修复方法）。所以说伊特鲁里亚人开创了牙齿修复的方法[4-6]。

随着罗马的崛起、对意大利的统一，到公元前200年，伊特鲁里亚完全并入罗马的版图。伊特鲁里亚人完全臣服于罗马的霸权，逐步被罗马人同化。伊特鲁里亚的历史结束了，但他们的文明却影响了罗马人。伊特鲁里亚人还有一项具有决定意义的贡献就是文字，因为拉丁语字母表就来自伊特鲁里亚字母[5, 6, 8]。

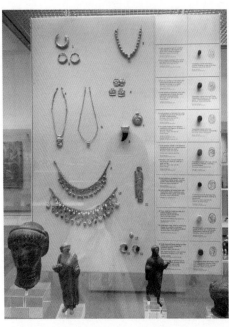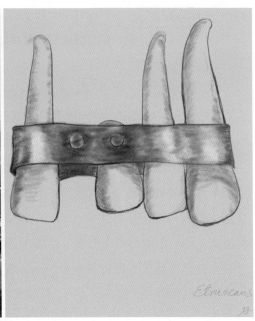

图 3-5-7　伊特鲁里亚人的宽带金箍镶牙技术　　　　　　　　　　　A｜B

A. 伊特鲁里亚人具有高超的黄金锻造技术，坟墓里发现大量的贵重随葬品
（图片：作者拍摄于伦敦大英博物馆）
B. 伊特鲁里亚人的宽带金箍假牙
（图片：作者绘画）

五、古罗马时代的"医学巨匠"盖伦

　　古希腊文明衰落后，到公元前2世纪末，古罗马几乎占有整个地中海地区。1世纪，罗马逐渐成为西方世界的中心，逐渐建立起跨越欧、亚、非三个大洲的庞大帝国。古希腊希波克拉底学派的医学思想在古罗马也产生了深远的影响。古罗马时代最具代表性的医生是盖伦（Galenus，129年—199年），他被誉为希波克拉底之后又一位伟大的医学巨匠（图3-5-8）。盖伦出生在小亚细亚的爱琴海边城市——古希腊的小城帕加马（Pergamon，现属于土耳其）。帕加马建于公元前301年，曾经是希腊的殖民地，在公元

科学的觉醒与
人体解剖学的建立
（14世纪—16世纪） 5

科学的革命与
基础医学的启程
（17世纪） 6

科学的进步与医学专业化
分科、牙医学的独立
（18世纪） 7

科学的黄金时代与
医学的巨大进步
（19世纪） 8

科学技术的飞速发展与
口腔医学的科技化时代
（20世纪） 9

中篇、第五章　　　　中篇、第六章　　　　中篇、第七章　　　　下篇、第八章　　　　下篇、第九章

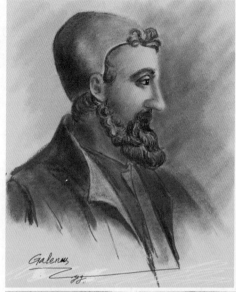
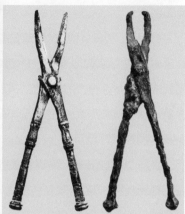
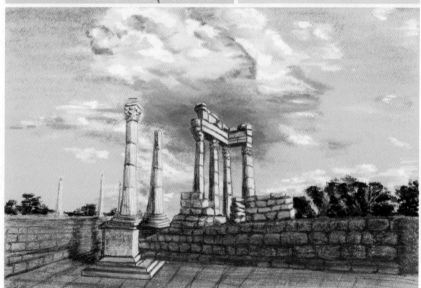

图3-5-8　古罗马时代的医学巨匠盖伦

$$\frac{A\ |\ C}{B}$$

A. 盖伦像

B. 盖伦出生地——古希腊小城帕加马

（图片：作者绘画）

C. 古罗马时代的青铜拔牙钳

（图片：作者拍摄于布达佩斯国家博物馆）

医学和口腔医学
发展史概论 1
上篇、第一章

石器时代
人类古老的口腔疾病 2
（史前—公元前 4000 年）
上篇、第二章

文字产生与人类早期
对口腔疾病的认知 3
（公元前 3500 年—公元 500 年）
上篇、第三章

中古时期的医学 4
（476 年—1453 年）
上篇、第四章

前 133 年成为罗马帝国统治下的一个文化中心，也是罗马通往亚洲的首府。帕加马古城深受希腊和罗马文化的影响，建有半圆形的露天剧院、庄严的神庙、大型图书馆、世界上最早的医院和公共浴场，而且帕加马的医术举世闻名 [4, 5]。

盖伦在少年时代就在父亲的指导下学习哲学、逻辑学、修辞学和数学，希望未来成为享有崇高地位的哲学家，这些学识为他日后在医学方面取得重大成就打下了坚实的基础。147 年，盖伦 18 岁时开始对医学产生了兴趣，他便师从于当地一位精通解剖学的医生萨提拉斯（Satyrus）学习解剖学和医药学的知识。继而，他用 12 年的时间游历了欧洲许多重要城市的医学中心，进行学习和考察。后来他在亚历山大城精心研究动物解剖学，同时担任角斗士医生，在抢救受伤的角斗士过程中，盖伦获得了治疗外伤骨折的丰富经验。盖伦经过多年的积累，拥有了娴熟的实际手术操作能力：可以处理骨折和脱臼、进行头部凿孔术、外伤缝合结扎、取出膀胱结石等。盖伦一生勤奋，除行医之外还潜心著述，他撰写了大量论文和医书。此外，他还教书并公开展示他的解剖知识 [4-6]。

162 年，盖伦前往罗马等地行医。盖伦凭着出色的医术和知名的医学作家身份很快赢得了赞誉，盖伦逐渐成为两位罗马皇帝的宫廷医生和亲信，加之巨大的医学成就，使他成为古罗马时期最著名最有影响的医学大师。盖伦善于总结前人的医学知识，吸收了希波克拉底的体液质和病理学的观点，并结合著名的亚历山大解剖学知识，将古希腊的解剖和医学知识进行了总结、融合，加以系统化，并且把一些分裂的医学学派统一起来。与此同时，盖伦还对动物进行了大量实验性医学研究，积累了丰富的解剖学知识，构建了自己的医学理论体系，一生撰写 400 多部医学著作，其中 83 部被保存下来。他的最重要的医学专著有《论理想的医生》《论医术》《论解剖学过程》等。第一次较完整地详细描述了人体骨骼、肌肉的形态和功能，以及神经分布。他还在著作中最早描述了牙齿的神经分布，他将牙齿分为中切牙、尖牙和磨牙，并推荐用锉祛除龋齿的腐质。他的著作中还描述了牙髓炎和牙周膜炎等口腔疾病。他的理论传遍整个西方。

科学的觉醒与
人体解剖学的建立
（14世纪—16世纪） 5
中篇、第五章

科学的革命与
基础医学的启程
（17世纪） 6
中篇、第六章

科学的进步与医学专业化
分科、牙医学的独立
（18世纪） 7
中篇、第七章

科学的黄金时代与
医学的巨大进步
（19世纪） 8
下篇、第八章

科学技术的飞速发展与
口腔医学的科技化时代
（20世纪） 9
下篇、第九章

希波克拉底和盖伦是西方医学史上的两座高峰。盖伦在解剖学和生理学、临床诊疗学和药物性等方面的成就，推动了经验医学朝着科学的方向发展，在许多方面标志着西方医学成为欧洲医学的象征。由于历史条件的限制，盖伦的解剖学理论出现了很多错误的地方，但并不影响他的理论一直保持着重要的地位，并影响着医学界长达1500年之久。由于基督教和阿拉伯人都禁止尸体解剖，所以盖伦的解剖学著作在欧洲广为流传，直到文艺复兴时期，他的解剖学错误观点才被医学学者质疑[4, 8-12]。

参考文献

1. 殷涵，尹红卿. 世界上下五千年（上）. 2版. 北京：当代世界出版社，2003

2. H.G. 威尔士. 世界简史（上下）相德宝，译. 合肥：安徽人民出版社，2003

3. H.G. 威尔士. 世界史纲（上下卷）. 吴文藻，谢冰心，费孝通，等译. 桂林：广西师范大学出版社，2001

4. 罗伯特·玛格塔. 李城，译. 医学的历史. 广州：希望出版社，2004

5. HOFFMANN-AXTHELM W. History of Dentistry. Chicago：Quintessence Publishing Co.，1981

6. MALVIN E R. Dentistry：An Illustrated History. New York：Abrams，1985

7. 陈佩雄. 世界通史. 长春：吉林文史出版社，2006

8. 许海山. 欧洲历史. 北京：线装书局，2006

9. 凯特·凯莉. 医学史话（早期文明，史前—公元500年）. 蔡和兵，译. 上海：上海科学技术文献出版社，2015

10. 罗伊·波特. 剑桥医学史. 2版. 张大庆，李志平，译. 长春：吉林人民出版社，2005

11. 舍温·努兰. 蛇杖的传人（西方名人列传）. 杨逸鸿，张益豪，许森彦，译. 杭州：浙江大学出版社，2017

12. 张大庆. 医学史十五讲. 北京：北京大学出版社，2007

第四章

中古时期的医学

（476年—1453年）

医学和口腔医学
发展史概论
1
上篇、第一章

石器时代
人类古老的口腔疾病
（史前—公元前4000年）
2
上篇、第二章

文字产生与人类早期
对口腔疾病的认知
（公元前3500年—公元500年）
3
上篇、第三章

中古时期的医学
（476年—1453年）
4
上篇、第四章

中古时期是世界历史中的一个时代。历史学家通常将中古时期（middle ancient times）定义为从5世纪到15世纪之间，即从西罗马帝国灭亡的开始（476年）到东罗马帝国灭亡的结束（1453年），最终融入文艺复兴和开辟新航路的地理大发现时代之中。在西方的欧洲历史上通常将中古时期称为"中世纪"（middle ages）[1, 2]。

罗马帝国的皇帝君士坦丁一世执政期间（306年—337年），在东方具有战略和经济意义的沿海城市拜占庭的旧址上建立新都。拜占庭是古希腊在公元前鼎盛时期的移民城市，后来希腊王国马其顿的亚历山大大帝在此又建立起希腊化文明中心，所以这里保留着大量的希腊古典书籍和希腊文化。在330年，君士坦丁将罗马帝国的首都从罗马城迁至拜占庭，改名为君士坦丁堡[3]。君士坦丁死后，庞大的罗马帝国内部为争夺皇位长期混战，外部被各种蛮族人占领入侵，征战不断。到了后期，罗马帝国的最后一位君主狄奥多西一世在临终之前，将罗马帝国分给两个儿子，从此，罗马帝国在395年正式分裂为东西两部分，至此，统一的罗马帝国在历史上不复存在[1-4]。

日后西罗马帝国处于严重的战乱和动荡之中，最终无力抵挡境外日耳曼民族的入侵，日渐衰竭；另外，当时一系列流行病和鼠疫的暴发如同雪上加霜，直接导致了西罗马帝国的衰落，西罗马帝国于476年分崩离析，古代欧洲终结，进入西方历史上所称的"中世纪的黑暗时期"。在这段时期，经济发展和文化呈现出灾难性的衰败，也影响到社会的方方面面，包括医学的进

科学的觉醒与   科学的革命与   科学的进步与医学专业化   科学的黄金时代与   科学技术的飞速发展与
人体解剖学的建立   基础医学的启程   分科、牙医学的独立   医学的巨大进步   口腔医学的科技化时代
（14世纪—16世纪） 5   （17世纪） 6   （18世纪） 7   （19世纪） 8   （20世纪） 9

中篇、第五章   中篇、第六章   中篇、第七章   下篇、第八章   下篇、第九章

步。虽然在城市中还有医生从事医疗活动，但实际上出版医学书籍的数量和水平却出现了大幅度下降，只有一些短篇医学小册子[1, 3-5]。

东罗马帝国又称为拜占庭帝国（Byzantine Empire，395年—1453年），首都君士坦丁堡位于博斯普鲁斯海峡的一侧，与小亚细亚隔海相望，控制着黑海和地中海的唯一水上通道。东罗马帝国的领土最初包括巴尔干半岛、小亚细亚、叙利亚、巴勒斯坦、埃及、美索不达米亚和外高加索的一部分。在527年到565年期间，拜占庭皇帝查士丁尼发动了一系列的征服战争，其国力达到顶峰，此时查士丁尼将北非以西、意大利和西班牙的东南并入版图。拜占庭帝国共经历12个朝代，延续了千年之久，成功地发展为一个文明国家，在此期间维持了组织有序的医疗实践活动、并且保存和传承了大量希腊罗马时代的医学典籍，拜占庭帝国成为欧洲历史上统治时间最长的君主制国家。但是，拜占庭帝国最终不敌奥斯曼帝国的入侵，于1453年灭亡，首都君士坦丁堡改名为伊斯坦布尔，标志着欧洲中古时期的结束[1-5]。

参考文献

1. 殷涵，尹红卿. 世界上下五千年（上）. 2版. 北京：当代世界出版社，2003
2. 赫·乔·威尔斯. 世界史纲（上下卷）. 吴文藻，谢冰心，费孝通，等译. 桂林：广西师范大学出版社，2001
3. 陈佩雄. 世界通史. 长春：吉林文史出版社，2006
4. 德尼兹·加亚尔. 欧洲史. 蔡鸿滨，吴裕芳，译. 北京：人民出版社，2010
5. 许海山. 欧洲历史. 北京：线装书局，2006

医学和口腔医学
发展史概论
1
上篇、第一章

石器时代
人类古老的口腔疾病
（史前—公元前4000年）
2
上篇、第二章

文字产生与人类早期
对口腔疾病的认知
（公元前3500年—公元500年）
3
上篇、第三章

中古时期的医学
（476年—1453年）
4
上篇、第四章

第一节
欧洲中古时期的医学

一、欧洲中古时期基督教对医学的影响

西罗马帝国衰亡后，分裂成众多蛮族人的国家。欧洲中古时期的早期，兵荒马乱，战争不断，加之饥荒和流行病与鼠疫的肆虐，可以想象，那时的医生面对这些灾难束手无策，只能眼看着疫病肆无忌惮地夺走人们的生命，医学处于无助的境地[1, 2]。

早在313年，罗马帝国的皇帝君士坦丁一世和李锡尼鉴于基督教的演变和发展，颁布了米兰特赦令，承认基督教的合法性，基督教被确立为罗马帝国的国教。随后，基督教在欧洲中古时期的早期（476年—800年）和中期（约800年—1100年）开始兴起和广泛传播，对欧洲各国的文化产生了深远的影响，也极大影响了医疗活动和医学的发展[3, 4]。基督教认为人们的衣食住行、生老病死都与教会和宗教相关。在这样的历史背景影响下，人们认为疾病是命运或是对其罪行的惩罚，身体的疾病只能依靠神来治愈，所以，精神干预被认为比身体治疗更有用，治疗疾病最好的办法是祈祷神灵的保护。久而久之，药物被取代，宗教疗法占据了当时的主导地位，人们采取涂圣油、祈祷和双手触摸的方式进行治疗[2, 5]。

而另一方面，基督教认为社会应该承担起关注照顾弱者的责任，倡导对受难的人们要给予兄弟般的关爱。最初基督教徒建立起许多小旅店，目的是用以朝圣者休息和饮食的场所，后来他们在这里也承担起救治病人的工作。他们把照顾病人、收容穷人看作是慈善之举，促进了早期教会医院、

科学的觉醒与   科学的革命与   科学的进步与医学专业化   科学的黄金时代与   科学技术的飞速发展与
人体解剖学的建立   基础医学的启程   分科、牙医学的独立   医学的巨大进步   口腔医学的科技化时代
（14世纪—16世纪） 5   （17世纪） 6   （18世纪） 7   （19世纪） 8   （20世纪） 9

中篇、第五章   中篇、第六章   中篇、第七章   下篇、第八章   下篇、第九章

孤儿院、养老院和医疗护理的产生。在这些教会医院和穷人救济所里，由受过教育又懂拉丁语的僧侣医生或修女们提供基本的医疗服务。他们帮助需要医疗救助的人们，除了外科疾病的常规治疗（图4-1-1），他们也可以提供草药治病，这些"医生"受到人们的极大欢迎。所以，在中世纪最初的几百年间，这些有文化的基督教士在修道院高墙内昏暗的烛光下，除了钻研古典文化和医学的各项成果，还担负抄写古老手稿的任务，使欧洲古典文化和古希腊、古罗马的医学成就得以保存和传承[2, 5, 6]。

到了中世纪的晚期，为救助穷人，由宗教捐赠而建立的巴黎主宫医院（Hotel-Dieu in Paris）成为欧洲最著名的大型慈善医疗机构。它是一个照料而不是治疗的场所，主要功能是照顾病人、老人、跛足和其他需要救济

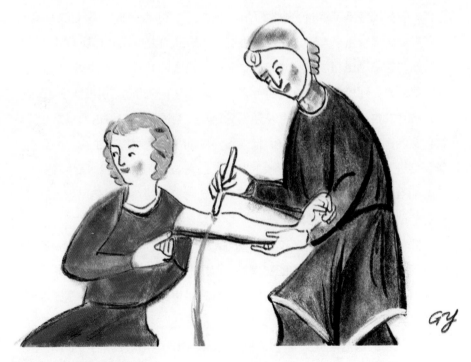

图4-1-1　中世纪的放血疗法
中世纪最为流行的一种治疗方法，一位修女正在实施静脉切开放血治疗
（图片：作者绘画）

医学和口腔医学
发展史概论 1
上篇、第一章

石器时代
人类古老的口腔疾病
（史前—公元前4000年）2
上篇、第二章

文字产生与人类早期
对口腔疾病的认知
（公元前3500年—公元500年）3
上篇、第三章

中古时期的医学
（476年—1453年）4
上篇、第四章

的人们。据《公共健康杂志》记载：护士们每天早晨负责帮助每一位患者洗脸洗手，分发药水，安抚患者，整理床铺，为患者每天两次提供食物。医生们常常使用放血法和烧灼术治疗病人，有时也会有一位神父和一位医生守护在病人的病榻旁，确保行将就木者有一个虔诚的死亡过程，这对病人来说非常重要，而医学救助功能是次要的[6, 7]。

二、欧洲最早的医学专业学校和欧洲大学的兴起

萨莱诺（Salerno）是位于意大利西南部坎帕尼亚大区的第二大省首府。这座沿海城市也是著名的疗养胜地，这里有一所医学专科学校，在9世纪逐渐发展起来，形成著名的意大利医学学派。在11世纪初，犹太人阿非利加诺来到这里，他搜集和编译希腊医学家希波克拉底和阿拉伯的医学著作，保存和传承了欧洲的医学思想，推动了医学理论和医疗事业的发展，使萨勒诺医学校名声大振，成为11世纪医学研究的中心[2, 5]（图4-1-2）。

当时的萨勒诺医学专科学校聘请了来自各国的教师。这些教师有希腊人、犹太人、阿拉伯人和意大利当地人，他们用不同的语言讲授医学知识，并且准许女性讲授医学课程和从事医疗活动。有的医学家将古希腊文和阿拉伯文的许多医书译成拉丁文，使埋没多年的古代医学重现生机并得到传承，促进了萨勒诺医学专科学校的发展。这里内科医生和外科医生分开学习，而且设有内科、外科诊所，还开办孤儿病院、慈善会、药局等，后人称这个地方为"希波克拉底之都"[5-7]。

除了萨勒诺医学专科学校，欧洲的大学运动在11—12世纪兴起，意大利的博洛尼亚大学、法国的巴黎大学、英国的牛津大学、意大利的帕多瓦大学并称为欧洲四大文化中心。很多大学在中世纪都开设医学课程，培养能够胜任外科手术的医生[2, 5-7]。

意大利的博洛尼亚大学（University of Bologna）建于1088年，久负盛名，是欧洲现存最古老的大学。该校创建之初以法律和医学专业著称，是欧洲重要的学术中心，但丁、彼得拉克、丢勒、格尔多尼、哥白尼等都

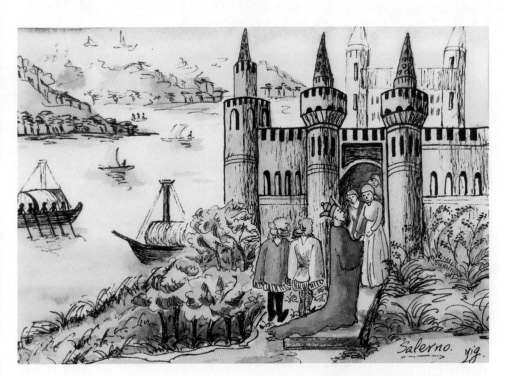

图4-1-2　欧洲最早的医学专科学校
萨勒诺医学专科学校，早期是附属于教堂的学习机构
（图片：作者绘画）

曾在这里学习或执教。

　　坐落于法国首都的巴黎大学（University of Paris）建立于1150年—1160年，1257年命名为索邦神学院（罗伯特·德·索邦创建的第一所学院）。早期以神学研究享誉欧洲，1261年正式更名为巴黎大学（图4-1-3）。13世纪，巴黎大学在外科学方面取得很大进展，1295年大学曾邀请一位意大利医生做外科学讲座，他基于自己的医学实践和经验出版过《外科小手册》，他于1296年又完成《大外科学》一书。书中指出了外科医生必须接受正规的医学教育，提升了外科学在巴黎受尊重的地位，为外科医生与理发师职业的分离打下基础。

　　英国在12世纪之前没有大学，人们都是去法国和其他欧陆国家求学。1167年，就读于巴黎大学的英国学者因故返回英国，在英国建立起第一所大学——牛津大学（University of Oxford）。位于泰晤士河畔的牛津大学主要从事经院哲学的教学与研究[7, 8]。

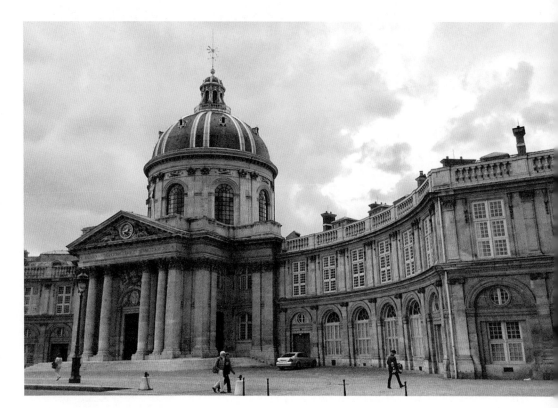

图4-1-3　位于塞纳河畔的法国巴黎大学
（图片：作者拍摄于巴黎）

科学的觉醒与
人体解剖学的建立
（14世纪—16世纪）　5
中篇、第五章

科学的革命与
基础医学的启程
（17世纪）　6
中篇、第六章

科学的进步与医学专业化
分科、牙医学的独立
（18世纪）　7
中篇、第七章

科学的黄金时代与
医学的巨大进步
（19世纪）　8
下篇、第八章

科学技术的飞速发展与
口腔医学的科技化时代
（20世纪）　9
下篇、第九章

　　意大利在1222年建立了帕多瓦大学（University of Padova）。13世纪初，一批来自博洛尼亚大学的教授建立了帕多瓦大学，后来该大学逐步发展成众多医学院校中的佼佼者，极富盛名（图4-1-4）。帕多瓦大学的解剖学教授安德烈·维萨里于1543年出版了具有划时代意义的解剖学著作《人体构造》，第一次向世界展示了有关人体解剖的知识及研究方法，结束了盖伦"统治"长达1500年之久的解剖学历史，是解剖学发展的重大转折点。之后，帕多瓦大学又出现许多重要的科学家，伽利略在此执教并从事科学研究，给学校带来了浓厚的学术氛围[7-9]。

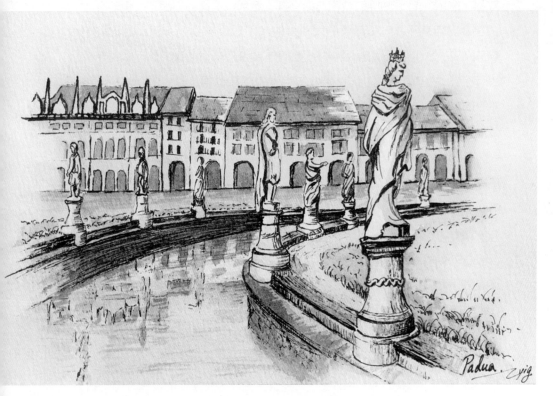

图4-1-4　帕多瓦大学
建于1222年极富盛名的帕多瓦大学
（图片：作者绘画）

三、欧洲中古时期的"黑死病"与"鸟嘴医生"

地中海地区第一次暴发的大规模腺鼠疫，是发生在541年—542年期间的拜占庭帝国，造成君士坦丁堡40％的居民死亡，引起饥荒和内乱，城市生活瘫痪，社会秩序严重破坏。当时的国王查士丁尼也染上了瘟疫，后来这场"查士丁尼瘟疫"[8]又被称为"黑死病"。

在1347年—1353年期间，欧洲中古时期的大瘟疫再度暴发，"黑死病"使整个欧洲处于一个极为悲惨的时期。这场瘟疫传播迅猛，人们在感染后快速死亡，最终夺走了2 500万欧洲人的性命，死亡人数占当时欧洲总人口的1/3，曾经喧哗的城市沦为空城，这场瘟疫使人们感到绝望[6-9]。

1347年9月，一艘满载意大利人的商船返回家乡热那亚。当这些感染了鼠疫的水手们抵达意大利时，他们外表看起来很健康，然而却携带着"黑死病"的病菌，此时，商船上的跳蚤和黑鼠也通过船上的绳索登陆热那亚这块土地。很快，瘟疫就从意大利这个港口城镇蔓延开来，这里的人口几近灭绝。随后瘟疫又流行到法国地中海的港口马赛。1348年1月"黑死病""攻破"威尼斯和比萨，1348年3月到达意大利中心城市佛罗伦萨。随后"黑死病"通过陆路和水路传播到北欧、东欧、波罗的海地区，最终再到俄罗斯[1, 4-6]。

1347年—1353年，"黑死病"席卷整个欧洲，城市成了人间地狱，人们的心中充满了恐惧。瘟疫除了通过空气传播侵害人的呼吸系统以外，最常见的是腋窝或腹股沟处淋巴结的肿胀，苹果或鸡蛋大小的肿块会遍布全身导致内出血，之后患者四肢皮肤上会出现黑色或紫色斑点，伴有发热、头疼、乏力，会在一周内痛苦地死去[5]。所以，每天都有大批的尸体被运到野外，尸体堆积如山，无人来埋葬他们。这是有史以来人类最致命的流行病之一，当时欧洲的卫生和医疗条件都很差，并且医生对这种疾病的成因一无所知，医学对它束手无策，一筹莫展，根本无力抵抗"黑死病"的"入侵"。欧洲人仍在依赖宗教向上帝祈祷，祈求逃脱上帝的惩罚（图4-1-5）[2, 5-7]。

科学的觉醒与
人体解剖学的建立
（14世纪—16世纪） **5**

科学的革命与
基础医学的启程
（17世纪） **6**

科学的进步与医学专业化
分科、牙医学的独立
（18世纪） **7**

科学的黄金时代与
医学的巨大进步
（19世纪） **8**

科学技术的飞速发展与
口腔医学的科技化时代
（20世纪） **9**

中篇、第五章　　　　　中篇、第六章　　　　　中篇、第七章　　　　　下篇、第八章　　　　　下篇、第九章

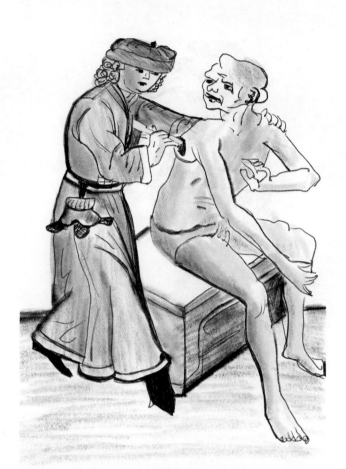

图4-1-5　中世纪的医生治疗"黑死病"
医生正在切除"黑死病"病人腋下淋巴结
（图片：作者绘画）

　　大量人口被感染，治疗"黑死病"的医生很快就不够用了。"黑死病"
刚刚开始流行时，医生们并不知道"隔离防护"，绝大多数的内科医生和外
科医生随着瘟疫灾难的结束也都死了。剩下的医生们才知道穿上厚厚的皮
质长袍遮住全身，戴上黑帽子和黑斗篷，用一只长鸟嘴形状的面具挡住面
部。鸟嘴里面塞满芳香的薰衣草、薄荷等各种香料，用于抵御病人肌体溃
烂的臭味，也保护他们自己免于感染瘟疫，保持健康，这个形象被当时的
欧洲人称为"鸟嘴医生"或"乌鸦医生"（图4-1-6）[2, 5-7]。

医学和口腔医学
发展史概论
1
上篇、第一章

石器时代
人类古老的口腔疾病
（史前—公元前4000年）
2
上篇、第二章

文字产生与人类早期
对口腔疾病的认知
（公元前3500年—公元500年）
3
上篇、第三章

中古时期的医学
（476年—1453年）
4
上篇、第四章

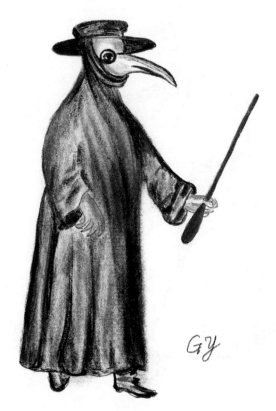

图4-1-6　欧洲中世纪治疗"黑死病"的"鸟嘴医生"
（图片：作者绘画）

　　瘟疫造成大量的内科、外科医生死亡，只留下水平较低的开业医生和一些理发师-外科医生（barber-surgeons）。结果，为了提高理发师-外科医生的水平和地位，欧洲的外科医生协会和理发师行会合并，组成埋发师-外科医生联合协会。

　　"黑死病"造成的灾难，也迫使天主教会的专制地位被打破，不得不开始放宽对尸体解剖的限制，允许对瘟疫患者的尸体进行解剖，希望揭开黑死病的病因。但是，直到1894年，引起"黑死病"的鼠疫杆菌才被发现，由鼠类、蚤类传染的途径直至1898年才被人类认知[8, 9]。

科学的觉醒与
人体解剖学的建立
（14世纪—16世纪） 5

科学的革命与
基础医学的启程
（17世纪） 6

科学的进步与医学专业化
分科、牙医学的独立
（18世纪） 7

科学的黄金时代与
医学的巨大进步
（19世纪） 8

科学技术的飞速发展与
口腔医学的科技化时代
（20世纪） 9

中篇、第五章　　　　中篇、第六章　　　　中篇、第七章　　　　下篇、第八章　　　　下篇、第九章

参考文献

1. 许海山. 欧洲历史. 北京：线装书局，2006

2. 罗伊·波特. 剑桥医学史. 2版. 张大庆，李志平，译. 长春：吉林人民出版社，2005

3. 赫·乔. 威尔斯. 世界史纲（上下卷）. 吴文藻，谢冰心，费孝通，等译. 桂林：广西师范大学出版社，2001

4. 德尼兹·加亚尔. 欧洲史. 蔡鸿滨，吴裕芳，译. 北京：人民出版社，2010

5. 罗伯特·玛格塔. 医学的历史. 李城，译. 广州：希望出版社，2004

6. 凯特·凯莉. 医学史话（中世纪，500-1450）. 徐雯菲，译. 上海：上海科学技术文献出版社，2015

7. 程之范. 中世纪的医学. 中华医史杂志，1994，24（2）：115-118

8. 李威. 中世纪英格兰医生. 广西社会科学，2008，（151）

9. WALTER H A. History of Dentistry. Quintessence Publishing Co.，1981

医学和口腔医学 发展史概论
上篇、第一章
1

石器时代 人类古老的口腔疾病 （史前—公元前4000年）
上篇、第二章
2

文字产生与人类早期 对口腔疾病的认知 （公元前3500年—公元500年）
上篇、第三章
3

中古时期的医学 （476年—1453年）
上篇、第四章
4

第二节
理发师-外科医生

一、欧洲中古时期的医生分类

现代外科学和内科学是紧密结合的学科，在古希腊、古罗马也是如此。然而，欧洲在整个中古时期，外科医生经常与理发师联手治疗疾病，外科治疗疾病的范围也很广泛，而与内科医生联手治病则少得多。

欧洲中古时期的医生（doctors）按出现的时间顺序基本分为六种职业：民间医生、内科医生、僧侣医生、外科医生、理发师-外科医生、药剂师[1]。

（一）民间医生（itinerant doctor）

民间医生又称江湖医生。在中古时期的早期，他们是欧洲最大的医疗服务群体，他们基本上没有接受过正规医学教育或培训，而是在救治患者或受伤的病人过程中积累经验，在经验中历练医术。江湖医生四处游走，为患者切石、割骨、去白内障，行烧灼术或拔火罐，放血或拔牙，助产等等，他们中有男有女，治疗方法多种多样，从清洁包扎到使用草药偏方，有时使用祈祷治愈法或巫术咒语，以及各式各样的神秘术[1]。

（二）内科医生（physicians）

中古时期的内科医生是接受过正规的大学教育和培训的专业人才，接受过拉丁文和德文的良好教育，拥有临床经验，并取得行医执照的人。他们治疗身体内部疾病，给病人诊断、开药方、提建议和预测疾病，以药物

科学的觉醒与
人体解剖学的建立
（14世纪—16世纪） 5
中篇、第五章

科学的革命与
基础医学的启程
（17世纪） 6
中篇、第六章

科学的进步与医学专业化
分科、牙医学的独立
（18世纪） 7
中篇、第七章

科学的黄金时代与
医学的巨大进步
（19世纪） 8
下篇、第八章

科学技术的飞速发展与
口腔医学的科技化时代
（20世纪） 9
下篇、第九章

和提供医学咨询来熟练地治疗病人。他们在医生中地位最高，不论在知识或社会地位上都独占鳌头，以精英的姿态控制着内外科临床医疗执业及医学教育的很多重要领域，力图通过自己和国王、教会的力量实现对其他行业医者的监督管理。

他们往往轻视外科医生，尤其是处于最底层的理发师-外科医生。他们认为自己是绅士，不应该弯腰去做外科如此肮脏的动手工作，认为碰到血是不干净、不高尚的，外科治疗容易引起失血和感染，死亡率很高，所以他们很少进行外科治疗。正因为他们鄙视这些实际操作，认为手术是手艺人的一种活动，所以他们不去研究解剖学，最终阻碍了医学的发展。

（三）僧侣医生（priest-physicians）

在欧洲中古时期的早期和中期（500年—1100年），僧侣们大都在欧洲的大教堂和僧侣学校学习，是受过良好教育的阶层，他们懂拉丁语，可以阅读一些古代流传下来的医学书籍，僧侣医生掌握了很好的医学知识，他们可以治疗很多种疾病。并且，僧侣医生是从教堂获取薪金、免费为病人治病，所以，他们比起收费的世俗医生更受到人们的尊重和欢迎。

（四）理发师-外科医生（barber-surgeons）

在欧洲中古时期的修道院里，僧侣都会长期雇用理发师为他们剃头和刮脸。理发师们有锋利的剃刀和娴熟的技艺，他们成为修道院生活不可缺少的人物。有时理发师也在僧侣们的指导下帮助做一些传统的外科小手术。

在1130年的克莱芒宗教会议（council of clermont）上，罗马教皇颁布了一条禁止僧侣从事一切外科手术的法令，他们认为由僧侣去治疗患者会扰乱宗教祷告和寺院生活[1]。修道院的外科治疗工作就落到了理发师们手里，理发师们便开始从事静脉切开放血、拔罐、灌肠、拔牙等工作，还治疗一些外科医生不愿意做的小手术，如烫伤、擦伤和小伤口等，从此，"理发师-外科医生"这一职业开始出现，他们在实践中获得医疗技能，积累了丰富的经验。

医学和口腔医学
发展史概论　1
上篇、第一章

石器时代
人类古老的口腔疾病　2
（史前—公元前4000年）
上篇、第二章

文字产生与人类早期
对口腔疾病的认知　3
（公元前3500年—公元500年）
上篇、第三章

中古时期的医学　4
（476年—1453年）
上篇、第四章

（五）外科医生（surgeons）

中古时期的外科医生大多被看作手艺人，做手术被看作是体力劳动。他们大多没有受过大学教育，没有掌握系统的医学知识，他们的知识大部分来自古希腊、古罗马的医学著作。外科医生没有解剖学知识，手术停滞不前，因而地位也不高[1]。

因为外科解决不了麻醉、感染、出血和休克的问题，所以外科医生只能治疗体表疾病，最多的是处理体表的刀伤。除了体表手术之外，外科医生还能进行放血、骨折截肢、关节脱臼复位、脓肿切开等稍微复杂的手术治疗，他们将小烫伤和擦伤等治疗内容交给了理发师-外科医生，所以中世纪外科的发展非常缓慢。

（六）药剂师（pharmacist）

到13世纪末，意大利出现了第一个公共药房，从早先的修道院或法庭中发展而来，后来成为私人药房。药剂师从内科医生中分离出来，按内科医生的药方在药房售药。药物来源多样，以植物来源的居多[1-4]。

二、最早的理发师

理发师是个古老的职业，始于古代埃及。那时古埃及的男人女人都剃光头戴假发，埃及富有的阶层经常洗干净身体并剃掉全身的毛发，这就逐渐形成了一个独特的理发师群体。社会对他们的服务需求量很大，有些私人理发师还会帮助他的雇主清洁耳朵、检查牙齿，甚至被要求做一些外科小手术[5, 6]。

在古代希腊的鼎盛时期（公元前600年—公元前300年），古希腊人除了在哲学、数学、文学、医学等方面达到顶峰，他们在生活中还喜欢蓄长发、保留卷曲的胡须，我们在古希腊的雕塑中可以见到这样的造型。但是在古代战场上，他们又担心敌人会利用他们的长发作为手柄，男人们只好剪发、刮胡须，所以理发师练就了一套娴熟的专业技术。在公元前4世

科学的觉醒与
人体解剖学的建立
（14世纪—16世纪） **5**
中篇、第五章

科学的革命与
基础医学的启程
（17世纪） **6**
中篇、第六章

科学的进步与医学专业化
分科、牙医学的独立
（18世纪） **7**
中篇、第七章

科学的黄金时代与
医学的巨大进步
（19世纪） **8**
下篇、第八章

科学技术的飞速发展与
口腔医学的科技化时代
（20世纪） **9**
下篇、第九章

纪后期，新崛起的马其顿国王亚历山大征服希腊之后，随其不断东征和对希腊文化的传播，这些专业的理发师随着"希腊化时代"的影响而扩散到罗马，他们在城市街道摆摊设位，开展得心应手的理发业务。世界各地许多地区出现理发师的踪迹[5, 6]。

由于理发师使用的是一系列尖锐的金属工具，理发修面时常会有割伤，所以他们学会了处理流血。而且他们看病比当地的医生便宜，因此，人们受伤时就会求助于理发师的帮助，也经常要求他们实施各种各样的外科小手术。在古代玛雅，理发师为人们文身和制造瘢痕；在古代中国，理发师则为太监进行阉割。他们的手术技巧在实践中越来越精准娴熟。

在欧洲中古时期的早期，罗马帝国灭亡后，理发师成为修道院生活不可缺少的人。因为宗教和修道院规定，天主教的僧侣们必须削发、始终保持光头状态，所以，每个修道院都必须培训或雇用理发师，他们为僧侣剃头、刮脸。有时理发师也用他们锋利的刀子和剃刀帮助僧侣做一些传统的外科小手术[1, 2, 7]。

三、理发师-外科医生的由来

进入到中世纪的晚期以后，教会对僧侣的医疗行为进行了限制。教会认为僧侣行医治病（尤其是外科和妇科疾病）会扰乱宗教祷告和寺院生活，并且规定他们不允许致人流血。僧侣也认为外科手术肮脏，侵犯了他们神圣的身体和尊严，所以他们不再从事一切外科手术，将外科交给了寺院内有剃刀经验的理发师，将妇科交给了接生婆[1-3, 7]。

这些理发师便担当起外科治疗的工作，除此之外，他们有时给病人灌肠、制作药膏，还被要求进行尸体防腐和验尸的工作。最终，理发师将外科治疗的技术传播到修道院以外，逐渐在社会上形成了"理发师-外科医生"（barber-surgeons）这一公认的职业。直到1210年，法国成立了理发师行会，里面逐渐形成两个群体：一个是受过教育和培训的外科医生群体，他们可以做复杂的外科手术；另一个是理发师-外科医生群体，他们只

医学和口腔医学
发展史概论

1
上篇、第一章

石器时代
人类古老的口腔疾病
（史前—公元前 4000 年）

2
上篇、第二章

文字产生与人类早期
对口腔疾病的认知
（公元前 3500 年—公元 500 年）

3
上篇、第三章

中古时期的医学
（476 年—1453 年）

4
上篇、第四章

能做简单的外科小手术。理发师-外科医生的学识和社会地位比内科医生低很多。因为他们从未接受过任何正规的医学教育和培训，没有任何解剖学和医学知识，他们通常是靠师傅带徒弟而获得的技术[3, 7, 10]。

15 世纪初，法国又颁布了一系列法令，禁止理发师-外科医生从事所有外科大手术，只能从事放血、拔罐、水蛭吸血、拔牙的工作。1530 年在德国出版了第一本牙科学专业书——《牙齿疾病的种类医学手册》，是专门写给治疗口腔疾病的理发师-外科医生的。书中包含了口腔卫生、拔牙、牙齿钻孔和金箔充填术[3, 4]。

欧洲的中世纪，在战役期间和战争之后，军队需要大量的理发师-外科医生，他们负责照顾战争中受伤的士兵，除了为伤残的士兵实施截肢手术以外，还可以为他们剪发。在战时，理发师-外科医生可以去军队参战，和平时期又可以从事个人医疗服务。在理发师-外科医生中还出现了专门从事白内障摘除的医师、治疗疝气手术的医生、专门碎石的医生和助产士。所以，在医疗以及医疗辅助领域，理发师-外科医生成为中世纪欧洲最常见的一种医疗职业[3, 4, 8]。

四、一位伟大的理发师-外科医生巴累

16 世纪，巴黎有一位著名的理发师-外科医生——安布鲁瓦兹·巴累（Ambroise Paré，1510—1590 年）（图 4-2-1）。他 1510 年出生在木匠之家，礼拜堂的牧师成为他的启蒙老师。随后，巴累跟随一位理发师-外科医生当学徒，26 岁时在巴黎著名的主宫医院（Hotel-Dieu in Paris）获得外科助手之职。他因贫穷付不起报名费，无法参加法国官方认可的正式理发师-外科医生资格考试，然而他有幸成为法国国王弗朗西斯一世的将军蒙特扬元帅的私人外科医生，参加了当时普罗旺斯反抗罗马皇帝查理五世的侵略战争，随着法军一直来到意大利北部的都灵。这是他第一次参战，就见识了战场上大量枪伤和烧伤的士兵。

14 世纪早期的战争中已开始使用小型手枪，在 16 世纪火药的发明，成

科学的觉醒与   科学的革命与   科学的进步与医学专业化   科学的黄金时代与   科学技术的飞速发展与
人体解剖学的建立   基础医学的启程   分科、牙医学的独立   医学的巨大进步   口腔医学的科技化时代
（14世纪—16世纪） 5   （17世纪） 6   （18世纪） 7   （19世纪） 8   （20世纪） 9

中篇、第五章   中篇、第六章   中篇、第七章   下篇、第八章   下篇、第九章

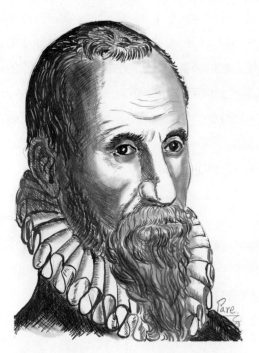

图4-2-1　巴累
著名的理发师-外科医生安布鲁瓦兹·巴累
（图片：作者绘画）

就了战场上第一批火器。火炮受到倚重，大炮的击发造成数百人的死伤，
战役中造成了各种枪伤、火器伤，对这种新型武器的恐惧笼罩着整个欧洲
大陆，这也是战争与医学疗伤能力的第一次重大对决。直到16世纪，大部
分外科医生一直认为火器伤一定会被火药所污染，因此必须使用滚烫的沸
油来进行消毒，烧灼动脉来止血。结果造成了无可救药的二次伤害，引起
病人的剧烈疼痛、伤口肿胀、组织的破坏，对伤员是雪上加霜，令人无法
忍受[3, 4]。

　　作为随军医生，巴累在战场上看到伤兵的数量越来越多，用来消毒烧
伤和弹孔的沸油即将用完，而且来源枯竭。他身为外科的生手，绝望之下，
他不得不用另一种温和的乳液来代替传统的沸油涂抹在伤口上。他用蛋黄、

医学和口腔医学
发展史概论
1
上篇、第一章

石器时代
人类古老的口腔疾病
（史前—公元前4000年）
2
上篇、第二章

文字产生与人类早期
对口腔疾病的认知
（公元前3500年—公元500年）
3
上篇、第三章

中古时期的医学
（476年—1453年）
4
上篇、第四章

玫瑰油、松节油的浸提液涂抹在士兵的伤口上，第二天巴累意外发现士兵们恢复得较好，疼痛和伤口的炎症肿胀程度减轻、体温正常。当巴累看到这个结果时，心情骤然由极度的担心转变为异常的兴奋，他对枪伤和火器伤的温和处理减少了士兵手术后的痛苦，经他治愈救活的人数大大增加。他还发明了用结扎动脉的方法来止血，也创造了外科的历史，成为那个时代最伟大的外科医生。

巴累用母语法文记录了他对于外科治疗的一系列论述。1575年，巴累发表了他的《外科全集》。在此之前，理发师-外科医生从来不曾发表过自己的行医经验，他后来的大量写作也是质量颇佳。他对外科疾病诊断的概念、外科技术、伤口处理、愈合过程、假肢及预后的看法都具有惊人的准确性。他的著作中提到了牙齿拔除、牙齿再植和移植的方法，牙齿缺损的治疗和颌骨骨折的治疗等内容。后来他撰写的许多本著作，被广泛地译成英文、德文、荷兰文及其他语种。另外，他还发明了许多外科工具[3, 4, 8, 9]。

巴累的工作成就及其著作大大提升了理发师-外科医生在传统行业中所处的低下地位，他们能够参与由大学医科所教授的解剖及外科学课程，他们的社会地位、权利和特权大大提高，吸引了更多优秀的人才进入这个行业。巴累成为法国王室的外科医生，他对外科学产生了巨大影响，他的一生改写了外科学在医学中的地位，是现代外科学的奠基者，无愧于"现代外科学之父"的美誉[8, 9]。

五、理发店红白相间的螺旋条纹柱

在理发店的门前，我们经常可以见到一个明显的标志——红白相间的螺旋条纹柱子，这是招揽生意的标识。这种做法可以追溯到中古时期的欧洲，意味着理发师与外科医学有着历史的渊源。理发店是今天许多不同医学职业的共同祖先。外科医生、牙医、文身师、防腐师、医生、美发师、制作假发、美甲师、修脚师等，都可以追溯到他们的一个共同身份：理发

科学的觉醒与   科学的革命与   科学的进步与医学专业化   科学的黄金时代与   科学技术的飞速发展与
人体解剖学的建立   基础医学的启程   分科、牙医学的独立   医学的巨大进步   口腔医学的科技化时代
(14世纪—16世纪) 5   (17世纪) 6   (18世纪) 7   (19世纪) 8   (20世纪) 9

中篇、第五章   中篇、第六章   中篇、第七章   下篇、第八章   下篇、第九章

师-外科医生。

由于放血是理发师的主要业务之一,他们便在自家理发店门口,竖起一个红白相间的螺旋条纹柱子以招揽生意。这些颜色让人联想到各种手术时流出的红色血液和使用的白色绑带。柱子顶端有个盆表示水蛭在吸血,柱子底端的另一个盆是收集血液的容器,旋转的柱子表示血液在不停流动（图4-2-2）。后来,理发师还在理发店橱窗台上放了一碗血,表明他们可以进行放血治疗。这是早期的理发师-外科医生时代的象征,现在理发店仍然在使用红白相间的螺旋柱,有些螺旋条纹的柱子上还出现蓝色,表示静脉血。

由于理发师-外科医生经常拔牙,他们也会在窗户前面摆放一排牙齿,提醒潜顾客他们可以拔牙。1307年,伦敦人谴责放在理发店窗台上的血,为此还通过了一项法律,规定必须将血运往泰晤士河倒掉[3]。

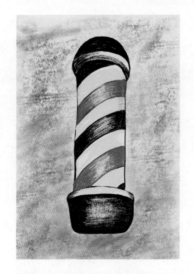

图4-2-2　理发店标识的由来
理发店的标识——红白蓝相间的螺旋条纹柱
（图片：作者绘画）

六、"长袍外科医生"与"短袍外科医生"的区别

中古时期的晚期（1100年），许多非宗教的世俗大学在整个欧洲开始兴起。许多城市纷纷设立大学，包括1088年意大利的博洛尼亚大学、1150年法国首都的巴黎大学、1167年英国的牛津大学、1222年意大利的帕多瓦大学。另外，1289年法国的蒙彼利埃等城市。很多外科医生在大学里接受了正规的训练、得到很好的教育，他们对医学和解剖学的理解不断深入，对外科手术的研究也越来越多，因此，这些外科医生与学徒出身的理发师-外科医生之间产生了越来越大的分歧。

1210年法国成立了理发师行会，包含了以上两个群体。

1308年英国成立理发师-外科医生行会，该行会正式清楚地划分了理发师和外科医生的行医范围，学院派的外科医生穿长袍，允许他们进行复杂的外科手术；学徒出身的理发师-外科医生穿短袍，以示区别各自的身份。因此，理发师-外科医生又广泛地被称为"短袍外科医生"，他们必须通过一个特殊的考试才能获得执业执照，短袍外科医生更多从事常规的卫生保健工作，包括刮胡须、放血、拔牙等。

由于穿长袍的外科医生行为举止自命不凡，穿短袍的医生则备受歧视，他们一直依赖长袍外科医生为他们提供神秘的人体解剖学课程。一直到1499年，理发师-外科医生们要求将自己的尸体用于解剖，他们才得以公开示范学习人体解剖。

1540年，英国国王亨利八世（King Henry Ⅷ）签署了同意书，外科医生协会和理发师公司合并，组成理发师-外科医生联合公司，英国正式承认了理发师们的地位。公司被授权评审、发放执业执照，制定培训步骤，训练理发师-外科医生。协会通过聘请检查官来考核理发师的技能，帮助确保服务质量。

理发师-外科医生的行业需求一直保留到1727年，这种状态逐渐受到来自医学专业的压力。理发师和外科医生之间的分歧变得越来越严重。法

科学的觉醒与
人体解剖学的建立
（14世纪—16世纪）5   科学的革命与
基础医学的启程
（17世纪）6   科学的进步与医学专业化
分科、牙医学的独立
（18世纪）7   科学的黄金时代与
医学的巨大进步
（19世纪）8   科学技术的飞速发展与
口腔医学的科技化时代
（20世纪）9

中篇、第五章   中篇、第六章   中篇、第七章   下篇、第八章   下篇、第九章

国在1743年、英格兰在1745年开始，这两个职业被英国国王乔治二世分开，不再允许从事理发和刮胡须的理发师-外科医生进行外科手术。从此，外科医生终于与理发师彻底分开，组建了外科医生自己的专业协会，不再包含理发职业，提升了外科手术的专业地位，具有和内科医生一样的地位。1800年，该协会被授予英国皇家称号——伦敦皇家外科学院。从此时开始，外科医生都要接受大学教育。

理发师和以前也不同了，不再进行外科手术，主要负责照顾好客人的头发和指甲。在17、18世纪以后，欧洲的理发师逐渐发展为优秀的发型师，有他们自己的美发专业。在英国，1859年之前都没有正式资格的牙科医生，直至1921年，牙科执业才开始限于具有专业资格的人[3, 4, 8-10]。

参考文献

1. 凯特·凯莉. 医学史话（中世纪，500-1450）. 徐雯菲，译. 上海：上海科学技术文献出版社，2015

2. 程之范. 中世纪的医学. 中华医史杂志，1994，24（2）：115-118

3. WALTER H A. History of Dentistry. Quintessence Publishing Co.，1981

4. MALVIN E R. Dentistry：An Illustrated History. New York：Abrams，Inc.，1985

5. 德尼兹·加亚尔. 欧洲史. 蔡鸿滨，吴裕芳，译. 北京：人民出版社，2010

6. 许海山. 欧洲历史. 北京：线装书局，2006

7. 罗伯特·玛格塔. 医学的历史. 李城，译. 广州：希望出版社，2004

8. 舍温·努兰. 蛇杖的传人（西方名人列传）. 杨逸鸿，张益豪，许森彦，译. 杭州：浙江大学出版社，2017

9. 张大庆. 医学史十五讲. 北京：北京大学出版社，2007

10. 李威. 中世纪英格兰医生. 广西社会科学，2008

医学和口腔医学
发展史概论
上篇、第一章
1

石器时代
人类古老的口腔疾病
（史前—公元前4000年）
上篇、第二章
2

文字产生与人类早期
对口腔疾病的认知
（公元前3500年—公元500年）
上篇、第三章
3

中古时期的医学
（476年—1453年）
上篇、第四章
4

第三节
欧洲中古时期的拔牙钳"鹈鹕"

牙痛和口腔疾病是中古时期人们的常见疾病，似乎人人都会患上牙痛，欧洲教堂的壁画上经常描绘下巴缠着绷带的人。直到18世纪之前，人们一直认为牙痛是虫子啃噬的结果，如果牙痛剧烈，人们就会去找理发师-外科医生或江湖医生，拔除患牙是当时的主要治疗手段，当时，欧洲非常流行一种以鹈鹕命名的拔牙钳，因为它和鹈鹕的神话故事有关。

一、关于鹈鹕的美丽传说

生长在欧洲南部的鹈鹕（Pelican）是一种大型水鸟，嘴又长又尖、喙部的末端有个尖锐的钩子，用于捕获猎物，喉咙大的像个袋子，是储存食物的地方（图4-3-1）。中古时期，欧洲的人们用鹈鹕的名字来命名拔牙钳，因为鹈鹕有个美丽的传说。

传说有一次鹈鹕出去觅食，回来时发现它的一窝幼鸟因饥饿已经奄奄一息，鹈鹕看了非常伤心，为了拯救孩子们的生命，它毅然用喙部尖锐的勾撕破自己的胸膛，用心脏流出的鲜血拯救了幼鸟的生命，所以，人们赞美鹈鹕的仁慈，将鹈鹕比喻成"仁慈的基督"，会用生命拯救他的子民。因此，鹈鹕的神话变成了欧洲中古时期广为流传的艺术题材，无论在工艺品的装饰上，还是在教堂里的墙壁上，经常会出现鹈鹕撕破胸膛的雕像[1]。

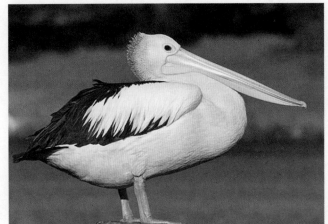

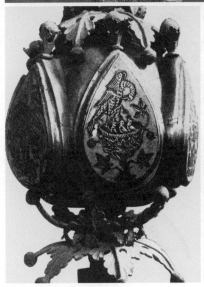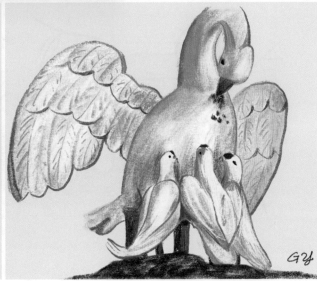

图4-3-1　鹈鹕和它美丽的传说

$$\frac{A}{B \mid C}$$

A. 鹈鹕是一种水鸟，长嘴的末端弯曲呈钩，嘴下的皮囊可以储存食物

B. 中世纪的艺术品：鹈鹕撕破自己的胸膛

C. 鹈鹕撕破自己的胸膛，用鲜血拯救了幼鸟的生命

（图片：作者拍摄和绘画）

二、外科拔牙钳"鹈鹕"

14世纪晚期，法国的外科医生盖伊（Guy De Ehauliac，1300年—1368年）将自己发明的拔牙钳命名为"鹈鹕"（Pelican）。他模仿鹈鹕嘴的形状制作成拔牙钳的喙部，在拔牙时用喙部末端勾住牙冠，再利用鹈鹕胸膛造型的挡板作为支点抵住牙龈，向下按拔牙钳手柄，用杠杆的力量侧向将牙齿拔出（图4-3-2）[1]。

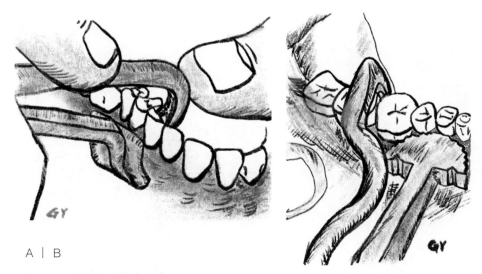

A | B

图4-3-2　外科拔牙钳"鹈鹕"

A. 鹈鹕造型的拔牙钳（用牙槽骨支持）
B. 鹈鹕造型的拔牙钳（用邻牙支持）
（图片：作者绘画）

科学的觉醒与
人体解剖学的建立
（14世纪—16世纪） 5

科学的革命与
基础医学的启程
（17世纪） 6

科学的进步与医学专业化
分科、牙医学的独立
（18世纪） 7

科学的黄金时代与
医学的巨大进步
（19世纪） 8

科学技术的飞速发展与
口腔医学的科技化时代
（20世纪） 9

中篇、第五章　　　　　　中篇、第六章　　　　　　中篇、第七章　　　　　　下篇、第八章　　　　　　下篇、第九章

盖伊用拉丁文撰写的论文"外科拔牙钳——鹈鹕"发表后，受到同行们的广泛关注，论文被译成多种语言（包括中英文），产生了深远的影响，欧洲的医生们一直使用鹈鹕命名的拔牙钳。1728年，在皮耶·费查发表的重要著作《外科牙医学》中，还详细比较了传统形状的拔牙钳和改良的鹈鹕拔牙钳，以及能固定鹈鹕的杠杆。直到18世纪末，鹈鹕拔牙钳才被拔牙钥（tooth key）所取代[1]。

参考文献
1. WALTER H A. History of Dentistry. Quintessence Publishing Co.，1981

第四节
欧洲中古时期，阿拉伯医学的
发展和贡献

一、拜占庭对古代医学的继承和发展

东罗马帝国（拜占庭帝国）的发展完全不同于西罗马，它较好地保存了古代文化。东罗马帝国是在古希腊移民的沿海城市拜占庭的基础之上建立起来，又称为拜占庭帝国[1]。拜占庭帝国持续千年之久，在这片土地上保留着希腊遗风，因为这里聚集着众多的希腊医生和学者，是古希腊和古罗马丰富文化遗产的继承者，所以希腊医学盛行，他们热衷于探讨古希腊文化，尤其是哲学和医学，他们传授和弘扬希波克拉底和盖伦高深的医学理论[2]。

拜占庭帝国时期的医生和学者继承和发展了古代医学思想和医疗体系，古代诊疗方法和药学研究。他们除了保存和整理大量希腊罗马的古典医学著作之外，他们还编纂医学百科全书，内容涉及医学的各个领域，包括一般疗法、药物学、生理学、解剖学、卫生学、护理学、诊断学、预后学、病理各论、外科学等等，使古希腊罗马的文化和医学宝库得以保存下来。这些医学著作又传播至阿拉伯国家，被伊斯兰的学者们编译成阿拉伯语，使古代西方的医学著作在阿拉伯帝国得以完整保存，并继续传承。拜占庭医学的中继作用，促进了东西方医学的交流与发展[2-6]。

与此同时，他们继续维持着组织有序的医疗活动，大规模地建立市民医院和药房，提供大量药品和有效治疗，促进了中世纪东方医学的发展。

在9世纪中叶，拜占庭帝国出现了大学，讲授和研究医学知识，教育和培训医学专门人才[4，5]。

二、阿拉伯医学对西方医学的传承和对世界医学的贡献

在欧洲中古时期，拜占庭帝国具有影响力的希腊和罗马的医学著作一直在巴尔干半岛、小亚细亚、叙利亚、巴勒斯坦等地传播。7—8世纪，随着阿拉伯帝国的崛起，希腊和罗马的医学著作也从这些盛行的地区再度传入波斯和阿拉伯国家的整个伊斯兰世界，随之世界医学的中心也转移到阿拉伯帝国和它的周边地区。伊斯兰创造了高度发达的世界文明，国家经济繁荣，重视文化和艺术的兴盛，此时医学也得到大力发展。阿拉伯人在科学文化上保持宽容和兼收并蓄的态度，他们继承和吸收古希腊和罗马的文化，注重保存和传播古希腊和罗马的医学知识[1，2，7]。

在8—10世纪，阿拉伯人大力提倡翻译外国典籍的"翻译运动"，830年在巴格达创建了综合性学术机构"智慧宫"。在这里，大量希腊文和拉丁文的哲学、科学及医药学方面的主要著作都被翻译成阿拉伯文，于是，大量的希波克拉底和盖伦的西方医学著作被重新发现和编辑，翻译盖伦的经典医学著作就达129本[5]。阿拉伯世界得以初次亲密接触当时的科学、哲学思想和西方医学知识，促进了东西方的文化交流，古希腊和罗马医学的丰硕成果成为后来阿拉伯医学的基础。阿拉伯医生学贯东西，他们学习希腊医学并融合东方医学，结合阿拉伯民族自身的创新实践，最终形成了全新的阿拉伯医学（图4-4-1）[2-5]。

阿拉伯医学家在吸收东西方古代医学成果的基础上，对世界医学做出了卓越的贡献。8—12世纪阿拉伯医学处于鼎盛时期，在炼金术、方剂学和药物制备技术方面发展迅速，极大地丰富了药物制剂。阿拉伯具有众多的处方集，按照字母对药名进行排列，系统讲解处方的构成成分与配制程序步骤，提供了一系列用于疾病治疗的药物组方典籍[4，5]。北京大学医史

医学和口腔医学
发展史概论
1
上篇、第一章

石器时代
人类古老的口腔疾病
（史前—公元前4000年）
2
上篇、第二章

文字产生与人类早期
对口腔疾病的认知
（公元前3500年—公元500年）
3
上篇、第三章

中古时期的医学
（476年—1453年）
4
上篇、第四章

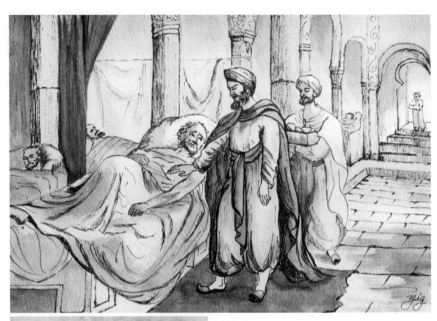

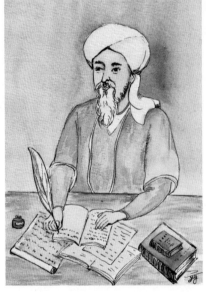

A
—
B

图4-4-1　阿拉伯医学对西方医学的传承和贡献

A. 阿拔斯王朝时期，在首都巴格达建立起第一所正规医院，在阿拉伯帝国境内共建立30多所医院[7, 8]

B. 阿拉伯医生大量翻译古希腊古罗马的医学著作

（图片：作者绘画）

科学的觉醒与   科学的革命与   科学的进步与医学专业化   科学的黄金时代与   科学技术的飞速发展与
人体解剖学的建立   基础医学的启程   分科、牙医学的独立   医学的巨大进步   口腔医学的科技化时代
（14世纪—16世纪） 5   （17世纪） 6   （18世纪） 7   （19世纪） 8   （20世纪） 9

中篇、第五章   中篇、第六章   中篇、第七章   下篇、第八章   下篇、第九章

学者张大庆教授在其著作《医学史十五讲》中介绍：在阿拉伯医学的鼎盛时期，阿拉伯与中国唐代的贸易往来频繁，不仅有大量的中药材输入阿拉伯国家，也有阿拉伯药材输入中国，促进了东西方文化交流，在阿拉伯文献中还出现了中国脉象学说的翻译[8]。

阿拉伯著名的医学家阿尔-拉齐（Al-Razi，864年—924年）是巴格达第一家大医院的主管，他学识渊博，一生写作237部著作[4,5]，超过一半是医学著作。他用15年的时间撰写完成了医药大百科全书《医学集成》，共24卷，讲述了疾病进展和治疗效果，取代了盖伦的医书，在文艺复兴时期被多次翻印。他被誉为"阿拉伯的盖伦""穆斯林医学之父"（图4-4-2）。他创立了新的医疗体系和方法，在外科学、儿科学、传染病及疑难杂症方面都有独到的建树。如用酒精消毒、鸦片麻醉，并进行外科手术，使当时阿拉伯人的医学水平已达到了现代高度。他也是优秀的化学家，他的炼金术著作《秘典》对物质、仪器和方法都进行详细说明[2,4,5]。

阿拉伯另一位编纂百科全书的医生是伊本·西拿（Ibn Sina，又称阿维森纳 Avicenna，980年—1037年）（图4-4-3），他是一位充满想象力的博学家。他不仅翻译大量盖伦的著作，还对医学有精深的研究，促进了阿拉伯医学的发展，并且在数学、哲学、物理、化学、天文学、动植物学、地理、法律、音乐等方面都颇有研究和建树，留下各类著作近百种，其中医学16种，具有代表性的医学著作《医典》共5卷，详细归纳了医药、疾病和症状的论述，以及健康、卫生及治疗的事项和准则。12世纪之后，《医典》多次被翻译成拉丁文，对西方世界产生了深远的影响。直到17世纪，《医典》一直是阿拉伯及西方国家医学院校必读的教科书。至今，一些英语药名还保留着阿拉伯语音译，许多医学术语出自阿拉伯语[4,5,8]。

被阿拉伯人赞誉为"外科学之父"的扎哈拉维（Al' Zahrawi，936年—1013年），是阿拉伯统治时期的西班牙著名医学家。他积累数十年的医学知识与经验，完成了第一部30篇的著作《手术与手术器械》，内容涵盖了

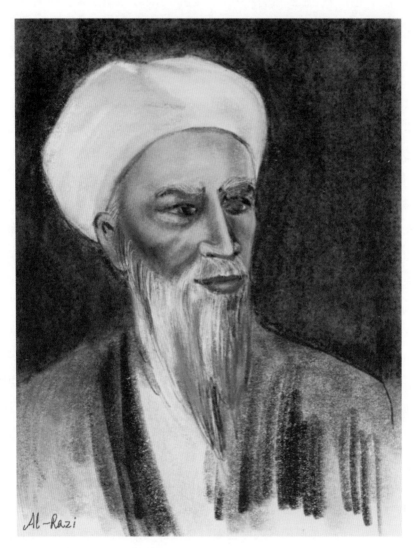

图4-4-2　阿尔-拉齐——穆斯林医学之父

（图片：作者绘画）

科学的觉醒与
人体解剖学的建立
（14世纪—16世纪）　5

中篇、第五章

科学的革命与
基础医学的启程
（17世纪）　6

中篇、第六章

科学的进步与医学专业化
分科、牙医学的独立
（18世纪）　7

中篇、第七章

科学的黄金时代与
医学的巨大进步
（19世纪）　8

下篇、第八章

科学技术的飞速发展与
口腔医学的科技化时代
（20世纪）　9

下篇、第九章

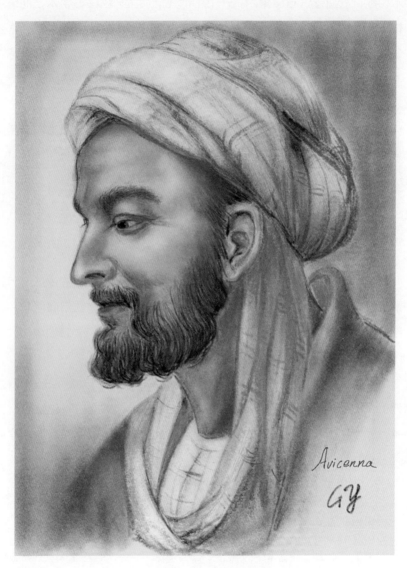

图4-4-3　阿维森纳——一位编纂百科全书的阿拉伯医生

（图片：作者绘画）

医学和口腔医学
发展史概论 **1**

石器时代
人类古老的口腔疾病
（史前—公元前4000年）**2**

文字产生与人类早期
对口腔疾病的认知
（公元前3500年—公元500年）**3**

中古时期的医学
（476年—1453年）**4**

上篇、第一章　　　　　　　　　　　上篇、第二章　　　　　　　　　　　上篇、第三章　　　　　　　　　　　上篇、第四章

大量临床问题，受到执业医生和医学生的欢迎。这部著作附有200余幅精致的外科器械插图，并有文字说明。他将外科治疗分成几个部分，烧灼术、手术切除、放血疗法与接骨术，在书中他还描述了牙齿移植手术，他也用牛骨进行牙齿种植，这是历史上最早的外科学著作[5, 9]。《手术与手术器械》在12世纪被翻译成拉丁文后，又再版10余次，成为欧洲从12世纪—16世纪所有医学院的外科参考书，扎哈拉维对外科学的发展具有深远的影响。

11世纪，阿拉伯医学传入欧洲，使盖伦著作的阿拉伯文版本与其希腊文原著重逢，并被译为拉丁文，成为这个大陆的医学经典和医学教科书，其统治地位一直维持到16世纪，历时1 500余年[2, 5, 8, 10]。

三、阿拉伯医学的衰落

阿拉伯帝国在医学与科学领域的成就，给人类留下宝贵的遗产，阿拉伯的医生们在吸收其他先进文化的基础上，拯救并传承了古希腊医学的智慧结晶，古希腊、罗马、波斯、印度的医学典籍成为他们灵感的源泉，他们所取得的成就是赋予医学世界的礼物。

但是，1258年蒙古人攻陷巴格达，阿拉伯加里发（Calif）王朝灭亡，在以后的5个世纪里，阿拉伯帝国成为一片废墟，阿拉伯时代结束。到15世纪，阿拉伯医学和科学的发展走向衰落，被以后兴起的欧洲医学所取代[2, 4-6, 8]。

参考文献

1. 陈佩雄. 世界通史. 长春: 吉林文史出版社，2006
2. WALTER H A. History of Dentistry. Quintessence Publishing Co.，1981
3. 罗伊·波特. 剑桥医学史. 2版. 张大庆，李志平，译. 长春: 吉林人民出版社，2005
4. 罗伯特·玛格塔. 医学的历史. 李城，译. 广州: 希望出版社，2004
5. 凯特·凯莉. 医学史话（中世纪，500-1450）. 徐雯菲，译. 上海: 上海科学技术文献出版社，2015
6. 程之范. 中世纪的医学. 中华医史杂志，1994，24（2）: 115-118

科学的觉醒与
人体解剖学的建立
（14世纪—16世纪）　5

科学的革命与
基础医学的启程
（17世纪）　6

科学的进步与医学专业化
分科、牙医学的独立
（18世纪）　7

科学的黄金时代与
医学的巨大进步
（19世纪）　8

科学技术的飞速发展与
口腔医学的科技化时代
（20世纪）　9

中篇、第五章　　　　　中篇、第六章　　　　　　中篇、第七章　　　　　　下篇、第八章　　　　　　下篇、第九章

7. 殷涵，尹红卿. 世界上下五千年（上）. 2版. 北京：当代世界出版社，2003

8. 张大庆. 医学史十五讲. 北京：北京大学出版社，2007

9. 李经纬，林昭庚. 中国医学通史. 北京：人民卫生出版社，2000

10. MALVIN E R. Dentistry: An Illustrated History. New York: Abrams, Inc., 1985

第五节
中国传统医学的发展和贡献
（欧洲中古时期）

在欧洲历史上被称为"黑暗时期"的中古时期（476年—1453年），经历了大约一千年的漫长历程。这一段历史时期相对应的中国大约经历了南北朝末年、隋、唐、宋、元和明初时期。隋、唐、宋时期的中国无论是经济贸易、文学艺术、还是科学技术都处于兴盛发达阶段，也为医学的发展创造了良好条件，成为中国医学发展的辉煌时期。不仅创办了学校式的医学和药学教育、推动了我国中医药教育的发展，还系统整理和总结前人的经验，出现了一批具有深远影响力的著作，如隋代的《诸病源候论》、唐代的《备急千金翼方》和《备急千金要方》、唐代的《外台秘要》等。在经典理论的基础上，各科临床治疗得到稳步发展。随着中国的造纸术、雕版印刷术的发明，促进了医学知识的传播，使得中医书籍通过阿拉伯帝国传播到西亚、欧洲等地。同时也吸收了其他国家和民族的医药精华，丰富了中国医学的内容[1-3]。

一、隋唐时期中国最早的高等医学教育机构和医学分科教育

历史学家经常认为唐朝的社会制度、文化特点几乎全部承袭隋朝，在某种程度上唐朝是隋朝的延伸，所以，合称为"隋唐时期"。隋唐时期（581年—907年）经济繁荣，文化发展，是我国历史上著名的隋唐盛世[2, 3]。

中国古代医学教育的传统方式是师徒传授和世家相传，在魏晋以来，

科学的觉醒与
人体解剖学的建立
（14世纪—16世纪） **5**
中篇、第五章

科学的革命与
基础医学的启程
（17世纪） **6**
中篇、第六章

科学的进步与医学专业化
分科、牙医学的独立
（18世纪） **7**
中篇、第七章

科学的黄金时代与
医学的巨大进步
（19世纪） **8**
下篇、第八章

科学技术的飞速发展与
口腔医学的科技化时代
（20世纪） **9**
下篇、第九章

官办医学教育已出露端倪，据记载晋代已有医官教习。在南北朝时期得到一定的发展，为隋唐时期的官办医学教育提供了经验。隋唐时期的学校医学和药学教育的创办，都大大推动了中国医药教育的发展[2, 4, 5]。

隋代即建立了中国历史上最早的高等医学教育机构"太医署"，隶属于太常寺统领，设医学教育和药学教育两类，医学教育分中央和地方两级。中央的医学教育首先创办了医学分科教育，设有医师、按摩、咒禁和药学四科，专为宫廷培养医务人员。太医署也是世界文明史上最早记载的规模宏大的官办医学教育机构。太医署兼有宫廷医院的性质，编制为医科博士2人、主药2人、医师200人、医学生120人、药园师2人、助教2人、按摩博士2人、按摩师120人、按摩生100人、咒禁博士2人组成。而地方的医学教育设在各州，因为地方缺医少药，增加了州境巡疗的医务人员，10万户以上设置20位医生，10万户以下12人[4-6]。

唐代在医学教育方面沿袭了隋代的医事制度和特点，于公元624年在京都长安设立"太医署"（图4-5-1），在教学行政管理、分科、学制、课程设置及考核等方面更加完备。设有太医令2人、太医丞2人、医监4人、医正8人、医府2人、医史4人、掌固4人等。医学教育新增针科，分为医师、针、按摩和咒禁四科。担当医学教学任务的人员，每科设有医科博士、针科博士、按摩科博士和咒禁科博士各1人，下设有助教2人，并设置医工、针工、按摩工和咒禁工等辅助教学职位[4-6]。

太医署的医学课程设置及考核制度更加完备，分为体疗7年（内科）、疮疡5年（外科）、少小5年（儿科）、耳目口齿4年（五官科）、角法3年（理疗）等5个专业，每年招生人数为20名。这是中国口腔医学分科的开始。此外，太医署设有严格的考试制度，按照月、季、年各进行一次考试。考试不合格者，再给2年补考时间，如果9年再不合格，令其退学。所以，在中国医学教育中，最早的口腔分科始于唐代的"耳目口齿"专业[4-7]。

医学和口腔医学
发展史概论
上篇、第一章
1

石器时代
人类古老的口腔疾病
（史前—公元前4000年）
上篇、第二章
2

文字产生与人类早期
对口腔疾病的认知
（公元前3500年—公元500年）
上篇、第三章
3

中古时期的医学
（476年—1453年）
上篇、第四章
4

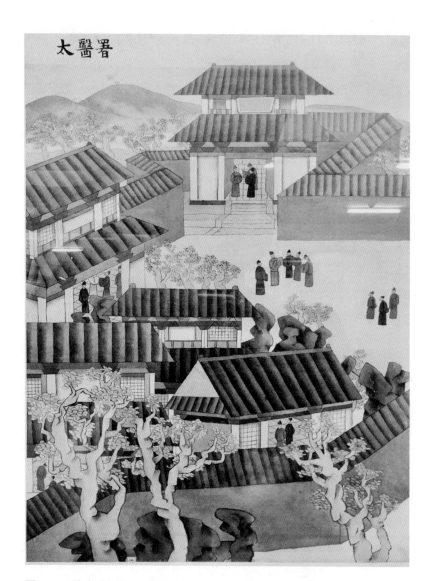

图4-5-1　隋唐时期的太医署是中国历史上最早的高等医学教育机构
（图片：作者拍摄于北京中医药大学医学史博物馆）

科学的觉醒与
人体解剖学的建立
（14世纪—16世纪）5

科学的革命与
基础医学的启程
（17世纪）6

科学的进步与医学专业化
分科、牙医学的独立
（18世纪）7

科学的黄金时代与
医学的巨大进步
（19世纪）8

科学技术的飞速发展与
口腔医学的科技化时代
（20世纪）9

中篇、第五章　　　　　　中篇、第六章　　　　　　中篇、第七章　　　　　　下篇、第八章　　　　　　下篇、第九章

二、隋代巢元方与《诸病源候论》

隋代，朝廷组织海内学者广泛搜集中医药资料，主要是历代及民间方剂、验方单方，编纂医书。《诸病源候论》就是隋代著名医学家、太医博士、太医令巢元方（550年—630年）奉诏主持编撰的中医古典著作，他根据《黄帝内经》的理论，总结了隋代以前各医家的病源学研究成果，于公元610年完成。《诸病源候论》是中国第一部专论各种疾病病因、病理和症候学专著，该书内容丰富，描述详尽，分析准确，明确易懂。全书50卷，共分67门，详细记载了1 729种疾病的病因及症候。卷1~27详细论述了内科诸病；卷28~30论五官科诸病；卷31~36论外伤科诸病；卷37~44论妇产科诸病；卷45~50论小儿科诸病。这部证候学专著在病因方面突破前人的见解，提出新的论点，把当时的病因学提高到一个新的水平，使中医病因学说趋于系统、全面。《诸病源候论》在中国医学史上占有重要地位，对隋以后两代医学的发展都产生了深远的影响（图4-5-2）[4-6]。

周大成教授仔细研究了《诸病源候论》中相关的口腔疾病，并在《中国口腔医学史考》一书中作了翔实的介绍，并与现代口腔疾病的描述相对应[7]。

《诸病源候论》第29卷为"牙齿病诸侯"，主要论述齿痛、风齿、齿龈肿、齿间出血、齿虫、齿动摇等。

29卷主要分析了牙齿和牙周病的各种病因及症状：

1."牙齿痛候"的病因是龋齿痛，针灸不能止痛，傅药可致虫死，虫死即可止痛；

2."风齿候"的症状是牙根因炎症而浮出，病因是根尖周炎；

3."齿龈肿候"多是牙龈肿胀的症状；

4."齿间出血候"是牙龈炎、牙周炎的症状之一；

5."齿龋注候"是由于龋齿引起牙槽脓肿；

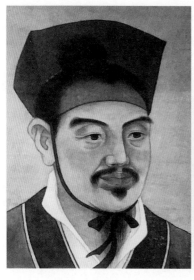
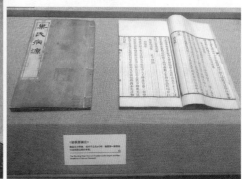

图4-5-2 《诸病源候论》

A | B

A. 著者隋代著名医学家巢元方
（图片：作者拍摄于北京中医药大学医学史博物馆）
B.《诸病源候论》文稿
（图片：作者拍摄于上海中医药大学医学史博物馆）

6. "齿动摇候" 是牙周病引起的牙齿松动；

7. "齿落不生候" 解释为牙齿虽然皆是骨之所终、髓之所养，但因龋病和牙周病使牙齿脱落，也不会再生；

8. "齿音离候" 是由于牙周病造成前牙移位、间隙扩大、说话时有风过的声音；

9. "齿漏候" 是由于牙髓坏死引起根尖病变，在其根尖部形成漏孔；

10. "拔齿损候" 是指拔牙后出血不止，可以引起出血性虚脱；

11. "齿黄黑候" 由于慢性氟中毒引起的牙齿变色，即氟牙症等。

《诸病源候论》第30卷为 "唇口病诸侯"，主要论述口舌疮、唇疮、兔唇、口臭等。主要分析了唇、口腔黏膜病的病因：

科学的觉醒与
人体解剖学的建立
（14世纪—16世纪）
5
中篇、第五章

科学的革命与
基础医学的启程
（17世纪）
6
中篇、第六章

科学的进步与医学专业化
分科、牙医学的独立
（18世纪）
7
中篇、第七章

科学的黄金时代与
医学的巨大进步
（19世纪）
8
下篇、第八章

科学技术的飞速发展与
口腔医学的科技化时代
（20世纪）
9
下篇、第九章

1. "口舌疮候"指口疮。

2. "紧唇候"是慢性唇炎。

3. "唇生核候"是唇部黏液腺囊肿。

4. "兔缺候"记载了唇裂。

5. "口臭候"对口臭的看法。

6. "口舌干燥候"论述了口腔干燥病，等等。

《诸病源候论》的"牙齿病诸侯"中介绍了口腔保健术《养生方》[7]。

在养生方面，《诸病源候论》颇有真知灼见：书中提出刷牙是保证牙齿健康的关键。书中介绍了一种古代的口腔保健术，三项具体要求为"叩齿、咽津、漱口"。

《养生方》云："鸡鸣时，常叩齿三十六下，常行之，齿不蠹虫，令人齿牢"。早晚叩齿。

又云："朝未起，早漱口中唾，满口乃吞之，辄琢齿二七过，使人丁壮，有颜色，去虫而牢齿"。也称为咽津，是我国传统的保健法。唾液有自洁口腔、增强自身免疫和代谢的作用。

又云"人能恒服玉泉，必可丁壮颜悦，去虫牢齿，谓口中唾也"。

又云："食毕当漱口数过，不尔，使人病龋齿"。这是中国最早对口腔保健方面的指导。

三、唐代孙思邈与《备急千金要方》和《备急千金翼方》

唐代著名医药学家孙思邈（581年—682年），从小就聪明过人，少年好读，一生勤奋好学，知识广博。他少时因病学医，亲自采制草药，热心为人治病，搜集民间验方、秘方，不断走访，积累了丰富的临床医药经验，及时记录下来。他以毕生精力完成两部医学著作，652年他71岁时撰写《备急千金要方》（简称《千金要方》）共30卷；682年在他101岁高龄时撰写成《千金翼方》共30卷。这两部著作被誉为中国唐代的医学百科全书，为后世医学和方剂学的发展都产生深远的影响。

医学和口腔医学
发展史概论
1
上篇、第一章

石器时代
人类古老的口腔疾病
（史前—公元前4000年）
2
上篇、第二章

文字产生与人类早期
对口腔疾病的认知
（公元前3500年—公元500年）
3
上篇、第三章

中古时期的医学
（476年—1453年）
4
上篇、第四章

　　孙思邈一生致力于医学临床研究，对内、外、妇、儿、五官、针灸各科都很精通，共撰写30多部医学论著，总结了唐代以前主要著作的理论和实际知识，集方广泛，内容丰富，有二十四项成果开创了中国医药学史上的先河。他是第一个完整论述医德、规范医生职业行为的开拓者，在《备急千金要方》的总论中著有"大医精诚"和"大医习业"两篇文章，他身体力行的高尚医德、医学规范，是中国医药学史上德才兼备的杰出典范（图4-5-3）。在《备急千金翼方》中收载800余种药物，有200余种详细介绍了药物的采集和炮制等相关知识。并且记载了颞下颌关节脱位的治疗方法，以及用盐进行口腔卫生保健方面的指导，是不可多得的医书[2-6]。

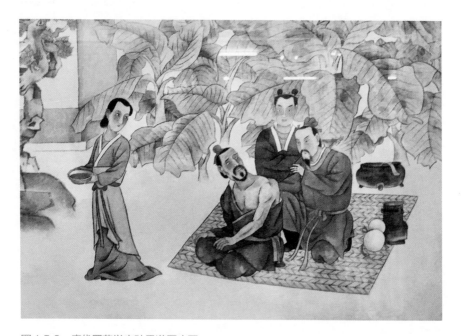

图4-5-3　唐代医药学家孙思邈医病图
（图片：作者拍摄于北京中医药大学医史博物馆）

在《备急千金要方》卷6中，有关于口、舌、唇、齿方面疾病的论述，在周大成教授的《中国口腔医学史考》书中，详细介绍了60多种口腔疾病的治疗处方[7]。

1. 治疗口疮的药物　"蔷薇根、角蒿，为口疮之神药，人不知之"。可以口服、口含、含咽、外贴、内傅等数种。

2. 治疗舌病载方11首　治疗舌强不语，舌出血等。

3. 治疗唇病　可用洗方、口含方、针灸疗法、外敷药方等。

4. 治疗齿病，提出预防龋齿、牙周病的方法　"每日以一捻盐于口中，以暖水含，揩齿及叩齿百遍，为之不绝，不过五日，口齿即牢密"。

《备急千金要方》还介绍了治疗齿病的外治方法7项：熏法、含法、咬法、漱法、嚼法、灸法、吹法[7]。

四、王焘与《外台秘要》

唐代医生王焘（约690年—756年）所编的《外台秘要》，是继巢元方的《诸病源候论》和孙思邈的《备急千金要方》之后，又一部大型综合性医学巨著，后人称之为隋唐时期的三部医学代表著作。

王焘自幼多病、喜好医术，青年时期阅读大量医学书籍，获得丰富的医学知识。他搜集了从汉代到唐代共五六十种古代方书，辑录了唐代以前历代名医的疾病理论和药方6 000余首，和唐代新作数千百卷，经过20年的努力，终于在752年编纂成书《外台秘要》，全书共40卷，载方近7 000首。该书整理保存了古籍文献，保存了大量民间单方和验方，总结了唐代以前的临床新成就，《外台秘要》对传承中医药文献作出重要贡献（图4-5-4）[4-6]。

《外台秘要》关于口腔疾病的治疗中，介绍了307种处方，16种治疗龋齿和口腔黏膜病的方法，包括含法、咬法、嚼法、熨法、烙法、熏法、封法、贴法、傅法、涂法、咽法、塞法、刺法、灸法、揩法、手术法。同时还介绍了除去牙石的方法和走马疳的治疗方法[7]。

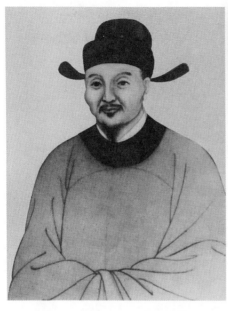

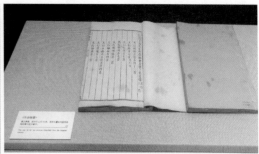

A | B

图4-5-4　唐代医家王焘及其著作

A. 唐代医家王焘；
B.《外台秘要》
（图片：作者拍摄于上海中医药大学医学史博物馆）

五、敦煌壁画的唐代《揩齿图》

　　甘肃省的敦煌莫高窟是世界最大的艺术宝库之一，敦煌莫高窟的壁画，是唐代墓室壁画的传世精品，这些艺术珍品使古老的中华民族文化熠熠生辉。敦煌壁画的研究者发现，在绚丽多彩的敦煌壁画中有十分丰富的中国古代医学内容，可与古代医书文献互为印证、互相补充，具有重要的研究价值[3]。

　　1952年春，当周大成教授参观北京故宫博物院的敦煌壁画和彩塑展览时，发现有两幅保存在敦煌莫高窟第196窟的壁画与口腔医学有关，这就是晚唐时期的大型壁画《揩齿图》（图4-5-5）和《漱口图》，描绘了僧侣们受戒之后，剃头、刮脸、揩齿和漱口的情景。说明唐代以前的人们注意口腔卫生，已经开始刷牙漱口[7]。

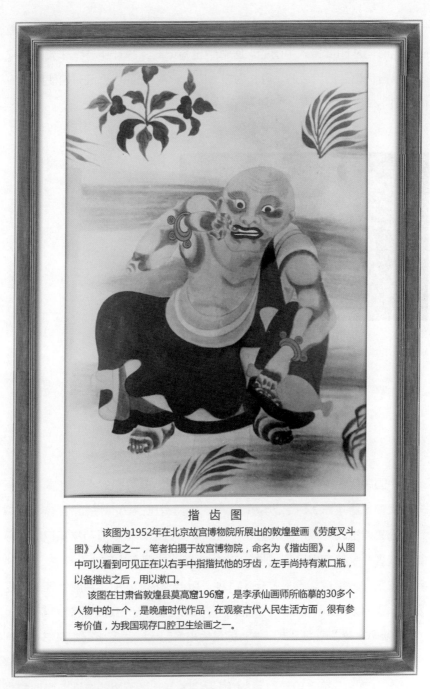

揩 齿 图

　　该图为1952年在北京故宫博物院所展出的敦煌壁画《劳度叉斗图》人物画之一，笔者拍摄于故宫博物院，命名为《揩齿图》。从图中可以看到可见正在以右手中指揩拭他的牙齿，左手尚持有漱口瓶，以备揩齿之后，用以漱口。

　　该图在甘肃省敦煌县莫高窟196窟，是李承仙画师所临摹的30多个人物中的一个，是晚唐时代作品，在观察古代人民生活方面，很有参考价值，为我国现存口腔卫生绘画之一。

图4-5-5　敦煌莫高窟的壁画中的《揩齿图》
（图片：周大成先生拍摄于故宫博物院）

医学和口腔医学
发展史概论 **1**
上篇、第一章

石器时代
人类古老的口腔疾病 **2**
（史前—公元前4000年）
上篇、第二章

文字产生与人类早期
对口腔疾病的认知 **3**
（公元前3500年—公元500年）
上篇、第三章

中古时期的医学 **4**
（476年—1453年）
上篇、第四章

除了用手揩齿外，唐代人普遍用咀嚼杨柳枝揩齿的方法，这一方法是在汉代时期从印度传入中国的。医书中也有记载："每日以盐一捻口内中，以暖水含，和盐揩齿百遍，可长为之，口齿牢密"。唐代已经开始使用漱口杯（图4-5-6）[7]。

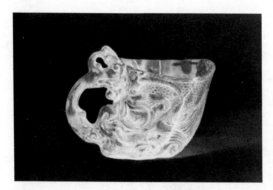

图4-5-6　唐三彩漱口杯（河南洛阳出土）
（图片：首都医科大学口腔医学院医史展览馆保存）

六、中国唐代已开始用"银膏"补牙

中国唐代由苏敬等23人奉召于公元659年撰写完成《新修本草》医书，又称《唐本草》《英公本草》，是唐代具有国家药典性质的官修著作。该书编纂过程既注重广泛调查，又重视集体讨论，将新旧药物知识加以总结和整理，是具有很高权威性的药典。《新修本草》内容十分丰富，共54卷，由三部分组成，原书收药844种，新增药物114种。因唐代经济贸易发达，药品数目和种类也不断增加，在新增药物中还出现许多外来药[6]。

《新修本草》原书虽然已佚，但是后来各朝代的医家所著本草书和方剂书中均有转引，它的内容基本上被保存于后世诸医家的本草著作中。《新修本草》中首次记载了用"银膏"（银汞合金）充填牙齿的方法。当时称为"银膏"，由水银与银箔、白锡调和而成（图4-5-7）。

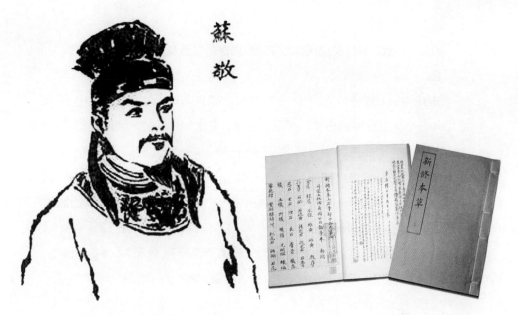

图4-5-7　中国唐代用"银膏"补牙　　　　　　　　　　A｜B

A. 唐代医家苏敬
B. 唐代医书《新修本草》记述了"银膏"补牙
（图片：作者拍摄于上海中医药大学医学史博物馆）

　　宋代唐慎微的著作《大观经史证类备急本草》中记载："银膏辛味，其法以白锡和银箔及水银合成之，亦堪补牙齿缺落，又当凝硬如银，合炼有法"。

　　明代李时珍的《本草纲目》中也引用了《新修本草》中对"银膏"成分、性质、功能的论述："其法以白锡和银箔及水银合成之，凝硬如银，合练有法……亦堪补牙齿脱落"。

　　1955年据北医朱希涛教授考证，唐代苏敬医书《新修本草》所称的"银膏"补牙材料，即为今天的银汞合金牙齿充填材料，他随后在中华口腔科杂志发表文章，介绍了"我国首先应用汞合金充填牙齿的光荣史"。

　　这些事实足以证明，唐代首先使用银汞合金补牙，是对世界口腔医学的一大贡献[2, 4-7]。

医学和口腔医学
发展史概论　1
上篇·第一章

石器时代
人类古老的口腔疾病
（史前—公元前4000年）　2
上篇·第二章

文字产生与人类早期
对口腔疾病的认知
（公元前3500年—公元500年）　3
上篇·第三章

中古时期的医学
（476年—1453年）　4
上篇·第四章

七、宋代及辽代成为中国口腔医学的普及发展时期

宋代（960年—1279年）分为北宋、南宋两朝，在中国历史上历经319年。宋代文化空前进步，理学、文学、艺术与科学技术领域硕果累累，如活字印刷术、指南针、火药的发明与应用，对人类文明的进步做出了杰出的贡献。由于造纸术的进步，宋朝书籍印刷量增加，医学著作也得以刊印发行。宋朝设立了一个特殊的出版机构——校正医书局，是世界上较早的医书出版机构，编辑了宋代以前十余部具有代表性的医学巨著，《素问》《伤寒论》《金匮要略》《金匮玉函经》《针灸甲乙经》《脉经》《诸病源候论》《备急千金要方》《备急千金翼方》《外台秘要》等，对中国医药学的发展起到了重要的传承作用。

宋代初年的医事制度仍沿袭了唐朝的制度和特点，设有翰林医官院，隶属于翰林院，其职责除对皇室负责医疗保健外，还要奉召遣派医官掌管当时政府的医药食物和医疗任务。宋代成立官办医学教育机构——太医局，明确职能和课程设置，考试制度不断规范。医学必修课程讲授《素问》《难经》《诸病源候论》《太平圣惠方》等。提倡理论和实践并重，医生按照科举办法随时考选[4-7]。

八、王怀隐与《太平圣惠方》

宋代翰林院医官王怀隐（约925年—997年）接受宋太祖光义的旨意，组织编写一部官方认可的方剂书，始撰于太平兴国三年（978年），至淳化三年（992年）完成。王怀隐整理了前人的医学成果，总结了两汉至北宋初期的各代名方和当代的医疗经验，历经14年完成《太平圣惠方》的编纂。《太平圣惠方》全书共100卷，分1 670门，医方16 834首，内容丰富，包括理、法、方、药完善的医书，内容涉及五脏病证、内、外、骨伤、金创、胎产、妇、儿、丹药、食治、补益、针灸等，具有临床实用价值。

科学的觉醒与
人体解剖学的建立
（14世纪—16世纪） 5
中篇、第五章

科学的革命与
基础医学的启程
（17世纪） 6
中篇、第六章

科学的进步与医学专业化
分科、牙医学的独立
（18世纪） 7
中篇、第七章

科学的黄金时代与
医学的巨大进步
（19世纪） 8
下篇、第八章

科学技术的飞速发展与
口腔医学的科技化时代
（20世纪） 9
下篇、第九章

其中卷34为牙齿病部分，卷36为口腔黏膜病部分，载方共计378首，描述了口、唇、舌、齿（图4-5-8）[4, 6]。

《太平圣惠方》的卷34牙齿病部分论述了以牙齿为中心的各科疾病，前言部分的《口齿论》，是对宋代以前所有治疗口腔疾病的概括。治疗牙齿疼痛的诸多处方，包括散剂、含盐药物、烙法等，还有治疗牙齿黑黄、牙龈肿痛的方法[7]。

书中还介绍了牙齿再植的方法。治疗牙齿非正常脱落（牙外伤）时可用牙齿再植的方法："治疗牙齿非时脱落，令牢定铜末散：熟铜末一两、当归、地骨皮、细辛、防风各一两，右件药，捣罗为散，和铜末同研如粉，以封齿上，日夜三度，三、五日后牢定，一月内不得咬硬物"。这

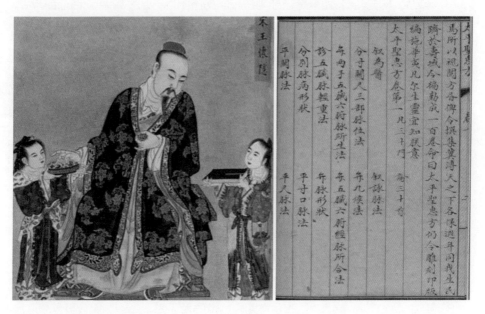

图4-5-8　王怀隐及其著作　　　　　　　　　　　　　　　　　　　A ｜ B

A. 宋代王怀隐
B.《太平圣惠方》
（图片：作者拍摄于中医博物馆）

181

是中国最早对牙齿再植术的记载，详细记录了适应证、治疗方法和注意事项[7]。

卷36中的口腔黏膜病部分论述了治疗口舌生疮的诸多处方，包含贴药、含噼、温含冷吐等治疗方法。还有治疗口干、口臭、舌病、唇病的各种方剂[7]。

九、宋代诗人陆游关于口腔疾病的诗词

中国宋代诗人陆游（1125年—1210年）具有多方面的才华，尤以诗歌的成就美誉天下，自言"六十年间万首诗"，他的诗歌题材广阔，内容丰富，几乎涉及南宋社会生活的各个领域。据周大成教授的著作《中国口腔医学史考》考证，他写的有关牙齿疾病方面的诗句多达150余首。陆游中年之后体弱多病，尤其是被牙周病和龋病所困扰，几乎纠缠了他的后半生。在他的诗歌中，将牙周病的发展过程描绘的惟妙惟肖："齿摇、齿根浮、齿疏、齿落、齿豁"。描写牙齿松动的诗词有十余首，"日夜事医药，对食不能举"表示他每天吃药，进食咀嚼困难。他在《秋思》中形象地描述到"齿根漂浮欲半空"，以解释牙根上浮。陆游作诗30余首，详细记载了牙齿脱落的过程和痛苦，他的牙齿缺失以后，作诗《初归杂詠》幽默地写道他的状态："齿豁头童俉耐嘲，即今烂饭用匙抄"[3, 7]。

陆游还对龋齿最终造成的疼痛情形、心理状态用一首诗《龋齿》进行了描述：

"人生天地间，本非金石坚。

况复厉岁久，蠹坏无复全。

龋齿虽小疾，颇能妨食眠。

昨暮作尤剧，欲睡目了然。

恨不弃残骸，蜕去如蛇蝉。

或当学金丹，挥手凌云烟。

逢师定悠悠，丹成在何年。"

　　陆游在世时，他听说有医生已经开始从事镶牙了，而且技术高超。即作诗两首，专门介绍了当时"栽堕齿""补堕齿"的牙齿修复方法。《一年老一年》的诗中写道栽堕齿："一年老一年，一日衰一日，……平生长笑愚公愚，欲栽堕齿染白须"。《岁晚幽兴》中谈到"补堕齿"的情况："残年欲逐破期颐，追数朋俦死已迟，人塚治棺输我快，染须种齿笑人痴"。说明中国宋代已经有"栽牙"或"种牙"的修复方法（图4-5-9）[7]。

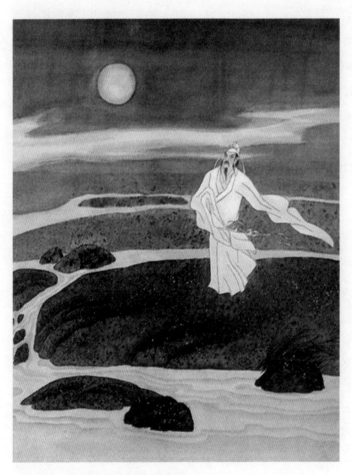

图4-5-9　陆游《岁晚幽兴》"补堕齿"

（图片：作者拍摄于中医博物馆）

十、中国辽代的"植毛牙刷"

1956年5月的一天，首都医科大学北京口腔医院的周大成教授来到北京故宫博物院参观，在保和殿展出了一批陕西、江苏、安徽、山西和内蒙古热河地区五省区出土的文物。他突然发现展品中有两把骨制牙刷柄，这是1953年至1955年期间在前热河省赤峰县城西45公里处大营子村（今属内蒙古自治区）出土的，考古人员在辽代驸马卫国王墓的随葬品中挖掘出两把骨制牙刷柄。周大成教授对其经过仔细研究进行了描述：牙刷柄颜色为象牙色，长度约19cm，其长度和形状与现代牙刷柄相似。因年代久远，牙刷头部的毛束已经消失。牙刷头部有两排共8个圆形植毛孔，每排4个孔上下相通，孔旁有金属丝结扎过的锈痕，他最终将其称为辽代的"植毛牙刷"。1956年周大成教授在中华口腔科杂志发表文章"植毛牙刷是中国发明的"，揭示了中国早在一千多年前的辽代，人们就已经开始使用植毛牙刷清洁牙齿，这也是世界上最古老的"植毛牙刷"（图4-5-10）[7, 8]。

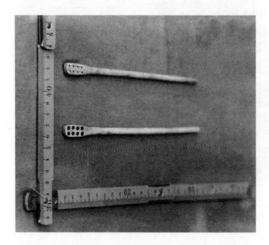

图4-5-10　中国辽代"植毛牙刷"
（图片：周大成教授于1956年拍摄于北京故宫博物院）

科学的觉醒与
人体解剖学的建立
(14世纪—16世纪)
5

科学的革命与
基础医学的启程
(17世纪)
6

科学的进步与医学专业化
分科、牙医学的独立
(18世纪)
7

科学的黄金时代与
医学的巨大进步
(19世纪)
8

科学技术的飞速发展与
口腔医学的科技化时代
(20世纪)
9

中篇、第五章　　　　　中篇、第六章　　　　　中篇、第七章　　　　　下篇、第八章　　　　　下篇、第九章

十一、元代初始，阿拉伯医学传入中国

元代（1271年—1368年）由蒙古族元世祖忽必烈建立。元初，阿拉伯、中亚和波斯等地的医生及药物大量进入中国，从阿拉伯来的医生能治疗多种疑难杂症，还能进行外科手术。很多地方设有回回药物院，回回医生到处可见，他们因医术高超而受到人们赞誉，《回回药方》一书也广泛流传。据记载元代朝廷专设六个机构研究和推广阿拉伯医学，使得阿拉伯医学得到广泛的应用和推广。中西经济文化交流空前繁荣，使不同地区和国家之间的经济文化双向交流加速。中国的火药、指南针、印刷术传入阿拉伯国家和欧洲各国，推进了这些地区的文明进程。阿拉伯的医学、天文学、农业技术、欧洲的数学、金属工艺、南亚的雕刻艺术等等传入中国，促进了中国古代文化的丰富和发展[3]。

元代的医药最高机关为太医院，掌管医事，制奉御药物，领导各属工作。元代的医事制度相当完善，分科更细，分为十三科，分为大方脉科、杂医科、小方脉科、风科、产科、眼科、口齿科、咽喉科、正骨科、金疮科、针灸科、祝由科、禁科。将口齿咽喉分开，口齿成为一门独立的学科。元朝的医学教育也得到很好的发展，定有详细的医学考试制度。开始注意法医的建立，发现有唇齿外伤的验伤案例记载[4-7]。

参考文献

1. 张大庆.医学史十五讲.北京：北京大学出版社，2007
2. 李经纬，林昭庚.中国医学通史.北京：人民卫生出版社，2000
3. 陈佩雄.中国通史.长春：吉林音像出版社、吉林文史出版社，2006
4. 杨建宇.医学史.北京：中国古籍出版社，2006
5. 陈邦贤.中国医学史.北京：团结出版社，2006
6. 梁永宣.中国医学史.2版.北京：人民卫生出版社，2016
7. 周大成.中国口腔医学史考.北京：人民卫生出版社，1991
8. 周大成.植毛牙刷是中国发明的.中华口腔医学杂志，1956，4（1）：5

中篇

科学的觉醒与革命，
医学的科学化进程

科学的觉醒与
人体解剖学的建立
（14世纪—16世纪） 5
中篇·第五章

科学的革命与
基础医学的诞生
（17世纪） 6

科学的进步与医学专业化
分科 牙医学的独立
（18世纪） 7

科学的黄金时代与
医学的巨大进步
（19世纪） 8

科学技术的飞速发展与
口腔医学的科技化时代
（20世纪） 9
下篇·第九章

第五章

科学的觉醒与
人体解剖学的建立

（14世纪—16世纪）

医学和口腔医学
发展史概论
1
上篇、第一章

石器时代
人类古老的口腔疾病
（史前—公元前4000年）
2
上篇、第二章

文字产生与人类早期
对口腔疾病的认知
（公元前3500年—公元500年）
3
上篇、第三章

中古时期的医学
（476年—1453年）
4
上篇、第四章

近代科学的觉醒是伴随着文艺复兴接踵而至的，文艺复兴的核心是反对中古时期的教会神学和蒙昧主义，摆脱宗教对人们思想的束缚，主张以人为本、个性解放和自由探索的精神，"复活"和"恢复"古希腊和古罗马时代的文学艺术，发展科学技术。文艺复兴发生在14世纪—16世纪以意大利为主的许多城市，由佛罗伦萨、威尼斯、米兰、罗马扩展到西欧的许多国家，其影响遍及文学、哲学、政治、艺术、科学、宗教、医学等探索知识的各个领域。

文艺复兴不仅代表一场文化运动，也代表着一个历史阶段。文艺复兴时期是一个不断涌现巨人的时代，不仅激起了诗人和画家对人文主义的赞美，诱发了人们对古典文化的兴趣；更唤醒了学者们对自然现象的科学探索，重新审视古代流传下来的学术思想；同时人们追求对事物的直接观察来寻找客观规律，促使希波克拉底开放的医学思想在意大利的传播[1, 2, 3]。

16世纪，文艺复兴运动达到顶峰。令人惊奇的是，1543年在科学史上有两件重大事件同时发生。一件发生于天文学，另一件发生于医学，宇宙观和人体观同时被更新。哥白尼革命性的著作《天体运行论》在1543年问世，指出太阳是太阳系的中心，结束了托勒密"地心说"近1 400年的统治地位，这是天文学的重大转折。同年，医学家维萨里出版了划时代的著作《人体的构造》，首度将人体解剖的正确知识披露在世人眼前，摆脱了盖伦错误的"解剖学权威"对医学近1 500年的束缚，这是赐予医学世界一份不朽的礼物，铺就了现代医学之路。这两位科学家的研究和他们的著作为人类展开了全新的视野，一道拉开了科学革命的序幕，科学精神的介入让天文学和医学与神秘主义再一次渐行渐远。所以，历史学家经常将科学革命的源头追溯至1543年[4, 5]。

参考文献

1. 殷涵，尹红卿. 世界上下五千年（上）. 2版. 北京：当代世界出版社，2003

2. 许海山. 欧洲历史. 北京：线装书局. 2006

3. 陈佩雄. 世界通史. 长春：吉林文史出版社，2006

4. 亚·沃尔夫. 十六、十七世纪科学、技术和哲学史（上、下）. 周昌忠，苗以顺，译. 北京：商务印书馆，1997

5. W. C. 丹皮尔. 科学史及其与哲学和宗教的关系. 李珩，译. 桂林：广西师范大学出版社，2001

第一节
文艺复兴及其影响与希腊学术的重生

一、文艺复兴运动的起源

文艺复兴运动起源于 14 世纪中叶意大利的佛罗伦萨，15 世纪后期扩展到西欧为主的许多国家，16 世纪达到鼎盛时期，其影响直至 17 世纪初。文艺复兴为文学艺术、自然科学、医学注入了新的生命。文艺复兴的核心是人文主义精神，是欧洲新兴资产阶级争取思想解放的新文化运动，它倡导的个性解放，反对愚昧迷信的神学统治和封建思想[1]。

早在古希腊和古罗马时期，文学艺术高度繁荣，成就层出不穷，人们可以自由地发表各种学术思想和对自然的探索兴趣，与后来欧洲"黑暗时代"的中古时期形成鲜明的对比。中古时期的基督教会成了当时封建社会的精神支柱，教会垄断全部知识教育，用封建神学禁锢人们的思想，压制科学研究，文化陷入低潮。在教会的管制下，欧洲中古时期的文学艺术、哲学都死气沉沉，科学技术和医学也得不到自由的发展[2, 3]。

从 14 世纪开始，信仰伊斯兰教的奥斯曼帝国不断对东罗马帝国（拜占庭帝国）进行征服，直到 1453 年 5 月 29 日，土耳其人在海上和陆地同时夹击，首都君士坦丁堡城化为瓦砾和废墟，东罗马帝国从此灭亡。在此期间，许多居住在君士坦丁堡的希腊学者和医生纷纷被迫逃往西欧避难，他们带着大批古希腊和古罗马的文学、历史、哲学、医学等书籍和艺术珍品，来到城市繁荣的意大利，文化在这里得到充分发展，古希腊学术得到重生。在意大利的佛罗伦萨，这些东罗马的学者创办了一所学校——"希腊学院"，讲授古希腊辉煌的历史文明和文化，培育对古代经典时期的探索兴趣。从此，许多西欧

科学的觉醒与
人体解剖学的建立
（14世纪—16世纪） 5

科学的革命与
基础医学的启程
（17世纪） 6

科学的进步与医学专业化
分科、牙医学的独立
（18世纪） 7

科学的黄金时代与
医学的巨大进步
（19世纪） 8

科学技术的飞速发展与
口腔医学的科技化时代
（20世纪） 9

中篇、第五章　　　　中篇、第六章　　　　中篇、第七章　　　　下篇、第八章　　　　下篇、第九章

的学者要求恢复古希腊和古罗马的文化艺术，掀起了一股汹涌澎湃的"希腊热"浪潮，这就是"文艺复兴"运动的开端，自此揭开了现代欧洲历史的序幕。欧洲人也开始阅读希波克拉底及盖伦的原著，并直接译成拉丁文[3-5]。

二、文艺复兴运动对文学艺术的影响

文艺复兴时期，欧洲人才辈出，硕果累累。文艺复兴激发了诗人、画家和许多人对自然现象新的兴趣，勇敢的人们充满了渴望自主的理智和情感的冲动，涌现出了大批杰出的文学艺术家和不朽的名篇。意大利诗人但丁（Dante，1265年—1321年）开文艺复兴之先河，他一生写下了许多学术著作和诗歌，其中著名的《新生》和《神曲》，以含蓄的手法批评和揭露欧洲中世纪宗教统治的腐败和愚蠢，反对教皇独裁。彼特拉克（Petrarca，1304年—1374年）是第一个倡导复兴古典文化的诗人，他著有十四行抒情诗集《歌集》，提出以"人学"反对"神学"，和基督教会抗争的进步思想，被称为"文艺复兴之父"。1348年，在欧洲黑死病肆虐时期，乔万尼·薄伽丘（Giovanni Boccaccio，1313年—1375年）写下了欧洲文学史上第一部现实主义作品《十日谈》，被视为文艺复兴的宣言。他对教会大胆挑战，尖刻地讽刺和挖苦了当时的教士和贵族，对人的智慧和奋斗精神大加歌颂，被称为意大利民族文学的奠基者。他们三人被称为文艺复兴时期的"文坛三杰"[1-3]。

15世纪后期，文艺复兴运动迅速扩展到西欧各国。意大利的绘画艺术也臻于成熟，极负盛名的画家、雕塑家层出不穷，产生了"艺术三杰"，分别是列奥纳多·达·芬奇、米开朗基罗和拉斐尔，他们给世界留下了许多珍贵的艺术遗产[3]。

三、文艺复兴运动对自然科学的影响

文艺复兴时期欧洲的科学技术得到全面的发展。

文艺复兴解除了专制主义对人们思想和行为的禁锢，表现在人们密切

关注自然，对科学的各个方面产生浓厚的兴趣，科学给人以确实性，也给人以力量，并且人们渴望获得普遍的认知。随着古代学术的复兴、地理大发现和活字印刷术的发明与传播，给予了天文学、数学、物理学和生物科学以新的生命，各科学门类都有不同的发明和发展[3]。

16世纪，文艺复兴运动达到顶峰。以天文学为开端，波兰天文学家尼古拉·哥白尼在1543年发表了《天体运行论》，他关于太阳是宇宙中心的学说——"日心说"彻底否定了教会所支持的古希腊托勒密的"地心说"体系，之后科学家们才开始相信"太阳中心说"的理论，这是天文学领域科学概念的重大革命，使自然科学从神学中解放出来。继哥白尼之后，开普勒、布鲁诺、伽利略和牛顿等科学家又进一步修正、丰富和发展了哥白尼的学说。意大利科学家布鲁诺进一步提出宇宙在空间和时间上都是无限的，是一个统一的物质世界的论断，冲击了教会的神学宇宙观。另外，哥伦布、达伽马和麦哲伦的航海壮举，以及人们科学知识的增加，也彻底打破了中古时期局限的世界观[2, 4, 5]。

四、文艺复兴运动对医学的影响

文艺复兴时期在实验科学的影响和推动下，医学家们开始重新审视古代流传下来的医学观点，创立了许多有关人体本身和治疗方法的新理论。文艺复兴运动给医学带来两个最不朽的影响：人道主义和解剖学。前者使医生不断改进医疗方法，创新医疗器械，减少病人在治疗疾病时产生的新痛苦；后者确立了解剖学的地位，使其从外科学中独立出来[6]。

医学及解剖学家维萨里创立了科学的解剖学，在1543年出版了具有划时代意义的著作《人体的构造》，对人体的骨骼、肌肉、血脉、内脏、脑等方面系统完整的研究做出很大贡献，为后来哈维发现血液循环打下了基础。维萨里对人体解剖的大胆探索，使解剖学成为医学的重要分支。文艺复兴中维萨里对古代解剖的批判精神，也导致了盖伦解剖学派的终结。由于人们可以直接观察事物的客观规律，医学研究得到长足的发展。艺术

科学的觉醒与
人体解剖学的建立
（14世纪—16世纪） 5
科学的革命与
基础医学的启程
（17世纪） 6
科学的进步与医学专业化
分科、牙医学的独立
（18世纪） 7
科学的黄金时代与
医学的巨大进步
（19世纪） 8
科学技术的飞速发展与
口腔医学的科技化时代
（20世纪） 9
中篇、第五章　　　　　中篇、第六章　　　　　中篇、第七章　　　　　下篇、第八章　　　　　下篇、第九章

家、科学家达·芬奇对人体解剖进行的精细研究，对医学解剖学也产生了深刻的影响。同时，大学教育的崛起重新燃起了人们对古希腊医学思想的兴致[4-7]。

参考文献

1. 殷涵，尹红卿. 世界上下五千年（上）. 2版. 北京：当代世界出版社，2003

2. 许海山. 欧洲历史. 北京：线装书局. 2006

3. 陈佩雄. 世界通史. 长春：吉林文史出版社，2006

4. 亚·沃尔夫. 十六、十七世纪科学、技术和哲学史（上、下）. 周昌忠，苗以顺，译. 北京：商务印书馆，1997

5. W.C. 丹皮尔. 科学史及其与哲学和宗教的关系. 李珩，译. 桂林：广西师范大学出版社，2001

6. WALTER H A. History of Dentistry. Quintessence Publishing Co., 1981

7. 凯特·凯莉. 医学史话（1450—1700科学革命和医学）. 王中立，译. 上海：上海科学技术文献出版社，2015

第二节
科学家仰望天空，哥白尼天文学的革命

一、托勒密的"地心说"影响人类将近1400年

在哥白尼提出"日心说"之前，"地心说"统治了欧洲长达1400多年的时间，人们对其深信不疑。"地心说"由古希腊学者欧多克斯提出，并由后来的天文学家亚里士多德和托勒密进一步发展和完善。在"地心说"统治期间，人们一直认为地球处于宇宙的中心静止不动，从地球向外依次有月球、水星、金星、太阳、火星、木星和土星，在各自的轨道上绕着地球运转。由于"地心说"的统治地位和广泛影响，也成为古代罗马天主教会信仰的学说[1-3]。

克罗狄斯·托勒密（Claudius Ptolemy，约90年—168年）希腊数学家、天文学家、地理学家和占星家，他在公元2世纪所著《天文学大成》成为一部西方古典天文学的百科全书，被尊为天文学的标准著作。在书中他主要论述了宇宙的地心体系，认为地球居于中心，日、月、行星和恒星都围绕着它运行，据此提出"地球是宇宙中心"的学说。这是世界上第一个行星体系模型，一直被人们所接受。欧洲中古时期"政教合一"，处于统治地位的基督教教会竭力支持"地球是宇宙中心"的说法，把"地心说"奉为经典。基督教神学一直公认"地心说"是天主教教会正式的宇宙观，直至16世纪哥白尼发表"日心说""地心说"才被推翻，但这并不是一件很容易的事情[2, 3]。

哥白尼曾十分勤奋地钻研过托勒密的著作，他用实际观测来寻找托勒密"地心说"的错误结论和客观现象之间的矛盾。正是因为他发现了托勒

科学的觉醒与
人体解剖学的建立
（14世纪—16世纪） 5

科学的革命与
基础医学的启程
（17世纪） 6

科学的进步与医学专业化
分科、牙医学的独立
（18世纪） 7

科学的黄金时代与
医学的巨大进步
（19世纪） 8

科学技术的飞速发展与
口腔医学的科技化时代
（20世纪） 9

中篇·第五章　　中篇·第六章　　中篇·第七章　　下篇·第八章　　下篇·第九章

密的错误根源，才找到了真理[3]。

二、哥白尼的《天体运行论》掀起天文学的革命

尼古拉·哥白尼（Mikolaj Kopernik，1473年—1543年）用毕生的精力研究天文学。1543年在他逝世前的几个小时出版了《天体运行论》，为人类留下了宝贵的遗产。他也被认为是文艺复兴时期的一位巨人[2]。

哥白尼于1473年2月19日出生在波兰维斯杜拉河畔的托伦城，18岁开始在波兰的克拉科夫大学学习医学。在大学期间，他对数学和天文学产生了浓厚的兴趣，并养成了使用天文仪器观察天象的习惯。

1496年，哥白尼23岁时来到文艺复兴的发源地意大利，他用十年的时间先后在博洛尼亚大学、帕多瓦大学和斐拉拉大学攻读法律、医学和神学。博洛尼亚大学的天文学教授多美尼哥·迪·诺瓦拉对哥白尼产生了极大的影响。哥白尼受到诺瓦拉教授的激励，立志研究天文学。他通过学到的天文观测技术和希腊的天文学理论，和老师一起观测天空，讨论托勒密"地心说"和客观现象之间的矛盾，以及改进托勒密体系的可能性[2, 3]。

毕业后，哥白尼回到费劳恩堡大教堂任职教士，在那里度过了人生余下的三十年时间。在这平静的时光里，哥白尼一直在构想行星系的细节，他经过长年的科学观察并整理了大量复杂的计算数据，达到数字上的精确，使手稿臻于完善。他在批判托勒密错误的同时，还努力研读大量古代典籍和文献，目的是为"日心说"寻求参考资料。

他在钻研古代典籍的时候，曾写下这样一些大胆的见解："在行星的中心站着巨大而威严的太阳，它不但是时间的主宰，是地球的主宰，而且是群星和天空的主宰"。从而他在40岁时提出了"日心说"的理论，最终完成了他伟大的著作《天体运行论》。哥白尼从开始就清楚地认识到，他的著作将会引起学术界和教会两方面的反对，所以他的手稿直到1543年他逝世前的几个小时才出版[2, 3]。

哥白尼的"日心说"教人们用新的眼光去观察世界，更正了人们的宇

医学和口腔医学
发展史概论
上篇、第一章

1

石器时代
人类古老的口腔疾病
（史前—公元前 4000 年）

2

文字产生与人类早期
对口腔疾病的认知
（公元前 3500 年—公元 500 年）

3

中古时期的医学
（476 年—1453 年）

4

上篇、第二章

上篇、第三章

上篇、第四章

宙观，确认地球不是宇宙的中心，而是行星之一。哥白尼不仅推翻了托勒密的"地心说"，而且还对人们的思想和信仰产生了深远的影响，掀起了一场天文学上根本性的革命。哥白尼开创了近代天文学理论，是人类探求客观真理道路上的里程碑。从哥白尼时代起，脱离教会束缚的自然科学和哲学获得飞速的发展。之后，哥白尼体系的传播，也要归功于伽利略、笛卡尔、布鲁诺等科学家的奉献。

另外，在 15 世纪—16 世纪的欧洲，许多冒险者远航非洲、印度以及整个远东地区。远洋航行需要丰富的天文和地理知识，这就要求人们进一步去探索宇宙的秘密，从而推进了天文学和地理学的发展。1492 年，意大利著名的航海家哥伦布发现新大陆，麦哲伦和他的同伴绕地球一周，证明地球是圆形的，也使人们开始真正认识地球[2, 3]。

参考文献

1. 陈佩雄. 世界通史. 长春：吉林文史出版社，2006

2. 亚·沃尔夫. 十六、十七世纪科学、技术和哲学史（上、下）. 周昌忠，苗以顺，译. 北京：商务印书馆，1997

3. W.C. 丹皮尔. 科学史及其与哲学和宗教的关系. 李珩，译. 桂林：广西师范大学出版社，2001

科学的觉醒与
人体解剖学的建立
（14世纪—16世纪） 5

科学的革命与
基础医学的启程
（17世纪） 6

科学的进步与医学专业化
分科、牙医学的独立
（18世纪） 7

科学的黄金时代与
医学的巨大进步
（19世纪） 8

科学技术的飞速发展与
口腔医学的科技化时代
（20世纪） 9

中篇·第五章　　　　　中篇·第六章　　　　　中篇·第七章　　　　　下篇·第八章　　　　　下篇·第九章

第三节
医学家俯观人体结构，维萨里
解剖学的革命

一、解剖人体可以合法化的艰难历程

自古至今，人类除了试图搞清楚我们所生活的宇宙的奥秘，还非常渴望能够了解我们自身生命的构成和生命的本质。人们对解剖学充满了好奇心，但研究人体内部结构、直接观察人体获得解剖学知识，一直以来是禁忌的。在欧洲整个中古时期，宗教对人体一直保持敬畏的态度，认为解剖人体用于医学研究是对神灵的亵渎，教会严禁尸体解剖。如果医生企图进行尸体解剖，不仅会受到法律的制裁，还会受到公众的谴责。因而中古时期的医学被认为是特别落后的领域，解剖学研究也始终未能取得进步，医学研究者和生物学家不得不一直依靠和沿用古代罗马医生盖伦创造的流行了1 500余年的解剖学知识[1, 2]。

但是，在1347年—1353年期间，黑死病（鼠疫）蔓延至整个欧洲，城镇人口的死亡率高达1/3，尸体堆积如山，无人掩埋，这是有史以来人类最致命的流行病之一。黑死病肆虐欧洲造成的灾难，不仅改变了人们对人体解剖的态度，还迫使教会不得不开始放宽对尸体解剖的限制，允许对瘟疫患者的尸体进行解剖，以揭开黑死病的病因。人体解剖的研究开始缓慢地进行[3, 4]。

在随后的几个世纪里，医学或科学领域的人体解剖研究越来越频繁，直接研究人体解剖学的做法在一定程度上已经逐渐在意大利各个医学院校开展。博洛尼亚（Bologna）大学于1405年开设人体解剖课，1429年帕

多瓦大学也紧随其后。1537年，在大学开设的解剖学课堂上进行人体解剖终于得到教皇克莱蒙特七世（Pope Clement）的允许，法律被修改，尸体解剖才正式合法化[5]，大大促进了解剖学的发展。解剖学研究终于成为医学院课程设置的一部分，在课堂上可以公开对人体进行解剖，直接观察来寻找依据[3-5]。

二、盖伦解剖学的错误观点为什么会影响医学1 500年

盖伦（Galenus，129年—199年）生活在公元2世纪，正是基督教发展的时期，教会和法律都不允许进行人体解剖。盖伦在最初获得的医学教育中，除了得到希波克拉底的医学理论遗产之外，只能通过解剖大量的动物间接了解人的器官和生理学作用等知识，另外，他的人体解剖学知识，也来自他担任角斗士医生期间，从抢救伤员的过程中获得。盖伦从积累的解剖学知识中构建了自己的医学理论体系，撰写了大量医学著作400余部，他的解剖学著作《论解剖学过程》被视为医学的象征，他的解剖学观点一直被奉为公认的权威，在欧洲享有盛名，成为几个世纪标准的解剖学教科书。但是，盖伦的解剖学理论充满了不可避免的错误[3-5]。

公元4世纪末罗马帝国分裂后，东罗马帝国在希腊古城拜占庭的基础上建立起都城君士坦丁堡。这里的一些希腊学者们热衷于学习和研究古希腊文化，尤其是哲学和医学，他们保存了大量希腊罗马的古典医学著作，编纂医学百科全书，盖伦的著作在暂时被黑暗所湮没后，又被重新发现和编辑[3, 6]。

当欧洲处于中世纪的黑暗时期时，世界医学的中心转移到阿拉伯帝国及其周边地区，古希腊和罗马的医学又开始在希腊和小亚细亚、叙利亚、巴勒斯坦等地传播，再传入波斯和整个伊斯兰世界，被阿维森纳等学者们翻译成阿拉伯文。翻译盖伦的经典之作达到129本，其著作成为阿拉伯的医学教材，保存和传播了古希腊、古罗马的医学知识。由于基督教徒和信仰伊斯兰的阿拉伯人都禁止尸体解剖，所以没有人质疑盖伦的解剖学[3-5, 7]。

科学的觉醒与   科学的革命与   科学的进步与医学专业化   科学的黄金时代与   科学技术的飞速发展与
人体解剖学的建立   基础医学的启程   分科、牙医学的独立   医学的巨大进步   口腔医学的科技化时代
（14世纪—16世纪） 5   （17世纪） 6   （18世纪） 7   （19世纪） 8   （20世纪） 9

中篇、第五章   中篇、第六章   中篇、第七章   下篇、第八章   下篇、第九章

公元11世纪以后，阿拉伯医学又传入欧洲，使阿拉伯文版的盖伦著作与希腊文版的盖伦原著重逢，并被译成拉丁文，成为当时的医学经典和医学教科书，一直沿用到欧洲的文艺复兴时期。因此，盖伦的盛名和解剖学著作统治并影响着医学界长达1 500年之久。直到欧洲的文艺复兴时期，盖伦的解剖学著作才被质疑。16世纪，帕多瓦大学年轻的解剖学教授维萨里通过对人体进行解剖发现了盖伦的动物解剖存在许多错误之处。17世纪，英国医生威廉·哈维通过实验和观察，提出封闭式"血液循环"的观点，进一步否定了盖伦的血液往返流动学说[3-5, 7]。

三、维萨里《人体的构造》将医学带入现代医学领域

16世纪最具影响力的医学进步，是1543年意大利帕多瓦大学（Padua University）的解剖学教授安德烈·维萨里出版了伟大的著作《人体的构造》。这是一部具有划时代意义的解剖学著作，首度向世界展示了有关人体解剖的真正知识及其研究方法，《人体的构造》标志着解剖学的重大转折点。维萨里回归古希腊逻辑的思考方式和观察研究大自然的科学方法，相信自己对人体解剖的亲眼所见，远离臆测和哲学式思维，指出了盖伦解剖学中200多处的错误。他用拉丁文撰写，配以精美的解剖插图，构造精确、栩栩如生、解说详尽，维萨里凭着他在解剖学的贡献开创了一个时代，使得盖伦解剖学1 500年的统治地位逐渐冰消雪解[3, 5, 7]。

（一）维萨里敢于指出盖伦的错误

安德烈·维萨里（Aandreas Vesalius，1514年—1564年）出生于比利时布鲁塞尔的一个医学世家，他的曾祖父、祖父和父亲都是宫廷御医，家中收藏的大量医书启发了他幼年的心智。他从小学习拉丁文和希腊文，曾在巴黎和帕多瓦等大学求学，精通古罗马医生盖伦的解剖学著作。23岁时，维萨里留在帕多瓦大学任教，成为年轻的外科学和解剖学教师[3]。

　　有趣的是，在文艺复兴时代以前，大学的解剖学授课方式与现在的不同，讲课时需要聘用3名教师同时授课。意大利波洛尼亚大学的解剖学教授蒙迪诺·德·卢齐（Mondino D'e Luzzi，1275年—1326年）在1316年出版的《解剖学》书中详细描述了当时大学授课的情景：一位教授坐在高高的讲台上，用拉丁文吟诵盖伦的教科书解剖学内容，慵懒的声音令人昏昏欲睡；另一位负责在下方亲自解剖尸体，往往由理发师-外科医生担任；还有一位示范者负责指出人体的各个解剖部位，展示给无精打采的学生们。具有权威性的教授高踞宝座，从来不离开座椅下来看看，也从来不怀疑盖伦书中的解剖学知识，他们错失了直接观察人体结构、一探究竟的良好机会，所以，教授们一直延续着古代解剖学错误的知识，直到维萨里打破了这种局面（图5-3-1）[3, 5, 7]。

　　维萨里是个特立独行的人，他不愿遵守这种传统的教学方法，他的好奇心引领他挣脱古代权威盖伦的束缚。他在一系列的尸体解剖教学中打破"教师只说不做"的惯例，他亲自解剖尸体以获得人体结构的第一手资料。在帕多瓦大学开明的教育政策下，校方允许维萨里一个人身兼三职——解剖、示范和授课。他在讲课时，勇敢地拿起理发师手中的刀，以自己的勇气和方式来解剖尸体，向学生讲解人体解剖中的各种发现和研究方法。这种由教授亲自解剖的教学风格，迅速受到学生们的欢迎。在解剖过程中，维萨里觉察到前辈盖伦的一些错误，他发现实际的人体解剖结构与盖伦的解剖学著作有许多矛盾的地方。因为盖伦的解剖是由动物获得，再用于人体的研究经常会出现错误。尽管当时的医生们开始从旧观念中解放自己，但是还没有一个人敢公开反对盖伦。

　　维萨里经过多年不懈的努力，仔细观察研究人体解剖结构，积累了大量的第一手资料，逐渐摆脱了盖伦学说的束缚。他在帕多瓦大学安排了一次公开课，面向公众讲解人和猴的比较解剖实验，指出了两者骨骼系统的200多处差异[5]。维萨里勇敢地站出来，毫不犹豫地陈述："维萨里能证实自己是对的，盖伦是错的！"此时，在他的心中已构筑出自己将在1543年出版的巨作的大纲[1-5, 7]。

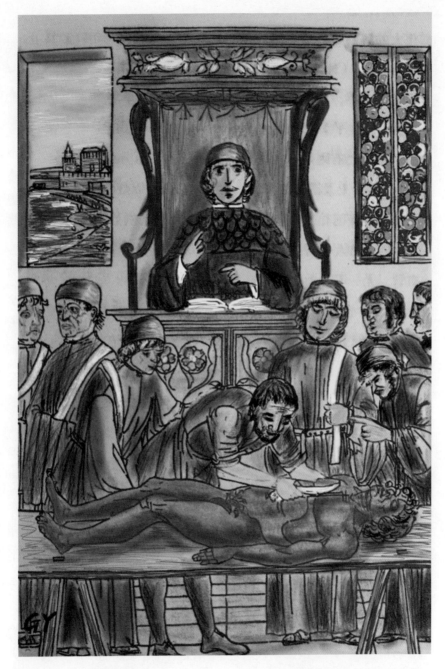

图5-3-1　意大利解剖学家蒙迪诺（Mondino）在1316年出版的《解剖学》和威尼斯
1491年出版的《医册》书中，都介绍了由3名教师在教授解剖课的生动场面

（图片：作者绘画）

医学和口腔医学
发展史概论

1

上篇、第一章

石器时代
人类古老的口腔疾病
（史前—公元前4000年）

2

上篇、第二章

文字产生与人类早期
对口腔疾病的认知
（公元前3500年—公元500年）

3

上篇、第三章

中古时期的医学
（476年—1453年）

4

上篇、第四章

（二）维萨里的著作《人体的构造》

1543年，年仅28岁的维萨里完成并出版了他的解剖学著作《人体的构造》（*On the Structure of the Human Body*）。这是一部革命性的著作，全书共分8卷，663页，包括11幅大图和将近300幅小图，倾注了维萨里的大量心血。他从画家提香介绍的画师中精心挑选了一位杰出的插图画家范·卡尔卡，由他绘制完成了具有较高精准度的插图。维萨里对人体各个部分的实际构造进行了清晰而注重事实的描述，分别论述了人体骨骼、肌肉、血液循环、神经系统、内脏器官和脑与眼睛的解剖结构和功能（图5-3-2），内文与插图的编排完美地结合在一起[2-5, 7]。

在《人体的构造》中虽然仅仅有两页谈到人类的牙齿和下颌骨，但是，维萨里纠正了盖伦的错误，明确指出了牙齿区别于其他骨组织的许多不同之处，确认牙髓腔是供给牙齿营养的地方。但是，维萨里也存在一些错误观点，他固执地坚持牙齿是连续不断生长的，认为当一颗牙齿缺失时会由另一颗牙齿替代，所以，他对乳恒牙生长发育的描述是错误的。但是，维萨里的后继者们继续研究人体解剖，又陆续发现并纠正了这一错误的观点[3]。

维萨里的著作《人体的构造》出版以后引起了空前的轰动，这是自盖伦以来西方解剖学上的一个重大进步，真正复兴了人们对人体解剖直接观察的科学研究方法，他成为第一位认识到盖伦解剖错误的医学家。维萨里对那些盲从盖伦理论的教师进行批评，他让医生们开始从旧观念中解放出来，终结了盖伦解剖学在欧洲长达1 500年的统治地位。但是，维萨里却遭到帕多瓦大学大部分老师，同时又都是盖伦信徒的强烈反对。他不得不离开帕多瓦大学去西班牙，成为查理五世皇帝和继承人菲利普二世的宫廷御医[2-5, 7]。

《人体的构造》著作中关于人体解剖的一些论述对于今天的解剖学者仍有参考价值。《人体的构造》被认为是现代医学的基础，而维萨里则被后人誉为现代解剖学的奠基人——"解剖学之父"[3, 7]。

科学的觉醒与
人体解剖学的建立
（14世纪—16世纪） 5

科学的革命与
基础医学的启程
（17世纪） 6

科学的进步与医学专业化
分科、牙医学的独立
（18世纪） 7

科学的黄金时代与
医学的巨大进步
（19世纪） 8

科学技术的飞速发展与
口腔医学的科技化时代
（20世纪） 9

中篇、第五章　　　　　中篇、第六章　　　　　中篇、第七章　　　　　下篇、第八章　　　　　下篇、第九章

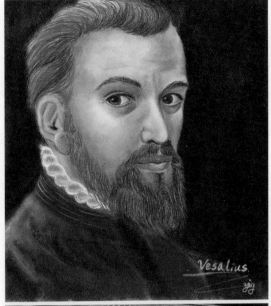

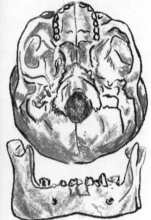

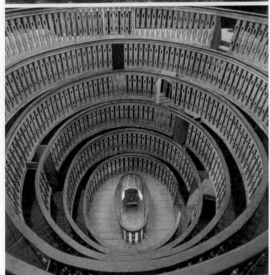

A | B
—————
C

图5-3-2　帕多瓦大学年轻的解剖学教授——维萨里

A. 卡尔卡为《人体的构造》作画-维萨里
B.《人体的构造》插图-下颌骨
C. 1594年帕多瓦大学修建可容纳300名学生的解剖室
（图片：作者绘画和拍摄）

参考文献

1. 亚·沃尔夫. 十六、十七世纪科学、技术和哲学史（上、下）. 周昌忠，苗以顺，译. 北京：商务印书馆，1997

2. W.C. 丹皮尔. 科学史及其与哲学和宗教的关系. 李珩，译. 桂林：广西师范大学出版社，2001

3. WALTER H A. History of Dentistry. Quintessence Publishing Co., 1981

4. 凯特·凯莉. 医学史话（1450—1700科学革命和医学）. 王中立，译. 上海：上海科学技术文献出版社，2015

5. 罗伯特·玛格塔. 医学的历史. 李城，译. 广州：希望出版社，2004

6. 陈佩雄. 世界通史. 长春：吉林文史出版社，2006

7. 舍温·努兰. 蛇杖的传人（西方名人列传）. 杨逸鸿，张益豪，许森彦，译. 杭州：浙江大学出版社，2017

科学的觉醒与
人体解剖学的建立
（14世纪—16世纪） 5

科学的革命与
基础医学的启程
（17世纪） 6

科学的进步与医学专业化
分科、牙医学的独立
（18世纪） 7

科学的黄金时代与
医学的巨大进步
（19世纪） 8

科学技术的飞速发展与
口腔医学的科技化时代
（20世纪） 9

中篇、第五章　　　　中篇、第六章　　　　中篇、第七章　　　　下篇、第八章　　　　下篇、第九章

第四节
艺术家达·芬奇对人体解剖学的贡献

一、博学多才的达·芬奇和他的艺术

　　然而，最开始在医学领域具有创新精神、追求人体解剖结构完美的人不是医生，而是艺术家。因为只有艺术家才会丝毫不在意盖伦的解剖学理论，他们只探究人体解剖结构的真相，追求艺术的造型更加准确完美[1]。

　　达·芬奇认为绘画是一种科学，他最初研究解剖就是为了让艺术造型更加准确，通过对人体解剖的直接观察和研究，如实地反映所见内容，获得绘画和雕塑的第一手资料。当时许多伟大的艺术家都在学习解剖学知识，一些人甚至成了高超的解剖学家。达·芬奇、米开朗基罗和拉斐尔文艺复兴的"艺术三杰"即是如此。当众人仍在沉睡，他们已从黑暗中醒来[1-3]。

　　列奥纳多·达·芬奇（Leonardo da Vinci，1452年—1519年）是欧洲文艺复兴时期的代表人物。他多才多艺，是一位学识渊博的文化巨匠，也是最伟大的艺术家。他在艺术、科学和医学等多个领域做出了巨大的贡献，他探究人体解剖结构的真相、追求艺术的完美，他的绘画手稿给人类留下许多人体解剖宝贵的精美图片[1, 3, 4]。

　　达·芬奇来自佛罗伦萨附近的芬奇镇，从小就表现出了非凡的绘画天赋，画的小动物惟妙惟肖。14岁时达·芬奇被父亲送到好友，佛罗伦萨著名的雕刻家、画家安德烈·韦罗基奥的工作室，接受了多方面的训练：绘画、雕刻以及机械工艺技术，尤其是局部解剖。达·芬奇学习勤奋，随身携带的笔记本画满了人们面孔和身躯的素描、动植物的速写，以及格言、哲学和科学结论的笔记。他用6年的时间完成了别人12年的绘画学习内

容，在人体局部解剖的研究方面打下了坚实的基础。达·芬奇一生在绘画专业上孜孜追求，留下许多名垂千古的杰作。其中最著名的三大不朽之作，体现了他精湛的艺术造诣。《蒙娜丽莎》被称为西欧艺术史上第一幅心理肖像画，代表了达·芬奇的最高艺术成就。画中永恒而神秘的微笑，反映人物的思想、感情和心绪的细微差别。这幅作品至今仍珍藏在法国卢浮宫国家博物馆中。1482年达·芬奇来到米兰，为米兰圣玛丽亚修道院餐厅创作壁画《最后的晚餐》。这幅作品以几何图形为基础设计，体现出数学的对称美，被誉为"人类绘画的极品"。作品描绘了耶稣在被捕前与十二门徒共进晚餐的场景，画面中的人物刻画精细入微，惟妙惟肖地勾勒出不同人物的心理状态。现收藏于卢浮宫的祭坛画《岩间圣母》也堪称杰作。达·芬奇的绘画作品为世界艺术宝库留下了珍贵的文化遗产，是欧洲艺术的珍品[1, 3, 4]。

二、《维特鲁威人》与人体比例研究

达·芬奇在1487年前后创作的素描作品《维特鲁威人》是文艺复兴时期歌颂人体美的优秀作品，是世界上最符合自然几何学构图，且比例最协调的男性艺术形体，将人体造型完美统一在一个由圆形和正方形构成的微观宇宙之中（图5-4-1）。这被认为是达·芬奇的天才构想，描绘出"世界的本质、万物的准则"。他的灵感来自公元前20年古罗马时期的一位建筑师——维特鲁威写就的一本书《建筑十书》[1]。

维特鲁威（Vitruvii）是受雇于屋大维的一位古罗马建筑师，对古罗马帝国的建筑起到了举足轻重的作用，临终时留下指导性文字《建筑十书》，书中包含了他对人体完美比例和黄金分割的研究。古罗马人用天空测量人体，相信人体比例恰好可以放在一个圆形和一个方形之间。身高等于双臂展开的长度，从胸口到头顶的距离等于身高的1/4。

达·芬奇把1 500年前维特鲁威的文字，用令人难忘的视觉效果呈现出来。《维特鲁威人》表现了人体比例与正方形和圆形的奇妙关系，象征着人体就是微缩的宇宙，人体内包含着宇宙的本质[5]。

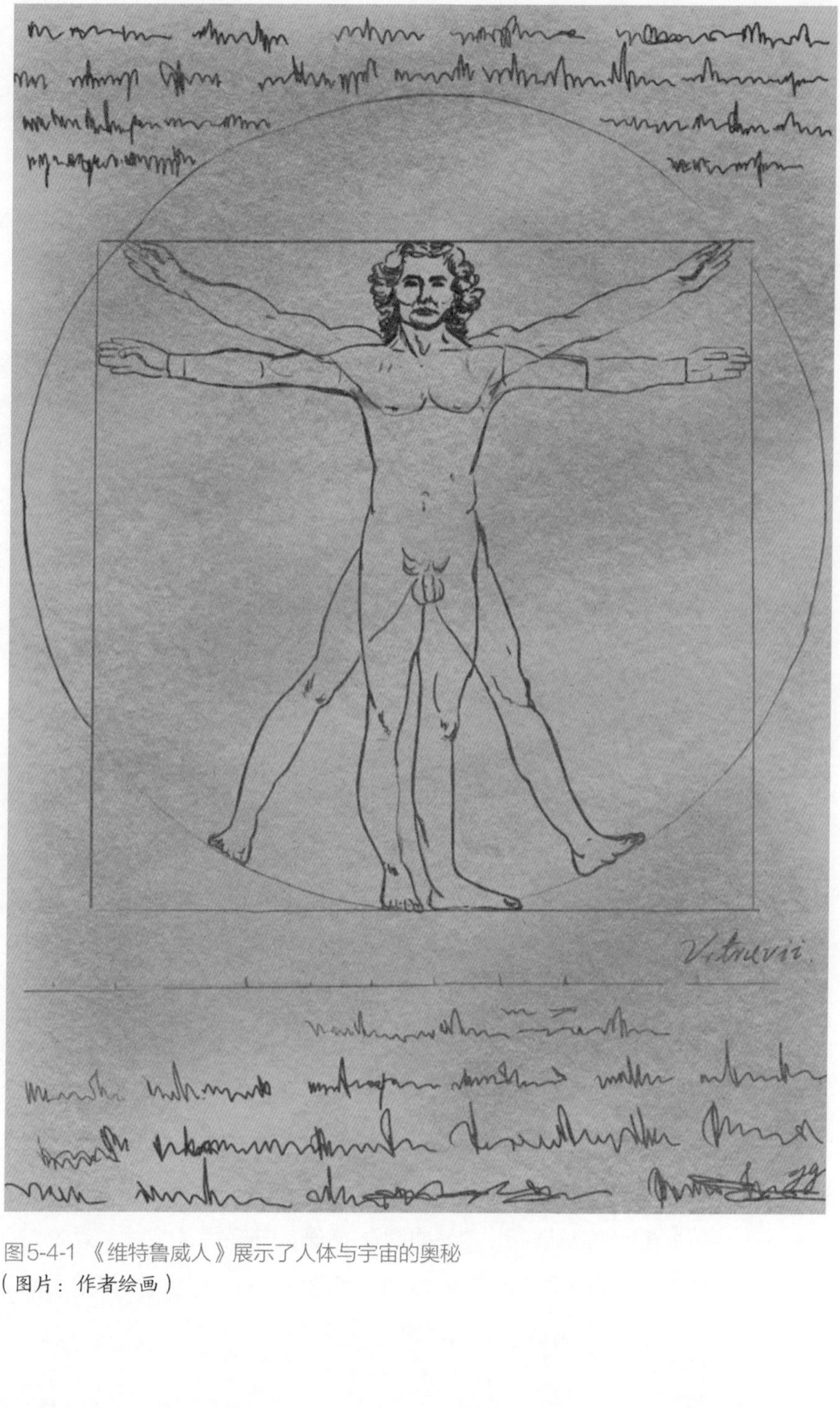

科学的觉醒与
人体解剖学的建立
（14世纪—16世纪） 5

科学的革命与
基础医学的启程
（17世纪） 6

科学的进步与医学专业化
分科、牙医学的独立
（18世纪） 7

科学的黄金时代与
医学的巨大进步
（19世纪） 8

科学技术的飞速发展与
口腔医学的科技化时代
（20世纪） 9

中篇、第五章　　　　中篇、第六章　　　　中篇、第七章　　　　下篇、第八章　　　　下篇、第九章

图5-4-1 《维特鲁威人》展示了人体与宇宙的奥秘
（图片：作者绘画）

三、达·芬奇的手稿探究人体解剖结构的真相

达·芬奇具有医学和生理解剖学相关的绘图才能，他从解剖学入手，研究了人体各部分的构造，并将独立观察和杰出的绘画技能相结合。达·芬奇终其一生，每天都在做笔记，他在去世后留下了大批未经整理的手稿、速写和设计图，在他绘制出的750幅手稿中，人体局部解剖图谱非常精准，常常伴有详细的文字解释和注译。因其左手执笔，留下许多镜像反写的手稿，所以较难辨认。这些手稿直到19世纪末20世纪初才得以出版[1-3, 5, 6]。

在达·芬奇生活的时期，罗马天主教仍然严禁人体解剖，他们认为这是侵犯了人体的神圣。意大利维罗纳的解剖学家马坎托尼欧·戴勒·托尔（Marcantonio della Torre）在获得解剖的特许权后，邀请达·芬奇为解剖学教科书画插图。达·芬奇研究解剖学40余年，在佛罗伦萨圣灵教堂太平间的地下室，靠着烛光照明解剖了30多具不同年龄的尸体，分解了各种器官组织，研究了人体各部分的构造。他认为同时解剖多具尸体很有必要，可以找到不同点，获得全面的解剖知识[1]。

他描绘的人体局部解剖图谱在医学领域广受欢迎，对人体解剖学的发展产生了巨大的影响。他的画中对人体躯干和四肢的骨骼，肌肉和肌腱，心脏、肺和血管，子宫和其他系统都进行了细致的描绘。他发明的一种解剖技术至今仍在使用，即经尸体空洞注入液态蜡，表现人体的内部结构。在他的解剖图谱里，描绘了一个张开的嘴和许多牙齿；另一幅绘画则展现了头骨的正面和上颌窦、上颌牙齿的4种类型，这是他第一次描绘和解释了磨牙与前磨牙不同的解剖形状。他还发现上颌窦与眼睛内侧腔体的深度和宽度相似，并有静脉通过孔进入里面，上颌窦底部有一排牙齿和牙根；绘制了一个完全揭开的头骨，以及人面部的比例；并描绘了颅腔、窦腔和颌骨及牙齿的解剖关系（图5-4-2）[1]。这些解剖学研究使他成为历史上的"解剖之父"。

科学的觉醒与
人体解剖学的建立
（14世纪—16世纪）
5
中篇、第五章

科学的革命与
基础医学的启程
（17世纪）
6
中篇、第六章

科学的进步与医学专业化
分科、牙医学的独立
（18世纪）
7
中篇、第七章

科学的黄金时代与
医学的巨大进步
（19世纪）
8
下篇、第八章

科学技术的飞速发展与
口腔医学的科技化时代
（20世纪）
9
下篇、第九章

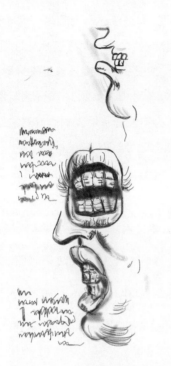
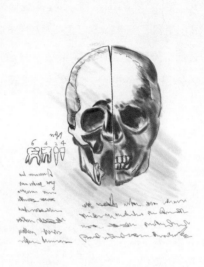
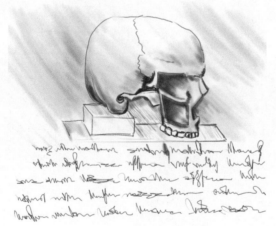

A | B
—————
C

图5-4-2　达·芬奇手稿中的头面部解剖

A. 达·芬奇对口腔的研究：张开的大嘴和许多牙齿
B. 达·芬奇手稿：头盖骨的正面和上颌窦、上颌牙齿的4种类型
C. 达·芬奇描述了上颌窦底部有一排牙齿和牙根
（图片：作者绘画）

医学和口腔医学
发展史概论 1
上篇、第一章

石器时代
人类古老的口腔疾病
（史前—公元前4000年） 2
上篇、第二章

文字产生与人类早期
对口腔疾病的认知
（公元前3500年—公元500年） 3
上篇、第三章

中古时期的医学
（476年—1453年） 4
上篇、第四章

他的手稿中对牙根的数目进行了最早的详细描述：上颌第一磨牙有3个根，2根在外面，1根在腭侧。左右对称的两个第一磨牙在8岁时萌出；接着第一前磨牙萌出，有2根，1根在外、1根在内；接下来是尖牙萌出，仅1根；上颌门牙共4颗，可以切割食物，仅1根。下颌16颗牙齿，但磨牙仅2根，其他牙齿似上颌。达·芬奇认为自然界中最美的研究对象是人体，人体是大自然的奇妙之作品，画家应以人为绘画对象的核心[1-3]。

参考文献

1. WALTER H A. History of Dentistry. Quintessence Publishing Co., 1981
2. 罗伊·波特. 剑桥医学史. 2版. 张大庆，李志平，译. 长春：吉林人民出版社，2005
3. 迈克尔·H. 哈特. 中外100名人排行榜. 李明瑞，杨斌，译. 北京：中国经济出版社，1991
4. 陈佩雄. 世界通史. 长春：吉林文史出版社，2006
5. 罗伯特·玛格塔. 医学的历史. 李城，译. 广州：希望出版社，2004
6. 凯特·凯莉. 医学史话（1450—1700科学革命和医学）. 王中立，译. 上海：上海科学技术文献出版社，2015

科学的觉醒与
人体解剖学的建立
（14世纪—16世纪） **5**
中篇、第五章

科学的革命与
基础医学的启程
（17世纪） **6**
中篇、第六章

科学的进步与医学专业化
分科、牙医学的独立
（18世纪） **7**
中篇、第七章

科学的黄金时代与
医学的巨大进步
（19世纪） **8**
下篇、第八章

科学技术的飞速发展与
口腔医学的科技化时代
（20世纪） **9**
下篇、第九章

第五节
口腔解剖学的研究和发展

一、法罗皮奥发现牙囊

加布里埃尔·法罗皮奥（Gabriele Falloppio，1523年—1562年）是维萨里同时代的著名解剖学家，1551年—1562年期间，在帕多瓦大学担任解剖学和外科学教授。他的主要研究领域是人体头面部的局部解剖结构。法罗皮奥赞美维萨里的著作《人体的构造》是医学的里程碑，将永远流传[1-3]。

法罗皮奥通过观察死于一岁内的多名儿童的颌骨，发现并确定了下颌骨最初是由左右两块骨在中间连接而成，中间有软骨融合形成连线。然而他研究发现7岁以后死亡的儿童下颌骨为一整块，没有下颌骨连线。说明儿童出生1岁以后，左右两半下颌骨才在中线处完成的骨融合，这与现在《口腔正畸学》教科书指出的一致：儿童出生后1~1.5岁下颌骨左右两半完成骨融合[4, 5]。与此同时，法罗皮奥开始更正维萨里《人体的构造》中存在的错误。法罗皮奥从儿童尸体解剖中观察颌骨内乳恒牙的关系，指出维萨里关于恒牙发育过程的概念是错误的，恒牙不是直接从乳牙根部的软组织上发育而来，而是从一个独立的软组织牙囊发育而来。牙囊包埋于上下颌骨内，恒牙在萌出过程中逐渐变硬（发育钙化），突破牙龈暴露于口腔内（图5-5-1）。恒尖牙的位置最初在乳尖牙的根尖下方。法罗皮奥还解剖了流产胎儿，观察并解释了牙齿发育的形态学改变。但是，法罗皮奥仍然相信蠕虫对人类牙齿的损害[1, 4, 5]。

医学和口腔医学
发展史概论 1
上篇、第一章

石器时代
人类古老的口腔疾病
（史前—公元前 4000 年） 2
上篇、第二章

文字产生与人类早期
对口腔疾病的认知
（公元前 3500 年—公元 500 年） 3
上篇、第三章

中古时期的医学
（476 年—1453 年） 4
上篇、第四章

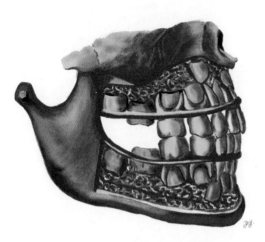

图 5-5-1　恒牙由独立的软组织牙囊发育而来
（图片：作者绘画）

不仅如此，法罗皮奥还研究了耳朵的内部结构，包括内耳的半规管，鼓膜的功能，耳蜗、乳突小房和中耳，并发现了眼睛的泪管和筛骨。法罗皮奥还因发现了输卵管而享誉盛名。1561 年，法罗皮奥在威尼斯出版了他一生中最重要的著作《解剖学观察》，书中介绍了上述器官的详细解剖，得到众多赞誉[1-3]。

二、尤斯塔奇出版第一本《牙齿解剖学》

1563 年，第一本《牙齿解剖学》（Libellus de Dentibus）的专著由意大利罗马的医生和解剖学家尤斯塔奇（Bartolomeo Eustachi，1514 年—1574 年）完成。全书共 95 页，详细阐述了口腔和牙齿的解剖发育，解析了牙周膜和牙槽骨的结构，提出牙齿与其他骨组织在起源、生长、感觉等方面都不相同，还描述了颌面肌肉、口底、舌和颈部的解剖结构（图 5-5-2）。尤斯塔奇第一次提出了牙髓腔、根管、牙周组织的概念，他写道："很难想象，血管和神经可以通过如此小的根尖孔，供养牙髓组织"[1]。

科学的觉醒与
人体解剖学的建立
（14世纪—16世纪） 5
中篇、第五章

科学的革命与
基础医学的启程
（17世纪） 6
中篇、第六章

科学的进步与医学专业化
分科、牙医学的独立
（18世纪） 7
中篇、第七章

科学的黄金时代与
医学的巨大进步
（19世纪） 8
下篇、第八章

科学技术的飞速发展与
口腔医学的科技化时代
（20世纪） 9
下篇、第九章

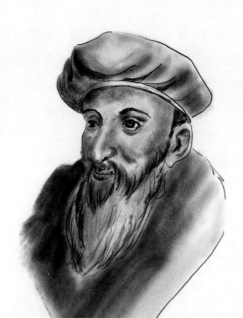

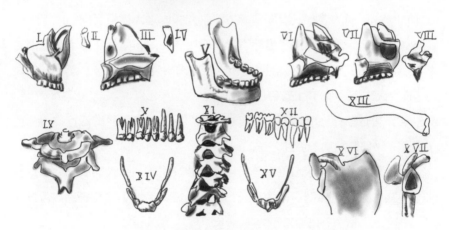

A
—
B

图5-5-2　口腔局部解剖学

A. 口腔局部解剖学的创始人尤斯塔奇
B. 尤斯塔奇绘制的颌骨和牙齿解剖图谱
（图片：作者绘画）

215

尤斯塔奇在牙齿发育方面的研究非常有价值，他学习了法罗皮奥的著作，并扩展了自己的想法，通过解剖流产胎儿、新生儿和各年龄段的儿童尸体，发现儿童和成人之间口腔和牙齿的区别，明确提出恒牙是由牙囊发育而来的观点，纠正了恒牙是从乳牙根组织发育而成的错误概念。尤斯塔奇被认为是口腔解剖学的创始人之一。

1564年，尤斯塔奇还出版了《解剖学研究》《肾脏的构造》等书，对肾脏、心脏、手臂静脉、耳朵做过详细的阐述[1]。

三、法布里休斯研究牙病治疗方法

杰罗拉莫·法布里奇奥·艾奎潘登特（Girolamo Fabrizzi d'Acquapendente，简称法布里休斯，1533年—1619年），是一名出色的外科医生、解剖学家和生理学家。他在帕多瓦大学学习期间曾经做过法罗皮奥的学生。他的老师法罗皮奥的主要研究领域是人体头面部的局部解剖结构，发现了牙囊，纠正了维萨里的错误概念。法布里休斯继承了老师的事业，成为帕多瓦大学的解剖学教授，在后来研究和教学的64年中，他在牙病的治疗方法等研究上有自己独到的见解[1-3]。

法布里休斯在他的解剖学著作中不光介绍了很多外科的治疗内容，还介绍了7种口腔疾病的治疗方法。

（1）牙关紧闭：原因是由牙齿疼痛和脓肿引起，强大的肌肉力量造成张口困难。建议进食时可以通过牙齿间隙，或者用细小的管子通过鼻饲完成（图5-5-3），并列举了各种食物清单。

（2）牙龈瘤（epulis）和牙龈脓肿（parulis）的治疗：需切开脓肿进行引流。

（3）清洁口腔：需去除牙石。

（4）去除牙洞腐质：可以用硫酸或另一种强烈的液体滴在牙洞里去腐，然后用一个烫红的工具上烧烙。

（5）牙洞充填：用金箔材料进行牙洞充填。

科学的觉醒与
人体解剖学的建立
（14世纪—16世纪） 5

科学的革命与
基础医学的启程
（17世纪） 6

科学的进步与医学专业化
分科，牙医学的独立
（18世纪） 7

科学的黄金时代与
医学的巨大进步
（19世纪） 8

科学技术的飞速发展与
口腔医学的科技化时代
（20世纪） 9

中篇、第五章

中篇、第六章

中篇、第七章

下篇、第八章

下篇、第九章

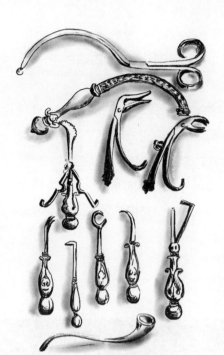

图5-5-3　法布里休斯介绍的器械
用细小的管子通过鼻饲进食
（图片：作者绘画）

（6）拔牙：如何拔除松动的牙齿及拔牙的常规方法。

（7）挫牙：挫短尖锐的牙尖和牙齿敏感点。

1603年，法布里休斯发表著作《论静脉瓣膜》(*On the Valves of the Veins*)，术中描述了静脉血管内壁上有小的薄膜。法布里修斯发现当血液流动时，这些瓣膜朝向心脏的方向打开，朝向相反的方向则关闭。法布里休斯因为是第一个发现人体静脉瓣膜的人而闻名，但是却没有发现静脉瓣膜的功能是防止血液倒流。直到1628年，他的学生哈维发现了血液循环的生理现象，并解释了静脉瓣膜的功能是阻止血液倒流，为了让组织有时间吸收必要的营养，以及防止血液流动不规则。他还在人类繁衍、分娩、胎儿解剖和生理的研究方面作出了极大的贡献[1-3]。

四、解剖学的独立

16世纪之前，解剖学与外科学依然合在一起授课。由于维萨里和达·芬奇等人对解剖学的重要贡献，1570年解剖学第一次从外科学中独立出来，分成两门独立的学科进行教学。至此，解剖学成为医学领域中独立的学科（图5-5-4）[2]。16世纪欧洲许多国家相继开始独立教授解剖课，17世纪解剖技术在解剖学的研究和教学中越来越完善，尤其是在荷兰、法国和意大利[1-3]。

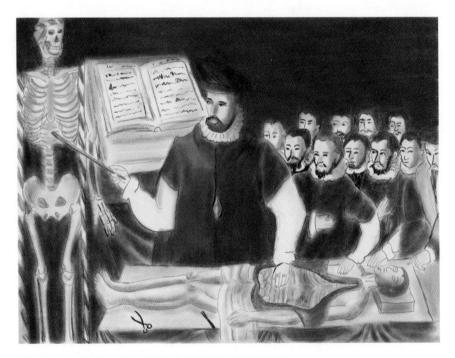

图5-5-4　1581年，约翰·班尼斯特医生正在教授解剖课

（图片：作者绘画）

科学的觉醒与
人体解剖学的建立
（14世纪—16世纪）
5
中篇、第五章

科学的革命与
基础医学的启程
（17世纪）
6
中篇、第六章

科学的进步与医学专业化
分科、牙医学的独立
（18世纪）
7
中篇、第七章

科学的黄金时代与
医学的巨大进步
（19世纪）
8
下篇、第八章

科学技术的飞速发展与
口腔医学的科技化时代
（20世纪）
9
下篇、第九章

参考文献

1. WALTER H A. History of Dentistry. Quintessence Publishing Co.，1981

2. 凯特·凯莉. 医学史话（1450—1700科学革命和医学）. 王中立，译. 上海：上海科学技术文献出版社，2015

3. 罗伯特·玛格塔. 医学的历史. 李城，译. 广州：希望出版社，2004

4. 傅民魁. 口腔正畸学. 6版. 北京：人民卫生出版社，2012

5. 皮昕. 口腔解剖生理学. 6版. 北京：人民卫生出版社，2008

医学和口腔医学
发展史概论
上篇、第一章
1

石器时代
人类古老的口腔疾病
（史前—公元前4000年）
上篇、第二章
2

文字产生与人类早期
对口腔疾病的认知
（公元前3500年—公元500年）
上篇、第三章
3

中古时期的医学
（476年—1453年）
上篇、第四章
4

第六节
明代中国传统医学的成就

中国明代（1368年—1644年）与欧洲文艺复兴大约处于同一时期，明代是中国历史上一个由汉族建立起来的王朝。明朝也被认为是继隋唐之后中国历史上的黄金时期，在政治稳定、经济发展的推动下，明朝的科学技术有了显著提高，当时思想文化的精英们，不论在自然科学领域，还是在人文科学领域，都有着超越时代的卓越建树，产生了不少具有深远影响的科学著作。科学技术的繁荣发展，从理论观点、方法、技术等各个方面都对医学产生了重大影响，医学知识进一步普及，医药书籍的数量和质量呈现历史少有的盛况，最具有代表性的李时珍的药物学巨著问世，还出现了最早的口腔医学专著[1, 2]。

一、李时珍与最伟大的药物学巨著《本草纲目》

明代出现了许多内容丰富的药物学著作，本草学的发展达到了空前的高峰，很多医生、学者都在编纂本草学著作，对药物的效能和治疗经验都给予了翔实的阐述。但是，最具影响力的著作还是李时珍撰写的《本草纲目》，是中国本草学之冠，代表了中国古代药物学发展的巅峰之作。

李时珍（1518年—1593年）是我国明代杰出的医药学家。他年轻时独好医书，随父行医深得其父真传。他有感于本草书中错讹颇多，误导有加，于是他立志修纂一部新的本草学著作。李时珍32岁时开始着手编写，他广泛阅读文献资料，参考了历代有关本草学的书籍和文献925种，并深入实践，他亲自到武当山、庐山、茅山、牛首山等地实地采集标本，到湖广、安徽、河南、河北等地走访考察，广泛吸取民间经验。他历时27年，记录上千万字札记，终于在万历六年（1578年）完成了192万字的巨著《本草纲目》。这是一部内容丰富、具有深远意义的中国药物学巨著，也是世界药学史上的不朽之作（图5-6-1）[1-3]。

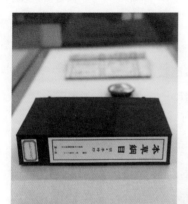

$$\frac{A}{B}$$

图5-6-1　李时珍与药物学著作《本草纲目》

A.《本草纲目》
B. 明代医药学家李时珍
（图片：作者拍摄于北京中医药大学医学史博物馆和广东中医药博物馆）

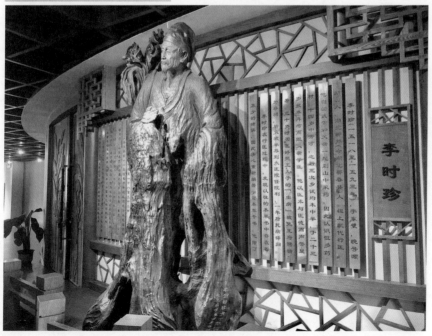

医学和口腔医学
发展史概论
上篇、第一章
1

石器时代
人类古老的口腔疾病
（史前—公元前4000年）
上篇、第二章
2

文字产生与人类早期
对口腔疾病的认知
（公元前3500年—公元500年）
上篇、第三章
3

中古时期的医学
（476年—1453年）
上篇、第四章
4

《本草纲目》共52卷，16部，下设60类，约192万字。收纳了明代以前诸家本草所收药物1 518种，增收药物374种，合计1 892种，书中附药物形态图1 160余幅，药方11 096则。这部伟大的著作，吸收了历代本草著作的精华，提出了先进的按药物自然属性逐级分类的纲目体系多级分类法，系统地论述了药物知识，对药性理论进行了补充，纠正了既往本草著作中的许多错误。《本草纲目》的贡献不仅限于药物学，它在医学、植物学、动物学、天文学等方方面面也有贡献，是16世纪为止中国最系统、最完整、最科学的一部医药学著作[3-5]。

《本草纲目》中记载的用于口腔疾病的治疗药物达400多种，治疗口腔疾病的方剂也有数百种，其中经过李时珍亲自验证的、可以明确说明其疗效为愈合、良好、禁忌、损伤者就达100余种，有些药物和方剂至今在临床工作中广泛应用。如用砷剂治疗牙痛的记载："砒霜半两，醋调如糊，碗内盛，待干刮下，用粟粒大，棉裹安齿缝，来日取出，有虫自死，久患者不过三日即愈"。李时珍还在口腔保健药物中记述了食盐能坚牙明目，柳枝揩齿的药理作用是可祛风消肿止痛。损齿药物中有饴糖、枣、山楂实、甘石榴等[5, 6]。

二、中国最早的口腔医学专著《口齿类药》

明代中医学临床各科的辨证论治体系已经相当成熟，思想与学术的论争十分活跃。

中国江苏吴县的明代医学家薛己（约1488年—1558年）就是这一时期内科学领域温补学派的代表人物，强调温补肾阳在治病和养生方面的重要性。薛己自幼继承家训，从其父学医，精研医术，任职太医院多年，有条件阅览群书而且精通内、外、妇、儿、眼、口齿等各科，注重收集医案，是一位临床大家。薛己一生勤于写作，曾著书24种，共107卷，内容涉及内、外、妇、儿、针灸、口齿、眼科、正骨、本草等诸多方面，为后人留下大量有实用价值的医学文献。《内科摘要》是我国医学史上第一本以内科

科学的觉醒与
人体解剖学的建立
（14世纪—16世纪） 5

科学的革命与
基础医学的启程
（17世纪） 6

科学的进步与医学专业化
分科、牙医学的独立
（18世纪） 7

科学的黄金时代与
医学的巨大进步
（19世纪） 8

科学技术的飞速发展与
口腔医学的科技化时代
（20世纪） 9

中篇、第五章　　　　　中篇、第六章　　　　　中篇、第七章　　　　　下篇、第八章　　　　　下篇、第九章

命名的书籍，另一本《口齿类药》成书于1528年（嘉靖七年），共12篇，论及口腔和喉科疾病，是我国目前最早的、明代仅存的一本口腔医学专著，论述了唇、口、齿、舌、喉等口腔部位疾病的丰富内容，主要包括茧唇、口疮、齿痛、舌症等4种口腔疾病。薛己认为"齿者肾之标，口者肾之窍。诸经多会于口也，齿牙也"。其中本手足阳明经和本足少阴经与口齿痛有密切的关系，疾病多来源于脾、胃、大肠与肾功能失调 [2-5]。

《口齿类药》有关口腔疾病的病因、症状和疗法如下 [6]：

（一）茧唇

薛己对茧唇有比较明确的认识，他在著作中描述了茧唇患者的口唇变化、茧唇的病因和症状，以及茧唇的治疗方法。并进一步指出茧唇患者与善怒及怀抱久郁有密切关系（表5-6-1）[6]。

表5-6-1　茧唇

茧唇的定义	若唇肿，起白皮，皱裂如吞蚕，名曰茧唇
口唇的变化	脾之荣在唇，盖燥则干，热则裂，风则䏃，寒则揭
茧唇的病因	或因七情动火，伤血，或因心火上传授脾经，或因厚味积热伤脾
茧唇的症状	有唇肿重出如茧者，有本细末大如茧，如瘤者
茧唇的疗法	审本症，察兼症，补脾气，生脾血 这样则燥自润火自除，风自息，肿自消

（二）口疮

薛己分析了口疮的病因，由于上焦实热，中焦虚寒，下焦阴火，各经传变，导致口唇生疮，口舌糜烂，唇舌生疮，口臭牙龈赤烂，口苦发热等症状的出现。可以根据口疮的分型及症状分而治之（表5-6-2）。

表5-6-2　口疮

口疮的类型	口疮的症状	口疮的疗法
实热型	发热作渴饮冷	轻型：补中益气汤 重型：六君子汤
中气虚型	饮食少思，大便不实	人参理中汤
中气虚寒型	手足逆冷，肚腹作痛	附子理中汤
血虚型	晡热、内热、不时而热	八物加丹皮、五味麦冬
肾水亏型	发热作渴唾痰，小便频数	加减八味丸
火衰土虚型	食少便滑，面黄肢冷	八味丸
阴虚型	日晡发热，或从腹起	四物参数五味麦冬，不应，加减八味丸
无根火型	热来复去，昼见夜伏、夜见昼伏，不时而动，或无定处，或从脚起	八味丸及十全大补加麦冬五味，以附子末唾津调搽涌泉穴

（三）齿痛

薛己指出齿痛与经络的关系："齿恶寒热等症，本手足阳明经。其动摇脱落，本足少阴经。其虫疳、龈肿出血痛秽，皆湿热胃火，或诸经错杂之邪与外因为患"。中医学谈到的齿痛与现代口腔医学中的龋病、牙髓炎及牙周病所引起的疼痛不同。

薛己介绍了23个齿痛病例的23种局部症状，包括虚热牙痛；牙动牙根溃烂；齿动作渴；齿摇龈露，喜冷饮；患齿痛；善饮齿痛，腮颊焮肿；牙痛连脑……善饮齿常浮痛；齿缝胀而不能咀嚼；善饮牙蛀作痛……齿浮作痛"等。中医对于所有齿痛的疗法，都是应用汤剂治疗的（表5-6-3）[6]。

表5-6-3　齿痛

齿痛的病因	齿痛的疗法
湿热甚而痛者	承气汤下之，轻者清胃散调之
大肠热而龈肿痛者	清胃散治之，重者调胃丸清之
六郁而痛者	越鞠丸解之

科学的觉醒与
人体解剖学的建立
(14世纪—16世纪) **5**
中篇、第五章

科学的革命与
基础医学的启程
(17世纪) **6**
中篇、第六章

科学的进步与医学专业化
分科、牙医学的独立
(18世纪) **7**
中篇、第七章

科学的黄金时代与
医学的巨大进步
(19世纪) **8**
下篇、第八章

科学技术的飞速发展与
口腔医学的科技化时代
(20世纪) **9**
下篇、第九章

续表

齿痛的病因	齿痛的疗法
中气虚而痛者	补中益气汤补之
思虑伤脾而痛者	归脾丸调之
肾经虚热而痛者	六味丸补之
肾经虚寒而痛者	还少丹补之，重则八味丸主之
其属风热者	独活散
大寒犯脑者	白芷散
风寒入脑者	羌活附子汤

（四）舌症

薛己详细分析了11种舌症的症状、病因及治疗方法。清凉饮可以治疗口舌生疮、大便秘结等实热证；加味归脾汤治疗脾气亏损所引起的血虚；加减八味丸可以治疗肾水枯竭引起的舌痛；补中益气神曲治疗舌体强肿、语言不清；加味归脾汤用在善怒、舌体烦热者，可调节肝虚肾虚患者（表5-6-4）[6]。

表5-6-4 舌症

症状	病因
口舌肿痛，状如无皮，发热作渴	中气虚热
眼如烟触，体倦少食，午后益甚	阴血虚热
咽痛口疮，口干足热，日晡益甚	肾经虚火
四肢逆冷，恶寒饮食，痰甚眼赤	命门火衰
发热作渴，饮冷便闭	肠胃实火
发热恶寒，口干喜汤，食少体倦	脾经虚热
舌体作强	脾经湿热
痰盛口渴，口舌肿痛	上焦有热
思虑过度，口舌生疮，咽喉不利	脾经血伤火动
悲怒过度，寒热口苦，而舌肿痛	肝经血伤火动

三、明代的医事制度和医学教育

明代的医事制度沿袭于金代和元代，太医院既是朝廷医疗保健机构，也是最高医药行政管理机构。明太医院除了负责执行皇帝的医药诏令和皇家的医疗服务，还要负责医生的征召、选任和培养教育，以及医官的选派和差遣，太医院还设有御药房，管理药物的采办储存和配制等[2-5]。

太医院负责培养教育医学生，明确分科教学，共分设13科：大方脉（内科）、小方脉（儿科）、伤寒、妇人、疮疡、针灸、眼科、口齿、咽喉、正骨、金镞、按摩和祝由，自御医以下，与医士、医生各专一科。太医院还设有明确的考试制度，医生每年分四季考试，三年一次大考。考试合格者，一等为医士，二等为医生；不及格者可学习一年再补考，三次考试不及格者辞退 [2，4，5]。

太医院还要选派人员负责管理地方医疗机构，如惠民药局、生药库、安乐营和育婴所等医药福利机构。民间医生通过考试才可征用，充役于太医院。民间的医学教育主要来自家传或学徒，子袭父业[5，6]。

四、明代的牙齿修复技术

据周大成先生报道：江苏省武进县博物馆展出了在常州出土的明代两颗人类牙齿、且带金属全冠修复（图5-6-2），经专家分析该金属全冠系锤造后焊接而成，反映出明代在常州地区已经出现牙冠修复的方法 [6]。

常州市武进县具有悠久的历史、灿烂的文化，是闻名遐迩江南古邑。武进县博物馆在展出的历史文物中，还有从商周至明清的玉器、陶器、瓷器、青铜器、铁器和金银饰品等[6]。

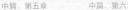

科学的觉醒与 人体解剖学的建立 （14世纪—16世纪）	5	科学的革命与 基础医学的启程 （17世纪）	6	科学的进步与医学专业化 分科、牙医学的独立 （18世纪）	7	科学的黄金时代与 医学的巨大进步 （19世纪）	8	科学技术的飞速发展与 口腔医学的科技化时代 （20世纪）	9
中篇、第五章		中篇、第六章		中篇、第七章		下篇、第八章		下篇、第九章	

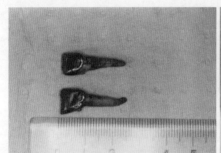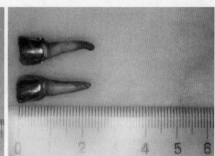

图5-6-2　常州出土的明代两颗人类牙齿（金属全冠修复）　　　　A | B

A. 常州出土的明代金属全冠舌面
B. 常州出土的明代金属全冠唇面
（图片：作者拍摄于首都医科大学医史展览馆）

参考文献

1. 陈佩雄. 中国通史. 长春：吉林音像出版社、吉林文史出版社，2006
2. 梁永宣，李经纬. 中国医学史. 2版. 北京：人民卫生出版社，2016
3. 李经纬. 中国医学通史. 北京：人民卫生出版社，2000
4. 杨建宇. 医学史. 北京：中国古籍出版社，2006
5. 甄志亚. 中国医学史. 上海：上海科学技术出版社，1997
6. 周大成. 中国口腔医学史考. 北京：人民卫生出版社，1991

医学知识的起源
发展史概论 1
上篇 第一章

石器时代
人类迷信与巫术疗病 2
（史前—公元前4000年）
上篇 第二章

文字产生与人类疾病
防治知识的认知 3
（公元前3500年—公元500年）
上篇 第三章

中古时期的医学 4
（476年—1453年）
上篇 第四章

第六章

科学的革命与
基础医学的启程

（17世纪）

医学和口腔医学
发展史概论
1
上篇、第一章

石器时代
人类古老的口腔疾病
（史前—公元前4000年）
2
上篇、第二章

文字产生与人类早期
对口腔疾病的认知
（公元前3500年—公元500年）
3
上篇、第三章

中古时期的医学
（476年—1453年）
4
上篇、第四章

17世纪，是开拓者的黄金时代。随着文艺复兴运动和宗教改革运动的兴起与发展，宗教对科学的禁锢逐步瓦解，人类对自然知识的探索促进了近代科学的发展。在科学史上，涌现出许多近代科学的伟大先驱，发生了许多重大事件。伽利略对定量实验科学和物理学的贡献，推动了近代科学与哲学的分离，使科学成为独立的学科。望远镜的（出现）发展，使天文学家更清楚地观测遥远的天体，改变了人类对宇宙的认知；哈维对血液循环的发现，是医学科学化进程中最重要的事件，是生理学和现代医学的开端；17世纪显微镜的发明，开阔了人们研究微小物体的视野，将人类带入微生物学、组织学、病理学的世界。17世纪科学技术的发展，为科学仪器的发明与改进创造了有利条件，由于科学精神对医学的强势介入，也使整个医学中的科学精神日益高涨，医学终于与神秘主义分道扬镳[1-3]。

参考文献

1. 亚·沃尔夫. 十六、十七世纪科学、技术和哲学史（上、下）. 北京：商务印书馆，1997

2. W. C. 丹皮尔. 科学史. 桂林：广西师范大学出版社，2001

3. 许海山. 欧洲历史. 北京：线装书局，2006

科学的觉醒与
人体解剖学的建立
（14世纪—16世纪）**5**
中篇、第五章

科学的革命与
基础医学的启程
（17世纪）**6**
中篇、第六章

科学的进步与医学专业化
分科、牙医学的独立
（18世纪）**7**
中篇、第七章

科学的黄金时代与
医学的巨大进步
（19世纪）**8**
下篇、第八章

科学技术的飞速发展与
口腔医学的科技化时代
（20世纪）**9**
下篇、第九章

第一节
近代科学的起源

一、实验科学的到来，科学成为独立的学科

在近代初始，科学还属于哲学的范畴，对知识的任何探索均被视为哲学范畴，科学还没有被分化出众多的门类。近代科学的先驱者们借助于古希腊和古罗马流传下来的古籍，如天文学、数学和生物学的论著，以及古人类遗留下来的自然知识，追求用数学和科学实验来解释自然界中的一切现象，并由此促成了精密科学（即实验验证科学）的产生，推动了近代科学的发展，促使科学与纯思辨的哲学分离，科学成为独立的学科。

随着自然知识的增长、机械装置的发明和科学仪器的使用，人们开始对自然现象的研究采取了一种重视事实的态度，尽可能用精确定量的描述和客观规律来探索自然世界。总之，近代科学与古代思想相似，而与中世纪思想不同，它摆脱了神学的束缚，以事实为依据、寻求客观事物的规律，建立起科学的知识体系[1, 2]。

二、科学仪器的发明与应用成为近代科学的重要特征

科学仪器的发明与使用，成为近代科学的重要特征之一。过去的科学家们仅仅用肉眼来观察事物、人及动物的内部器官。而17世纪至少发明和使用了6种非常重要的科学仪器：望远镜、显微镜、温度计和气压计，抽气机和摆钟。借助于这些科学仪器的使用，大大拓宽了科学家们的视野，可以观察到前所未见的现象，对近代科学的发展提供了极大的帮助。

医学和口腔医学
发展史概论
上篇、第一章
1

石器时代
人类古老的口腔疾病
（史前—公元前4000年）
上篇、第二章
2

文字产生与人类早期
对口腔疾病的认知
（公元前3500年—公元500年）
上篇、第三章
3

中古时期的医学
（476年—1453年）
上篇、第四章
4

望远镜使天文学家更清楚地观测遥远的天体。

显微镜开阔了人们研究微小物体的视野，促成了微生物学、组织学、病理学的诞生。

用温度计和气压计可以分别观察和测量温度和气压的变化，促进了物理医学的发展。

抽气机可以使物理学家对空气性质的研究能够顺利进行。

摆钟使得人们能够精确地测量微小时间间隔，从而发明了脉搏计。

由此可见，实现对各种现象的测量，并把它们定量地关联起来，成为近代科学研究的重要特征和方法[1-3]。

三、科学社团成为知识探索交流的团体

17世纪，欧洲的大学仍然受到天主教的严密控制，对科学采取冷漠的态度。而近代科学的开拓者们渴望摆脱中世纪精神思想的禁锢，冲破经院哲学的枷锁和神学的教条。他们为了培育新的精神，使之能够发现自己，以及对自然知识的渴求和需要，都促进了科学社团的诞生。因此，一批有影响力的机构在他们成员的合作下组织起来，建立起一些新的研究机构或研究院，并在某种程度上受到政府的支持。这一时期最重要的学术团体有佛罗伦萨的西芒托学院、伦敦的皇家学会、巴黎的科学院。

1657年建于意大利佛罗伦萨的西芒托学院，成为欧洲近代科学建制的开端，预示着最具现代形式的科学院的诞生。各领域的科学家为了进行科学实验和探讨问题，不定期的在这里聚会，活动的重点之一就是公开地重复一些实验，以证实已获得实验数据的复杂性和模糊性，正确认知自然界和人类社会准确无误的知识。并且，西芒托学院的院士们雇用"艺匠"制造了许多新仪器，进行自然现象的人工实验，这是西芒托学院的院士们建立制度安排，对科学研究实验活动的第一次分工，这也构成了现代科学研究实验室的雏形。

伦敦皇家学会成立于1660年，是现代英国皇家学会的前身，是英国最

科学的觉醒与
人体解剖学的建立
（14世纪—16世纪） 5
中篇、第五章

科学的革命与
基础医学的启程
（17世纪） 6
中篇、第六章

科学的进步与医学专业化
分科、牙医学的独立
（18世纪） 7
中篇、第七章

科学的黄金时代与
医学的巨大进步
（19世纪） 8
下篇、第八章

科学技术的飞速发展与
口腔医学的科技化时代
（20世纪） 9
下篇、第九章

具影响力的科学学术机构。这个社团的成员由英国著名的科学家、工程师及科技人员组成，他们对自然科学的研究和发展表现出广泛的兴趣，并且对科学政策的制定起到一定的作用。伦敦皇家学会除了研究理化科学之外，早期皇家学会的医学家会员还极其重视生物学问题，对动物进行了大量的解剖和实验。当时，皇家学会的特权之一，就是拥有解剖被处以死刑的囚犯尸体的特权。

建于1666年的巴黎科学院，最初是一群哲学家和科学家定期在皇家图书馆的聚会。1699年路易十四正式给科学院制定章程，时称皇家科学院，并得到法国王室的赞助。现在有两个学部：数学和物理科学、宇宙科学及其应用学部，和化学、生物和医药科学及其应用学部。另有科学应用交叉学科。

17世纪，德国也建立了许多科学社团，建立了自然研究学会，这个学会基本是一个医生行会，它的主要活动是出版一份期刊，刊载会员的医学专业研究成果。

英国政府为了海军的利益，1675年建立起格林尼治天文台，想通过科学家的发现得到更多的回报。知识的探索更加世俗化，走出中世纪的修道院而进入近代世界[1-3]。

参考文献

1. 亚·沃尔夫.十六、十七世纪科学、技术和哲学史（上、下）.北京：商务印书馆，1997

2. W.C.丹皮尔.科学史.桂林：广西师范大学出版社，2001

3. 许海山.欧洲历史.北京：线装书局，2006

医学和口腔医学
发展史概论
1
上篇、第一章

石器时代
人类古老的口腔疾病
（史前—公元前4000年）
2
上篇、第二章

文字产生与人类早期
对口腔疾病的认知
（公元前3500年—公元500年）
3
上篇、第三章

中古时期的医学
（476年—1453年）
4
上篇、第四章

第二节
科学的革命，建立定量实验
科学与物理医学

一、近代实验科学的奠基人伽利略

伽利略·伽利莱（Galileo Galilei，1564年—1642年）是近代实验科学的奠基人，他对近代实验科学的兴起、生物学和医学的发展产生过深刻的影响，为科技史翻开了新的一页。伽利略确定了科学研究的重要方法是实验和观察，他的科学研究方法可以让我们更容易接近真理。伽利略在构建科学体系上的重大贡献，对17世纪自然科学的发展产生了深刻的影响，他被称为科学革命的先驱。

1592年到1610年期间，伽利略在意大利的帕多瓦大学教授数学、物理学和天文学，这是他一生中工作最愉快、心情最舒畅的时光，也是他一生中学术成就最多的时期。当时帕多瓦大学属于威尼斯公国，远离罗马教廷的控制，学术思想比较自由，伽利略在这良好气氛中，经常参加校内外各种学术文化活动，与持有各种思想观点的同事辩论。他倡导科学实验和观察，他融会贯通了数学、物理学和天文学三个学科的知识，扩展并改变了人类对物质运动和宇宙的认知。他首先发明了温度计、摆式脉搏计和显微镜，这些发明对生物学和医学的研究产生过深刻影响，他在近代实验科学史上为人类作出了巨大贡献。

伽利略还是伟大的天文学家，早在天文望远镜发明之前，荷兰的眼镜商已经制造出简单的望远镜，能把远处物体放大，但是没有人能说清它的原理。1609年的一天，伽利略在帕多瓦大学听说了这件事。他根据自己对

科学的觉醒与
人体解剖学的建立
（14世纪—16世纪） **5**

科学的革命与
基础医学的启程
（17世纪） **6**

科学的进步与医学专业化
分科、牙医学的独立
（18世纪） **7**

科学的黄金时代与
医学的巨大进步
（19世纪） **8**

科学技术的飞速发展与
口腔医学的科技化时代
（20世纪） **9**

中篇·第五章　　　　　中篇·第六章　　　　　中篇·第七章　　　　　下篇·第八章　　　　　下篇·第九章

光学折射知识的理解，在没有任何参照物的情况下，自己用风琴管和一片凸透镜、一片凹透镜制成一个同样的望远镜，而且很快制造出一台相当好的天文望远镜。伽利略是第一个将望远镜有效地应用于科学的人，他制造的天文望远镜可以清楚地观测星体的运行，能将物体的直径放大32倍，不久人们就将荷兰望远镜称作伽利略望远镜（图6-2-1）。

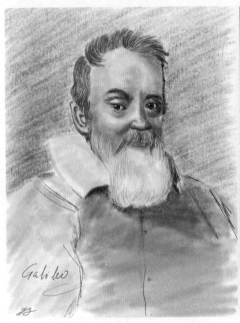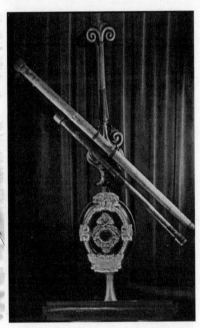

图6-2-1　近代实验科学的奠基人　　　　　　　　　　　　　　A｜B

A. 伽利略·伽利莱
（图片：作者绘画）
B. 伽利略发明的天文望远镜
（图片：作者拍摄于维也纳自然史博物馆）

在天文望远镜的帮助下，直接观测的范围就扩大了，新的发现立刻接踵而来。伽利略又发现了许多前所未知的无数星体和宇宙现象。他发现月球表面像地球一样凹凸不平，说明有崎岖的山脉和荒凉的山谷，并亲手绘制了第一幅月面图。随后，他又发现木星在它的轨道上伴随着4颗卫星，这是地球和月球像哥白尼所说的那样围绕太阳运行的模式。1610年10月，他第一次观察到太阳黑子、金星和水星的盈亏现象等，同年他出版著作《恒星的使者》。伽利略突破了前人对世界的认知，以观测到的一系列事实，反驳了托勒密的"地心说"，为哥白尼"日心说"找到了确凿的证据，推动了哥白尼"日心说"的传播，为人类正确认识宇宙打下了基础。

伽利略在生命的最后10年回到佛罗伦萨的家中著书立说。他最后一次用望远镜观测天空是在1637年，发现了月球的周日和周月天平动（月球微小震动）。不久他双目失明，1642年他走完了传奇的一生。霍金曾经这样评价伽利略："自然科学的诞生要归功于伽利略。"伽利略提倡的实验和观察的科学研究方法、科学仪器的开发，对17世纪医学的发展影响深远[1-4]。

二、定量科学仪器在医学中的应用使医学诊断从定性到定量

近代医学的进步，受到伽利略科学实验方法的影响，开始采用定量分析的方法进行医学研究，将测量各种物理量的科学仪器适当的应用在了医学之中。医生希望在探求生命奥秘的过程中，研究生物学、生理学和医学时，也可以采用伽利略实验和数学相结合的方法，使医学向自然科学和实验研究的方向贴近。所以，医生们将17世纪科学家发明的温度计、摆式脉搏计和天平试着用于医学研究，产生了物理医学，使医学诊断从定性向定量方向发展，促进了医学的进步。

17世纪之前的医学诊断一直是纯粹定性的。例如一个病人被诊断为"发烧"，当病情发生变化时，被描述成病人退烧或发烧更严重了。但缺乏客观的评定标准和可靠的测量方法来表明病人这些症状的变化。而且，脉搏的快慢变化、身体的新陈代谢变化等指标在此时都是定性的，没有一种

科学的觉醒与
人体解剖学的建立
（14世纪—16世纪） 5

科学的革命与
基础医学的启程
（17世纪） 6

科学的进步与医学专业化
分科、牙医学的独立
（18世纪） 7

科学的黄金时代与
医学的巨大进步
（19世纪） 8

科学技术的飞速发展与
口腔医学的科技化时代
（20世纪） 9

中篇、第五章　　　　中篇、第六章　　　　　　中篇、第七章　　　　　　下篇、第八章　　　　　　下篇、第九章

客观的测量标准来定量分析。

　　伽利略的同事和朋友桑克托留斯（Sanctorius，Sanctorirs，1561年—1636年）也是帕多瓦大学的医学教授。他深受伽利略定量实验方法的影响，试图将此方法用于医学研究。他学习了伽利略关于温度计、摆和天平的机械原理之后，发明了用于人体测量的体温计、脉搏计[1]。最初的体温计虽然粗糙，但他发现了人体健康时的体温和患病时的体温变化，可以用刻度的数字显示（图6-2-2A）。他观察摆的摆动速率，首创了脉搏计，可以在单位时间内较精确、客观地测量脉搏的变化。桑克托留斯成为了物理医学学派的创始人。

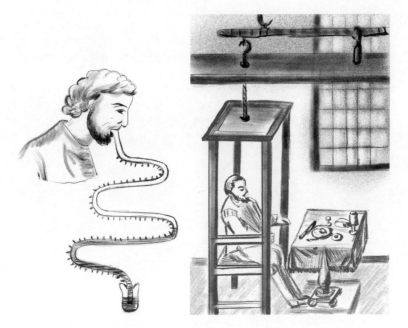

图6-2-2　桑克托留斯开创人体生理学研究和医学定量实验　　　　A ∣ B

A. 桑克托留斯发明的体温计
B. 桑克托留斯设计的称量椅
（图片：作者绘画）

医学和口腔医学
发展史概论 1
上篇、第一章

石器时代
人类古老的口腔疾病
（史前—公元前4000年） 2
上篇、第二章

文字产生与人类早期
对口腔疾病的认知
（公元前3500年—公元500年） 3
上篇、第三章

中古时期的医学
（476年—1453年） 4
上篇、第四章

桑克托留斯利用定量实验的方法，研究人体体重的动态变化，成为最早对人体基础代谢率研究的开拓者。他因"关于代谢的活体测量研究"而为人所知，推动了生理学的发展。他设计制造了一架大型"体重秤"（天平秤），在秤盘上放把椅子，他用30年的大部分时间基本生活在天平秤的测量椅上，仔细测量并详细记录他的体重在饭前和饭后，睡时和醒时，活动和休息时，安静和激动时，以及消化后的动态变化（图6-2-2B）。由此他发现人体要维持健康，除了摄取和排泄保持适当的平衡外，人体还可以通过全身皮肤的排汗和口腔的呼吸，产生的水蒸气流失叫做"看不见的排汗"，和"隐性失重"。这个实验成为医学史上最早的针对人体新陈代谢的研究。桑克托留斯积累了30年的经验，于1614年他发表了《论医学测量》，是对人体生理学研究的可贵探索，开创了医学定量实验。定量实验的方法，使医学摆脱了思辨推理的玄想，从此成为一门实验科学[1, 5]。

参考文献

1. 亚·沃尔夫. 十六、十七世纪科学、技术和哲学史（上、下）. 北京：商务印书馆，1997

2. W.C. 丹皮尔. 科学史. 桂林：广西师范大学出版社，2001

3. 许海山. 欧洲历史. 北京：线装书局，2006

4. 魏志敏. 世界5000年科学故事. 北京：光明日报出版社，2005

5. 罗伯特·玛格塔. 医学的历史. 李城，译. 广州：希望出版社，2004

第三节
基础医学启程，创建生理学和组织学

一、静脉瓣的发现者法布里修斯

17世纪初，意大利帕多瓦大学的解剖学教授哲罗姆·法布里休斯（Girolamo Fabrizzi d'Acquapendente，1537年—1619年）一直在进行人体心脏动力学方面的研究，他第一个发现了静脉中有瓣膜。这个发现朝向完全发现血液循环又迈出了一大步，使他的学生哈维从中受到启发，为哈维进一步发现血液循环的规律打下基础。

法布里休斯教授在帕多瓦大学教书64年，对生物学做出过许多贡献。1603年他发表著作《论静脉瓣膜》（*On the Valves of the Veins*），描述了静脉血管内壁上有小薄膜，他发现当血液流动时，这些瓣膜朝向心脏方向打开，朝向相反方向则关闭。但是，他还不完全明白静脉瓣膜的作用，他仍然沿用盖伦的理论来解释，认为静脉把新鲜血液从肝脏输送到组织，再将陈旧血液带回肝脏。他没有认识到静脉瓣膜对血液循环本身的影响作用。直到1628年，他的学生哈维才真正发现并解释了血液循环的生理现象，及静脉瓣膜的功能[1-4]。

二、哈维发现血液循环，开启实验医学的伟大时代

17世纪最具影响力的医学进步是哈维发现血液循环。英国科学家——威廉·哈维（William Harvey，1578年—1657年）早年在剑桥大学接受教育，1597年来到意大利的帕多瓦大学学习，1602年获得博士学位。在此

医学和口腔医学
发展史概论
1
上篇、第一章

石器时代
人类古老的口腔疾病
（史前—公元前 4000 年）
2
上篇、第二章

文字产生与人类早期
对口腔疾病的认识
（公元前 3500 年—公元 500 年）
3
上篇、第三章

中古时期的医学
（476 年—1453 年）
4
上篇、第四章

期间，他一直在老师法布里修斯的指导下学习医学。他的老师就是第一个发现人体静脉瓣的人，但老师还没有了解静脉瓣膜的功能是防止血液倒流，让组织有时间吸收必要的营养。哈维对老师"静脉瓣膜"的理论饶有兴致，从老师的发现中受益匪浅，他继续秉承了老师对人体心脏动力学的研究。哈维在帕多瓦大学求学期间，伽利略也正在那里任教，毫无疑问，大学里良好的学术研究氛围、近代的科学思想、伽利略强调实验观察的方法都对哈维产生了极大的影响，也深刻启迪着哈维和其他的年轻人。1602 年哈维毕业后回到伦敦开业，1607 年哈维被选为皇家医学院院士，两年之后他成为圣巴塞洛缪医院的内科医生。1615 年开始，哈维担任皇家医学院的解剖学讲师，在此期间，他一直继续对心血管系统进行研究。哈维在临床、教学和研究中开始对盖伦关于血液往返流动的"血液运动的潮汐学说"以及"肝脏是血液循环中心"的医学观点产生怀疑，那么人体的血液流到四周组织就真的消散了吗？心脏的工作原理到底是怎样的呢[1-5]？

哈维首先从实验研究入手，他设计了一种束臂检测血流的方法，用丝带捆绑试验者的上臂中断血流，以观察动脉和静脉血管内的血液流动。他发现，当试验者的上臂被丝带绑紧时，在丝带下方的臂膀变凉呈苍白色，静脉血管会鼓起来，动脉变得扁平；而在丝带上方的臂膀则温暖且肿胀，动脉血管会鼓起来，静脉变得扁平。他从逻辑推理得知血液流动的方向：血液在动脉和静脉中流动的方向相反，动脉内的血液从心脏流向肢端，而静脉内的血液从肢端流向心脏（图 6-3-1），这项人体生理测试是确立血液循环理论的一个组成部分[1-5]。

哈维的第二个实验是通过解剖 40 余种动物，观察心脏的工作原理。他发现心脏的作用就像一个泵，心脏搏动时将血液推入动脉，靠心脏收缩时的压力推动血液沿动脉流向身体的各个部位，然后再经静脉流回心脏，周而复始，循环往复，哈维在心里逐渐勾勒出血液循环的理论。同时，哈维发现心脏和静脉血管中均有瓣膜存在，并且单向关闭，他猜想这是起到防止血液倒流的作用。他还进一步发现了肺的血液循环。哈维又进行了血液"定量"的研究，精密测量动物心脏每次搏出的血流量和每半小时搏出的血

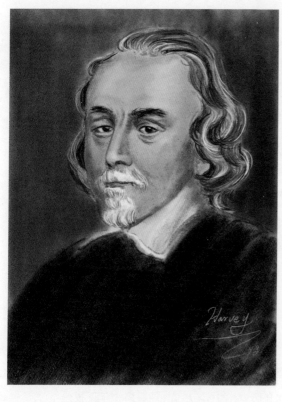

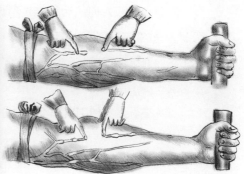

A ｜ B

图6-3-1　血液循环的发现

A. 英国科学家威廉·哈维
B. 哈维1628年出版《心血运动论》中的一幅插
图"血液循环实验"，显示了瓣膜如何阻止静脉
中的血液倒流
（图片：作者绘画）

流量，他分析这如此巨大的血流量不可能被静脉末端的组织完全吸收，而是回到了静脉，因此，哈维推断动脉与静脉之间的血液是相通的，明确指出心脏是血液运动的中心，心脏搏动是血液循环的推动力，血液在封闭的血管中自我循环，因而提出"血液循环"学说。

哈维经过长期对心脏和血液运动的观察和实验研究，最终于1628年，以拉丁文完成了名著《心血运动论》，建立了血液循环理论。尽管哈维的结论有科学研究和充分的事实为依据，但还是遭到当时学术界、医学界、宗教界的非议和攻击。直到哈维1657年去世后数年，他的血液循环理论才被认可，他的著作《心血运动论》被称为近代生命科学的发端，哈维成为实验生理学和医学的先驱，他为生理学和医学开创了一种新的研究方法。

医学和口腔医学
发展史概论　1　上篇·第一章

石器时代
人类古老的口腔疾病
（史前—公元前4000年）　2　上篇·第二章

文字产生与人类早期
对口腔疾病的认知
（公元前3500年—公元500年）　3　上篇·第三章

中古时期的医学
（476年—1453年）　4　上篇·第四章

但是，血液如何从动脉流入静脉的问题一直找不到答案，后继者马尔切罗·马尔皮基将显微镜用于医学科学研究，在1661年发现了毛细血管，完善了血液循环理论[1-6]。

三、显微镜下发现毛细血管，马尔皮基完善血液循环理论

在17世纪中叶，显微镜的应用风行一时，许多一流的科学家都竞相用显微镜开展科学研究。此时，意大利的博洛尼亚大学正处于医学发展的黄金时期，在这所大学任教的医学教授、生物学家马尔切洛·马尔皮基（Marcello Malpighi，1628年—1694年）也将显微镜用于人体和动植物细微结构的研究，他是最早用显微镜来观察活体生物组织的科学家。马耳皮基发现了毛细血管，完善了哈维的血液循环理论，成为显微解剖的创始人。

在1660年—1661年期间，马尔皮基在显微镜的帮助下研究青蛙的肺，观察青蛙肺脏的构造。他发现了在动脉静脉之间，有蜿蜒曲折的细小血管相连，这一发现解开了当时生物学上的一大谜团，从而证实了哈维血液循环理论的正确性。与此同时，在实验中他还注意到，血液是通过心脏的不停搏动从细小血管中流过，这一发现进一步补充和完善了哈维的血液循环理论。1661年他发表著作《关于肺的解剖观察》，详细描述了蛙肺的毛细血管，也促进了呼吸系统理论的发展。之后，在显微镜的辅助下，他进一步发现蛙的肠系膜上也有大量的细小的血管网，将动脉和静脉连接在起来，这些细小血管被称为毛细血管。马尔皮基继续研究，在显微镜下对脾脏、肾脏和淋巴结进行细微的观察、以及对大脑皮层结构进行详细的描述，相继发现了肾小球、肾小管、红细胞、大脑皮层。每当有了一些发现，他就会写成论文寄到伦敦的皇家学会发表（图6-3-2）[1-4, 6]。

马尔皮基还有很多发现，他于1661年发表《论内脏结构》一书，至今组织学上的名词仍然用他的名字命名。如他发现了皮肤的表皮和真皮之间有一层色素沉着，称为"马尔皮基层"；发现了节肢动物的排泄器官，称

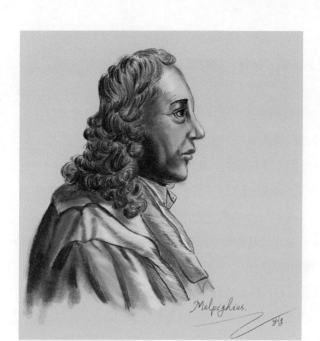

图6-3-2　近代组织学的奠基人马尔皮基发现毛细血管
（图片：作者绘画）

为"马尔皮基氏管"，简称"马氏管"；肾脏和脾脏中的某些小体均以他的
名字命名。马尔皮基还在组织学、胚胎学、动物学、植物学等领域均有建
树，对组织学与胚胎学的贡献尤为卓著，被认为是近代组织学的奠基人。
鉴于马尔皮基对医学做出的巨大贡献，英国皇家学会1668年选举他为英国
皇家学会会员。随后，马尔皮基继续研究生命的其他微细方面，如鸡的胚
胎和昆虫等。他发现了鸡胚胎有鳃的结构痕迹，这证明它是从鱼一类的生
物演化来的。1673年他发表了两篇论文——《鸡蛋中小鸡的形成》和《鸡
蛋的孵化观察》，对胚胎学发展有重要意义。马尔皮基对动植物进行了广泛
的显微研究，对分泌腺、脑髓和脊髓、昆虫呼吸器、蚕蛾变态等进行描述。
1675年—1679年期间，马尔皮基出版了《植物解剖学》的上下册，书中
包括许多精致插图，是一部植物解剖学经典著作[1-4, 6]。

四、舌"味蕾"的发现与命名

马尔皮基在显微镜下观察研究人的舌体时，发现舌背上面前2/3，布满乳头状突起，可以分为四种乳头分布在舌背上[6]。

（1）丝状乳头数目最多、体积最小，呈天鹅绒状，主管一般感觉。

（2）菌状乳头数目少、体积稍大，呈红色，分散于舌尖和舌侧表明丝状乳头之间。

（3）轮廓乳头，体积最大，在舌背沿着界沟前方排列。

（4）叶状乳头位于舌后部两侧[7, 8]。

马尔皮基发现，在后三种乳头状突起内均含有味觉感受器，主管味觉，他将其命名为"味蕾"，一直沿用至今（图6-3-3）[8]。

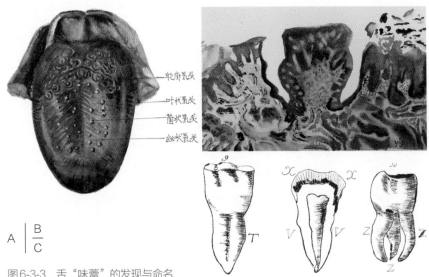

图6-3-3 舌"味蕾"的发现与命名

A. 马尔皮基在显微镜下发现舌背分布四种乳头
B. 马尔皮基在显微镜下发现并命名"味蕾"
C. 1686年马尔皮基用"植物解剖"的思想描绘牙齿解剖
（图片：作者绘画）

科学的觉醒与
人体解剖学的建立
（14世纪—16世纪）5
中篇、第五章

科学的革命与
基础医学的启程
（17世纪）6
中篇、第六章

科学的进步与医学专业化
分科、牙医学的独立
（18世纪）7
中篇、第七章

科学的黄金时代与
医学的巨大进步
（19世纪）8
下篇、第八章

科学技术的飞速发展与
口腔医学的科技化时代
（20世纪）9
下篇、第九章

1675年，马尔皮基在显微镜下，将牙齿的牙釉质和牙本质与植物解剖中的树皮和树心进行比较，发现牙齿表面有两层结构，外层有序排列着呈网状或纤维状，像树皮一样；牙根弯曲，表面骨组织覆盖至牙颈部与牙釉质衔接。而在显微镜下发现牙本质小管的结构，应该是列文虎克的功劳[6]。

参考文献

1. 亚·沃尔夫. 十六、十七世纪科学、技术和哲学史（上、下）. 北京：商务印书馆，1997

2. 罗伯特·玛格塔. 医学的历史. 李城，译. 广州：希望出版社，2004

3. 凯特·凯莉. 医学史话（科学革命和医学1450—1700）. 王中立，译. 上海：上海科学技术文献出版社，2015

4. 罗伊·波特. 剑桥医学史. 2版. 张大庆，李志平，译. 长春；吉林人民出版社，2005

5. 魏志敏. 世界5000年科学故事. 北京：光明日报出版社，2005

6. WALTER H A. History of Dentistry. Quintessence Publishing Co.，1981

7. 皮昕. 口腔解剖生理学. 6版. 北京：人民卫生出版社，2007

8. 于世风. 口腔组织病理学. 7版. 北京：人民卫生出版社，2015

医学和口腔医学
发展史概论
上篇、第一章

1

石器时代
人类古老的口腔疾病
（史前—公元前 4000 年）

2

上篇、第二章

文字产生与人类早期
对口腔疾病的认知
（公元前 3500 年—公元 500 年）

3

上篇、第三章

中古时期的医学
（476 年—1453 年）

4

上篇、第四章

第四节
显微镜的发明与微生物学的奠基

一、早期显微镜的发明

人类认识微观世界的历史是从放大镜开始的。早在公元前一世纪，人们就已经发现通过球形的透明物镜去观察微小物体时，可以使其放大好几倍成像。据历史书记载，单显微镜（即单一透镜的放大镜或凸透镜）有着漫长的历史，古希腊人和中世纪的阿拉伯人都会用其放大微小物体和取火。然而，复显微镜到1590年左右才出现，复显微镜（又称复合式显微镜，即几个不同透镜的组合）由若干会聚透镜组合而成，其中有一个是短焦距透镜，对物体的放大倍率要远远高于单显微镜[1-3]。

16世纪末（1590年），荷兰的眼镜透镜制造业已经十分兴盛，研磨玻璃和宝石的技术很发达。一天，在荷兰港口城市米德尔堡（Middelburg），眼镜制造商扎哈里耶斯·詹森（Jansen）正在自己的店铺里看儿子汉斯（Hans）拿着透镜玩耍，他偶然惊奇地发现将两块大小不同的透镜重叠在适当的距离时，可以见到远处钟楼的景象，并且放大了许多倍。后来，詹森又试将一块双凸透镜与一块双凹透镜分别装在一根铜管的两端，前者作为物镜，后者作为目镜，这组透镜可以将放在支座上的小物体放大约8~12倍，这就是世界上第一台原始的复显微镜，是当时最伟大的发明之一。米德尔堡的科学协会至今仍保存着詹森制造的这台复显微镜[1-3]。

复显微镜发明之后，很快被用于科学研究和医学观察，开辟了一个新的生物学研究领域，把一个全新的世界展现在人类的视野中。1610年，伽利略最早借助于复显微镜观察到一种昆虫，研究了昆虫的运动器官和感觉

科学的觉醒与   科学的革命与   科学的进步与医学专业化   科学的黄金时代与   科学技术的飞速发展与
人体解剖学的建立   基础医学的启程   分科、牙医学的独立   医学的巨大进步   口腔医学的科技化时代
（14世纪—16世纪）   （17世纪）   （18世纪）   （19世纪）   （20世纪）

5   6   7   8   9

中篇、第五章   中篇、第六章   中篇、第七章   下篇、第八章   下篇、第九章

器官，他第一次对昆虫的复眼进行了观察和描述。伽利略还对原始的显微镜进行了改造，制成可将物体放大70倍的复显微镜。

1625年，意大利的乔瓦尼·法贝尔将此仪器正式命名为"显微镜"（microscope）。法贝尔从希腊字μικρόν（微米，意思是"小"），和σκοπεῖν（skopein，意思是"看"），创造了"显微镜"这个命名[1, 2]。

二、罗伯特·胡克给"细胞"命名

17世纪中叶以后，显微镜的应用才开始普及。真正使显微技术传播和流行起来的，是英国科学家罗伯特·胡克（Robert Hooke，1635年—1703年），他是科学实验仪器的发明家和制造者，改进了显微镜技术。罗伯特·胡克被认为是17世纪英国最杰出的实验科学家。

1665年，胡克利用光学的特性，制造了一台早期最出色的光学复显微镜（即有照明系统的复合式显微镜）。胡克经常用这种显微镜观察昆虫、海绵动物、苔藓虫和鸟类的羽毛。有一次他在镜下观察一块树皮的软木塞切片时，发现这些植物有许多蜂窝状小格子，看上去就像一间间的小房子，但他并不知道这些是死亡细胞的细胞壁，这是人类第一次发现植物细胞。他称其为"小格子"（小房子），这就是英文"细胞（cell）"一词的来历，由他命名的"细胞"一词一直沿用到今天（图6-4-1）。

胡克第一次成功的观察细胞，并将自己在显微镜下看到的情景做了详细的图示和全面的描述，绘制了58幅显微图画，写成《显微制图》（*Micrographia*）一书，于1665年1月出版。《显微制图》首次为实验科学提供了清晰的记录和说明，用图画进行阐述和交流的方法开创了科学界的先河。直到胡克《显微制图》的出版，科学家们才发现，人们用显微镜看到的微观世界和用望远镜观察到的宏观世界一样精彩。胡克制作出了可放大140倍的光学复显微镜，并改进了显微镜的采光法。胡克的著作对列文虎克在科学世界的崛起起着至关重要的作用[1, 3, 4]。

不仅如此，胡克一生涉猎广泛，在光学、力学、天文学等诸多方面都

医学和口腔医学
发展史概论 1
上篇、第一章

石器时代
人类古老的口腔疾病
（史前—公元前4000年） 2
上篇、第二章

文字产生与人类早期
对口腔疾病的认知
（公元前3500年—公元500年） 3
上篇、第三章

中古时期的医学
（476年—1453年） 4
上篇、第四章

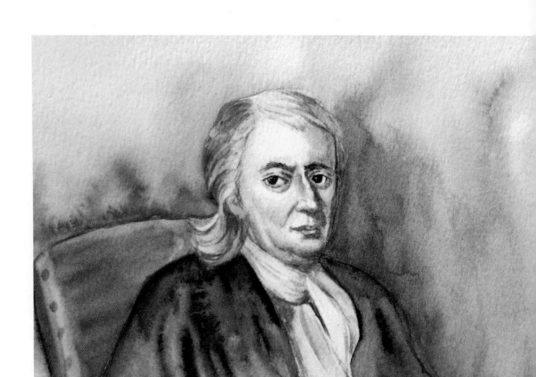

图6-4-1　罗伯特·胡克给细胞命名　　　　　A｜B｜C

A. 罗伯特·胡克
（图片：作者绘画）
B. 罗伯特·胡克的复显微镜
（图片：作者拍摄于维也纳自然史博物馆）
C. 罗伯特·胡克绘制的植物细胞
（图片：作者绘画）

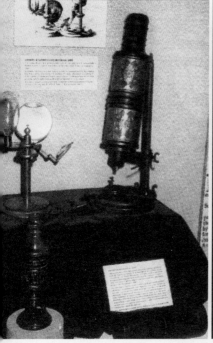

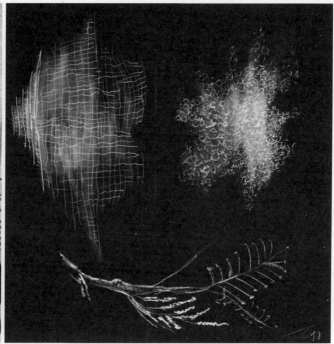

医学和口腔医学
发展史概论
1
上篇、第一章

石器时代
人类古老的口腔疾病
（史前—公元前4000年）
2
上篇、第二章

文字产生与人类早期
对口腔疾病的认知
（公元前3500年—公元500年）
3
上篇、第三章

中古时期的医学
（476年—1453年）
4
上篇、第四章

有重大成就，他所设计和发明的科学仪器在17世纪是无与伦比的。他进行了大量的光学实验研究，制造和改进了显微镜、望远镜等多种光学仪器。他还用自己高超的机械设计技术成功制造了反射望远镜，首次观测到火星的旋转和木星的大红斑，月球上的环形山和双星系统[1]。

三、列文虎克发现牙垢中的微生物

无论是1661年马尔皮基在显微镜下观察人体和动植物的细微结构，为人体组织学、胚胎学等作出过贡献，还是1665年胡克的著作《显微制图》一书的问世，这些都大大激发了荷兰人列文虎克对显微镜的浓厚兴趣，他是一位显微镜的爱好者，但他对科学的贡献却不可估量。

安东尼·范·列文虎克（Antoni van Leeuwenhoek，1632年—1723年）本是荷兰一位亚麻织品的贸易商，没有接受过正规的科学专业训练，他最初磨制透镜是为了检测布料的质量。当1665年列文虎克读到罗伯特·胡克的著作《显微制图》时，对他产生深刻的影响，激发了列文虎克对显微镜的兴趣，他便开始对胡克的显微镜片进行改进。当他掌握了高水平的磨制透镜技术之后，就开始用双面凸透镜组装成更加精密的显微镜。改装后的显微镜放大倍率大幅度提升，能将物体从胡克显微镜的140倍放大到270倍，他用自己制作的显微镜进行真正的活体微生物观察，发现了前人闻所未闻的一些微小生物（图6-4-2）。这些十分难能可贵的成就，使列文虎克成为微生物学史上的一位重要人物[1, 3-7]。

1674年，列文虎克第一次应用显微镜取得了重要的发现。他在显微镜下观察陶罐中盛放了几天的雨水，发现里面有许多肉眼无法看到的微小生物，他准确地描述了这些微小生物的形状，有球状、杆状和螺旋状等[1,6]。1676年，他又在显微镜下发现了长满纤毛的滴虫[6]。1677年，他还用自制的高倍放大镜观察池塘水中的微生物、蛙肠内的微生物。同年，他还在显微镜下发现了人类和哺乳类动物的精子，他首次描述了人类精子和狗的精子的自然形态[3, 5, 6]。列文虎克每当有了新的发现，他

科学的觉醒与
人体解剖学的建立
（14世纪—16世纪）　5

科学的革命与
基础医学的启程
（17世纪）　6

科学的进步与医学专业化
分科、牙医学的独立
（18世纪）　7

科学的黄金时代与
医学的巨大进步
（19世纪）　8

科学技术的飞速发展与
口腔医学的科技化时代
（20世纪）　9

中篇、第五章　　　　　中篇、第六章　　　　　中篇、第七章　　　　　下篇、第八章　　　　　下篇、第九章

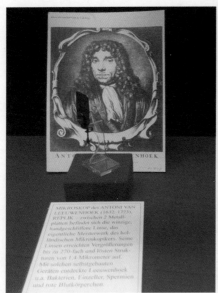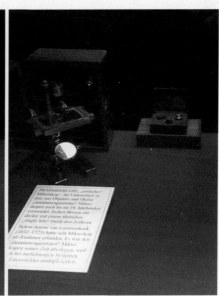

图6-4-2　列文虎克　　　　　　　　　　　　　　　　　　　　　　　A｜B

A. 维也纳自然史博物馆陈列着列文虎克的事迹
B. 列文虎克使用过的显微镜
（图片：作者拍摄于维也纳自然史博物馆）

都会一丝不苟地记录下来，然后写信告诉皇家学会。他的通信常常被发表在皇家学会的刊物上与科学家们分享，1680年列文虎克被皇家学会接纳为会员。

列文虎克无穷的好奇心和求知欲促使他不断地去观察和发现。1683年的一天，列文虎克检查自己牙缝中的食物残渣，用显微镜观察牙垢时，他吃惊地看到里面有许多微小的生物在活动[1, 3, 5, 6]。他将自己的发现写信给伦敦的皇家学会，告诉他们："我很惊奇地看到，在这些牙垢中有许多非常微小的生物，它们美妙得像蛇一样，用优美的弯曲姿势在运动"（图6-4-3A）。两百多年以后，人们才认识到列文虎克发现的这些微小生物是细菌，他成为首位发现细菌的人。

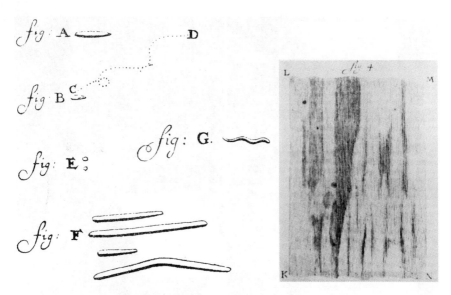

图6-4-3　列文虎克在显微镜下的描述　　　　　　　　　　A ｜ B

A. 1683年列文虎克在显微镜下观察到牙垢中的微小生物
B. 1696年列文虎克关于人类牙本质小管的第一幅图
（图片：作者绘画）

　　列文虎克还发现了牙本质小管（图6-4-3B）。他描述到："牙本质由600~700根小管排列在一起，非常狭窄，相当于男人的一根胡子，乳牙的小管看起来要粗大一些"。他的这一发现为之后的科学研究打下了新的基础[4]。

　　1688年，列文虎克继续用显微镜观察鱼、蛙、人、哺乳动物及一些无脊椎动物，发现了毛细血管中流动的血液，证实了马尔皮基关于毛细血管的真实性，结束了有关血液循环的争论。他详细描述了鱼、蛙的血液中存在椭圆形红细胞，以及人和哺乳动物的圆形红细胞。列文虎克因为通过显微镜对微小生物的细致观察、精确描述和众多惊人的发现，使他的名声遍及全欧洲，他被称为"微生物学之父"。列文虎克虽然没有留下著作，但他与皇家学会近50年的通信达到165封，被分成四卷出版，对未来18世纪和19世纪初期细菌学和微生动物学的研究发展，起到了奠基作用。列文虎克在其一生当中磨制了超过550个透镜，并制造了247架显微镜，最高可放大200~300倍，他为科学的发展做出了巨大而卓越的贡献[1, 3-7]。

参考文献

1. 亚·沃尔夫. 十六、十七世纪科学、技术和哲学史（上、下）. 北京：商务印书馆，1997

2. 许海山. 欧洲历史. 北京：线装书局，2006

3. 凯特·凯莉. 医学史话（科学革命和医学1450-1700）. 王中立，译. 上海：上海科学技术文献出版社，2015

4. WALTER H A. History of Dentistry. Quintessence Publishing Co.，1981

5. 魏志敏. 世界5000年科学故事. 北京：光明日报出版社，2005

6. 罗伯特·玛格塔. 医学的历史. 李城，译. 广州：希望出版社，2004

7. 罗伊·波特. 剑桥医学史. 2版. 张大庆，李志平，译. 长春；吉林人民出版社，2005

医学和口腔医学
发展史概论
上篇·第一章

1

石器时代
人类古老的口腔疾病
（史前—公元前4000年）
上篇·第二章

2

文字产生与人类早期
对口腔疾病的认知
（公元前3500年—公元500年）
上篇·第三章

3

中古时期的医学
（476年—1453年）
上篇·第四章

4

第五节
17世纪的外科医生和牙医的状况

一、17世纪受贬的外科医生

17世纪，虽然物理学和化学取得伟大进步，近代科学和基础医学的革命已经开始，哈维发现血液循环，开启了实验医学的伟大时代，马尔皮基借助于显微镜完善了微循环理论，列文虎克发现细菌，奠定了微生物学的基础。但是，17世纪的外科医生和牙医的工作还很落后，医生和病人都墨守成规，没有受到这些科学发现的震撼和影响，仍然相信各种占星术和魔法，放血仍然是每病必用的方法，或者民间靠长年累月流行的传说方法治病。

17世纪的外科手术仍然被看作是一种实用技术，外科医生们还是被看作手艺人，一般的开业外科医生和理发师（兼外科医生）很少或者根本没有组织，他们缺乏医学知识、没有受到过专业的教育，几乎任何人都可以行医，他们地位低下，仍处于贫困的阶层。而受过教育和训练的医生大都服务于宫廷、贵族及其他富裕家庭。外科医学几乎没有受到16世纪解剖学革命的影响，维萨里和他的继承者的研究成果并没有应用到外科的实践中去，医学的进步远远落后于科学的发现，外科手术也停滞不前。

内科医生治疗疾病总是使用相同的办法：灌肠、放血和导泻。1632年，内科医生发现传入欧洲的"金鸡纳皮"含有奎宁可以治疗疟疾，还有来自巴西的药物"吐根"可以治疗痢疾引起的腹泻。鸦片和烟草也是17世纪非常流行的治病药，后者常常被认为是一种万灵药，可以治疗牙痛、中毒的伤口、关节疼痛、呼吸困难、溃疡、冻疮和倦怠[1-5]。

二、17世纪西方的牙医

17世纪，近代科学和基础医学虽然取得长足的进步，显微镜已经开始用于生物研究。但是，牙痛和牙病的治疗仍放在理发馆或客栈里进行，牙科疾病仍然属于外科的范畴，理发师-外科医生一直经营着牙科的项目，由他们给病人拔牙、诊治。因为没有麻药，拔牙时常常令病人痛苦万分。牙医基本没有受过教育，很多都是庸医或江湖骗子（图6-5-1）[2, 5]。

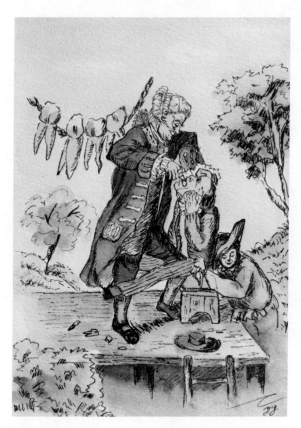

图6-5-1　17世纪一位理发师-外科医生正在街头拔牙
（图片：作者绘画）

　　直到17世纪末，法国国王路易十四下令牙医必须接受教育和正规训练，在通过考试、领到执照后方可行医。但是，这些命令直到18世纪初，才开始真正得以实施、产生效果。法国医生皮耶·费查在18世纪初制定了健全的牙科疾病治疗准则，促使牙科成为一个独立的医学分科。

　　17世纪，对于口腔颌面部的解剖学研究也取得一些进展。1651年，英国科学家哈维的同乡海默尔（Nathanael Highmore）发现了上颌窦，描述了上颌骨内上颌窦的位置和形态，这个名称一直沿用至今[5]（虽然达·芬奇从绘画的角度也曾经描绘过上颌窦的形态）。1660年，丹尼尔斯（Dane Niels）发现了腮腺导管[5]。17世纪由于医学向自然科学和实验科学的方向转移，受伽利略的影响，科学家和医生们对生命的量化研究充满兴趣。1685年，意大利医生乔瓦尼·阿尔丰斯出版了一本研究肌肉力学的书籍——《动物运动》，第一次对咀嚼肌的力量进行了测量（图6-5-2）[2,3,5]。

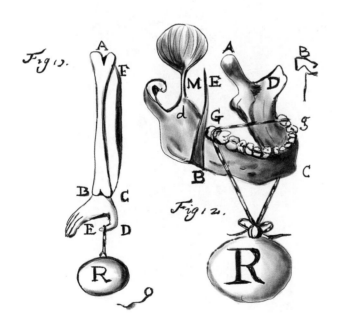

图6-5-2　1685年，医生对咀嚼肌力进行了第一次测量
（图片：作者绘画）

科学的觉醒与
人体解剖学的建立
（14世纪—16世纪）　5

科学的革命与
基础医学的启程
（17世纪）　6

科学的进步与医学专业化
分科、牙医学的独立
（18世纪）　7

科学的黄金时代与
医学的巨大进步
（19世纪）　8

科学技术的飞速发展与
口腔医学的科技化时代
（20世纪）　9

中篇·第五章　　　　中篇·第六章　　　　中篇·第七章　　　　下篇·第八章　　　　下篇·第九章

参考文献

1. 亚·沃尔夫. 十六、十七世纪科学、技术和哲学史（上、下）. 北京：商务印书馆，1997

2. 罗伯特·玛格塔. 医学的历史. 李城，译. 广州：希望出版社，2004

3. 凯特·凯莉. 医学史话（科学革命和医学1450-1700）. 王中立，译. 上海：上海科学技术文献出版社，2015

4. 罗伊·波特. 剑桥医学史. 2版. 张大庆，李志平，译. 长春；吉林人民出版社，2005

5. WALTER H A. History of Dentistry. Quintessence Publishing Co.，1981

医学和口腔医学
发展史概论
上篇、第一章
1

石器时代
人类古老的口腔疾病
（史前—公元前4000年）
上篇、第二章
2

文字产生与人类早期
对口腔疾病的认知
（公元前3500年—公元500年）
上篇、第三章
3

中古时期的医学
（476年—1453年）
上篇、第四章
4

第六节
明末清初中国传统医学的成就及
西医的传入

一、中国17世纪的科学巨著百科全书《天工开物》

17世纪，西方国家开始了近代科学革命的征程，人们崇尚科学实验和观察，基础医学的研究已经开始启程。此时，中国正处在明末清初的历史阶段，这一时期中国的科技发展和传统医学都取得了一些成就。中国与东亚各国进行中医药文化交流，随着西方传教士来华，进一步推动了西方自然科学、西医学的知识在中国的传播，中医学的发展也受到深刻影响[1, 2]。

明代是中国古代农业、手工业、商业都比较发达的阶段，在天文、地理、水利等方面也取得明显的进步和成就，明代的手工业种类较多，冶金、陶瓷、纺织等行业已具备一定规模。为了记载和传承明代中叶以前中国古代的各项科学技术，明代科学家宋应星于1637年（明崇祯十年）撰写《天工开物》，意为主张天然界靠人工技巧开发有用之物。

《天工开物》是明朝的一部科学技术巨著，是世界上第一部关于农业和手工业生产的综合性著作。全书收录了农业、手工业产品的生产技术，诸如砖瓦、陶瓷、硫黄、烛、纸、兵器、火药、纺织、染色、制盐、采煤、榨油等生产技术。书中详细记述了每一产品从原料到成品的生产过程与程序，共3卷18篇，并附图200幅，具有极高的科学价值，是一部百科全书式的著作，外国学者称它为"中国17世纪的工艺百科全书"[1, 2]。

科学的觉醒与
人体解剖学的建立
（14世纪—16世纪）
5

科学的革命与
基础医学的启程
（17世纪）
6

科学的进步与医学专业化
分科、牙医学的独立
（18世纪）
7

科学的黄金时代与
医学的巨大进步
（19世纪）
8

科学技术的飞速发展与
口腔医学的科技化时代
（20世纪）
9

中篇、第五章　　　　中篇、第六章　　　　中篇、第七章　　　　下篇、第八章　　　　下篇、第九章

二、中国17世纪最具影响力的针灸学著作《针灸大成》

明代著名的针灸医学家杨继洲（1552年—1620年）行医40余年，临床经验丰富，精通针灸。他总结自己的临证经验，于1601年（明代万历二十九年）撰写完成《针灸大成》十卷，选穴简要，重视补泻手法，将针法的基本操作步骤总结归纳为12种，著作内容丰富，包含了完整的针灸学理论。

杨继洲擅长总结明代以前针灸的学术经验，整理归纳了历代针灸的操作手法，重新考定了穴位的名称和位置，并附以全身及局部图解，介绍了应用针灸与药物综合治疗的经验，记载了各种病症的配穴处方和治疗案例。他对针灸学的精深造诣和精辟理论，使《针灸大成》成为流传最广、影响最大的针灸学著作，至今，此书各种的文字版本已重印50余次，是我国针灸学承前启后的经典巨著[2, 3]。

三、中国17世纪最具代表性的外科学著作《外科正宗》

陈实功（1555年—1636年）是明代外科正宗派的代表人物，从事外科40余年，治愈了不少疑难杂症，积累了丰富的治病经验。他注重实践，收集了大量有效方剂，在外科治法上强调内外并重，"消、托、补"三法结合，内服药与外治法兼施，他应用刀针等手术疗法，创造和记载了当时多种外科手术方式，让更多的行医者掌握手术方法技巧，使外科医学得到更多人的重视。

陈实功根据自己多年行医的丰富经验，并借鉴了明朝及之前的外科学著作，于公元1617年（明代万历四十五年）完成了他的著作《外科正宗》，全书20余万字，共分4卷，附图300余帧，论述了外科疾病的病因、临床症状和特点、诊断与治疗，分析了外科常见疾病100余种，包括多种口腔疾病，以及详细记载了如何鉴别颈部恶性肿瘤的原发与转移病灶。《外科正宗》是明代最具代表性的外科学著作，影响广泛而深远，具有较高的学习和研究价值，对我国中医外科学作出重要贡献（图6-6-1）[2-4]。

周大成教授研究了《外科正宗》一书中关于口腔外科的症例以后，在其撰写的《中国口腔医学史考》著作中依次进行了解析，一些诊断的古老名称、治疗方法仍沿用至今[4]。

（1）鹅口疮：即雪口，是中医学中的一个古老病种，现今仍在沿用这一名称。"鹅口疮皆心脾二经胎热上攻，致满口皆生白斑雪片，甚至咽间叠叠肿起……，以青纱一条，裹筋头上，蘸新汲水揩除白胎（苔），以净为度，重于出血不妨，随以冰硼散搽，内服凉膈之药"。

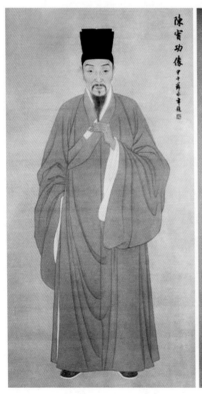
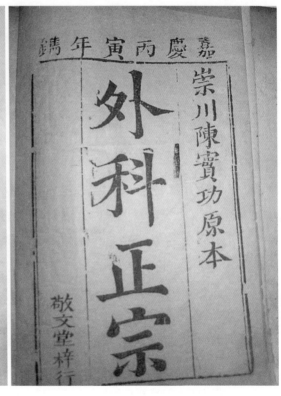

图6-6-1　明代中医外科医学家陈实功　　　　　　　　　　　　A｜B

A. 陈实功画像
B. 代表作《外科正宗》
（图片：作者拍摄于北京中医药大学医学史博物馆）

科学的觉醒与
人体解剖学的建立
（14世纪—16世纪） 5

科学的革命与
基础医学的启程
（17世纪） 6

科学的进步与医学专业化
分科、牙医学的独立
（18世纪） 7

科学的黄金时代与
医学的巨大进步
（19世纪） 8

科学技术的飞速发展与
口腔医学的科技化时代
（20世纪） 9

中篇、第五章　　　　中篇、第六章　　　　　中篇、第七章　　　　　下篇、第八章　　　　　下篇、第九章

（2）走马牙疳：也是中医学中使用的一个传统名称，现代医学称为坏疽性口炎。"走马疳，言其疾迅速，不可迟治也。……初起牙龈作烂，随即黑腐作臭……。初起易用芦荟消疳饮，外用人中白散，或冰硼散搽之，取去黑腐，内见红肉流血者吉……"。

（3）落下颏擎法：即颞下颌关节脱位的复位方法。"落下颏者，气虚不能收关窍也，宜令平身正坐，医者以两手托住下颏，左右大指入口内，纳槽牙上，端紧下颏，用力往肩下捺开关窍，向脑后送上，即投关窍，随用绢条兜于顶上，半时去之，即愈"。

（4）痄腮：即流行性腮腺炎。"痄腮乃风热湿痰所生，有冬温后天时不正，感发传染者。多两腮肿痛，初发寒热，以内服柴胡葛根汤散之，外敷如意金黄散"。

（5）破伤风："破伤风，因皮肉破损，复被外风袭入经络，渐传入里，其患寒热交作，口禁咬牙，角弓反张，口吐涎沫，……。当用万灵丹发汗，令风邪反出，……，口禁不开，语声不出者，终为死候。口服玉真散、镇风散"。

（6）茧唇：即唇癌。症状为"初结似豆，渐大若蚕茧，突肿坚硬，甚者作痛，饮食妨碍，或破而流血，久则变为消渴中难治之症。……。日久流血不止，形体消瘦，……，口干渴甚者，俱为不治之症"。

（7）小儿鑽牙疳：即乳牙根尖外露、刺破唇黏膜。"小儿鑽牙疳：牙根尖穿出齿根内外，芒刺嘴唇作痛，用拨针挑破牙龈，以手取去本牙"。

（8）痰包：即舌下腺囊肿。"痰包乃痰饮乘火流行，凝注舌下，结而胞肿，绵软不硬，有妨言语，……，用利剪刀当包剪破，流出黄痰，……，以冰硼散搽之，内服二陈汤加黄芩连薄荷数服，忌煎炒火酒等件"。

（9）骨槽风：即颌骨骨髓炎或智齿冠周炎引起的牙槽骨骨膜炎。症状为"骨槽风初起生于耳前，连及腮项，痛隐筋骨，久则渐渐慢肿，寒热如疟，牙关紧闭，不能进食，……，初则坚硬难消，久则疮口难合。……，使内外毒气得解，宜服降火化痰清热消肿之剂，溃后当托裏药中加麦冬五味。外腐者搽玉红膏，使水升火降，脾健金清乃愈"。排毒消炎、内外兼治

医学和口腔医学
发展史概论
1
上篇、第一章

石器时代
人类古老的口腔疾病
（史前—公元前4000年）
2
上篇、第二章

文字产生与人类早期
对口腔疾病的认知
（公元前3500年—公元500年）
3
上篇、第三章

中古时期的医学
（476年—1453年）
4
上篇、第四章

的方法。

《外科正宗》中对下颌骨脱臼的治疗复位手术，完全符合现代医学的要求，至今仍在沿用[2, 4]。

四、17世纪最具划时代意义的中医温病学著作《温疫论》

吴又可（又名吴有性，约1580年—1660年）生活于明代晚期，江苏吴县人。当时吴县连年疫病流行，一巷百余家无一幸免，他在疫区内亲自观察和诊病施药，获得大量实践经验。吴又可在继承前人温病论述的基础上，于1642年撰写完成《温疫论》，这是世界首部研究急性传染病的医学书籍，分上下两卷。《温疫论》是中医温病学发展史上具有划时代意义的标志性著作，是中医理论原创思维与临证实用新法的杰出体现。吴又可创造性地阐述了疫病的发病特点、感染途径和传染规律，指出疫病"通过口鼻呼吸道感染"，而不是"皮毛"。他强调温疫与伤寒完全不同，创立了表里九传辨证论治思维模式，创制了达原饮等治疗温疫的有效方剂，对后世温病学的形成与发展产生了深远影响[2, 3]。

五、中外文化交流，中国第一次西学

明代末年，随着中西海路交通的畅通，欧洲的探险家、贸易商人陆续来华，西方传教士也随着贸易商船抵达广东沿海。他们在进行海上贸易的同时，也成为中外文化交流的先行者。利玛窦（Matteo Ricci，1552年—1610年）是意大利罗马耶稣会的传教士和学者，他于明朝万历年间（1582年）不远万里来到中国，入居广东肇庆。利玛窦在肇庆居住六年，系统地学习中文和中国传统文化。他是第一位阅读中国文学作品并对中国典籍进行钻研的西方学者，他将欧洲文艺复兴的成果传入给中国，传播西方天文、数学、地理、钟表制作等科学技术知识，并将西方文明流传最广的书籍《几何原本》、世界地图、西洋乐、玻璃器皿等带到中国。明朝王室成员和

科学的觉醒与
人体解剖学的建立
（14世纪—16世纪）   **5**

科学的革命与
基础医学的启程
（17世纪）   **6**

科学的进步与医学专业化
分科、牙医学的独立
（18世纪）   **7**

科学的黄金时代与
医学的巨大进步
（19世纪）   **8**

科学技术的飞速发展与
口腔医学的科技化时代
（20世纪）   **9**

中篇、第五章   中篇、第六章   中篇、第七章   下篇、第八章   下篇、第九章

各级官员都对利玛窦带来的各种西方新事物感到非常好奇，特别是他绘制的第一张中文世界地图，令中国人大开眼界。之后，他翻译了《四书》并加以注释，这对中国文化向西方传播起到了重要的作用。

利玛窦几经波折，于公元1601年（明朝万历二十九年）被允许进入北京，他带着两座自鸣钟呈献给紫禁城的万历皇帝，并向明神宗敬献了油画，自此将西洋油画引入中国。利玛窦得到了皇帝的认可，准许他在宣武门外修建教堂传教。1606年，利玛窦和明代著名的科学家、政治家徐光启等人开始合译古希腊数学家欧几里得的《几何原本》。"几何"本来意思是"多少"，是徐光启首先把"几何"作为数学专业名词来定义这门数学的分科，极大地影响了中国数学的研究和发展方向，掀起了中外文化科技交流的浪潮，他们成为沟通中西文化的先行者，为17世纪中西文化交流作出了重要贡献（图6-6-2）。利玛窦也是最早在中国传授西医知识的人，他的译著《西国纪法》包含了一些神经学说的西医内容[1, 2, 5]。

清朝初年，来自西方的显微镜也传入中国。1687年，法国国王路易十四派来中国的传教士向康熙皇帝进献了不少"奇珍异宝"，其中就有显微镜。整个康雍乾时期，由外国传教士带入中国的显微镜并不在少数。然而始终未能将其应用于科学研究。直至光绪年间，随着显微镜进入我国日渐增多，国人才逐渐对显微镜有了更深的了解。英国传教士傅兰雅对此做了很多工作，在其主编的《格致汇编》中，曾有一篇文章——《释显微镜》，专门介绍了显微镜的用途、结构、工作原理。与中国近代科学的大命运相似，显微镜的传入并没有使中国凭借西学东渐之风完成近代科学革命，它在中国近代医学与生命科学中的真正使命直到民国时期才得以完成[1, 2, 5]。

六、中外医药交流，西医的传入

明清时期，东亚的朝鲜和日本等国政府经常聘请中国医生诊病和教授医药知识，并派遣本国医生到中国来学习。中国医学家或行医授徒，或著书立说，对这些国家的医学发展产生积极的推动作用。中国与其他国家之

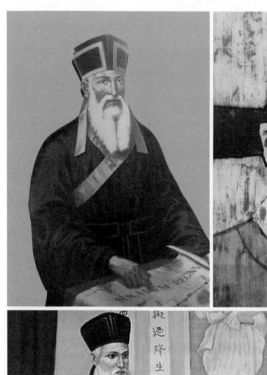
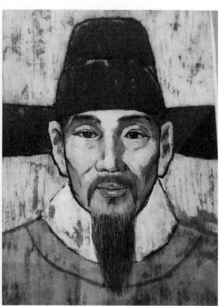
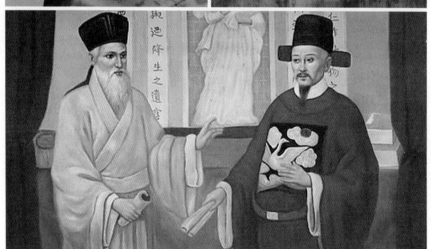

图6-6-2　中外文化交流，中国第一次西学

$$\frac{A\ |\ B}{C}$$

A. 中国最早的传教士之一利玛窦

（图片：作者拍摄于广州博物馆）

B. 明代著名的科学家和政治家徐光启

C. 利玛窦和徐光启合译欧几里得的《几何原本》

（图片：作者拍摄于北京医药大学医史博物馆）

科学的觉醒与
人体解剖学的建立
（14世纪—16世纪） 5

科学的革命与
基础医学的启程
（17世纪） 6

科学的进步与医学专业化
分科、牙医学的独立
（18世纪） 7

科学的黄金时代与
医学的巨大进步
（19世纪） 8

科学技术的飞速发展与
口腔医学的科技化时代
（20世纪） 9

中篇、第五章　　　中篇、第六章　　　中篇、第七章　　　下篇、第八章　　　下篇、第九章

间的医药书籍交流在明清时期也非常兴盛，《本草纲目》在17世纪初已流传到朝鲜、日本，同时，朝鲜和日本的医书也传入到中国。

中国与欧洲国家在明清时期的医药交流，则是通过西方来华的传教士推动的，随着一批传教士来到中国，他们将西方文化带入中国的同时，也将西方的医学知识传入中国，同时又将中医药知识传回西方。为东西方文化的交流开辟了窗口、创造了机会。明末清初，继利玛窦来华之后，又一位罗马耶稣会的德国传教士汤若望（P.J.AdamSchall von Bell, 1592年—1666年）对中西方的文化交流和中国科学技术产生了深远的影响，是中国科技史上是一位不可忽视的人物。汤若望于1622年来到中国，他在中国生活44年，历经明、清两个朝代。

汤若望也是一名学者，他知识渊博，在中国传教的同时，也为中国带来了大量的西方科学技术和西方医学知识。汤若望著书《主制群症》2卷，介绍了人体骨骼的数目及功能、肌肉的数目、血液的生成、心脏大动脉和静脉、肝脏的动静脉，还谈到大脑及脑神经的生理功能。但是，汤若望的解剖学知识多来自盖伦学说。

到了清朝初期，越来越多的传教士将西方的人体解剖、血液循环、化学、毒物学和药物学理论传入中国。西方传教士还在中国建立欧洲模式的医院和医学教育，澳门主教加奈罗在1569年建立两所医院，分别为教内人士和教外人士看病，1579年又在澳门设立一所麻风病院，1594年建立圣保罗医院、并附设医科班，成为中国最早设立的西医学校。传教士还把中医的脉学、针灸学和本草学的内容介绍到欧洲[2, 3, 6]。

参考文献
1. 陈佩雄. 中国通史. 长春：吉林文史出版社，2006
2. 梁永宣，李经纬. 中国医学史. 2版. 北京：人民卫生出版社，2016
3. 杨建宇. 医学史. 北京：中国古籍出版社，2006
4. 周大成. 中国口腔医学史考. 北京：人民卫生出版社，1991
5. 张志峰. 中国通史. 北京：中国出版社，2005
6. 陈邦贤. 中国医学史. 北京：团结出版社，2006

医学知识的传承
发展史初论

1

上篇 第一章

石器时代
人类进化中的口腔疾病
（史前—公元前4000年）

2

上篇 第二章

文字/产生与人类定居
对口腔疾病的认知
（公元前3500年—公元500年）

3

上篇 第三章

中古时期的医学
（476年—1453年）

4

上篇 第四章

科学的发展与
人体解剖学的建立
（14世纪—16世纪）   5
中篇 第五章

科学的革命与
基础哲学的诞生
（17世纪）   6
中篇 第六章

科学的进步与医学专业化
分科、牙医学的独立
（18世纪）   7

科学的成熟时代与
医学的巨大进步
（19世纪）   8
下篇 第八章

科学技术的飞速发展与
口腔医学的科技化时代
（20世纪）   9
下篇 第九章

第七章

科学的进步与医学专业化
分科、牙医学的独立

（18世纪）

医学和口腔医学
发展史概论
上篇、第一章
1

石器时代
人类古老的口腔疾病
（史前—公元前 4000 年）
上篇、第二章
2

文字产生与人类早期
对口腔疾病的认知
（公元前 3500 年—公元 500 年）
上篇、第三章
3

中古时期的医学
（476 年—1453 年）
上篇、第四章
4

18世纪，自然科学在数学、力学、天文学、物理学、化学、地理学、生物科学和医学等等方面都取得了巨大的进步，并且相互促进。微积分方法的发展丰富了纯粹数学，解决了几何学、力学和物理学等学科中的问题；拉普拉斯的《天体力学》研究了太阳、地球和月球三者之间相互吸引的运动规律；物理学及其分支领域对光、声、热、电和电磁的研究发展迅速；拉瓦锡使化学理论系统化、确认了物质的重量在化学变化中的守恒；生物科学上的分类和命名方法有了改进，植物和动物在形态学、解剖学和生理学以及胚胎学方面的研究取得了重要进展。人类获得的知识被传播到更广阔的领域，应用到方方面面，也影响着医学和牙医学的发展[1]。

这些自然科学的研究方法也对医学的发展产生了深刻的影响，使医学中的科学精神正在日益增长，观察和实验成为医学研究的基础。医学在前人开拓的领域不断掘进，更多的人都崇尚科学知识，在学术上思想日渐统一，越来越接受直接观察、相信通过可重复性实验得出的结论。欧洲开始建立大批正规的医院和学校，不仅为病人提供了医疗服务，也为医生们提供了临床教育和研究的基地，临床医学教学的兴起使得医学教学体系得以发展，培养了大批的医学人才。这一时期，临床医学分科逐渐专业化，形成许多临床独立的专科，病理学的建立，促进了人类诊治疾病的进步。牙科行业也发生了深刻的变革，牙医学从外科中独立出来正是受到自然科学、技术和医学等领域飞速发展的影响。这些变革使医学成为科学，为现代医学的发展打下基础[2-4]。

科学的觉醒与
人体解剖学的建立
（14世纪—16世纪）　5
中篇、第五章

科学的革命与
基础医学的启程
（17世纪）　6
中篇、第六章

科学的进步与医学专业化
分科、牙医学的独立
（18世纪）　7
中篇、第七章

科学的黄金时代与
医学的巨大进步
（19世纪）　8
下篇、第八章

科学技术的飞速发展与
口腔医学的科技化时代
（20世纪）　9
下篇、第九章

参考文献

1. 亚·沃尔夫. 十八世纪科学、技术和哲学史（上册）. 周昌忠，译. 2版. 北京：商务印书馆，1997

2. 亚·沃尔夫. 十八世纪科学、技术和哲学史（下册）. 2版. 周昌忠，译. 北京：商务印书馆，1997

3. 杨建宇. 医学史. 北京：中国古籍出版社，2006

4. WALTER H A. History of Dentistry. Quintessence Publishing Co.，1981

医学和口腔医学
发展史概论　　　1

石器时代
人类古老的口腔疾病
（史前—公元前4000年）　2

文字产生与人类早期
对口腔疾病的认知
（公元前3500年—公元500年）　3

中古时期的医学
（476年—1453年）　4

上篇、第一章　　　　　　　上篇、第二章　　　　　　　　　　上篇、第三章　　　　　　　上篇、第四章

第一节
18世纪临床医学进入专业化分科

一、18世纪综合医院和专科医院的建立

许多世纪以来，照料病人一直属于各种宗教机构的事情，教会建立的"医院"是指"济贫院"和"庇护所"，是专门负责收留和照顾病人，并不具备医学专业的治病救人的功能[1]。而在18世纪初，伴随着近代科学技术的进步，医学得到发展，人道主义得到提倡，人们对医学治疗及护理、药品的需求也在同时增长。一些新兴的主要用于治疗疾病的医院纷纷建立，出现了一大批综合医院和专科医院，为患者提供了医学上的治疗和康复护理，贫穷病人也得到了医疗关注[1]。

作为现代医院的雏形，18世纪英国综合性的医院具有独特的时代特征和历史地位。威斯敏斯特医院1719年建立，盖伊医院1725年建立，圣乔治医院1733年建立，伦敦医院1740年建立，米德尔塞克斯医院1745年建立。这些医院拥有强大的医生团体和较为进步的医疗条件，针对不同疾病，医院的治疗开始逐渐走上专业化的道路，医院内出现了全职的内科医生和外科医生，这些专科医生在诊治病人方面发挥着比其他医生更大的作用。由此，英国还针对不同疾病开设了一大批各类专科医院，治疗疾病有了专业分工。1746年建成的伦敦洛克医院专门收容和治疗性病患者；1751年建立的圣·卢克医院成为伦敦第一所大众疯人院。1749年—1765年，伦敦还集中建立了一批产科医院——大英产院、城市产院、普通产院和威斯敏斯特产院，为临产妇女提供护理[2, 3]。

18世纪新型综合医院和专科医院的出现和发展壮大，在为病人提供医

科学的觉醒与
人体解剖学的建立
（14世纪—16世纪） 5

科学的革命与
基础医学的启程
（17世纪） 6

科学的进步与医学专业化
分科、牙医学的独立
（18世纪） 7

科学的黄金时代与
医学的巨大进步
（19世纪） 8

科学技术的飞速发展与
口腔医学的科技化时代
（20世纪） 9

中篇、第五章　　　　中篇、第六章　　　　中篇、第七章　　　　下篇、第八章　　　　下篇、第九章

疗服务的同时，也为医生们提供了临床教学和临床研究的基地，推动了新的医学教育体系——临床教学体系得以发展并趋于完善，使医生群体的技术水平得以提高，也培养了大批的医学人才和医疗从业人员，为医疗行业注入了新鲜血液[3]。

二、临床医学教学的兴起

18世纪临床医院的建立，为医学生临床教学的兴起做好了准备。然而在这之前，医学教学只是理论教育或学徒教育，医生缺乏系统的临床实践学习过程。

首先在医院中设立了教学病床的是荷兰的莱顿大学（the University of Leiden），这要感谢著名的临床医学教师赫尔曼．布尔哈夫（Herman Boerhaave，1668年—1738年）。1701年他在莱顿大学教授医学、植物学和化学，他同时也是一位内科医生，1708年他出版的具有影响力的著作《医学教育》[2, 4]。1714年，由他来主持医院的临床教学，他首先改变了以前传统的教学方法。布尔哈夫继承了希波克拉底学说和临床医学教学的传统，重视临床实践，把学生带到病房、守候在病床边，面向病人进行临床教学，他经常将病人的临床表现及病理变化的结果告诉学生，让他们分析病情、进行讨论，这也成为后来临床病例讨论会的开端。这种形式大大提高了临床教学质量，并培养了一大批出类拔萃的临床医生，通过他们，又推动了18世纪临床医学的发展。布尔哈夫诊断疑难疾病的能力超过他人，他的声誉使莱顿大学医学院闻名于世。同时，布尔哈夫也是位荷兰的植物学家，他一直对医学、植物学、化学进行研究，在他去世后很久，他的影响力依然存在[3-5]。

1718年，伦敦著名的解剖学家切塞尔登（William Cheselden）开始在圣·托马斯医院改革教学，开设私人外科讲座，这也是最早的临床教学[5]。

医学和口腔医学
发展史概论
1
上篇、第一章

石器时代
人类古老的口腔疾病
（史前—公元前 4000 年）
2
上篇、第二章

文字产生与人类早期
对口腔疾病的认知
（公元前 3500 年—公元 500 年）
3
上篇、第三章

中古时期的医学
（476 年—1453 年）
4
上篇、第四章

三、临床医学分科逐渐专业化

18 世纪医学最突出的特点是——各学科开始分科、逐渐走向专业化，因为治疗某一类的疾病，需要实施专门的临床方法及设施。因为广义的外科包含了所有动手的、应用手术方法治疗的各类疾病的学科，所以外科按照所治疾病的不同类群，分化出不同的学科，逐渐专业化。分化出妇产科、眼科、耳鼻喉科、牙科等等[2, 3]。

外科一词最早来源于希腊语"手工"（cheirurgia），（英语意为"hand-work"）的意思。外科最显著的特点就是借助于器械进行手术，换句话说，用手工操作器械的技术都归属于外科的范畴。所以，外科强调通过动手（换药、手术和手法）来治疗疾病，手术突出的是技巧，以区别通过药物治疗疾病的内科[3]。

随着基础医学研究的深入和临床医学治疗范围的扩大，医学知识的发展趋于细化，外科已经涵盖了大量不同的专业领域。然而，外科医师的医学知识、个人工作技能已不适应医学领域的不断扩大。所以，临床医学向不同专业分化发展势在必行，各个学科纷纷从外科中独立出来。医学人员的科学培训考核、分科逐渐细化、各学科的独立、规范医生执业内容等，使医学成为科学，为现代医学的发展打下基础[2-4]。

四、临床医学各学科纷纷独立

（一）外科成为一门独立学科

18 世纪初法国国王颁布条例，外科医生开业必须经过专门的科学训练，并通过严格考试才能获得执业资格。法国于 1743 年、英国在 1745 年开始成立皇家外科学会，执行委员会禁止理发师行医，这标志着外科医生与理发师-外科医生的职业彻底分开，外科医生摆脱了卑微的社会地位。巴黎学院派的外科医生们受到人们的尊敬，外科成为独立的学科[2-4]。

科学的觉醒与
人体解剖学的建立
（14世纪—16世纪） 5

科学的革命与
基础医学的启程
（17世纪） 6

科学的进步与医学专业化
分科、牙医学的独立
（18世纪） 7

科学的黄金时代与
医学的巨大进步
（19世纪） 8

科学技术的飞速发展与
口腔医学的科技化时代
（20世纪） 9

中篇、第五章　　　　　中篇、第六章　　　　　中篇、第七章　　　　　下篇、第八章　　　　　下篇、第九章

（二）产科成为一门独立学科

欧洲各大学相继设立产科学教席，并在各地兴建产科医院，标志着产科从外科学中分离出来，成为一门独立的学科，取得了显著的进步。许多民间的助产婆被受过高等医学教育的产科医生所取代，产妇的死亡率明显下降。许多流行于16世纪的产科学著作，在18世纪被翻译成几种不同的文字，16世纪的解剖学和外科学方面的进步，对产科学的独立也产生着重要影响。据记载，18世纪伊始开始推广16世纪秘密使用的产钳，经法国医生改进后成为产科的常用器械[2, 4]。

（三）眼科成为一门独立学科

由于物理光学、眼解剖生理学的发展，18世纪的眼科学也取得显著的进步。眼科学也从外科中独立出来，逐渐开展各种临床手术，涌现出许多业绩[2]。1702年斯塔尔就对泪管进行过描述，1706年拉伊尔登描述了晶状体解剖结构，1730年和1746年，佩蒂特父子描述了白内障，1748年蒙狄晰发现了眼脉络膜色素，1749年霍黑勒发现"筛板和脉络膜"，1767年赫伯登首先描述了夜盲症，1775年典干尼对眼外肌进行了描述，丰塔纳描述了虹膜运动，1782年布齐发现了黄斑，1784年富兰克林发明了双焦点眼镜，1794年多尔顿描述了色盲[2]。

参考文献

1. 亚·沃尔夫. 十八世纪科学、技术和哲学史（下册）. 2版. 周昌忠，译. 北京：商务印书馆，1997
2. 杨建宇. 医学史. 北京：中国古籍出版社，2006
3. WALTER H A. History of Dentistry. Quintessence Publishing Co.，1981
4. 凯特·凯莉. 医学史话：旧世界与新世界（1700—1840）. 蔡林翰，译. 上海：上海科学技术文献出版社，2015
5. 罗伯特·玛格塔. 医学的历史. 李城，译. 广州：希望出版社，2004

医学和口腔医学
发展史概论
上篇、第一章

1

石器时代
人类古老的口腔疾病
（史前—公元前4000年）
上篇、第二章

2

文字产生与人类早期
对口腔疾病的认知
（公元前3500年—公元500年）
上篇、第三章

3

中古时期的医学
（476年—1453年）
上篇、第四章

4

第二节
18世纪牙医学独立的过程

一、早期的牙医学是外科学的分支领域

18世纪初，对于牙科最重要的事件，莫过于牙科从外科中分离出来，成为一门独立的专业学科。牙科的独立，需要具备多方面的条件，法国的外科医生皮耶·费查起到了积极的推动作用，作出了伟大的贡献[1]。

在18世纪以前，牙科疾病的治疗内容大都包含在外科的行医范围之内，外科书中也经常介绍牙科器械和牙病治疗的操作技术：如何利用工具拔牙、切开脓肿放血、复位脱臼的关节和用夹板固定骨折等等。所以，早期的牙科起源于外科，它是外科的分支领域，外科医生兼治牙病已有千年的历史[1, 2]。

在开业牙医中，理发师-外科医生一直经营着牙科的项目，巡游的牙医仍然保持着走街串巷拔牙补牙，他们虽然没有接受过良好的专业教育，甚至目不识丁，但是他们的技术娴熟，在实践中积累了不少经验，一般大众都会相信他们，习以为常地接受他们的治疗[1, 2]。

二、希望独立开业的外科医生们

直到18世纪初，一些居住在巴黎的外科医生们希望能独立开业行医，这些外科医生的经营范围包括治疗牙病、治疗眼病、治疗膀胱结石、治疗疝气等。然而他们只想开展较小的外科手术，他们认为小的外科手术自己可以掌控，而且牙病治疗的内容已经和外科有很大区别，独立行医可以专

科学的觉醒与
人体解剖学的建立
(14世纪—16世纪) 5

科学的革命与
基础医学的启程
(17世纪) 6

科学的进步与医学专业化
分科、牙医学的独立
(18世纪) 7

科学的黄金时代与
医学的巨大进步
(19世纪) 8

科学技术的飞速发展与
口腔医学的科技化时代
(20世纪) 9

中篇、第五章　　　　中篇、第六章　　　　中篇、第七章　　　　下篇、第八章　　　　下篇、第九章

门治疗牙病。他们都想登广告，向公众推荐提供他们的医疗服务。但是，他们的愿望受到了政府的限制[1]。

当时，欧洲早期受过教育和训练有素的医生大都在宫廷供职，或者受贵族和富豪的雇佣。一般大众要寻求开业医生的"医疗帮助"时，内科疾病会去找药商、杂货商或者香料商；外科小手术则通常去找普通的理发师，或者理发师-外科医生，这些人可以治疗牙病、拔牙、切开脓肿放血等等。可是这些开业医生的水平非常混乱、高低不一，他们很少或者根本没有组织，几乎任何人都可以行医。法国政府希望规范开业医生的行为，制定严格的准入制度，如果没有获得政府的许可，不允许他们在城市公开建立诊所或提供医疗服务[1]。

三、政府制定开业医生的准入制度

法国政府希望规范开业医生市场的秩序，法国国王路易十四在1699年5月11日下达法令，必须建立执业医师许可准入制度[4]。法国政府开始着手规范开业医生的执业内容，1725年政府建立了健康管理标准，规定开业医生们必须接受正规的训练，只有通过严格的考试、获得政府的许可、取得开业证书后，方可拥有在城市公开建立诊所、开业行医提供服务的权利[1]。特别指出允许三种专门从事小型外科手术的人，经过考试合格后可以行医，这三种专业必须是外科分支领域的医生，包括牙医、接骨医生、专门取石的医生，但他们必须在外科的管理下行医。

至此，法国的官方文件中也第一次出现了"外科牙医生"（surgeon dentists；tooth-physicians）的称呼。在整个18世纪中，法国政府制定的这个标准几乎被所有的欧洲国家及德国采用[1]。

四、皮耶·费查肩负使命，建立"牙科疾病的治疗原则"

法国政府建立了执业医师许可制度以后，下一步面临的任务就是牙医

275

医学和口腔医学
发展史概论 **1**
上篇·第一章

石器时代
人类古老的口腔疾病
（史前—公元前4000年） **2**
上篇·第二章

文字产生与人类早期
对口腔疾病的认知
（公元前3500年—公元500年） **3**
上篇·第三章

中古时期的医学
（476年—1453年） **4**
上篇·第四章

开业要通过的考试内容以及制定健全的牙医行业规范——建立"牙科疾病的治疗原则"。这个重要的责任就落到了法国的外科医生皮耶·费查的肩上，因为当年皮耶·费查已经是巴黎非常知名的医生和地方行政官，他熟悉牙科知识领域的每一个方面，具有良好的技术和丰富的经验，能够对考试委员会提出合理的建议。所以，他自然成为制定牙医行业规范——建立"牙科疾病治疗原则"的首倡者[1]。

皮耶·费查（Pierre Fauchard，1678年—1761年）从小成长在法国西北部城市布列塔尼半岛，年轻时在皇家海军接受过外科训练，成为一名外科医生。后来，他曾在法国西部的城市昂热、南特和图尔，以及西北部城市雷恩居住，41岁时定居首都巴黎、开业行医。因其医术高超，他的诊所总是门庭若市，丰厚的收入不仅让他买下了巴黎附近的一座城堡和大梅尼尔地区的领地，他还成为一名庄园主和当地的行政官。他与合伙人一起经营诊所，在这里一直生活到终年83岁。

皮耶·费查在几十年的行医实践经验中逐步认识到，牙科在治疗理念、操作方法、技术应用等方面都具有其特殊性，牙科不同于外科，牙科行业应该成为一个专门的学科，牙医应该取代那些技巧娴熟的僧侣、铁匠和游医，牙科应该建立规范统一的、长期的工作标准。他希望牙医可以专门治疗牙齿疾病的范畴，牙科应该独立于外科[1, 3]。

皮耶·费查为了让牙科同行之间能够分享知识、共同交流，他开始着手编写牙科领域的工作原则，准备写一本综合的牙科百科全书。他以外科学和解剖学为基础，总结了西方不同历史时期牙科学已有的知识，经过多年的临床实践与研究，他于1723年完成《外科牙医学》（*Le Chirurgien Dentiste*）的初稿编写。在著作发表之前，皮耶·费查用整整5年的时间广泛听取了19位学院同行的意见，并请他们审阅书稿，他们其中6位是内科医生、12位是外科医生和1名牙医，这些人都是皮耶·费查医生同时代的著名医生和科学家（图7-2-1）。

最终，皮耶·费查于1728年出版了这部具有划时代意义的伟大著作《外科牙医学》，这本书几乎涵盖了牙医学范畴，详细论述了牙科疾病的各

科学的觉醒与
人体解剖学的建立
（14世纪—16世纪）5

科学的革命与
基础医学的启程
（17世纪）6

科学的进步与医学专业化
分科、牙医学的独立
（18世纪）7

科学的黄金时代与
医学的巨大进步
（19世纪）8

科学技术的飞速发展与
口腔医学的科技化时代
（20世纪）9

中篇、第五章　　　　　中篇、第六章　　　　　　中篇、第七章　　　　　　下篇、第八章　　　　　　下篇、第九章

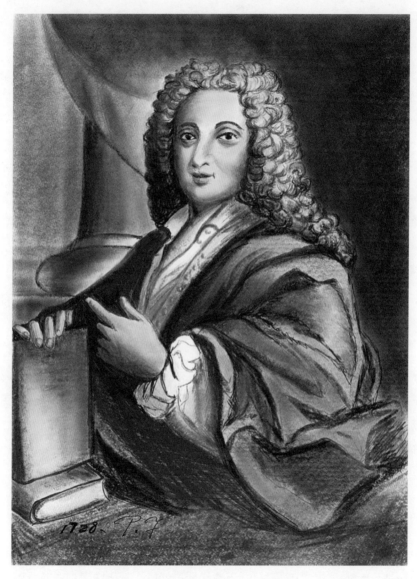

图7-2-1　1728年时皮耶·费查出版了具有划时代意义的著作《外科牙医学》
（图片：作者绘画）

种治疗技术、操作程序，并提出许多新的治疗理念。全书共900页，分为两卷，含有40幅精美的插图铜版画。在其出版5年之后，德国的学者医生Georg Matthiae于1733年将其翻译成德文并在柏林发表。

但是直到200年后，1946年才有人才将此书译成英文，让更多的人了解皮耶·费查医生[1, 3]。

五、《外科牙医学》的影响与牙医学的独立

《外科牙医学》被公认为是世界上第一部完整的牙医学专著，是牙科领域革命性的著作，产生了深远的影响。皮耶·费查为牙科疾病的治疗建立了严格的工作标准，该书标志着牙医生有了专业的理论指导，牙科从一个自由行业变成一门规范的专业，牙科专业可以从外科专业中独立出来，对未来的牙科学发展产生了巨大的影响，并为现代牙科学奠定了基础。本书的出版提升了牙科的地位，也成为牙科医生之间共享信息的开始。

《外科牙医学》出版之后，皮耶·费查经过十几年的努力，又为此书扩充了大量内容，他于1746年出版了第二版。皮耶·费查逝世25年后，该书第三版于1786年问世，与此同时，第一次出版了专门用于牙科学专业使用的教科书。皮耶.费查成为牙科独立的创始人，由于皮耶·费查的贡献，他被赞誉为"现代牙科学之父"[1, 3]。

六、《外科牙医学》著作关于牙科疾病的治疗原则

皮耶·费查的《外科牙医学》几乎涵盖了整个牙科学的范畴，包括牙齿解剖、牙外科、预防、修复、正畸和牙科器械，著作中提到许多新概念和新的治疗方法，尤其是在牙外科和修复领域产生了重要影响。

科学的觉醒与
人体解剖学的建立
（14世纪—16世纪）　5　　　科学的革命与
基础医学的启程
（17世纪）　6　　　科学的进步与医学专业化
分科、牙医学的独立
（18世纪）　7　　　科学的黄金时代与
医学的巨大进步
（19世纪）　8　　　科学技术的飞速发展与
口腔医学的科技化时代
（20世纪）　9

中篇、第五章　　　　　中篇、第六章　　　　　中篇、第七章　　　　　下篇、第八章　　　　　下篇、第九章

（一）牙齿解剖学与牙齿萌出

按照惯例，皮耶·费查在《外科牙医学》的第一章中，首先描述了牙齿正常的解剖形态、牙周组织的功能，并用铜雕刻的牙齿解剖图来示意。他强调牙齿在发育萌出过程中，时间应该尽可能长地保留乳牙，拔牙要慎重，应使其自行脱落。他总是在抨击庸医和市场中的游医小贩，劝告他们遇到疑难病例时，要去请教内科医生和外科医生[1]。

（二）龋病的治疗与治疗器械的发明、龋病预防

皮耶·费查经常用显微镜观察拔除牙齿的龋洞以及附着在上面的牙垢，没有发现任何虫子，否定了一直流行于欧洲关于"虫牙"的错误概念。他首次使用牙科药物治疗龋齿，在著作中写道：如果牙髓暴露，可用烧灼法去除全部牙髓及腐质，丁香油和肉桂可治疗牙髓炎，可用铅或锡充填牙齿龋洞。他认为糖产酸会对龋齿有影响。皮耶·费查还根据牙釉质表面缺损的特征命名了牙釉质发育不全，指出可以用锉将牙齿表面锉平。

17世纪末到18世纪初的牙科器械多来自外科，在牙科的使用中受到很多限制。皮耶·费查是位技术娴熟的外科医生，他发明和改进牙科器械，他经常将钟表匠、珠宝商和理发师使用过的工具改造成牙科器械。他发明了第一个龋病刮治器，可以完全去除龋病的腐质，用于龋齿的预防性刮治。他认为在用锡充填龋洞时，要用坚硬的充填器，但是在用金箔充填龋洞时，因金箔流动性大，要用细小的充填器（图7-2-2）。

皮耶·费查在《外科牙医学》著作中建议早晚漱口，提出预防龋齿的概念，他坚信在清晨用几汤匙自己的新鲜尿液漱口可以保持口腔健康。同时，他也提供了几款自己调制配方的漱口水，提出漱口水具有预防龋病的重要作用，应居家必备[1]。

（三）关于牙周病的治疗

皮耶·费查在1746年出版的第2版《外科牙医学》中，第一次精确地

医学和口腔医学 发展史概论	石器时代 人类古老的口腔疾病 （史前—公元前4000年）	文字产生与人类早期 对口腔疾病的认知 （公元前3500年—公元500年）	中古时期的医学 （476年—1453年）

1　　　　　2　　　　　3　　　　　4

上篇·第一章　　　　上篇·第二章　　　　上篇·第三章　　　　上篇·第四章

描述了牙周病。他认为牙周病是牙齿周围局部循环和体液出了问题，他强调牙周病的问题出在牙齿和牙槽窝之间，用现代术语是指"牙周组织"。牙周病产生大量的脓液，会聚集在牙龈和牙槽骨之间。他认为药物可以治疗牙周病以减少维生素C缺乏病，并提出清洁牙齿表面、漱口，然后用手指按摩牙龈表面，可以治疗牙周病[1]。

（四）牙齿移植和再植

皮耶·费查在《外科牙医学》第一卷中描述了人类个体之间成功地进行牙齿移植、脱落牙再植的治疗方法。对于脱落牙再植或老年人的松动牙固定，他推荐使用牙弓夹板固定，用丝线或金线实施8字结扎法（图7-2-3）[1]，将结扎丝推至牙龈一侧，对牙龈无损伤。

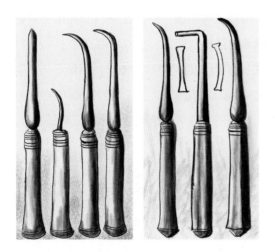

图7-2-2　治疗龋病的牙科器械

A　|　B

A. 龋病刮治器
B. 牙齿龋洞充填器和成型片
（图片：作者绘画）

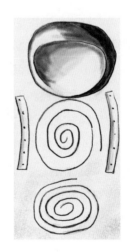

图7-2-3　用于松动牙固定的金丝和牙弓夹板
（图片：作者绘画）

科学的觉醒与 | 科学的革命与 | 科学的进步与医学专业化 | 科学的黄金时代与 | 科学技术的飞速发展与
人体解剖学的建立 | 基础医学的启程 | 分科、牙医学的独立 | 医学的巨大进步 | 口腔医学的科技化时代
（14世纪—16世纪） 5 | （17世纪） 6 | （18世纪） 7 | （19世纪） 8 | （20世纪） 9

中篇、第五章 | 中篇、第六章 | 中篇、第七章 | 下篇、第八章 | 下篇、第九章

（五）颌骨囊肿的治疗

皮耶·费查在著作中描述了颌骨囊肿的治疗方法。在临床中，当他为患者拔除下颌两颗龋齿或牙根时，发现根尖部有囊肿并已延伸至下颌骨边缘，为了预防骨折，他迅速关闭囊腔并缝合，加压包扎4天，术后用喷雾剂清洗口腔，直至25天后痊愈。另一个病例是上颌骨囊肿，他检查病人时发现囊腔已扩展至眼眶。他拔除患牙后，大量血性和黄色脓性分泌物自囊腔溢出，患者面部肿胀明显减小，几天之后痊愈。然而，直到19世纪，颌骨囊肿的致病原因才搞清楚[1]。

（六）皮耶·费查在正畸方面的记载

皮耶·费查发现如果牙齿错位，可以制作马蹄形金属牙弓夹板，用金丝或银丝捆绑牙齿于牙弓夹板上，让错位的牙齿沿着受力方向移动，将牙齿推回到正常位置，从而矫治牙齿。

（七）改进外科拔牙钳

皮耶·费查的著作中的大量篇幅谈到拔牙的原则和拔牙器械的使用。他建议拔牙前要使用牙龈分离器使牙龈分离，然后用牙挺使牙齿与牙槽窝分开，再用拔牙钩取出牙齿。拔牙钳仍然保留传统的形状。书中还介绍了改良的拔牙钳，有四个部分，将衬垫支撑在牙槽骨表面和拔牙钩（图7-2-4）[1]。

（八）皮耶·费查热衷于义齿和赝复体修复领域

皮耶·费查发明了许多义齿修复的方法，他在著作中详细描述了局部义齿和全口义齿的制作方法。他建议用其他材料来替代（replacement）缺失的牙齿，以修复牙列的完整性：他认为最好使用人类的牙齿、河马或大象的牙齿；义齿的基托则是用海象的长牙或兽骨雕刻而成。

1. 固定局部义齿修复　书中提到上颌或下颌牙齿缺失之后，可采用固定局部义齿修复。其方法是选取人牙从颈部断开，去除牙根，再用铅充填

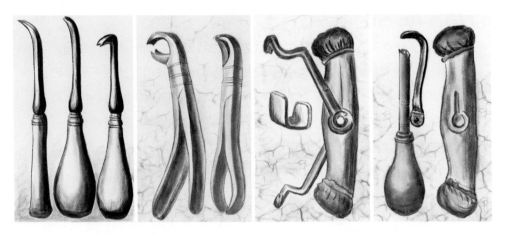

图7-2-4 皮耶·费查介绍的拔牙钳 　　　　　　　　　　　A｜B｜C｜D

A. 牙龈分离器、牙挺、拔牙钩
B. 传统拔牙钳
C. 皮耶·费查改良的鹈鹕拔牙钳
D. 固定鹈鹕拔牙钳的杠杆
（图片：作者绘画）

冠部髓腔，然后在牙冠两侧打孔，用麻线或丝线穿过孔、与两侧相邻的健康牙齿结扎，系紧成一排可以恢复缺失牙列的形态和功能；为加强固位，用金或银制作的夹板、粘着在牙齿的舌侧，可将几颗牙固定在一起；个别牙修复时，可用螺纹钉穿过基牙冠，拧入基牙的根管内，起到固位作用。最后，用橡胶胶水粘接。他还提示固定义齿修复的牙冠要去净腐质，用铅充填。有些义齿可以使用15~20余年（图7-2-5A）。可以利用自身健康的牙齿，进行桩冠固定桥修复。用海象或河马的骨块雕刻成桥体和牙齿，再准备2颗带螺纹钉的牙冠，固定在2颗相应的基牙牙根里（图7-2-5B）。书中进一步指出义齿的稳固程度依赖于基牙牙根的长度、牙周的健康状况、以及桥体的跨度大小。

2. 全口义齿修复　全口牙齿缺失又称为无牙颌。皮耶·费查的著作中介绍了单颌总义齿和全口总义齿的制作方法，由于那时的修复材料和理论

科学的觉醒与
人体解剖学的建立
（14世纪—16世纪） 5

科学的革命与
基础医学的启程
（17世纪） 6

科学的进步与医学专业化
分科，牙医学的独立
（18世纪） 7

科学的黄金时代与
医学的巨大进步
（19世纪） 8

科学技术的飞速发展与
口腔医学的科技化时代
（20世纪） 9

中篇、第五章　　　中篇、第六章　　　　中篇、第七章　　　　下篇、第八章　　　　下篇、第九章

与现在不同，所以上颌总义齿要依赖弹簧固位，而不是现代吸附式黏膜支持式义齿[1]。

（1）下颌总义齿修复：只需用一块兽骨制作而成，依靠义齿自身的重量，可以固位在下颌骨的牙弓上（图7-2-5C）。

（2）上颌总义齿修复：皮耶·费查利用具有轻微弹性的鲸鱼骨制作上颌义齿，因为上颌总义齿的固位比较困难，它是依赖义齿后方的扁平弹簧达到固位的。弹簧与下颌骨稳固的局部义齿基托相连，患者开口时，弹簧支撑着上颌义齿不易脱落，以达到稳定义齿的效果（图7-2-5C）。

（3）全口总义齿修复：大约在1500年，就曾发现以弹簧连接固位的上下颌牛骨总义齿（图7-2-5D）。皮耶·费查发明了一套利用有轻微弹性的钢条连接固位的全口总义齿（无弹簧），上下颌义齿依靠气压固定在口腔内，这一发明对现代义齿修复仍有指导意义。他还首次使用了无机材料制成人工牙，为了美观，他请技术娴熟的上釉工匠为牙冠上釉，但牙齿是没有牙尖（图7-2-5E）[1]。

3. 上腭缺损的赝复体修复　在18世纪，上腭缺损的病人很多，大多是由梅毒和外伤引起，而先天性腭裂的孩子，由于医疗条件的限制通常很少存活。存在上腭缺损的病人在语言和吞咽功能、美学上都受到影响。对于18世纪的医生来说，封闭上腭缺损在临床技术上具有极大的挑战。当时，制作封闭上腭缺损的修复材料还相当简单，修复材料由金属、陶瓷和皮革制成。直到18世纪末期，印模技术的概念才出现。无论如何，皮耶·费查在18世纪设计出独创的修复材料，大大改善了上腭缺损病人的功能和外貌（图7-2-5F、G）。

而现代口腔医学定义的上颌骨硬腭部缺损（上腭缺损），多见于腭部肿瘤切除术后的病人，由于印模材料和蜡型技术的进步，制作支架式修复体已变得简单易行，可以完全达到固位和密封的目的，能够封闭患者口鼻腔、恢复语言和吞咽功能[1, 3, 4]。

医学和口腔医学
发展史概论
1
上篇、第一章

石器时代
人类古老的口腔疾病
（史前—公元前4000年）
2
上篇、第二章

文字产生与人类早期
对口腔疾病的认知
（公元前3500年—公元500年）
3
上篇、第三章

中古时期的医学
（476年—1453年）
4
上篇、第四章

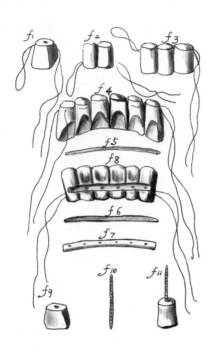

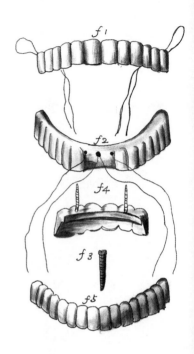

A	B	C	D
E	F	G	

图7-2-5　皮耶·费查发明的义齿修复方法

A. 固定局部义齿修复

f1~f4. 1-4颗牙缺失的固定局部义齿修复；

f5~f8. 金属夹板加强固位的固定局部义齿；

f9~f11. 螺丝钉加强固位的固定局部义齿。

B. 桩冠固定桥的义齿修复、下颌义齿修复

C. 下颌、上颌总义齿修复

f5. 一块兽骨制作的下颌总义齿；

f7. 鲸鱼骨制作的上颌总义齿，弹簧与下颌义齿相连固位。

D. 瑞士巴塞尔附近出土的用弹簧连接固位的牛骨总义齿

E. 皮耶.费查发明的全口总义齿和人工牙技术

f1，f2. 由钢条连接固位的全口义齿；f3. 人工上釉的金属牙。

F. 皮耶·费查发明的上腭缺损封闭器

G. 现代上腭缺损的四卡环支架式修复体

（图片：作者绘画）

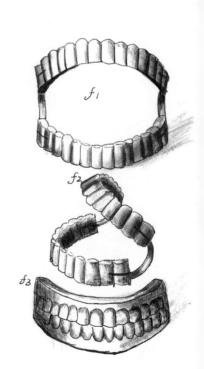

科学的觉醒与
人体解剖学的建立
（14世纪—16世纪） 5

科学的革命与
基础医学的启程
（17世纪） 6

科学的进步与医学专业化
分科、牙医学的独立
（18世纪） 7

科学的黄金时代与
医学的巨大进步
（19世纪） 8

科学技术的飞速发展与
口腔医学的科技化时代
（20世纪） 9

中篇、第五章　　　　中篇、第六章　　　　中篇、第七章　　　　下篇、第八章　　　　下篇、第九章

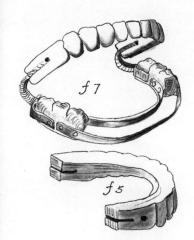

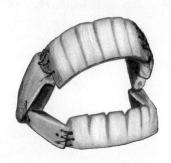

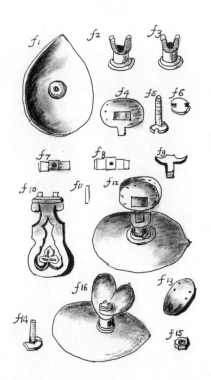

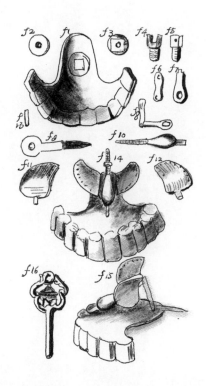

参考文献

1. WALTER H A. History of Dentistry. Quintessence Publishing Co., 1981

2. 罗伯特·玛格塔. 医学的历史. 李城，译. 广州：希望出版社，2004

3. MALVIN E R. Dentistry: An Illustrated History. New York: Abrams HN, Inc1985

4. 赵铱民. 口腔修复学. 7版. 北京：人民卫生出版社，2012

科学的觉醒与
人体解剖学的建立
（14世纪—16世纪） 5
中篇、第五章

科学的革命与
基础医学的启程
（17世纪） 6
中篇、第六章

科学的进步与医学专业化
分科、牙医学的独立
（18世纪） 7
中篇、第七章

科学的黄金时代与
医学的巨大进步
（19世纪） 8
下篇、第八章

科学技术的飞速发展与
口腔医学的科技化时代
（20世纪） 9
下篇、第九章

第三节
建立"病理解剖学"是18世纪
最具影响力的医学进步

一、莫尔加尼寻找疾病之居所

16世纪—18世纪，医学家们已经解剖了无数的尸体，对人体各个部位的正常解剖结构和人体正常的器官形态已经有了清晰的认识。在此基础之上，意大利帕多瓦大学的解剖学教授莫尔加尼在研究尸体解剖中，通过敏锐的观察，发现了人体若干器官都有异常的结构和病理变化[1]，他开始思考这些异常的人体器官损害是否与人体疾病存在什么联系。

乔凡尼·巴蒂斯塔·莫尔加尼（Morgagni GB，1682年—1771年）既是一位解剖学家，又是一位临床医生。他观察发现病人在临床中被确诊的疾病，往往在其死后的解剖过程中，可以找到疾病所在的病人脏器的位置和结构变化。莫尔加尼先后对心绞痛、心肌变性、亚急性细菌性心内膜炎进行了仔细的研究；他观察了肺结核结节的液化过程；他还研究了幽门肿瘤、淋病和梅毒的病理表现。莫尔加尼发现中风的病因并不是脑组织的损害，而是脑血管的病变。他注意到一侧肢体的偏瘫通常是对侧大脑半球的损伤引起，而小脑的损伤不会引起偏瘫。莫尔加尼一直不断进行着解剖、不断积累素材，直到他认为自己的学说已经完全成熟才将其发表。1761年，在他79岁高龄时出版了不朽著作《疾病的位置与病因》，书中翔实描述了疾病影响下相关器官的病理变化，并且据此对疾病原因作了科学的推测。他把疾病看作是局部损伤，疾病的症状与器官病变之间有着密切联系，认为每一种疾病都在对应的器官产生相应病变。莫尔加尼在他56年的解剖学

医学和口腔医学
发展史概论
上篇、第一章

石器时代
人类古老的口腔疾病
（史前—公元前4000年）

文字产生与人类早期
对口腔疾病的认知
（公元前3500年—公元前500年）

中古时期的医学
（476年—1453年）

1
上篇、第一章

2
上篇、第二章

3
上篇、第三章

4
上篇、第四章

教学工作中经常教导医生们，必须在人体内部的器官中去寻找临床症状之居所，即为疾病找到家。因此"器官病理学"应运而生，成为病理学研究的开端（图7-3-1）[2, 3]。

莫尔加尼通过观察疾病影响下的器官变化，对疾病的病因做出科学的推测，可以判定疾病的性质和症状产生的原因和进程。从此确立了"病灶"的概念，临床症状与寻找病灶的联系，成为西医诊断学的基础。在他之后，

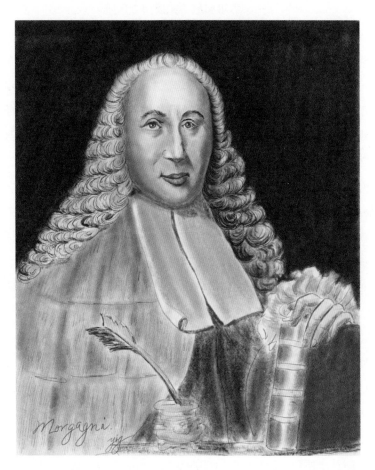

图7-3-1　莫尔加尼被誉为"病理学之父"
（图片：作者绘画）

科学的觉醒与
人体解剖学的建立
（14世纪—16世纪） 5
中篇、第五章

科学的革命与
基础医学的启程
（17世纪） 6
中篇、第六章

科学的进步与医学专业化
分科、牙医学的独立
（18世纪） 7
中篇、第七章

科学的黄金时代与
医学的巨大进步
（19世纪） 8
下篇、第八章

科学技术的飞速发展与
口腔医学的科技化时代
（20世纪） 9
下篇、第九章

医生才开始用"病灶"解释症状，这种思想极大地影响了后来整个医学领域，病理解剖学的建立也为基础医学和临床医学架起了沟通的桥梁。莫尔加尼为病理学的建立作出了巨大贡献，他成为"现代病理学和病理解剖学的奠基人"[2, 3]。

莫尔加尼的研究带动了其他医生对人体病理解剖学的研究兴趣。1793年苏格兰的马修·贝利出版了英国第一部病理解剖学的专著《人体某些最重要部分的病理解剖学》，1799年又撰写了《病理解剖学图谱》，这是第一部专门图解人体病理变化的著作，为病理解剖学做出卓越的贡献。约翰·亨特也是英国18世纪最杰出的病理学家（第六节详述）。

二、借助显微镜，建立"组织病理学"和"牙体组织学"理论

1789年，法国医生皮尼尔出版了一本著书《哲学的病理学》，率先提出一个观点"类似的组织具有类似的损害"，提出了"组织"的概念。18世纪末，在皮尼尔的影响下，巴黎的外科医生、解剖学教授比沙（Bichat Fl，1771年—1802年）将显微镜用于病理解剖学的研究，进一步充实完善了皮尼尔的理论。比沙将人体组织分为21种，认为器官是由一定组织形成的，不同器官有不同的组织，同样的组织有同样的病变。在显微镜的帮助下，他把组织学的概念引入到生理学和病理学的研究之中，观察发现组织中的异常变化。大胆提出疾病的位置存在于组织中，从而确立了"组织病理学"的理论，将莫尔加尼的器官病灶学说推向一个新的阶段，被尊为"组织病理学之父"[1, 2]。

借助于显微镜，牙体微观解剖的研究开始启程。1767年，法国医生Jacques Rene Tenon第一次在显微镜下观察牙体组织的不同结构，描述了牙釉质和牙本质，同时他还发现了第三种牙体硬组织——牙骨质。直到1797年，他的著作影响力达到顶峰。另一位外科医生本杰明·比尔（Benjamin Bell，1749年—1806年）对牙科病理学和治疗非常感兴趣，他对牙髓和牙周膜进行了仔细的观察和研究，并改进了牙科器械[4, 5]。

医学和口腔医学
发展史概论
1
上篇、第一章

石器时代
人类古老的口腔疾病
（史前—公元前4000年）
2
上篇、第二章

文字产生与人类早期
对口腔疾病的认知
（公元前3500年—公元500年）
3
上篇、第三章

中古时期的医学
（476年—1453年）
4
上篇、第四章

参考文献

1. 亚·沃尔夫. 十八世纪科学、技术和哲学史（下册）. 2版. 周昌忠，译. 北京：商务印书馆，1997

2. 杨建宇. 医学史. 北京：中国古籍出版社，2006

3. 罗伯特·玛格塔. 医学的历史. 李城，译. 广州：希望出版社，2004

4. WALTER H A. History of Dentistry. Quintessence Publishing Co., 1981

5. MALVIN E R. Dentistry: An Illustrated History. New York：Abrams HN Inc，1985

科学的觉醒与
人体解剖学的建立
（14世纪—16世纪）　5

科学的革命与
基础医学的启程
（17世纪）　6

科学的进步与医学专业化
分科、牙医学的独立
（18世纪）　7

科学的黄金时代与
医学的巨大进步
（19世纪）　8

科学技术的飞速发展与
口腔医学的科技化时代
（20世纪）　9

中篇、第五章　　　　　　中篇、第六章　　　　　　中篇、第七章　　　　　　下篇、第八章　　　　　　下篇、第九章

第四节
18世纪口腔修复技术的改变

一、学习铸造工艺，第一次铸造金冠

铸造是一种金属热加工技术，人类最早约在6 000年以前就已经掌握了这门工艺，中国的商朝已经进入青铜铸件的全盛时期。18世纪欧洲随着工业革命的兴起，铸造技术也有了很大发展，不同材质的铸铜、铸金、铸银等铸造技术已经普遍应用，铸造技术也对牙科的义齿修复技术产生深刻的影响。

德国作家Walter Hoffmann-Axthelm在他出版的《牙医学史》中描述道：生活在18世纪的巴黎牙医们深受时代文化的影响。他们去巴黎的铸造手工制造厂参观，那里的工匠告诉他们制取印膜、石膏模型灌注和熔融金属铸造的技术，他们学会了翻制印膜、灌注石膏模型、制作铸型等工艺技术，还学习了包埋、铸造、磨光的技术[1]。

书中介绍了巴黎牙医克劳德·莫顿（Claude Mouton）在1746年发表了一篇文章，第一次专门谈到铸造金冠的修复技术。柏林的牙医菲利浦·普法夫（Philipp Pfaff）曾经是普鲁士国王腓特烈（Frederick）二世的御用牙医，1756年在柏林出版了《人类牙齿及其疾病的论述》一书，书中大部分内容以皮耶·费查的著作为基础，但也有创新。他首次描述了使用软蜡从口腔内制取印模，再灌注石膏模型、铸造修复体的过程，这大大改善了制作义齿的准确性。他还利用蜡记录咬合关系，对全口义齿的制作技术作出较大贡献[1, 2]。

二、第一次使用黄金制作全口义齿基托

18世纪中叶，巴黎的牙医们学会了制取全口义齿的印膜和灌注石膏工作模型，无疑已经提高了制作全口义齿的质量。但是，此时他们仍然只能选择兽骨来制作基托，并安装上象牙或人类的牙齿。虽然这样的假牙经久耐用，但戴起来很不舒服、固位差。马利基（Malighi）医生认为最大的问题是缺少一种舒适并可以承受咬合压力的义齿基托材料，他想到了黄金。黄金延展性好，是最好的材料，但是价格昂贵。他第一次使用黄金制作了义齿基托。1800年加尔代特（Gardette）医生也记载了一例用黄金制作假牙方法，利用黄金良好的延展性，将黄金放在石膏模型上捶打，黄金逐渐与石膏模型紧密贴合，固位力很好。此种方法一直延续到19世纪中期，石膏模型的质量得到很大改善，并且逐渐出现了铸造金属基托，更适于大众的选用，这种总义齿被称为"吸附义齿"[1, 2]。

三、法国人发明瓷牙

瓷器（porcelain）是中国历史上最伟大的发明，也是中国古代工艺与文明的象征。轻巧美丽的瓷器是生活中不可缺少的用品，受到西方的欢迎，17世纪中国瓷器大量进入欧洲，成为上流社会享受的奢侈品。法国太阳王路易十四疯狂迷恋中国瓷器，在奢华的宫廷里放满了中国的青花瓷。但是，当时中国瓷器非常昂贵，青花瓷的价格和等重量的白银差不多。从18世纪开始，欧洲各国商人在中国广州定购纹章瓷，瓷器上刻有皇家贵族个人或社团的徽章或字母纹饰，中国还为欧洲生产外销造型独特、手工绘画装饰精美的瓷器，既有中国传统的工艺特色，又体现了精细典雅的欧洲瓷器装饰风格和样式（图7-4-1）。

与此同时，法国、德国和英国人开始狂热地破解瓷器工艺的秘密，欧洲的工匠们以炼金术的方式研究中国瓷器神奇的配方。欧洲萨克森公国的

科学的觉醒与
人体解剖学的建立
（14世纪—16世纪） 5
中篇、第五章

科学的革命与
基础医学的启程
（17世纪） 6
中篇、第六章

科学的进步与医学专业化
分科、牙医学的独立
（18世纪） 7
中篇、第七章

科学的黄金时代与
医学的巨大进步
（19世纪） 8
下篇、第八章

科学技术的飞速发展与
口腔医学的科技化时代
（20世纪） 9
下篇、第九章

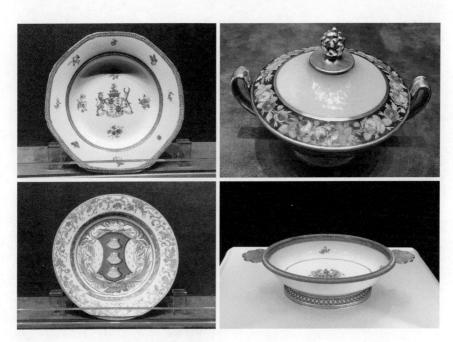

图7-4-1　18世纪中国出口欧洲的瓷器

A | B
C | D

A. 中国广州为欧洲各国商人定制的纹章瓷
B. 手工绘画给瓷器上色
C. 镀金造就了瓷器绚丽的色彩
D. 在瓷器中应用欧洲装饰风格
（图片：作者拍摄于广州博物馆）

国王奥古斯都二世痴迷瓷器，一生中除了发动战争，还热衷于购买中国瓷器，居然用600名萨克森近卫骑兵换回150个东方的大型龙纹瓷缸。1707年，他抓来炼金术士伯特格尔，关在的城堡内专心研制瓷器。伯特格尔经过3万多次的实验，终于烧制出红褐色的陶瓷。第二年人们在德国麦森地区（Meissen）发现了高岭矿，德国就在麦森建立起第一家瓷器制造厂。1709年，伯特格尔在麦森陶土中加入长石成分，并将炉温升高到1400℃，终于制造出欧洲第一批硬质白瓷。这些瓷器精美无瑕，至今仍作为国宝被保存在德国的德累斯顿瓷器馆内。伯特格尔的成功给萨克森公国带来巨大的财富和荣誉。直到今天，德国的麦森仍然是世界的瓷都之一，举世闻名，他们还在不断地设计出高雅的瓷器。

在德国麦森制造出瓷器之后的50年里，大小瓷窑遍及欧洲，法国也建立起许多瓷器工厂。18世纪的法国是欧洲的文化中心，上流社会热衷于瓷器收藏，漂亮的瓷器供不应求，1756年，法国国王路易十五还建立起属于他自己的瓷器工厂。法国的瓷器业迅速发展，法国生产的瓷器在品质、设计、装饰上均达到了顶级水准，被做成各种精美的雕塑摆件，成为当时欧洲各国高级消费品的供应中心。在工艺上，赛夫勒的工匠们发明了用大蒜汁和24K金粉末，给瓷器镀金的新技术，还发明了宝石蓝的颜色，以及借鉴洛可可绘画中常用的粉色。先进的上色技术造就了欧洲瓷器绚丽的色彩[4]。

Walter Hoffmann-Axthelm 在《牙医学史》书中介绍：1774年，有一位住在法国巴黎郊区 St.Germain 的药剂师阿列克谢・杜查图（Alexue Duchateau，1714年—1792年）戴着一副用传统方法象骨制作的全口义齿，因散发出难闻的气味很不舒服，令他感到非常苦恼[1]。直到18世纪，这种传统制作义齿的方法仍然是用象牙骨作基托，再用木桩将其他人的牙齿或动物的牙齿固定在象骨基托上（图7-4-2）。这些生物体的牙齿在就像其他有机物材料一样，在口腔环境里很快出现龋坏、腐烂、分解出难闻的气味，令人很不愉快。

这位药剂师来到巴黎附近一家生产瓷器的格尔哈德（Guerhard）工厂寻找解决方案，请工匠帮他烧制白色瓷牙。当他戴上用瓷牙制作的义齿后感觉很清爽，也非常漂亮，这标志着陶瓷开始成为人类义齿修复的重要材料，这也成为世界上第一副人工瓷牙义齿。1776年，这位药剂师将他的发明告知了法国的外科学会，想让更多的人能享用人工瓷牙带来的好处。然而，遗憾的是这则消息没有传播出去，这位药剂师发明人工瓷牙的事情很快被人们遗忘了[1]。

但是，有一位法国牙医尼古拉・杜布瓦（Nicolas Dubois de Chemant）具有非常敏锐的专业头脑。他听到药剂师利用瓷牙制作义齿的消息

科学的觉醒与
人体解剖学的建立
(14世纪—16世纪) 5

科学的革命与
基础医学的启程
(17世纪) 6

科学的进步与医学专业化
分科、牙医学的独立
(18世纪) 7

科学的黄金时代与
医学的巨大进步
(19世纪) 8

科学技术的飞速发展与
口腔医学的科技化时代
(20世纪) 9

中篇、第五章   中篇、第六章   中篇、第七章   下篇、第八章   下篇、第九章

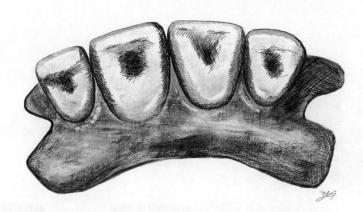

图7-4-2　18世纪初，巴黎医生皮耶·费查的牙科学专著中描述的
传统义齿修复，用木桩将人牙固定在象牙基托上。

（图片：作者绘画）

后，马上反复进行瓷牙制作的试验，结果使他认定：瓷牙是可以取代人牙
和动物牙齿最好的人工修复材料。1788年，他撰写完成专题论文《关于
人工瓷牙义齿》，并在巴黎和伦敦同时发表。他在论文中写道："我发现了
一种不易腐败的材料……经过多次试验终于成功了！这种陶瓷材料可以制
作出类似于人类口腔里的牙齿，可以用作义齿修复，我们称其为人工瓷牙
（porcelain denture）"（图7-4-3）。

瓷牙的发明不仅给 Chemant 医生带来财富，也给他带来至高无上的
荣誉，使他成为皇家医学会成员，并于1791年获得瓷牙皇家专利15年，
成为第一个获得瓷牙专利的人。专利发布后，引起药剂师 Duchateau 的
不满，药剂师想收回他的想法，但为时已晚，专利不可更改[1, 2]。

瓷牙的出现，给18世纪的人们带来无限的喜悦，也改变了义齿修复中
牙齿的来源，结束了从医院、处决的囚犯、坟墓里、战场上获得人类牙齿
的可怕景象。在之后的一个世纪里，瓷牙又得到不断改良和发展，也导致
了19世纪初瓷嵌体的问世[1]。

医学和口腔医学
发展史概论
上篇、第一章
1

石器时代
人类古老的口腔疾病
（史前—公元前4000年）
上篇、第二章
2

文字产生与人类早期
对口腔疾病的认知
（公元前3500年—公元500年）
上篇、第三章
3

中古时期的医学
（476年—1453年）
上篇、第四章
4

A | B

C

图7-4-3　人工瓷牙的发明

A. 法国牙医 Nicolas Dubois de Chemant
B. 1797年发表在《巴黎牙医》上的瓷牙论文
C. 英国著名漫画家1790年作品《人们戴上瓷牙后高兴场面》

（图片：作者绘画）

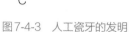
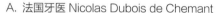
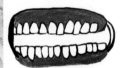
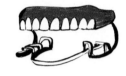
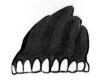
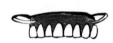
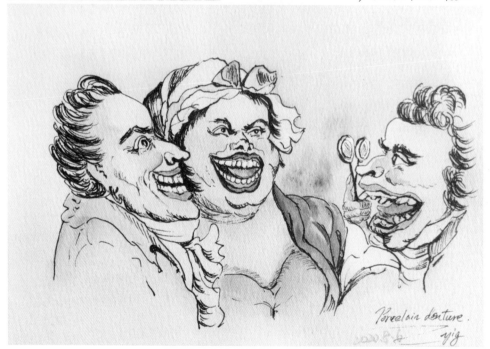

科学的觉醒与
人体解剖学的建立
（14世纪—16世纪）　5

科学的革命与
基础医学的启程
（17世纪）　6

科学的进步与医学专业化
分科、牙医学的独立
（18世纪）　7

科学的黄金时代与
医学的巨大进步
（19世纪）　8

科学技术的飞速发展与
口腔医学的科技化时代
（20世纪）　9

中篇、第五章　　　中篇、第六章　　　中篇、第七章　　　下篇、第八章　　　下篇、第九章

四、华盛顿的假牙和他的牙医格林伍德

（一）乔治·华盛顿的假牙

前文中我们已经谈到，在18世纪发明人工瓷牙之前，人们面对牙齿的缺失找不到合适的材料和方法来修复，假牙的基托只能选用木块或兽骨来制作，再安装上其他生物体来源的牙齿。人们戴着这样的假牙既不舒服，又要忍受难闻的气味。美国第一任总统乔治·华盛顿在1776年的7月4日，就是戴着这样的义齿发表了著名的《独立宣言》，宣布美利坚合众国正式成立[1]。

乔治·华盛顿（George Washington，1732年—1799年）外貌英俊，体魄健壮，是美国独立战争时期的一位传奇陆军总司令。他具有卓越的指挥才能，坚韧不拔的性格，充满了个人魅力。但是，他的一生也饱受牙痛之苦，牙龈经常肿胀发炎，因此在他22岁时，开始不断地拔除坏牙。他在就职美国总统演讲时，仅剩下左侧一颗磨牙，不得不戴上了假牙。华盛顿曾先后雇佣过9位美国最好的牙医，为他制作很多不同的假牙。但是，受到当时假牙材料和制作技术的限制，镶的假牙都很不舒服，而且重达三磅。除此之外，为了防止假牙脱落，还得采用刚性弹簧在其后方辅助固位，将上下颌假牙连在一起，患者必须不断用力闭嘴才能固定住假牙。这种简陋的假牙使华盛顿的性情开始变得急躁、消化不良，他的容貌和发音也出现异样[1]。

直到1789年，华盛顿才戴上了一副他最喜欢的、舒适的假牙。这是一位叫约翰·格林伍德（John Greenwood）的年轻牙医为他制作的，总算缓解了华盛顿的痛苦。只可惜，那时欧洲人刚刚发明人工瓷牙不久，信息还没有传到美国。格林伍德制作的这副假牙只能用河马骨雕刻下颌基托，再安装上8颗人类的牙齿（图7-4-4），华盛顿在任职美国总统期间，这副假牙一直陪伴着他，直到他生命的尽头，1799年和他埋在了一起[1, 2]。

医学和口腔医学
发展史概论
上篇、第一章 1

石器时代
人类古老的口腔疾病
（史前—公元前4000年） 2
上篇、第二章

文字产生与人类早期
对口腔疾病的认知
（公元前3500年—公元500年） 3
上篇、第三章

中古时期的医学
（476年—1453年） 4
上篇、第四章

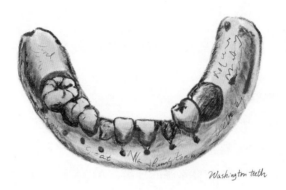

图7-4-4　1789年华盛顿的下颌义齿

（图片：作者绘画）

（二）华盛顿的牙医格林伍德

约翰·格林伍德因为给华盛顿制作了一副非常满意的假牙而知名（图7-4-5A）。因为华盛顿在任职美国总统期间一直佩戴着这副假牙，为格林伍德赢得了极好的名誉。

1760年，约翰·格林伍德出生在美国波士顿的牙医世家，他的父亲老格林伍德拥有一家私人牙科诊所，四个儿子同时跟随他学做牙医，其中第二个儿子约翰·格林伍德的能力最为突出，经常用象牙给别人做假牙（图7-4-5B）。约翰·格林伍德从小心灵手巧，13岁就跟着叔叔学做木匠，后又跟着父亲学做牙医。他参军服役后来到纽约，25岁开业了自己的牙科诊所。约翰·格林伍德认真学习同时代著名的约翰·亨特医生的牙科学著作，不断为患者解决各种问题，后来成为纽约最活跃的最有能力的牙医。约翰还用他母亲的脚踏纺纱机，改制成一台牙科脚踏机，为华盛顿钻牙治病（图7-4-5C）。最终，他有幸成为华盛顿的最后一位，也是最受欢迎和信赖的牙医[1-4]。

科学的觉醒与
人体解剖学的建立
（14世纪—16世纪） **5**
中篇·第五章

科学的革命与
基础医学的启程
（17世纪） **6**
中篇·第六章

科学的进步与医学专业化
分科、牙医学的独立
（18世纪） **7**
中篇·第七章

科学的黄金时代与
医学的巨大进步
（19世纪） **8**
下篇·第八章

科学技术的飞速发展与
口腔医学的科技化时代
（20世纪） **9**
下篇·第九章

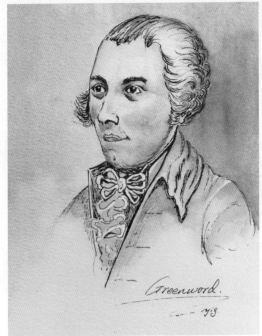

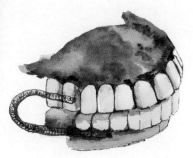

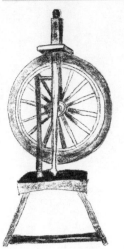
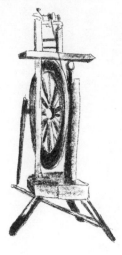

A	B
C	

图7-4-5　华盛顿的牙医——约翰·格林
伍德

A. 约翰·格林伍德
B. 格林伍德制作的采用弹簧辅助固位的全
口总义齿
C. 格林伍德用他母亲的脚踏纺纱机，改制
成一台牙科脚踏机，为华盛顿钻牙治病
（图片：作者绘画）

| 医学和口腔医学 发展史概论 | 1 | 石器时代 人类古老的口腔疾病 （史前—公元前4000年） | 2 | 文字产生与人类早期 对口腔疾病的认知 （公元前3500年—公元500年） | 3 | 中古时期的医学 （476年—1453年） | 4 |

上篇、第一章 　　　　　 上篇、第二章 　　　　　 上篇、第三章 　　　　　 上篇、第四章

参考文献

1. WALTER H A. History of Dentistry. Quintessence Publishing Co.，1981

2. MALVIN E R. Dentistry：An Illustrated History. New York：Abrams HN，Inc1985

3. 赵铱民. 口腔修复学. 7版. 北京：人民卫生出版社，2012

4. JORGE G. The Evolution of Dental materials for Hybrid Prosthesis. The Open Dentistry Journal，2014

科学的觉醒与
人体解剖学的建立
（14世纪—16世纪） 5

科学的革命与
基础医学的启程
（17世纪） 6

科学的进步与医学专业化
分科、牙医学的独立
（18世纪） 7

科学的黄金时代与
医学的巨大进步
（19世纪） 8

科学技术的飞速发展与
口腔医学的科技化时代
（20世纪） 9

中篇、第五章　　　　　　中篇、第六章　　　　　　中篇、第七章　　　　　　下篇、第八章　　　　　　下篇、第九章

第五节
约翰·亨特为牙齿命名

一、《人类牙齿自然史》对牙齿解剖学的贡献

约翰·亨特（John Hunter，1728年—1793年）是18世纪苏格兰一位天才的极其熟练的解剖生理学家和外科医生[1]。他不是牙医，但是他在仔细研究了人类的口腔、颌骨及牙齿的解剖生理学基础之上，于1771年发表了影响深远的著作《人类牙齿自然史》（the Natural History of the Human Teeth）。在书中，亨特第一次详细地描述了人类牙齿、颌骨的解剖结构，第一次根据牙齿的形态特点进行了详细的分类和命名，按照牙齿的功能特性、组成和排列，创造性地规定了牙齿的解剖学术语，包括切牙（incisor）、尖牙（canine）、前磨牙（premolar）旧称双尖牙（bicanine）、磨牙（molar）。他还确定了牙齿的组织结构：牙釉质、牙本质、牙骨质、牙髓及牙槽骨，这些术语一直沿用至今，他成为牙齿解剖学的开拓者。这本著作第一次全面介绍了人类牙列的组成，并配有精美的牙齿和颅骨插图，铜板印刷格外清晰和准确。不仅如此，他的著作还全面涵盖了牙科技术、操作程序和新的治疗理念，规范了现代牙科学的一些概念。这本著作被翻译成欧洲的多种语言，于1841年再次印刷，得到广泛传播（图7-5-1）[2-5]。

不仅如此，约翰·亨特还追踪观察了在胎儿和儿童时期，牙齿和颌骨的生长发育规律，反驳了牙齿的体积大小不断生长的旧观念，阐述了下颌骨生长发育的特点，他对4个不同年龄阶段的同侧下颌骨标本进行了比较，结果证明牙齿萌出后可以通过移位来适应下颌骨长度的增加，这一理论与

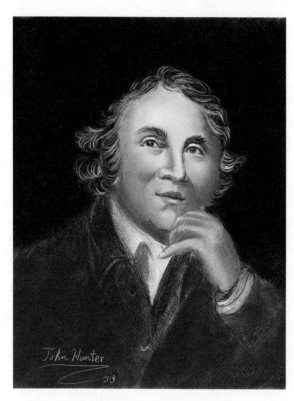

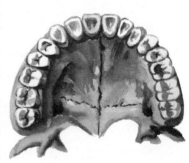

图7-5-1　约翰·亨特被誉为"现代外科学之父"　　　　　　　　　　　　　　A｜B

A. 约翰·亨特像

B. 约翰·亨特第一次根据牙齿的形态特点进行分类命名

（图片：作者绘画）

一百多年后的医生（1890年）第一次描述的下颌牙齿的Spee曲线不谋而合。约翰·亨特曾发现嗅神经和三叉神经，并建议在牙齿充填前要去除牙髓。约翰·亨特在自然科学和医学的发展史上都做出了杰出贡献，创造了牙齿及颌骨的现代解剖学[2]。

1778年约翰·亨特又出版了另一部著作《牙齿疾病实用论述》（*a Practical Treatise on the Diseases of Teeth*），弥补了上部书中的不足。凭借他对口腔、颌骨和牙齿组织解剖学和生理学的精细把握和洞察力，他在大量的牙科临床实践基础之上，详细地描述了牙齿和口腔的病理学知识。这两部重要的著作推动了牙科学的发展，为今后的牙科学研究打下基础[2, 4, 5]。

二、让外科手术成为一门科学

约翰·亨特在医学的多个领域做出了贡献，包括外科学、比较解剖学、生理学和病理学、牙科学。他一生积极从事科学实验，使外科由机械性的技艺转变为一门实验科学。约翰·亨特通过动物实验，发现侧支循环的存在，倡导用股动脉结扎法治疗动脉瘤；并创立了皮下肌腱切断手术。他给自己接种梅毒病原体，以证明淋病和梅毒是同一疾病的不同表现，因而得了梅毒[1]。约翰·亨特的一生出版了很多著作，不仅在1771年发表了影响深远的《人类牙齿自然史》，1786完成了《论性病》的写作，还发表过《动物机体某些部位的观察》。1760年秋天，亨特在普法战争中作为军队的外科医生随军远征。在这段军旅生活中，他开始对曾经驻扎过地区的动物与自然史着迷，收集了各种各样的动物标本进行研究。战争的经历使他写下了著作《论血液、炎症与枪伤》，该书直到1794年，也就是亨特去世后一年才得以出版[5, 6]。

在战争结束后的1764年，他返回伦敦建立了自己的解剖学实验室和私人外科诊所，开始从事比较解剖学、生物学、病理学和生理学的研究。他发明了许多外科手术技术，被后人尊称为近代实验外科学和解剖学的奠

医学和口腔医学
发展史概论
1

石器时代
人类古老的口腔疾病
（史前—公元前 4000 年）
2

文字产生与人类早期
对口腔疾病的认知
（公元前 3500 年—公元 500 年）
3

中古时期的医学
（476 年—1453 年）
4

上篇、第一章   上篇、第二章   上篇、第三章   上篇、第四章

基人。1783 年，创办了医学博物馆。直到 1793 年逝世，他收集制作了大量动物、人体标本将近 14 000 多种，建立了动植物教学博物馆，也成为近代自然博物馆的起源。他也是世界上首屈一指的博物学家[6, 7]。

三、约翰·亨特传奇的成长经历与荣耀

约翰·亨特的一生充满传奇的色彩，他 1728 年出生在苏格兰的拉纳克郡（Lanarkshire），是家中 10 个孩子中最小的一个，他没有受过大学的正规教育，仅仅在小学待了几年。他自幼聪明，始终保持着童年时对大自然的好奇心，善于观察分析大自然的奥秘。约翰·亨特 20 岁时来到伦敦，给哥哥在学校里当解剖学助手，做教学准备工作。他的哥哥威廉·亨特（William Hunter，1718 年—1783 年）是当时伦敦首屈一指的解剖学教授和妇产科医生，在他的指导下，约翰·亨特渐渐表现出解剖学的天赋，不久便单独承担解剖工作，很快他又获得在切尔西医院（Chelsea Hospital）师从著名的外科学教授威廉·切泽尔学习和临床实践的机会。1753 年，约翰·亨特 25 岁时被选为外科医师会堂的解剖学教师，1756 年获得外科医生助理许可，1758 年他 30 岁时成为外科医生。

18 世纪 70 年代初期，约翰·亨特开始自己开课讲授外科理论及手术实践，他在解剖学和外科学方面的才能得到人们的尊重。他的许多学生后来都成了著名的医生，在学术上也取得了很高的成就，例如詹纳发现了牛痘疫苗。

1767 年亨特被选为英国皇家学会会员，1768 年成为圣乔治医院（St. George's Hospital）的外科医生，1776 年，亨特被任命为国王乔治三世的外科医生，1786 年成为英国军队的高级外科医生。亨特善于从动物实验、外科临床手术、军队战地外伤中学习，使外科建立在生物学实验的基础之上，对外科学作出卓越的贡献，约翰·亨特也被誉为外科学之父。1793 年，约翰·亨特因心脏病发作卒于英国伦敦[5-7]。

科学的觉醒与
人体解剖学的建立
（14世纪—16世纪）5

科学的革命与
基础医学的启程
（17世纪）6

科学的进步与医学专业化
分科、牙医学的独立
（18世纪）7

科学的黄金时代与
医学的巨大进步
（19世纪）8

科学技术的飞速发展与
口腔医学的科技化时代
（20世纪）9

中篇、第五章　　　　　　中篇、第六章　　　　　　中篇、第七章　　　　　　下篇、第八章　　　　　　下篇、第九章

参考文献

1. 亚·沃尔夫. 十八世纪科学、技术和哲学史（下册）. 2版. 周昌忠，译. 北京：商务印书馆，1997

2. WALTER H A. History of Dentistry. Quintessence Publishing Co.，1981

3. 凯特·凯莉. 医学史话：旧世界与新世界（1700—1840）. 蔡林翰，译. 上海：上海科学技术文献出版社，2015

4. MALVIN E R. Dentistry: An Illustrated History. New York: Abrams HN Inc，1985

5. 罗伊·波特. 剑桥医学史. 2版. 张大庆，译. 长春：吉林人民出版社，2005

6. JOHN H. The natural history of the human teeth. London. Printed for J. Johnson，1771

7. JOHN H. A practical treatise on the diseases of the teeth: intended as a supplement to the natural history of those parts. London. Printed for J. Johnson，1778

下篇

医学成为一门科学，
口腔医学的进步

医学和口腔医学
发展史概论   1

上篇　第一章

石器时代
人类古老的口腔疾病
《史前—公元前 4000 年》   2

上篇　第二章

文字产生与人类早期
对口腔疾病的认知
《公元前 3500 年—公元 500 年》   3

上篇　第三章

中古时期的医学
（476 年—1453 年）   4

上篇　第四章

第八章

科学的黄金时代与 医学的巨大进步

（19世纪）

医学和口腔医学
发展史概论
1
上篇、第一章

石器时代
人类古老的口腔疾病
（史前—公元前4000年）
2
上篇、第二章

文字产生与人类早期
对口腔疾病的认知
（公元前3500年—公元500年）
3
上篇、第三章

中古时期的医学
（476年—1453年）
4
上篇、第四章

19世纪欧洲的工业化进程促进了近代科学的迅速发展，是科学技术开始全面繁荣的黄金时代，科学的想法和探索的精神遍及知识的每一个分支领域。自然科学开始研究事物的发生发展过程，注重综合分析、逐步建立起自己的理论体系，自然科学的进展在化学、物理学、生物学、医学等学科都取得了重大的突破。工业化推动了医学在欧洲和美洲的研究，自然科学的丰硕成果也应用到医学领域，加速了医学的科学化进程，促进了现代医学理论体系和方法的建立，也改变了临床医学的面貌[1, 2]。

19世纪初，英国化学家戴维发明氧化亚氮（笑气），美国牙医威尔斯和莫顿将其作为麻醉药用于拔牙和外科手术，使牙科和外科进入无痛手术时代。19世纪中期，法国科学家巴斯德发现致病菌，提出"疾病细菌学说"，奠定了现代微生物学，他的发现不仅挽救了工业，还启迪了医药和外科的防腐时代。英国医生李斯特将其成果用于外科，建立了"外科手术消毒法"；德国科学家科赫根据巴斯德的研究证明了不同的疾病是由不同的细菌引起，从而制定了细菌学研究的金标准，并启发了美国学者米勒找到人类龋病致病菌，提出了"口腔微生物学"。从18世纪牙医学的独立发展为19世纪口腔外科的建立，离不开在大学开设的口腔外科专业教育，将口腔外科从外科学中独立出来，建立起这一分支领域的工作标准。19世纪硬质硫化橡胶的发明，成为牙医制作全口义齿的基托材料，改变了古老的镶牙方法，成为口腔修复学的第一个里程碑，"统治"了修复专业长达90年之久。人们对于古老的龋病有着各式各

科学的觉醒与
人体解剖学的建立
（14世纪—16世纪）　5

科学的革命与
基础医学的启程
（17世纪）　6

科学的进步与医学专业化
分科、牙医学的独立
（18世纪）　7

科学的黄金时代与
医学的巨大进步
（19世纪）　8

科学技术的飞速发展与
口腔医学的科技化时代
（20世纪）　9

中篇、第五章　　　　中篇、第六章　　　　中篇、第七章　　　　下篇、第八章　　　　下篇、第九章

样的充填方法，其中使用银汞合金材料非常久远，但是直到19世纪末，美国G.V. Black教授才使银汞合金成分和比例标准化，他还制定了"龋洞分类标准"和"窝洞制备原则"。19世纪由于电池的发明与应用，促进了电动引擎的迅速发展，美国牙医将手动牙钻改为电动牙钻，以及从固定牙椅到各种可调节式牙椅，迎来了口腔医学的一次次革命。19世纪末，德国物理学伦琴家发现X射线，第一次用于医学诊断，促进了外科和牙科诊断学的发展[1-5]。

参考文献

1. 德尼兹·加亚尔. 欧洲史. 蔡鸿滨，吴裕芳，译. 北京：人民出版社，2010
2. W. C. 丹皮尔. 科学史. 李珩，译. 桂林：广西师范大学出版社，2001
3. 罗伊·波特. 剑桥医学史. 2版. 张大庆，李志平，译. 长春：吉林人民出版社，2005
4. 杨建宇. 医学史. 北京：中国古籍出版社，2006
WALTER H A. History of Dentistry. Quintessence Publishing Co.，1981

医学和口腔医学
发展史概论
上篇、第一章

1

石器时代
人类古老的口腔疾病
（史前—公元前4000年）
上篇、第二章

2

文字产生与人类早期
对口腔疾病的认知
（公元前3500年—公元500年）
上篇、第三章

3

中古时期的医学
（476年—1453年）
上篇、第四章

4

第一节
19世纪化学家发明麻醉药，
医生开启无痛手术时代

多少年来，外科医生和牙医都在寻找可以减轻病人手术中疼痛的方法，但是到了19世纪初期，外科手术仍然停滞不前。当时，四个棘手的问题一直阻碍着外科的发展：手术中疼痛、出血、手术后并发化脓感染和手术后休克。

19世纪初，化学的发展为麻醉学提供了基础，麻醉药的发明开启了牙科和外科无痛手术的新纪元。化学家们相继发明了氧化亚氮（笑气）、乙醚、氯仿和可卡因，这些麻醉药又相继被医生们慧眼发现，不断尝试并相继用于牙科和外科手术的全身麻醉、妇科的无痛分娩和眼科的表面麻醉，很快成为拔牙和外科手术解除痛苦的一种常规用药。上述麻醉药的发现与应用极大地推动了外科学、牙科学的发展。之后发现的可卡因使局部表面麻醉和局部注射麻醉成为可能。今天，人们在拔牙或外科手术中能够摆脱恐惧和免除疼痛，应该归功于麻醉药的发明、发现与应用，化学家与医生的密切合作开启了无痛手术时代，促进了医学的发展[1-4]。

一、古代人手术如何止痛？

自古以来，人们对于拔牙或外科手术带来的痛苦一直充满了极度的恐惧。在19世纪麻醉药发明之前，拔牙往往会加重病人的疼痛，而医生在面对病人的抽搐和撕心裂肺的喊叫时往往束手无策，常常将病人的牙齿拔碎或将拔断的牙根存留在牙槽骨里（图8-1-1A）[3]。当时外科的截肢手术更加可怕。在没有麻醉药的时代，外科医生要锯断病人的大腿，经常是靠几

科学的觉醒与
人体解剖学的建立
（14世纪—16世纪）
5
科学的革命与
基础医学的启程
（17世纪）
6
科学的进步与医学专业化
分科、牙医学的独立
（18世纪）
7
科学的黄金时代与
医学的巨大进步
（19世纪）
8
科学技术的飞速发展与
口腔医学的科技化时代
（20世纪）
9

中篇·第五章　　　　　　中篇·第六章　　　　　　中篇·第七章　　　　　　下篇·第八章　　　　　　下篇·第九章

名彪形大汉强拉硬拽、用力将病人按在手术台上，然后用绑带固定[4]。可想而知，病人是在撕心裂肺的嚎叫和痛苦的挣扎中接受手术，医生以最快的速度切开组织、锯断骨头、实施截肢手术（图8-1-1B）。所以，当时的人们都认为手术疼痛是不可避免的，提到外科手术都毛骨悚然，充满恐惧，有时甚至会因剧烈的疼痛而休克，或死在手术台上[5]。

医生为了进行手术，也会想出各种各样的办法减轻病人疼痛。他们有时用催眠术或禁止病人睡觉的方法，病人在极度疲劳时会对疼痛的感觉减轻；有时也用冰水浸泡或淋浴手术部位达到降温，使其冷冻麻木达到止痛的效果；甚至有人用木棒猛击病人头部，使其失去知觉达到止痛目的；有的医生用绞勒的办法使病人暂时窒息；有的人则用放血的方法或压迫颈部血管，使病人大脑暂时缺血而晕厥或休克。这些方法给病人带来巨大痛苦，有的病人在手术中惊醒，大喊大叫；有的在术后留下脑震荡等后遗症；有的甚至因此丧生。这些方法都不能有效地减轻病人的痛苦[3-6]。

在欧洲中世纪的早期，西方人也有用鸦片、曼陀罗花和罂粟榨出的汁与海绵一起浸泡，然后用这种"催眠海绵"敷在病人嘴上，使其吸入，熟睡后达到麻醉止痛的效果。医生在面对牙痛病人时，也会使用烟熏莨菪碱的种子为患者"熏跑牙虫"，即止痛并治疗"牙虫"（图8-1-1C）[3-6]。

在中国古代也有用中药止痛的方法，如东汉末年著名的外科医生华佗给病人以酒口服麻沸散，成功实施了腹部外科手术，然后缝合、敷药，伤口于4~5日愈合。据《后汉书·华佗传》记载："若疾发结于内，针药所不能及者，乃令先以酒服麻沸散，既醉无所觉，因刳破腹背，抽割积聚；若在肠胃，则断截湔洗，除去疾秽；既而缝合，敷以神膏，四五日创愈，一月之间皆平复"[2]。麻沸散成为中国最早有文字记录的全身麻醉药[7, 8]。

二、英国化学家戴维发明笑气，奠定无痛外科手术的基础

谈到1800年英国化学家戴维发明笑气，不得不从17世纪的炼金术说起，因为现代化学起源于古老的炼金术。那时欧洲的炼金术士做了大量实

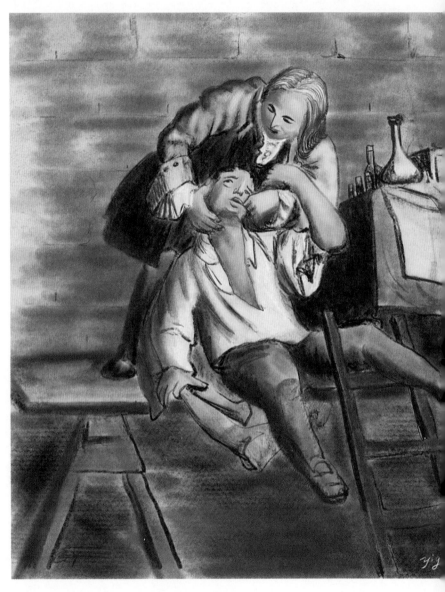

图8-1-1 没有麻醉药的时代，拔牙和外科手术

A | B / C

A. 19世纪初，一位街头流动牙医露天为患者拔牙
B. 麻醉药发明之前，病人对外科截肢手术非常恐惧
C. 中世纪用烟熏莨菪碱的种子止痛——"熏跑牙虫"
（图片：作者绘画）

科学的觉醒与
人体解剖学的建立
（14世纪—16世纪） **5**
中篇、第五章

科学的革命与
基础医学的启程
（17世纪） **6**
中篇、第六章

科学的进步与医学专业化
分科、牙医学的独立
（18世纪） **7**
中篇、第七章

科学的黄金时代与
医学的巨大进步
（19世纪） **8**
下篇、第八章

科学技术的飞速发展与
口腔医学的科技化时代
（20世纪） **9**
下篇、第九章

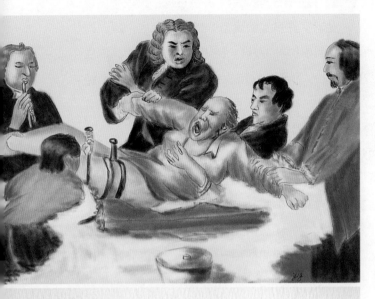

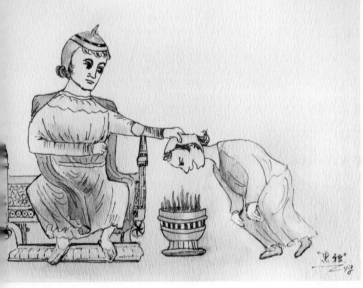

验，找到了各种各样的矿物质，提炼出一些元素，并且在这个过程中积累了化学实验的经验和方法，发明了许多实验设备。18世纪之后，欧洲的化学家们通过科学实验推动了近代化学的发展，使化学更加系统化，创立了沿用至今的化学物质分类新体系。英国杰出的化学家约瑟夫·普利斯特列（Joseph Priestley，1733年—1804年）和法国拉瓦锡（Lavoisier，1743年—1794年）发现了空气中的氧，并对氧的作用进行了研究。1771年普利斯特列从空气中分离出氧气，1772年他又发现氧化亚氮。氧化亚氮闻起来有"令人愉快"的甜味，能溶于水，比氧气的溶解度也大得多。但是，化学家本人一直不知道这种气体具有麻醉效果；更可惜的是，法国大革命的浪潮中断了两位科学家的实验研究和前程，"近代化学之父"拉瓦锡被送上了断头台，普利斯特列因同情和支持法国革命遭到暴徒袭击，被迫迁居美国，对于氧化亚氮的研究搁置，没有继续得到深入的研究和传播[1, 3, 4, 9]。

1798年，英国的贝道斯气体力学研究所迎来了一位年轻的化学实验员汉弗莱·戴维（Humphrey Davy，1778年—1829年），他继承了前辈的工作继续研究氧化亚氮（图8-1-2）。有一天，戴维亲自尝试着吸入这种气体，吸入气体之后他有一种莫名其妙的"欣快"感。这种感觉缓解了他多日以来忍受的头疼和牙痛，戴维的脸上慢慢浮现出欢喜的笑容，紧接着他又吸入更多的氧化亚氮气体，这回使他大笑不止。戴维意识到氧化亚氮对神经有兴奋作用，能使人产生快乐和难以控制的大笑，他便顺理成章地命名这种气体为"笑气"[3, 4, 6]。

两年之后，戴维在1800年发表了关于笑气的论文——《主要涉及氧化亚氮和呼吸的化学研究》。他详细描述了动物在吸入氧化亚氮之后失去了知觉，等待几分钟后又可恢复的实验；当人吸入氧化亚氮后能产生欣快的感觉，同时还可以消除身体的痛觉。戴维预见氧化亚氮或许能用于外科的麻醉止痛。由于戴维出色的研究工作，英国伦敦皇家哲学研究所于1802年委任他为化学助教。对氧化亚氮的研究成果使他名声大噪，1803年戴维以著名的化学家的身份成为英国皇家学会院士，1805年获得科普利奖

科学的觉醒与
人体解剖学的建立
（14世纪—16世纪）　5

科学的革命与
基础医学的启程
（17世纪）　6

科学的进步与医学专业化
分科、牙医学的独立
（18世纪）　7

科学的黄金时代与
医学的巨大进步
（19世纪）　8

科学技术的飞速发展与
口腔医学的科技化时代
（20世纪）　9

中篇、第五章　　　　中篇、第六章　　　　中篇、第七章　　　　下篇、第八章　　　　下篇、第九章

章。1818年戴维的学生进一步证实了这个结论。1824年，英国的外科医生 Hickman 在笑气的帮助下，在实验动物身上进行了世界第一例无痛手术，为后来人类的无痛拔牙奠定了基础。凭借这一卓越的贡献，1820年—1827年戴维被推选为英国皇家学会主席[3-6]。

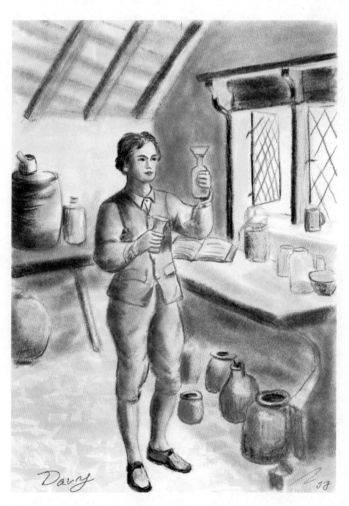

图8-1-2　英国化学家汉弗莱·戴维在实验室
（图片：作者绘画）

医学和口腔医学
发展史概论
上篇、第一章

1

石器时代
人类古老的口腔疾病
（史前—公元前4000年）

2

文字产生与人类早期
对口腔疾病的认知
（公元前3500年—公元500年）

3

中古时期的医学
（476年—1453年）

4

上篇、第二章

上篇、第三章

上篇、第四章

三、"牙科麻醉第一人"威尔斯开启无痛拔牙

最早用麻药拔牙的人是美国牙医霍勒斯·威尔斯（Horace Wells，1815年—1848年），他被美国牙科协会授予崇高的荣誉："牙科麻醉第一人"。威尔斯用麻醉药拔牙的故事可以追溯到19世纪40年代，他遇见麻醉药纯属偶然，但是威尔斯医生拥有一双发现机遇的慧眼，他善于细致的观察、具有超人的勇气和机智，他选择亲自体会麻醉药的功效，第一个将麻醉药用于拔牙，改写了牙科和外科手术疼痛的历史。

自从英国化学家戴维发明笑气之后，人们非常喜爱笑气的作用，因为它无害、还能给人们带来愉悦和欢笑，所以在笑气被发明以后的几十年中，笑气娱乐表演非常流行，各地的化学家们经常举办不同的笑气讲座、笑气表演和笑气舞会。从19世纪开始，笑气便随着远洋邮轮传入美国，美国的乡村和小镇里经常出现一些杂耍艺人，他们带着盛有笑气的袋子到处巡回演出，吸引了大量观众。当时美国的笑气舞会也成为人们最时尚和流行的娱乐方式，吸引了众多上流社会的青年男女和贵妇们，以此助兴，他们吸入笑气后感觉飘飘欲仙、如醉如痴、开怀大笑不止。有人还用笑气去"治疗"一些爱与丈夫争吵的妻子们，她们吸入笑气后慢慢息怒、变得平和愉悦[3-5]。

在1844年12月10日这天，一位美国化学家戈登·昆西·科尔顿（Gardner Quincy Colton，1814年—1898年）来到康涅狄格州，在哈特福德城举办笑气讲座和表演。讲座的题目很引人关注："人人可以感受到的化学现象"。大会的内容别开生面，除了介绍笑气的性能和制造，科尔顿还从观众席中选出几位志愿者上台，和他一起享受这种笑气带来的娱乐。住在这个城市的29岁的年轻牙医威尔斯带着妻子，和众人一样也赶到大会现场。表演开始了，考尔顿请几位志愿者捏住鼻子、用嘴从一个袋子里吸入一些笑气。在笑气的作用下，只见他们非常愉快的样子，有人放声歌唱、有人手舞足蹈。威尔斯注意到一个小伙子吸入笑气后，高兴地追逐打闹，

科学的觉醒与
人体解剖学的建立
（14世纪—16世纪） 5
中篇、第五章

科学的革命与
基础医学的启程
（17世纪） 6
中篇、第六章

科学的进步与医学专业化
分科、牙医学的独立
（18世纪） 7
中篇、第七章

科学的黄金时代与
医学的巨大进步
（19世纪） 8
下篇、第八章

科学技术的飞速发展与
口腔医学的科技化时代
（20世纪） 9
下篇、第九章

边跑边笑，他突然被长凳绊倒，小腿划破了，深深的伤口流血不止。然而，小伙子浑然不知，似乎没有丝毫疼痛的感觉。威尔斯看到这一幕突然意识到，难道是笑气如此的神奇吗？可以让人短暂地失去疼痛吗？他立即产生了灵感，想到是否可以用笑气进行麻醉无痛拔牙[3-6]？

为了证明笑气的麻醉效果，威尔斯医生决定亲自尝试麻药的功效。第二天，他就邀请讲座的化学家科尔顿带着一袋笑气来到他的诊所。他请科尔顿用笑气麻醉自己，然后让助手拔掉自己的一颗正在疼痛的智齿。他躺在牙椅上，吸入足量的笑气，直至失去知觉。助手约翰.里格斯（John Riggs）医生迅速地拔除了威尔斯的左上第三磨牙。当威尔斯醒来时，他丝毫没有感觉到疼痛。威尔斯意识到第一例麻醉拔牙成功了！他由衷地感叹到："无痛拔牙的新时代开始了！"1844年12月11日是值得纪念的一天，这成为医学史上里程碑式的时刻。随后，威尔斯又继续给四位病人进行了麻醉拔牙，效果都非常满意。之后他又教会其他医生如何使用笑气（图8-1-3）[3, 4, 6]。

笑气成功用于牙科麻醉拔牙确立之后，威尔斯希望能把笑气进一步推广到外科手术中，让更多的人知道这项技术。1845年的1月，他得到波士顿麻省总医院院长约翰·柯林斯·沃伦（John C Warren）教授的许可，进行了一次"笑气无痛拔牙"的公开演示。许多医生和学生观看这次演示，座无虚席，大家都对"无痛拔牙"很感兴趣。但是很遗憾，他的手术表演失败了。可能是由于术中笑气用量不足，病人在拔牙时痛苦地大喊大叫。威尔斯医生羞愧难当，在观众的一片嘘声和哄笑声中离开了手术室，医生和学生们大叫着"骗子"，将他赶出医院。

这次失败的演示彻底摧毁了威尔斯的自信，他名声扫地，不能从这些人的蔑视和嘲笑中自拔。他从此一蹶不振，整天郁郁寡欢，不久后甚至放弃了牙医的职业。此后，漂泊不定的生活始终入不敷出，他的性情也发生了很大变化。后来，威尔斯又因为争夺麻药发明优先权与他曾经的助手牙医莫顿产生了激烈的矛盾，这一场争斗让他筋疲力尽。

1847年末，威尔斯听闻产科医生 J. 辛普森（James Simpson）使用

医学和口腔医学
发展史概论 **1**
上篇、第一章

石器时代
人类古老的口腔疾病
（史前—公元前4000年） **2**
上篇、第二章

文字产生与人类早期
对口腔疾病的认知
（公元前3500年—公元500年） **3**
上篇、第三章

中古时期的医学
（476年—1453年） **4**
上篇、第四章

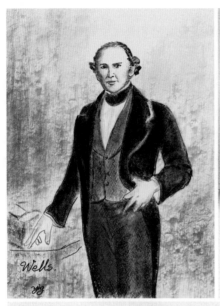

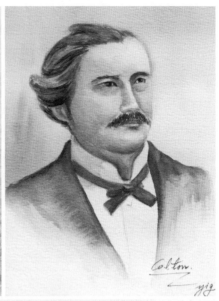

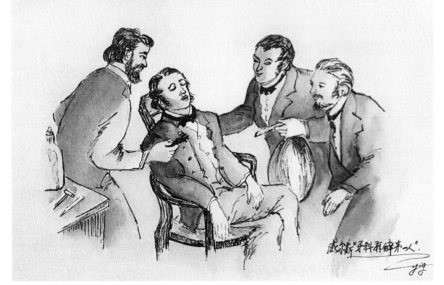

图8-1-3　麻药第一次用于拔牙

A	B
C	

A. 牙科麻醉第一人威尔斯医生
B. 化学家科尔顿
C. 威尔斯第一次用笑气麻醉拔牙成功

（图片：作者绘画）

科学的觉醒与
人体解剖学的建立
（14世纪—16世纪）　5
中篇、第五章

科学的革命与
基础医学的启程
（17世纪）　6
中篇、第六章

科学的进步与医学专业化
分科、牙医学的独立
（18世纪）　7
中篇、第七章

科学的黄金时代与
医学的巨大进步
（19世纪）　8
下篇、第八章

科学技术的飞速发展与
口腔医学的科技化时代
（20世纪）　9
下篇、第九章

氯仿为产妇麻醉的消息后，又决心研究氯仿，以获得吸入性麻醉剂发明者的荣誉。他狂热地研究氯仿的麻药效果，不仅在病人身上进行试验，也在自己身上反复试验，并最终导致吸食氯仿气体成瘾，导致精神错乱。他甚至把硫酸泼向了路人，被警察逮捕并监禁起来。最终，威尔斯在纽约的一个拘留所里给他妻子留下一份遗书，于1848年的1月24日用一把剃须刀割断了自己的动脉，结束了自己年仅33岁的生命。威尔斯英年早逝，令人唏嘘。1864年美国牙科学会给予威尔斯医生崇高的荣誉——"牙科麻醉第一人"，1875年为他修建一座铜像，安放在他的家乡康涅狄格州的哈特福德，表彰他为人类作出的贡献[1, 3, 4, 6]。

四、"外科麻醉的诞生"，牙医莫顿用乙醚替代笑气进行麻醉

威尔斯的挫败并没有使麻药的研究停滞不前。威尔斯曾经的助手威廉·汤姆斯·格林·莫顿（William Thomas Green Morton，1819年—1868年）也是美国波士顿一名杰出的牙医。1842年开始，他在波士顿经营一家牙科诊所，专门进行镶牙和拔牙。当时病人拔牙时没有良好的麻醉方法，经常因为对疼痛的恐惧而不愿拔除烂牙，因此镶牙的病人也很少。莫顿希望寻找一种更好更有效的麻药。莫顿从威尔斯公开演示笑气进行吸入性麻醉的失败中得到了启发。他分析了威尔斯失败的原因，认为是笑气使用的剂量不够。作为麻醉药，笑气有其不足之处，吸入剂量很难控制，而且麻醉持续时间短，只能用于短时间的小手术，因此，莫顿认为笑气不是一种理想的麻醉药[3, 4, 6]。

是否可以寻找一种新的麻醉药呢？为此，莫顿专门去拜访了同住在一个城市的化学家杰克逊教授。查尔斯·汤姆斯·杰克逊（Charles Thomas Jackson，1805年—1880年）是美国一位学识渊博的化学家，他向莫顿介绍了一种古老的药物乙醚（ether），很少有人了解它的麻醉作用，杰克逊发现乙醚具有麻醉作用的过程非常偶然。他在进行一次化学试验时，意外吸入了氯气，为了解毒，他立即吸入了一口乙醚来中和氯气产

医学和口腔医学
发展史概论
1
上篇、第一章

石器时代
人类古老的口腔疾病
（史前—公元前4000年）
2
上篇、第二章

文字产生与人类早期
对口腔疾病的认知
（公元前3500年—公元500年）
3
上篇、第三章

中古时期的医学
（476年—1453年）
4
上篇、第四章

生的酸。但是令他没有想到的是，他立刻感觉浑身轻松，不一会就失去了知觉、昏昏入睡。后来，他为了证实乙醚的麻醉作用，做了进一步的实验，发现乙醚的麻醉效果十分理想。然而，杰克逊自己是一名化学家，他没有意识到将这古老的化学药品用在外科手术的麻醉中。杰克逊教授建议莫顿可以尝试一下用乙醚替代笑气进行麻醉（图8-1-4）[3, 6]。

为了慎重起见，莫顿先在太太的爱犬身上做试验，爱犬吸入乙醚很快"入睡"，3分钟后醒来，麻醉效果非常好。然后又用猫和鼠等动物做试验，都获得了很好的麻醉结果。后来莫顿在自己身上也进行了试验，他用浸湿乙醚的手帕捂住自己的口鼻，马上失去知觉，麻醉持续时间长达7~8分钟，他亲自体会到乙醚的麻醉效果，感到非常高兴。他意识到乙醚可能是一种理想的麻醉药，可以尝试用乙醚代替笑气进行麻醉。

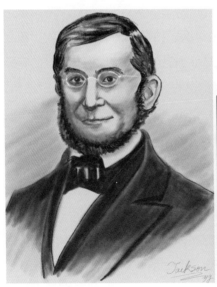
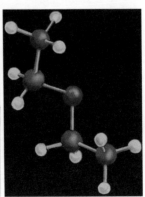

图8-1-4　乙醚的发现

A | B

A. 美国波士顿的化学家杰克逊
B. 乙醚的分子结构
（图片：作者绘画）

科学的觉醒与
人体解剖学的建立
（14世纪—16世纪） 5
中篇、第五章

科学的革命与
基础医学的启程
（17世纪） 6
中篇、第六章

科学的进步与医学专业化
分科、牙医学的独立
（18世纪） 7
中篇、第七章

科学的黄金时代与
医学的巨大进步
（19世纪） 8
下篇、第八章

科学技术的飞速发展与
口腔医学的科技化时代
（20世纪） 9
下篇、第九章

1846年9月30日，一个病人来到莫顿的牙科诊所，要求拔除疼痛的患牙。莫顿决定给患者使用乙醚麻醉拔牙，他把浸湿乙醚药液的手帕放在病人口鼻处，病人吸入后很快失去知觉，拔牙过程中病人毫无痛苦，感到非常满意，这是莫顿第一次成功地用乙醚麻醉为病人拔牙。在这之后，莫顿又重复试验几次，乙醚麻醉拔牙都非常成功。

1846年11月18日，马萨诸塞州综合医院一位年轻的外科医生 Dr. Henry J. Bigelow（1818年—1890年）在《波士顿内外科杂志》（Boston Medical and Surgical Journal）上发表了一篇文章，报道了他在近几个月以来观摩的4台手术。文中介绍了莫顿使用乙醚作为麻醉药为病人成功拔牙的经过，麻醉药的使用解除了牙科手术带来的痛苦。《波士顿日报》也生动地对手术进行了报道："一颗烂牙从病人口中毫无痛苦地被拔除了。"将乙醚第一次成功地用于牙科拔牙（图8-1-5），为莫顿带来了麻醉学方面诸多的荣誉[3, 4, 6]。

为了扩大影响，证实乙醚麻醉药也可以用在外科手术中，莫顿同威尔斯医生一样，选择在马萨诸塞州总医院进行公开演示，并得到了院长沃伦教授的同意和大力支持。1846年10月16日上午10时，在众多围观的医生和医学生的注视下，莫顿第一次向公众演示乙醚在外科手术中的麻醉效果。莫顿先用乙醚为躺在手术台上的病人进行全身麻醉，随后沃伦教授成功地为病人切除了下颌瘤。病人在术中很安静，毫无痛苦。所有旁观者都震惊了，这是真的！这是世界上第一次成功用乙醚麻醉进行外科手术的公开演示。乙醚麻醉药疗效惊人，使"无痛外科手术"得以实现，逐渐成为全世界外科手术不可缺少的化学药品。在随后的半个多世纪里，全身麻醉剂的用量一直持续增长。为了这次公开手术演示，莫顿和助手们发明了第一个可调控的乙醚吸入器：一个两端开孔带嘴的玻璃球，将浸满麻醉药液的海绵放在里面，以便病人从一端吸入气体时更加方便（图8-1-6）。

同年的10月27日，莫顿作为乙醚麻药的发明者在华盛顿申请了专利，并于1846年12月15日、12月21日分别在巴黎和伦敦成功地演示了乙醚在外科手术中的麻醉作用。12月底他在美国《波士顿医学杂志》上正式发

医学和口腔医学
发展史概论 1
上篇·第一章

石器时代
人类古老的口腔疾病
（史前—公元前4000年） 2
上篇·第二章

文字产生与人类早期
对口腔疾病的认知
（公元前3500年—公元500年） 3
上篇·第三章

中古时期的医学
（476年—1453年） 4
上篇·第四章

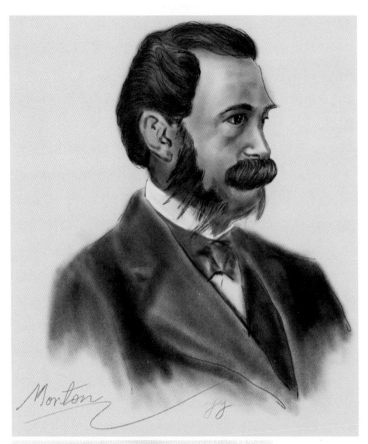

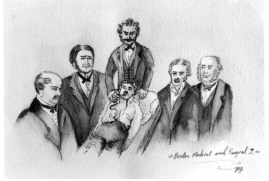

A
─
B

图8-1-5　莫顿用乙醚替代笑气进行麻醉

A. 美国波士顿杰出的牙医莫顿
B.《波士顿日报》报道莫顿第一次用乙醚麻醉拔牙

（图片：作者绘画）

科学的觉醒与
人体解剖学的建立
（14世纪—16世纪） 5

科学的革命与
基础医学的启程
（17世纪） 6

科学的进步与医学专业化
分科、牙医学的独立
（18世纪） 7

科学的黄金时代与
医学的巨大进步
（19世纪） 8

科学技术的飞速发展与
口腔医学的科技化时代
（20世纪） 9

中篇、第五章

中篇、第六章

中篇、第七章

下篇、第八章

下篇、第九章

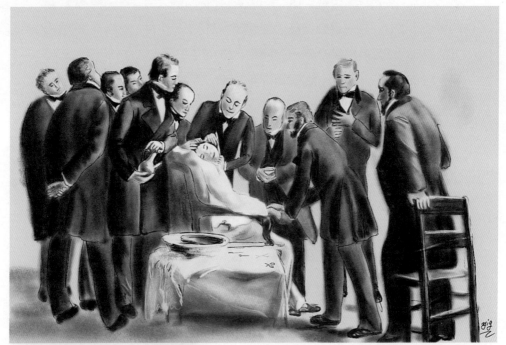

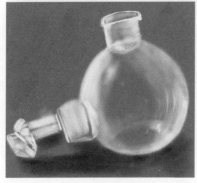

A
—
B

图8-1-6　乙醚成功用于外科麻醉

A. 在马萨诸塞州总医院，莫顿第一次向公众演示乙醚在外科手术中的麻醉效果
B. 莫顿发明的第一个可调控的乙醚麻醉吸入器
（图片：作者绘画）

医学和口腔医学
发展史概论 **1**
上篇、第一章

石器时代
人类古老的口腔疾病
（史前—公元前4000年） **2**
上篇、第二章

文字产生与人类早期
对口腔疾病的认知
（公元前3500年—公元500年） **3**
上篇、第三章

中古时期的医学
（476年—1453年） **4**
上篇、第四章

表了乙醚麻醉法的报告。莫顿因在拔牙中第一次成功地使用乙醚麻醉，并将乙醚引入外科手术麻醉，他成功地改变了外科的未来。莫顿将乙醚麻醉技术公布于众，使其得到普及，因而莫顿获得诸多荣誉。莫顿最终放弃了牙医专业，成为麻醉学的第一位专家。他的墓志铭上有这样一句话"莫顿，麻醉药吸入法的发明者，他防止和消除了外科手术中的疼痛"。外科麻醉的诞生成为外科学史上的第一个重要里程碑。

乙醚麻醉药的发明造福了人类，但是，莫顿、威尔斯和杰克逊三位科学家却因名利之争而付出了代价。莫顿认为他是首先将乙醚用于外科手术麻醉的人，所以麻药的发明权应归属于自己。这引起他的老师威尔斯和启发他的化学教授杰克逊的强烈反对，三人展开了争夺优先权的斗争，但一直毫无结果，最终几败俱伤。

另外，还有一位居住在美国佐治亚州偏僻乡村的一位年轻外科医生克劳福德·W.朗（Crawford W.Long，1815年—1878年）声称，他比莫顿早四年就开始尝试使用乙醚麻醉进行外科小手术。据朗记载，1842年他就用乙醚麻醉为病人摘除了颈部的肿瘤。同年，他又成功地进行了三例手术。但是，朗只是将乙醚麻醉的方法介绍给他的同事，而莫顿已经在数年前公开报告了乙醚在外科手术中的麻醉作用，朗的工作没有形成广泛的影响[1-6]。

五、产科医生辛普森为维多利亚女王无痛分娩

詹姆斯·杨·辛普森（James Young Simpson，1811年—1870年）是英国爱丁堡大学的产科主任，他一直试图找到一种合适的麻醉药来减少产妇分娩时的痛苦。1847年1月，发表于美国医学杂志上关于使用乙醚成功进行无痛外科手术的文章传到英国，辛普森从中得到启发，他尝试将乙醚用于无痛分娩。他首先为一个骨盆畸形的妇女接生，这名产妇在整个生产过程中没有痛觉和知觉，孩子刚刚顺利出生产妇就苏醒了。辛普森医生非常高兴，受到极大鼓舞，后来他多次将乙醚用于无痛分娩，均获得成功。

科学的觉醒与
人体解剖学的建立
（14世纪—16世纪）
5

中篇·第五章

科学的革命与
基础医学的启程
（17世纪）
6

中篇·第六章

科学的进步与医学专业化
分科、牙医学的独立
（18世纪）
7

中篇·第七章

科学的黄金时代与
医学的巨大进步
（19世纪）
8

下篇·第八章

科学技术的飞速发展与
口腔医学的科技化时代
（20世纪）
9

下篇·第九章

但是，乙醚的缺点也是显而易见的。乙醚是易燃气体，且存在爆炸的隐患，毒性大且有刺激性气味，对呼吸和循环有抑制作用。辛普森医生希望尽快找到一种新的麻醉剂替代乙醚，他收集了包括氯仿在内的一些有挥发性的液体进行试验。1847年11月4日的晚上，辛普森邀请一些朋友和邻居来参加家庭晚会，席间让他们依次吸入这些试验用的气体，看看能产生什么样的效果，他们试验的液体有丙酮、苯、碘仿、氯仿等。当人们闻嗅到氯仿时，大家都很喜欢它的香甜气味，闻嗅后顿时感觉心清气爽、如醉如痴。然后，参加晚会的人们变得高谈阔论，声音越来越大。但是，没过多一会儿大家都纷纷睡去，变得很安静。当辛普森醒来后，他认定是氯仿能产生麻醉作用，而且麻醉效果比乙醚更强。他公布了氯仿的麻醉效果，认为氯仿在临床使用中更方便。从此，"氯仿晚会"开始流行，很多人会在晚上邀请朋友一起闻嗅氯仿。辛普森开始用氯仿麻醉施行外科小手术，然后又用于产科，均得到满意的效果，他也进行了氯仿麻醉的外科手术演示。随后，辛普森在爱丁堡的一份医学杂志上发表了自己的研究成果。

氯仿作为新药并不能完全取代乙醚。对于手术中使用氯仿还是乙醚，医生们各执己见，不可避免地出现了两派间的争论。有人说氯仿的毒性大，也有人强调乙醚的缺点。当时，在美国主要使用乙醚，在欧洲主要使用氯仿。1853年4月，辛普森作为英国维多利亚女王的御用医生，使用氯仿为女王进行了成功的无痛分娩（图8-1-7）。从此，氯仿得到更多英国人的认可。但是辛普森寻找麻醉剂的方法有点冒险，因为不明确物质的毒性，这种方法甚至可能危及生命[3-6]。

六、眼科医生柯勒寻找局部麻醉药

19世纪末，全身麻醉药的使用逐渐达到鼎盛时期，但也暴露出一些明显的问题。笑气、乙醚、氯仿麻醉起效慢，麻醉后病人意识消失，术后意识恢复较慢。显然，医生们认为一些小型外科手术或拔牙只需要局部麻醉就可以，既能够达到镇痛镇静的目的，还可以保持病人的意识清醒。而且，

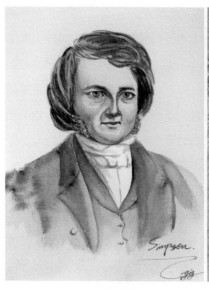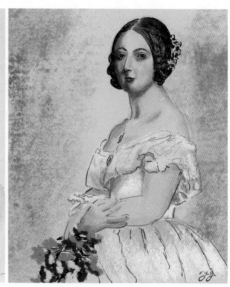

图8-1-7　用氯仿替代乙醚　　　　　　　　　　　　　　　　　　A ∣ B

A. 辛谱森医生
B. 维多利亚女王
（图片：作者绘画）

局部麻醉的方法更简便易行、更加安全。所以，寻找局部麻醉药就成为化学家和医生们关注的焦点。特别是眼科手术需要病人在术中清醒的配合医生，才能顺利完成，仅仅需要局部表面麻醉就可以了。

卡尔·柯勒（Carl Koller，1857年—1944年）是维也纳综合医院的眼科医生，从1882年开始，他就一直在寻找适用于眼科的局部表面麻醉药。他将具有催眠镇静作用的水合氯醛、溴化钠和吗啡用于动物的眼部麻醉，结果发现这些药物都对眼睛有损伤。

眼科医生柯勒生活的年代，社会上非常流行一种含咖啡因的休闲物质——可卡因（cocaine）。人们将可卡因放入饮料或酒中饮用，具有提神醒脑的作用。可卡因是维也纳年轻的化学家阿尔伯特·纽曼（Albert Neiman）于1859年发现的，他从古柯树叶中精制出高纯度的植物碱可卡因，他发现可卡因作用于中枢神经，产生一定的麻醉作用，使人兴奋、精力充沛、消除疲劳，但并不知道它具有成瘾性。与眼科医生柯勒同在维也纳综合医院工作的奥地利著名心理学家弗洛伊德是神经病理科医生。弗洛伊德经常喜欢体验可卡因带来的兴奋和快乐，有时他会将可卡因分发给亲朋好友，包括他的同事眼科医生柯勒。1884年的一天，当柯勒第一次体验到一些可卡因时，可卡因的粉末使柯勒的嘴唇和舌头麻木，甚至近乎失去感觉。科勒突然意识到自己是否找到了能用于眼科的表面麻醉药？柯勒立即回到实验室，用可卡因稀释液对青蛙、兔子和狗进行眼角膜探索性试验。结果显示其局麻效果非常好，获得完全相似的结果。随后，他与助手彼此向对方眼表滴入可卡因溶液，发现表面麻醉效果非常好。科勒马上将可卡因用于眼科手术的表面麻醉。在可卡因的表面麻醉下，他成功地为青光眼患者实施了手术，术中病人保持意识清醒、没有痛苦、与医生配合顺利完成手术。这标志着可卡因作为局部麻醉药应用的开始（图8-1-8）。

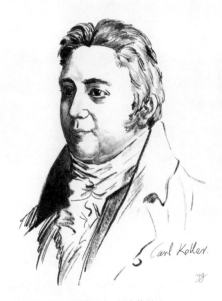

图8-1-8 寻找局部麻醉药的人
维也纳眼科医生柯勒
（图片：作者绘画）

医学和口腔医学
发展史概论
1
上篇、第一章

石器时代
人类古老的口腔疾病
（史前—公元前4000年）
2
上篇、第二章

文字产生与人类早期
对口腔疾病的认知
（公元前3500年—公元500年）
3
上篇、第三章

中古时期的医学
（476年—1453年）
4
上篇、第四章

　　柯勒将自己的发现写成论文，请一位医生朋友帮忙，于1884年9月15日在德国海德堡举行的眼科会议上公布并演示。柯勒的文章引起了轰动，受到与会者的热烈欢迎。纽约医师亨利·诺伊斯（Henry Noyes）听取报告后在《医学记录》杂志上撰写文章介绍科勒的论文，文中提到："这种物质的方方面面还有待我们去探寻……"。这篇文章的介绍使更多的人知道可卡因，也使柯勒闻名于医学界。会后不到1个月，整个欧洲和美国就开始普遍使用可卡因[3-6]。

七、可卡因第一次用于外科局部麻醉和神经阻滞麻醉

　　长久以来，外科医生们一直在寻找着对患者损伤更小、更有利的局部麻醉技术，自从可卡因被用于眼部和喉部的表面麻醉剂以后，美国的外科医生威廉·斯图尔特·霍尔斯特德（William Steward Halsted，1852年—1922年）第一次将可卡因制成局部麻醉剂，用于外科的局部麻醉，他对早期外科局部麻醉技术的发展做出了重要贡献。

　　1884年10月11日，霍尔斯特德在《医学记录》杂志上读到纽约的亨利·诺伊斯医生撰写的文章《维也纳眼科医生柯勒对可卡因的发现》。霍尔斯特德意识到，可卡因既然能够阻滞眼部神经的传导，也一定能够阻滞身体其他部位的神经传导。他推测可卡因应该可以只麻醉手术部位相邻的神经末梢。在研究局部麻醉药的给药方法过程中，他在自己身上、同事和学生的身上进行了一系列的探索性试验。霍尔斯特德发现，通过静脉注射可卡因可以实现局部麻醉。不幸的是，他们全都发生了可卡因成瘾和中毒反应，因而不得不住院治疗，甚至有些人为此丧命。最终，霍尔斯特德确立了可卡因用于外科局部麻醉的基本原则和方法，发展了神经阻滞麻醉技术（其中包括下牙槽神经阻滞麻醉），开创了现代外科局部麻醉的新纪元。1884年底，美国的外科医生和牙科医生们都开始使用可卡因作为局部麻醉药。1885年，牙医霍尔（Richard John Hall）在《纽约牙科杂志》上详细描述了他实施的第一例下牙槽神经阻滞麻醉

科学的觉醒与
人体解剖学的建立
（14世纪—16世纪） **5**

科学的革命与
基础医学的启程
（17世纪） **6**

科学的进步与医学专业化
分科、牙医学的独立
（18世纪） **7**

科学的黄金时代与
医学的巨大进步
（19世纪） **8**

科学技术的飞速发展与
口腔医学的科技化时代
（20世纪） **9**

中篇、第五章　　　　中篇、第六章　　　　　中篇、第七章　　　　下篇、第八章　　　　下篇、第九章

的效果，他写道：麻醉后几分钟，患者感到舌前部和下唇麻木，牙龈也麻木。

霍尔斯特德除了对局部麻醉药物和技术的探索取得成就，还改进了外科手术技术、促进了外科治疗手段的革新，使外科技术趋向科学化。当英国著名的外科医生李斯特来到美国讲授外科手术消毒的理论之后，霍尔斯特德深受启发，他马上实施了外科灭菌消毒法。1890年霍尔斯特德首先倡导外科手术者应戴橡皮手套。霍尔斯特德还非常注重外科医生的继续教育，以及外科住院医师的临床基本训练，他亲自制定外科住院医师培训制度，促进了外科临床教育的正规化与体系化。霍尔斯特德被誉为美国现代外科学之父[3, 6, 10-12]。

八、发现肾上腺素，增强局麻药的功效

一位美国的日裔学者、化学家高峰让吉（Takamine Jokichi，1854年—1922年）在1901年从牛的肾上腺提取物中成功分离出一种有效的成分——肾上腺素。肾上腺素是世界上最早被发现的激素，它不仅具有兴奋心肌、加强心脏收缩的功能；还具有升高血压、松弛支气管平滑肌等作用。所以在临床工作中，肾上腺素经常被用于抢救心脏骤停和过敏性休克的病人。不仅如此，高峰让吉还发现肾上腺素具有使皮肤、黏膜血管收缩的功能，所以肾上腺素又称为血管收缩剂。高峰让吉成为发现肾上腺激素的第一人，他在美国申请并获得第一个微生物酶专利（图8-1-9）。

后来在外科手术中，医生们利用肾上腺素可以使血管收缩的特点，经常按一定比例（1：20万~1：10万）将肾上腺素与局部麻醉药混合使用，不仅使手术区域的血管收缩、减少局部组织出血；而且还延长了局麻药的作用时间、增强麻醉强度；血管收缩后减少局麻药被吸收入血，从而减少局麻药的用量，也就减少了局麻药的毒性反应。所以，外科医生将肾上腺素的这个化学效应称为"化学止血器"[3, 6, 10-12]。

医学和口腔医学
发展史概论

1

上篇、第一章

石器时代
人类古老的口腔疾病
（史前—公元前4000年）

2

上篇、第二章

文字产生与人类早期
对口腔疾病的认知
（公元前3500年—公元500年）

3

上篇、第三章

中古时期的医学
（476年—1453年）

4

上篇、第四章

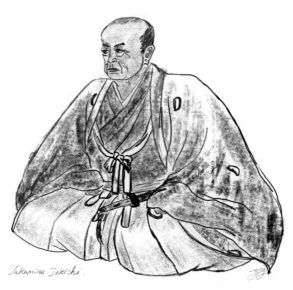

图8-1-9　日本学者高峰让吉（Takamine Jokichi）

（图片：作者绘画）

参考文献

1. 罗伊·波特. 剑桥医学史. 2版. 张大庆, 李志平, 译. 长春: 吉林人民出版社, 2005

2. 杨建宇. 医学史. 北京: 中国古籍出版社, 2006

3. WALTER H A. History of Dentistry. Quintessence Publishing Co., 1981

4. 罗伯特·玛格塔. 医学的历史. 李城, 译. 广州: 希望出版社, 2004

5. 凯特·凯莉. 医学史话: 医学成为一门科学（1840—1999）. 陶冉, 李东琬, 译. 上海: 上海科学技术文献出版社, 2015

6. WILLIAM H A, MILTON B A, WILLIAM B I. The History of the Development of Anesthesia, Oral Surgery and Hospital Dental Service in the United States of America. 1971

7. 梁永宣. 中国医学史. 2版. 北京: 人民卫生出版社, 2016

8. 陈邦贤. 中国医学史. 北京: 团结出版社, 2006

9. W.C. 丹皮尔. 科学史. 李珩, 译. 桂林: 广西师范大学出版社, 2001

10. STANLEY F M. Handbook of Local Anesthesia. 北京: 人民卫生出版社, 2007

11. KATHY B B. 口腔局部麻醉学. 北京: 人民军医出版社, 2011

12. 威廉·拜纳姆. 本书翻译组, 译. 传奇医学. 北京: 人民邮电出版社, 2015

科学的觉醒与
人体解剖学的建立
（14世纪—16世纪）
5

中篇·第五章

科学的革命与
基础医学的启程
（17世纪）
6

中篇·第六章

科学的进步与医学专业化
分科、牙医学的独立
（18世纪）
7

中篇·第七章

科学的黄金时代与
医学的巨大进步
（19世纪）
8

下篇·第八章

科学技术的飞速发展与
口腔医学的科技化时代
（20世纪）
9

下篇·第九章

第二节
寻找致病微生物，建立疾病细菌学说

从人类发现微生物到开始研究细菌在致病过程中的作用，经历了整整
200多年的历史。但是，从19世纪中叶开始，人们对微生物学的研究取得
了突飞猛进的发展，人类开始认识到细菌性疾病的来源和原因，这大大促
进了医学和人类健康的发展，增长了人类控制环境的能力[1, 2]。

1857年，法国科学家路易斯·巴斯德为防止酒类变质发明了高温灭菌
法，并创立一整套独特的微生物学基本研究方法，他使人们认识到细菌性
疾病的病因，建立起"疾病细菌学说"，为现代微生物学奠定了基础，他不
仅开创了微生物学的黄金时代，而且还促进了医学的进步。1861年，匈牙
利产科医生塞麦尔维斯确定医院感染的原因，第一个倡导医生手术前洗手，
为控制医院感染、疾病的传播迈出了可喜的第一步。1867年，英格兰的外
科医生约瑟夫·李斯特将巴斯德的微生物学理论应用于临床医学，寻找外
科感染的根源，他建立起"外科手术消毒法"，为防止外科手术后感染做出
贡献。1876年，德国细菌学家罗伯特·科赫根据巴斯德的研究证明了不同
细菌引起不同的疾病，从而建立了现代细菌学理论，提出著名的"科赫法
则"，并大大发展了细菌学技术，首创细菌染色法，鉴定病原菌的方法和步
骤，为公共卫生和预防医学做出贡献。1890年，美国牙医学者米勒将科赫
的科学思想引入龋病研究，发现人类龋病致病菌，创立了"口腔微生物学"
理论[1-6]。

一、全人类都要感谢的科学家，巴斯德开创微生物学时代

19世纪法国杰出的科学家路易斯·巴斯德（Louis Pasteur，1822年—1895年）对微生物学的建立作出了巨大贡献。他涉足微生物学，是为了研究法国葡萄酒变质的"酒病"和生产丝绸用蚕大面积感染的"蚕病"。他发现并论证了酒的变质和蚕的感染都是有害细菌生长的结果。要消灭这些细菌，他提出了高温灭菌法，即"巴斯德灭菌法"。巴斯德用一生的精力进行了多项探索性的研究，证明了细菌感染疾病的科学问题，开创了微生物学时代，创建了一整套独特的微生物学基本研究方法，为生物科学和医学的发展作出杰出的贡献[1]。

（一）巴斯德从变质葡萄酒中发现微生物——发明"巴斯德灭菌法"

酿酒业是法国经济的重要产业之一，法国的葡萄酒在欧洲及全世界驰名，但葡萄酒制造商常常因无法避免葡萄酒变酸而备受困扰[2]。在19世纪中叶"巴斯德灭菌法"发明之前，葡萄酒难以储存，时间一长就会变质，一桶清香可口的葡萄酒会变成苦涩难闻的酸性黏液，根本无法饮用，只能将整桶的葡萄酒倒掉。这种"酒病"的原因一直不清楚，使法国葡萄酒酿造业损失惨重。

法国里尔的一家酿酒厂同样存在葡萄酒变酸的问题。1853年的一天，工厂主急切地来找巴斯德帮忙，请求巴斯德帮助寻找葡萄酒变酸的原因。时任里尔大学工学院院长兼化学系主任的巴斯德来到酒厂考察，他带些变酸的葡萄酒样品回到实验室进行研究。他在显微镜下仔细观察，辨别正常的葡萄酒和变质的葡萄酒样品有何区别。结果他发现正常葡萄酒中只有一种圆球状酵母菌，而变酸的葡萄酒中不仅有酵母菌，还多了一种细长的杆状微生物，他称为乳酸杆菌。这些乳酸杆菌在营养丰富的葡萄酒里繁殖很快、循环不断。巴斯德断定：液体的变质是由空气中的微生物造成的，这些外来微生物的侵入就是葡萄酒"变酸"的罪魁祸首。巴斯德设想：要想

科学的觉醒与
人体解剖学的建立
（14世纪—16世纪）5

科学的革命与
基础医学的启程
（17世纪）6

科学的进步与医学专业化
分科、牙医学的独立
（18世纪）7

科学的黄金时代与
医学的巨大进步
（19世纪）8

科学技术的飞速发展与
口腔医学的科技化时代
（20世纪）9

中篇、第五章　　　　　中篇、第六章　　　　　　中篇、第七章　　　　　　下篇、第八章　　　　　　下篇、第九章

保住酒不变质，保持其色泽和口味，就要在葡萄酒发酵制造完成之后，想办法全部杀死这些侵入的外来微生物[2-4]。

巴斯德开始试验，首先尝试添加防腐剂，效果不理想，随后又转向加热法。他把装有葡萄酒的密封容器放在不同温度的水里进行加热，终于发现将葡萄酒加热至50℃~60℃，保持30分钟时，就可以杀死葡萄酒里的乳酸杆菌，还不影响葡萄酒的营养成分和品质。这个简便有效的方法既费用低廉，又可以使葡萄酒保持无菌状态可长期储存，这就是著名的"巴斯德灭菌法"，又称为"巴氏高温消毒法"（图8-2-1）。这一方法经过海军部组织的两次试验，最终证明巴斯德发明的高温灭菌法是防止葡萄酒变质的最好办法，他的方法逐渐推广开来，成功地挽救了法国处于困境中的酿酒业。时至今日，这一方法被广泛地用于其他产品的消毒中，例如我们日常饮用的啤酒、牛奶，仍在使用巴氏高温消毒的办法。

巴斯德在1857年和1859年两次发表论文，"关于乳酸发酵实验结果的记录"公开了他的详细实验结果，这篇经典论文获得微生物学界的公认。1862年，巴斯德当选为法国科学院院士。之后，巴斯德又公开了他的"高温灭菌法"，他没有申请专利。1867年5月在巴黎万国博览会上，评奖团授予巴斯德博览会大奖章，表彰他在葡萄酒研究方面的巨大成就，"高温灭菌法"获得杰出成就奖，他同时被聘为索邦大学（Sorbonne Univ）的化学教授[2-5]。

（二）巴斯德救治蚕病，成为法国传奇式人物

1865年到1870年期间，巴斯德的全部精力又都投入到救治蚕病的研究上。因为在1865年法国南部的养蚕业正面临着一场危机，用于丝绸生产的丝蚕出现了大面积的感染，这种疾病造成丝蚕的大量死亡，使法国的丝绸工业遭到严重打击。为了搞清蚕病的起因，法国成立了一个专门研究蚕病的委员会，巴斯德和他的老师杜马（J. B. Dumas）作为科学家都加入了这个团队，他们认为有责任去拯救濒于毁灭的法国丝绸产业。

巴斯德来到法国南部的蚕病灾区阿莱斯（Alais），他看到病蚕的身上

医学和口腔医学
发展史概论 **1**
上篇、第一章

石器时代
人类古老的口腔疾病
（史前—公元前4000年）**2**
上篇、第二章

文字产生与人类早期
对口腔疾病的认知
（公元前3500年—公元500年）**3**
上篇、第三章

中古时期的医学
（476年—1453年）**4**
上篇、第四章

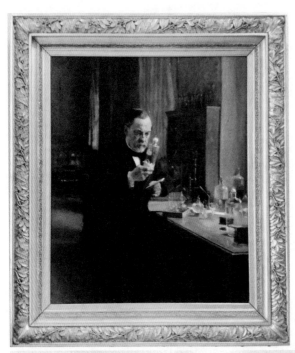

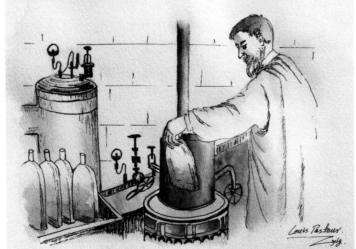

图8-2-1　路易斯·巴斯德

$\dfrac{A}{B}$

A. 路易斯·巴斯德在实验室工作
（图片：作者拍摄于巴黎奥赛美术馆）
B. 路易斯·巴斯德在实验室里做实验
（图片：作者绘画）

科学的觉醒与
人体解剖学的建立
（14世纪—16世纪）　5

科学的革命与
基础医学的启程
（17世纪）　6

科学的进步与医学专业化
分科、牙医学的独立
（18世纪）　7

科学的黄金时代与
医学的巨大进步
（19世纪）　8

科学技术的飞速发展与
口腔医学的科技化时代
（20世纪）　9

中篇、第五章　　　中篇、第六章　　　　中篇、第七章　　　　下篇、第八章　　　　下篇、第九章

长满棕黑色的斑点，就像粘了一身黑胡椒粉，当地人们称这种蚕病为"胡椒病"。患了"胡椒病"的蚕有的孵化出来很快死去，有的挣扎着活过一段时间后仍然会死。只有极少数的丝蚕会结成蚕茧，可钻出茧的蚕蛾却残缺不全，它们的后代也是病蚕。养蚕的人们想尽一切办法，仍然治不好这种蚕病。

然而，巴斯德借助于显微镜，观察到在丝蚕身上及丝蚕食用的桑叶表面有一种很小的、椭圆形的棕色微粒，他认为这就是致病菌，必须毁掉这些被感染的丝蚕和污染的桑叶，才能彻底清除感染源。巴斯德为了证明"胡椒病"具有传染性，他在完好的桑叶表面刷上这种致病的棕色微粒，让健康的蚕吃后，它们立刻染上病。他还发现位于蚕架上面格子里的病蚕粪便，会掉落到下面格子里，导致下面健康的丝蚕感染疾病。除此之外，巴斯德还发现丝蚕患有另一种肠道疾病，有一种细菌寄生在蚕的肠道里，它可以使整条蚕发黑而死，尸体像气囊一样软，很容易腐烂，巴斯德称之为丝蚕的细菌性软化病[2, 4, 5]。

巴斯德提出了消灭蚕病合理可行的防治措施，告诉人们最简单的方法是检查淘汰病蛾，遏止病害的蔓延，不用病蛾的卵来孵化蚁蚕。建议采用光照射进行消毒，这些办法根除了一种侵害蚕卵的细菌，挽救了法国的养蚕业，从而使法国的丝绸工业摆脱了困境，具有极大的经济价值。这是令全法国人民向巴斯德致敬的另一项杰出成就。1876年9月，他代表法国出席在意大利米兰举行的国际养蚕大会，巴斯德的理论与实验得到大会的一致肯定。

（三）巴斯德在瘟疫中研制多种疫苗，发明预防接种技术

1880年，一种来势凶猛的瘟疫在法国农村迅速传播开来，这就是可怕的鸡霍乱。农家饲养的鸡群一旦染上鸡霍乱，死亡率高达90%以上。巴斯德在鸡的粪便中成功地分离出这种瘟疫的致病菌，他用多种菌液进行实验，但都不成功。在一片茫然无序中，他不得不停下研究工作休息一下。几天之后，巴斯德重新开始实验，他用放置的陈旧菌液给健康的鸡注射，这些

医学和口腔医学
发展史概论
上篇、第一章
1

石器时代
人类古老的口腔疾病
（史前—公元前4000年）
上篇、第二章
2

文字产生与人类早期
对口腔疾病的认知
（公元前3500年—公元500年）
上篇、第三章
3

中古时期的医学
（476年—1453年）
上篇、第四章
4

鸡几乎只出现一些轻微的症状，并很快恢复健康，似乎这种霍乱菌对鸡失去了作用。巴斯德异常高兴，他决定用放置不同时间的陈旧性菌液进行对比实验，结果他发现放置3个月的陈旧性菌液毒性最小。巴斯德得出结论：霍乱菌在空气中氧的作用下毒性会逐渐减弱。当他再用新鲜的有毒力的菌液给同一批鸡再次接种时，所有接种过陈旧菌液的鸡几乎都安然无恙，它们对毒性有了免疫力；而对照组未接种过陈旧菌液的鸡全都死光。巴斯德通过这个科学实验，成功地研制出鸡霍乱疫苗，就是将减弱了毒性的鸡霍乱病菌制成疫苗，接种于健康鸡群，使其产生对该病的获得性免疫力，达到免疫防病的目的。

1877年一种发生在牛羊身上的炭疽病在法国东部蔓延，炭疽病会在动物间传染、感染其他牲畜，偶尔也会通过皮肤和肉传染给人类。巴斯德从患过炭疽病并已死亡的动物身上提取病原菌，并使其毒性大幅减弱后注射到健康动物身上。经过一段时间，当这只动物再次接受毒性强的细菌注射时，不再被感染炭疽病。1881年春天，巴斯德当众演示这个实验并获得成功。巴斯德成功地研制出炭疽病减毒活性疫苗，从而使畜牧业免受灭顶之灾。1881年，他因此献得到杰出十字奖章。1882年，巴斯德获得法兰西研究院院士的最高荣誉。

在研发了牛羊炭疽病疫苗之后，巴斯德又投入对狂犬病疫苗的研究中。1881年，巴斯德组成研制狂犬病疫苗的三人小组，在寻找病原体的过程中，经历了许多困难与失败，最终在患狂犬病的动物脑和脊髓中提取出一种毒性很强的病原体，通过一系列的实验降低了狂犬病毒的毒性，成功地制成狂犬病活疫苗。1885年，几名美国新泽西州遭遇狂犬病病毒感染的男孩慕名来找巴斯德求助，巴斯德不负众望，用他研究出的狂犬病疫苗成功地救治了一名被疯狗咬伤多处的9岁男孩，当时这个男孩已经被宣布无生存的希望。1886年，巴斯德又成功地救活了一位被疯狗严重咬伤的15岁牧童，他成为世界上第一个能从狂犬病中挽救生命的人。巴斯德对鸡霍乱、炭疽病和狂犬病等特殊微生物的研究，增加了人类控制环境的能力。

1887年10月23日上午，巴斯德因过度疲劳导致脑出血，倒在写字台上，舌头麻痹，说不出话来。1888年，为表彰巴斯德在狂犬病研究领域做出的杰出贡献，法国政府在巴黎建立了巴斯德研究所（Pasteur Institute），他亲自担任所长，法国总统和各界人士都出席了隆重的落成典礼。望着宽敞的实验室和良好的设备，梦寐以求的愿望终于实现了，不能言语的巴斯德感到莫大的喜悦。在巴斯德70岁生日时法国举行了盛大的庆祝活动，巴黎索邦大学的大礼堂座无虚席，外科消毒灭菌手术的奠基人约瑟夫·李斯特上前向巴斯德祝贺。巴斯德由法国总统搀扶，从热情的人群中走向主席台，受到人们的敬仰，大会送给他一枚纪念章，上面刻着"纪念巴斯德70岁生日，一个感谢你的法兰西，一个感谢你的人类。"1895年9月28日，巴斯德在73岁时与世长辞。他对科学和人类的贡献得到全世界人们的承认和尊重，他的发现极大地影响和改变着医学的面貌[2-5]。

二、塞麦尔维斯确定医院感染的成因

最早注意到医院存在感染问题的医生，是一位来自19世纪匈牙利布达佩斯的产科医生伊格纳兹·塞麦尔维斯（Ignaz Semmelweis，1818年—1865年）。他曾在维也纳大学就读，1846年在他28岁时进入维也纳大学附属总医院的产科工作。当时，这家医院存在着一个严重的问题——居高不下的产妇死亡率，这一现象引起了塞麦尔维斯的注意。他观察到由医生和医科学生负责的病区，其产妇死亡率是13.10%，而由助产士负责的病区，其产妇死亡率为2.03%。这些差别悬殊的数据困扰着医生，也严重影响着产妇的情绪。产妇在产后死亡的原因多是"产褥热"，塞麦尔维斯为此深感不安，他开始寻找造成产后感染的真正原因[2, 3, 6]。

塞麦尔维斯发现在医院常规的工作中，医生和医科学生经常是在每天早晨先进行尸体解剖，而且不戴手套，只用肥皂和清水洗手后，下午再去病房为孕妇做盆腔检查或者接生，而助产士不去做尸检。塞麦尔维斯怀疑是医生的手将尸体上的某种毒素带到产妇身上，不卫生导致了产妇在产后发热（产褥热）的传播猖獗[2, 3]。那时医生还没有细菌致病的概念，他无法解释他发现的现象，但是，他意识到洗手可以预防疾病的传播，他立即制订了一个严格消毒手的方案，要求每位医生和医学生在尸检后、检查产妇之前必须用氯石灰水（chlorine-lime，漂白粉）反复洗手，并用漂白粉液消毒手术器械和病房。自此之后奇迹出现了，产房内病人产褥热的传播得到了明显控制，他所在的科室产妇感染死亡率逐渐下降，从13.10%降到1.0%以下（图8-2-2）[6]。

塞麦尔维斯的措施证明了在产科实行手部清洁、预防感染的重要性，随后他把这些发现通报给了维也纳医学协会，但是立即遭到几乎所有同行的反对和攻击。当时的医生们已经对伤口的化脓感染漫不经心、习以为常，他们觉得让医生术前洗手是对医生的侮辱，根本不重视手清洁这件事。结果可想而知，塞麦尔维斯医生被上级和同事们嘲笑，他提倡的方法也没有

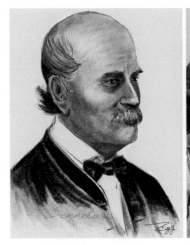 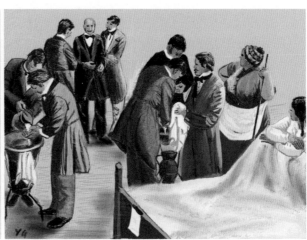

图8-2-2　塞麦尔维斯医生　　　　　　　　　　　　　　　　　　　A ｜ B

A. 匈牙利的产科医生伊格纳兹·塞麦尔维斯
B. 塞麦尔维斯提倡医生在术前洗手
（图片：作者绘画）

科学的觉醒与
人体解剖学的建立
（14世纪—16世纪）　5

科学的革命与
基础医学的启程
（17世纪）　6

科学的进步与医学专业化
分科、牙医学的独立
（18世纪）　7

科学的黄金时代与
医学的巨大进步
（19世纪）　8

科学技术的飞速发展与
口腔医学的科技化时代
（20世纪）　9

中篇、第五章　　　　　　中篇、第六章　　　　　　中篇、第七章　　　　　　下篇、第八章　　　　　　下篇、第九章

得到推广。1850年，他被维也纳总医院解职，只好痛苦地回到自己的故乡布达佩斯，在一家小医院的产科工作，塞麦尔维斯要求医生们严格遵循洗手程序，在他工作的5年内，死于产褥热的产妇数量远远低于同时期其他的医院[6, 7]。

1861年，塞麦尔维斯在匈牙利医学期刊上发表3篇阐述洗手重要性的论文，并出版了他的著作《产褥热的病因、症状和预防》，但医学界始终以嘲讽回馈于他。1865年，他心灰意冷，开始借酒精寻求解脱，夜不归宿，后来被关进了精神病院，在他挣扎着试图逃脱时被打成重伤，47岁时因为伤口感染败血症死去。直到1894年之后，塞麦尔维斯的理论经过30余年才开始被人们逐渐认可，人们为了纪念这位伟大的医生，在匈牙利布达佩斯Szent Rókus医院的门前为他建立起一座雕像，在他雕像的脚下簇拥着温柔的母亲和可爱的婴儿，呈现出一派祥和景象（图8-2-3）[6-8]。

同时代法国科学家路易斯·巴斯德提出的细菌致病理论，为塞麦尔维斯的想法提供了理论依据。几年之后，英格兰外科医生约瑟夫·李斯特受到巴斯德和塞麦尔维斯的启发，重新发现手术前洗手消毒的重要性，带来外科的改变，开创了一个抗菌实践的新时代，彻底改变了医学。塞麦尔维斯后来也被公认为医学的先驱，被誉为"母亲的救星"。

三、寻找外科手术感染的根源，李斯特建立外科消毒灭菌法

19世纪上半叶，麻药发明之后用于临床医学，解除了病人手术中的疼痛问题，但是外科手术仍然停滞不前，受困于伤口感染的瓶颈，外科手术伤口感染像驱之不去的幽灵，一直困扰着外科医生，阻碍着外科的发展[3]。

（一）外科病房的味道、手术室的"大火炉"和医生的黑色"大礼服"

在巴斯德灭菌措施还没有影响到医学界之前，医学界几乎没有消毒的意识。截肢术后的病人常常发生伤口化脓感染，甚至一些患者死于可怕的

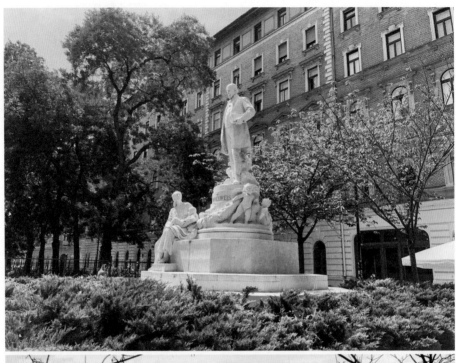

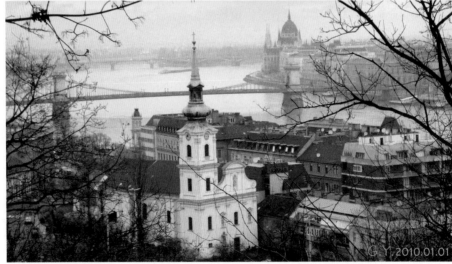

A
B

图8-2-3 塞麦尔维斯

A. 在布达佩斯一个中心广场上，竖立着塞麦尔维斯雕像，他的脚下有一位母亲抱着婴儿仰望着他
B. 在布达佩斯以塞麦尔维斯名字命名的医学院和医院
（图片：作者拍摄于布达佩斯）

科学的觉醒与
人体解剖学的建立
（14世纪—16世纪） 5
中篇、第五章

科学的革命与
基础医学的启程
（17世纪） 6
中篇、第六章

科学的进步与医学专业化
分科、牙医学的独立
（18世纪） 7
中篇、第七章

科学的黄金时代与
医学的巨大进步
（19世纪） 8
下篇、第八章

科学技术的飞速发展与
口腔医学的科技化时代
（20世纪） 9
下篇、第九章

坏疽病，外科病房中满是全身感染的患者，人体组织腐败化脓，空气中充盈着令人作呕的刺鼻臭味，挥之不去。有些局部感染的病灶，还会造成可怕的并发症——菌血症或败血症，死亡率高达40%~50%。由于菌血症的威胁，外科医生们极少打开人体体腔进行深部的手术，手术的范围仍局限在截肢、乳房肿瘤及胸壁表浅组织的切除。

医院的手术室也非常简陋、还没有消毒灭菌的措施（图8-2-4），医生也没有消毒的概念。英国一名退休后的医生作家特里夫斯（Frederick Treves）对19世纪以前伦敦医院的手术室进行了生动地描述：在截肢手术中"烙术"备受推崇。不论季节、不管早晚，手术室一定会生一炉火，长长的铁钳伸入火中加热待用，一旦需要止血时，可用加热的铁钳炙灼伤口止血，并可防止感染。然后再用未经消毒的、浸过油的焦布（撕碎的羊毛布）包扎。病人回到病房后，需要每天早晚两次接受伤口清洗。然而，整个病房仅配备一块海绵和一桶水为病人清洗伤口，从早到晚也不换水，可想而知，术后伤口感染多发，病人的身体根本没有机会得到康复[9]。

当时的医生们根本不重视保持清洁，医生的"手术衣"是传统的黑色"大礼服"，它早已被血浸透、干燥后变硬。当时的外科医生普遍认为穿着沾满血迹的衣服是光荣的象征，衣服被血浸透的程度是医生手术技术好坏的标志[3, 9]。

（二）李斯特寻找外科伤口感染的难解之谜

英格兰的外科医生约瑟夫·李斯特（Joseph Lister，1827年—1912年）一直在寻找外科伤口感染的原因，他有幸生活在微生物学诞生的黄金时代。19世纪中叶，法国科学家巴斯德在其微生物学理论中提出了抑制细菌生长的消毒法，极大地影响和改变了医学的面貌。李斯特受到巴斯德的启发，意识到细菌是造成伤口感染的主要原因，他将巴斯德的科学发现——抑制细菌生长的科学理论和方法应用到外科，他发明的外科消毒法普及到欧洲各个医院的手术室中，拯救了外科伤口化脓感染的噩梦，重新改造了外科医疗这门古老的技艺[1, 3]。李斯特的洞见让我们得以了

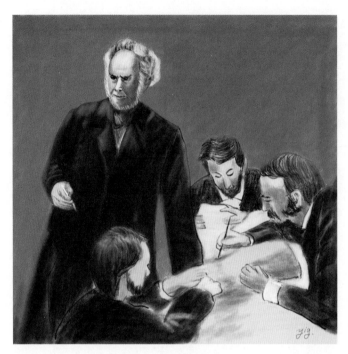

图8-2-4　没有消毒灭菌措施之前的医院手术室
直到1870年外科医生们仍穿着黑色大褂在做手术
（图片：作者绘画）

解术后伤口感染的难解之谜，他是外科手术消毒技术的发明者和推广者
（图8-2-5）。

　　李斯特从小得到父母的良好教育，诚挚谦逊，充满博爱精神，以科学
作为志业。他接受了3年文学学位的通识教育之后，于1847年进入伦敦大
学医学院学习。在上大学期间，李斯特在医院同仁的学术交流会上，发表
演讲"论坏疽"和"论显微镜在医学研究中的应用"，得到同行们的欢迎。
1852年，他以优异的成绩取得人文学科和内、外科医学的双学位。李斯特
1853年来到爱丁堡大学继续进行医学研究，他借助于显微镜不仅对人体神
经和肌肉的构造有很多突破性的发现，对血液凝固机制、淋巴系统的炎症
反应进行研究，而且观察化脓时身体组织在显微镜下的变化。

科学的觉醒与
人体解剖学的建立
（14世纪—16世纪）5

科学的革命与
基础医学的启程
（17世纪）6

科学的进步与医学专业化
分科、牙医学的独立
（18世纪）7

科学的黄金时代与
医学的巨大进步
（19世纪）8

科学技术的飞速发展与
口腔医学的科技化时代
（20世纪）9

中篇、第五章　　　　中篇、第六章　　　　中篇、第七章　　　　下篇、第八章　　　　下篇、第九章

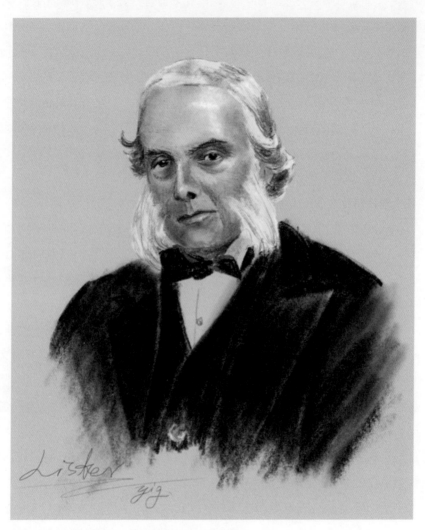

图8-2-5　外科消毒技术的奠基人约瑟夫·李斯特

（图片：作者绘画）

1860年—1869年期间，李斯特在格拉斯哥皇家医院担任外科学教授兼主任，多年潜心研究伤口感染的问题，他狂热地投身于外科学的临床和研究中。他在工作中发现，医院里皮肤完好的骨折病人一般不易发生感染，而截肢术后的病人经常发生术后感染和坏疽病，频繁死于败血症。李斯特开始寻找病因，他经过仔细观察发现，这些截肢术后死亡的病人似乎都是因为暴露的伤口发生感染，所以，李斯特坚信感染是由某些外部的致病物质进入到手术切口造成的。但是，当时的外科医生们认为，化脓的主要原因是空气中的氧气进入伤口，局部发生氧化反应流脓，没有人相信手术者可能将感染源带入伤口[3-5]。

（三）李斯特建立消毒灭菌法

1865年，在李斯特寻找外科伤口感染问题的关键时刻，同在格拉斯哥大学工作的化学教授安德森读到一篇文献，是法国微生物学家巴斯德的文章《关于乳酸发酵实验结果的记录》，他知道李斯特正在致力于解决伤口感染的问题，安德森便将文章推荐给他。李斯特从巴斯德关于"微生物可以引起发酵"的研究中得到启发。根据巴斯德的发现，李斯特决定进行实验，他发现无菌的糖水和蛋白质不会发酵和腐败，当微生物进入滋长之后才会发酵或化脓。他认为术后伤口组织的腐烂和分解是由来自空气中的尘埃微生物造成的，如果不能避免伤口与空气接触，那么就必须对暴露的伤口进行消毒灭菌。他认为下一步的任务就是要找到不会对软组织造成伤害的消毒剂，他决定试用石炭酸（carbolic acid）作为消毒剂，因为他的邻居们经常用石炭酸消毒下水道。

1865年8月12日，李斯特第一次用石炭酸做消毒剂，为一个脚上开放性骨折的11岁男孩进行了消毒包扎，固定伤肢。6周以后伤口完全愈合，他的试验成功了。之后，李斯特又用此方法治疗了10位开放性骨折的病人，其中有8人没有感染，完全康复。李斯特建立了一整套消毒灭菌法，他规定在每一例手术前医生要用石炭酸溶液认真洗手，并坚持对手术器械、手术室和病人需要手术的部位进行细致的消毒，然后消毒病房和病人的衣物。这一举措大大减少了外伤和手术后伤口的感染，施行消毒法后，截肢手术的死亡率从40%降至15%。1867年，李斯特将其结果写成2篇论文发表在《柳叶刀》上，文中详细介绍了外科手术的石炭酸消毒灭菌法。李斯特的发现使外科手术达到前所未有的安全程度，拯救了千百万人的生命[2-5]。

（四）消毒灭菌法在战争中得以快速推广

但是，李斯特发明的外科消毒灭菌法推广应用有一定的难度，因为除了英国的格拉斯哥大学医院以外，其他地方的外科医生对无菌手术的理念和技术仍持保留态度，他们不太相信细菌能致病，也不接受微生物会造成组织破坏的观念。在随后的时间里，李斯特成为整个医学界备受争议的人物之一。

然而在1870年—1871年的普法战争中，有大量的伤员需要截肢手术，由于医生们使用石炭酸清洗伤口、消毒手术器械和手术室，大大降低了手术伤口的感染，从而降低了死亡率，使复杂的手术得以实施。普法战争后，李斯特发明的消毒灭菌法快速地被人们接受，德国、法国大部分外科医生纷纷来到英国学习新的灭菌法，外科的消毒灭菌技术在全世界得到普遍应用[5]。

（五）李斯特的荣耀

1869年，李斯特被任命为爱丁堡大学临床外科学教授。1874年，李斯特和巴斯德开始书信往来。他感谢巴斯德对他的启迪，使他找到外科手术感染的解决方法。而巴斯德这位法国化学家才从这位英国外科医生的信中得知，他在酒精发酵上的研究竟然可以用在医学解决感染的问题上。

1876年，一位德国年轻的细菌科学家科赫（Robert Koch）培养出造成炭疽病的菌种。1878年科赫在论文《对伤口感染成因之调查》中，报告了成功地分离出六种不同伤口感染的致病菌。这篇文章更加坚定地证实了巴斯德、李斯特细菌致病论的科学性。

1877年，李斯特被聘为伦敦皇家学院临床外科学教授，他在伦敦进行的外科消毒灭菌的演示，引起了医学界的浓厚兴趣，有越来越多的人接受

医学和口腔医学
发展史概论
1
上篇、第一章

石器时代
人类古老的口腔疾病
（史前—公元前4000年）
2
上篇、第二章

文字产生与人类早期
对口腔疾病的认知
（公元前3500年—公元500年）
3
上篇、第三章

中古时期的医学
（476年—1453年）
4
上篇、第四章

了他的思想。

李斯特一生参加过许多医学会议，其中最盛大、最难忘的是1892年12月27日在巴黎索邦大学举行的巴斯德70岁生日庆祝大会上，他以流利的法语发表演讲，他被视为巴斯德理念最重要的传播者和捍卫者。最终科学家巴斯德举步艰难地走向主席台，与李斯特深情拥抱，留下这历史性的时刻。

1893年，李斯特获封男爵称号，1897年他又被晋升为伯爵贵族身份的最高荣誉，成为首位进入英国国会上议院的医生。1895年—1900年李斯特被推举为英国皇家学会会长。1907年，在他80岁时，全世界的医学界汇聚维也纳的外科学院，举办了"李斯特纪念大会"，当他的画像被投射出来时，全场500多人起立肃静，以热烈的掌声向他致敬。直到1912年李斯特逝世，他的灭菌原理在医学界被普遍接受，李斯特成为外科消毒法的创始人和推广者。由于李斯特开拓性的贡献而得到了许多荣誉，他享有"最伟大的外科改革家"称号，并传遍整个世界。

外科医生们在消毒过程中发现，消毒剂并不能完全消灭细菌，还损伤病人的组织，因此，他们设想手术室应该完全隔离细菌，从而选择了巴斯德的另一个强有力的灭菌方法——加热。从此，外科从消毒灭菌时代，快速发展到无菌时代；从单纯消毒患者伤口，到消毒所有可能接触手术范围的东西，包括术者的刷手消毒、所有器械煮沸消毒、包扎伤口的敷料也应无菌。经过巴斯德、李斯特和科赫的共同努力，无菌技术更佳完善，也使几十年前匈牙利医生塞麦尔维斯的最初想法得以重见天日。

在19世纪后期，外科手术的无菌时代来临。1880年，德国医生纽伯（1850年—1932年）发明了高压蒸汽消毒法，奠定了无菌外科的基础。1886年厄恩斯特·冯·伯格曼（1836年—1907年）发明包扎用品的蒸汽灭菌法，提出在手术前应严格消毒医生双手和所有手术器械，并提倡医生穿白大衣。米库利兹建议医生手术戴口罩。4年后，美国医生 W. S. 霍尔斯特德（1852年—1922年）在手术中首次使用了橡皮手套。这些措施使得无菌外科得到进一步的完善。因为外科手术后感染得到有效的控制，所以外科医生不仅可以实施四肢和体表手术，还可以开展体腔外科手术，从

科学的觉醒与
人体解剖学的建立
（14世纪—16世纪） 5

科学的革命与
基础医学的启程
（17世纪） 6

科学的进步与医学专业化
分科、牙医学的独立
（18世纪） 7

科学的黄金时代与
医学的巨大进步
（19世纪） 8

科学技术的飞速发展与
口腔医学的科技化时代
（20世纪） 9

中篇、第五章　　　　　中篇、第六章　　　　　中篇、第七章　　　　　下篇、第八章　　　　　下篇、第九章

而，腹腔、胸腔和复杂的颅脑手术也得以实施[5, 9, 10]。

四、研究细菌致病作用，科赫制定研究细菌学的金标准

德国著名的医生和微生物学的先驱——罗伯特·科赫（Robert Koch，1843年—1910年）与路易斯·巴斯德共享其名，也被称为现代细菌学的奠基人。科赫在巴斯德开创的细菌学理论的启发下，继续研究疾病致病菌的作用，在工作中表现出非凡的才能。1876年，科赫发现炭疽杆菌的孢子；1882年，科赫又发现了结核病的致病微生物——结核杆菌；1883年发现霍乱弧菌。1905年他因研究结核病，发现结核杆菌与结核菌素而荣获诺贝尔生理学或医学奖。不仅如此，科赫还大力发展和完善细菌培养的实验室技术，建立起研究细菌学的金标准——"科赫法则"[1, 2]。

（一）发现结核杆菌与结核菌素，获得诺贝尔生理学或医学奖

1876年在他生活和工作的普鲁士部分地区出现炭疽病，他研究发现血液中的炭疽杆菌是炭疽病的致病因素，对其进行培养后观察到，炭疽杆菌因无法长时间在宿主体外存活，便会形成一种抵抗力强的芽孢存于土壤中，造成炭疽病的感染与流行，科赫总结出炭疽病的发病特点和持续周期。

1880年科赫应邀赴柏林工作，在这里他拥有了条件良好的实验室和助手。科赫对肺结核病原菌的研究取得突破性进展，他于1881年培养出结核分枝杆菌，发现该病原菌可以引发各种类型的结核病，进而阐明结核病的传染途径，提出传染性疾病的概念。1882年3月24日科赫在德国柏林生理协会的会议上宣读发现结核杆菌的论文，指出结核杆菌是结核病的病原菌，特定疾病与特定微生物之间的关系，1882年出版了有关结核杆菌的经典著作。1890年，他培养出结核菌素，用来诊断和治疗结核病，对结核病的防治作出宝贵的贡献。1905年科赫发表了控制结核病的论文，他对结核病的研究成就成为人类医学史上的一个重要里程碑。1905年他因发现结核杆菌与结核菌素而荣获诺贝尔生理学或医学奖（图8-2-6）。

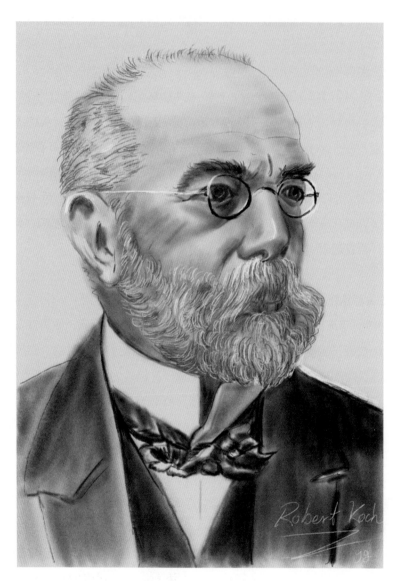

图8-2-6　德国著名科学家罗伯特·科赫

（图片：作者绘画）

科学的觉醒与
人体解剖学的建立
（14世纪—16世纪） **5**
中篇、第五章

科学的革命与
基础医学的启程
（17世纪） **6**
中篇、第六章

科学的进步与医学专业化
分科、牙医学的独立
（18世纪） **7**
中篇、第七章

科学的黄金时代与
医学的巨大进步
（19世纪） **8**
下篇、第八章

科学技术的飞速发展与
口腔医学的科技化时代
（20世纪） **9**
下篇、第九章

（二）科赫的细菌培养技术和研究细菌学的金标准"科赫法则"

科赫还大力发展和完善细菌学的实验室技术，他不但改进细菌的染色方法，使显微镜下能观察到更多的微生物，而且还发明了固体培养基进行的细菌纯培养技术，这种方法可有效地分离细菌，避免了各种细菌混合生长在一起，主要的传染病病原菌被相继发现，从而大大推动了细菌学的发展。科赫的细菌培养技术沿用至今，为公共卫生和预防医学做出巨大贡献，他被授予德国皇冠勋章。1897年，科赫当选为英国皇家学会外籍会员。他一生的工作奠定了医学细菌学的基础，为人类征服结核、炭疽、霍乱、鼠疫等危害极大的传染性疾病做出了不可磨灭的贡献，被人们誉为"瘟疫的克星"。

他将自己的研究成果写成的论文《科赫法则》，至今仍然是研究细菌学的"金标准"：①在每一种疾病中都能发现特定的致病病原体；②可以从病人身上分离并培养出该致病病原体；③将培养出的病原体接种给健康易感的动物，会出现与病人相同的症状；④从出现症状的动物身上能分离培养出同一种病原体[1-5]。

五、发现人类龋病的致病菌，米勒创建口腔微生物学

龋病是人类口腔的常见病、多发病之一，它是由细菌感染引起的一种慢性疾病，细菌可以将牙齿表面的蔗糖转化为酸，造成牙体硬组织慢性的、进行性的破坏，给人类的健康造成极大的影响。所以，寻找人类龋病的致病菌显得尤为重要。

为什么能够在19世纪末发现人类龋病的致病菌呢？一方面，美国的牙医威洛比·代顿·米勒（Willougby Dayton Miller，1853年—1907年）生活和工作的年代是微生物学发展的黄金时代；另一方面，米勒就在柏林大学罗伯特·科赫的微生物学实验室工作，科赫是微生物学的先驱、现代细菌学的奠基人，他的思想使米勒受益匪浅。

米勒1853年出生在美国俄亥俄州的亚历山大市，青年时期在密歇根大学学习数学和物理。19世纪有许多美国青年在欧洲学习和工作，米勒毕

医学和口腔医学
发展史概论
1
上篇·第一章

石器时代
人类古老的口腔疾病
（史前—公元前4000年）
2
上篇·第二章

文字产生与人类早期
对口腔疾病的认知
（公元前3500年—公元前500年）
3
上篇·第三章

中古时期的医学
（476年—1453年）
4
上篇·第四章

业后也前往英国的爱丁堡继续深造，但因个人财务出现问题使他搬到柏林。在柏林他幸运地得到一位美国牙医Frank Abbot的资助，之后米勒与他的女儿卡洛琳结婚。米勒对岳父的牙医工作产生了浓厚的兴趣，他决定返回美国，到当时美国最好的宾夕法尼亚大学的牙学院接受教育和培训，1879年毕业，他在26岁时成为一名牙医。米勒又回到德国柏林，开始在他岳父的牙科诊所里工作。同时，米勒对新兴的学科——微生物学研究充满了兴趣。

之后，米勒来到柏林大学，在罗伯特·科赫（Robert Koch）的微生物学实验室工作。在此期间，他时刻牢记"科赫法则"关于细菌学说的理论，"在每一种疾病中都能发现一种特定的致病微生物"，他开始将现代微生物学的理念引入到牙科的研究课题。同时，米勒又查阅、学习了法国微生物学家路易斯·巴斯德（Louis Pasteur）等人发表的文献，1857年巴斯德发现了细菌能使糖发酵转化成乳酸，法国科学家Emil Magitot演示了糖发酵可以将牙齿溶解的实验，1881年另外两位科学家Underwood和Miles报道了牙本质龋里的细菌可以产酸，使牙齿脱矿，这一系列的理论都给予米勒很大的启发。正是在这种背景下，米勒展开了口腔微生物的研究，进行了一系列龋齿细菌学研究，他很快被任命为柏林大学牙体手术系的教授。

1890年，米勒首次证明了口腔细菌可以将牙齿表面的蔗糖发酵、产酸，酸能导致牙齿无机物脱矿、有机物溶解引起龋病，这三者之间的重要关系，系统阐述了龋齿病因的"化学细菌学说"，对龋病的临床诊断治疗具有重要的意义。他出版了轰动一时的专著《人类口腔的微生物》（*Micro-Organisms of the Human Mouth*），这本书影响了一代人开始关注口腔卫生，引起许多国家前所未有的刷牙运动，促进了人们刷牙方法的改进和牙线的使用。他晚年被任命为宾夕法尼亚大学牙科学院的院长（图8-2-7），享有"口腔微生物学之父"的称号。

1898年，美国牙医 G.V. Black 对龋病病理和临床问题做了系列研究，描述了牙面上存在牙菌斑，更加确认了米勒龋齿病因的"化学细菌学说"。20世纪60年代，Keyes提出龋病的三联学说，及后来发展的四联学说，确认了龋病是由细菌感染引起的一种慢性疾病，这都大大丰富了米勒提出

科学的觉醒与
人体解剖学的建立
（14世纪—16世纪） 5
中篇、第五章

科学的革命与
基础医学的启程
（17世纪） 6
中篇、第六章

科学的进步与医学专业化
分科、牙医学的独立
（18世纪） 7
中篇、第七章

科学的黄金时代与
医学的巨大进步
（19世纪） 8
下篇、第八章

科学技术的飞速发展与
口腔医学的科技化时代
（20世纪） 9
下篇、第九章

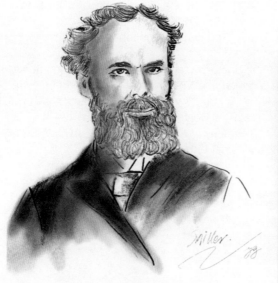

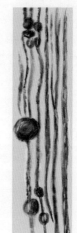

图8-2-7　建立口腔微生物学　　　　　　　　　A | B

A. 口腔微生物学建立者——米勒
B. 米勒发现龋坏的牙本质有球菌和杆菌的混合感染
（图片：作者绘画）

的化学细菌学说的内容。

现代实验方法更进一步证实了龋病是由多种细菌感染造成的：未萌出的牙齿不会发生龋病，牙齿暴露于口腔环境或菌群中可以发生龋病；当用某些从龋齿中分离出来的微生物接种于其他实验动物时，可以使之产生龋病。人类口腔聚集多种致病菌，也会对身体各种疾病产生影响[10-13]。

参考文献
1. W・C.丹皮尔.科学史.李珩，译.桂林：广西师范大学出版社，200
2. 凯特·凯莉.医学史话：医学成为一门科学（1840—1999）.陶冉，李东琬，译.上海：上海科学技术文献出版社，2015
3. 罗伯特·玛格塔.医学的历史.李城，译.广州：希望出版社，2004
4. 杨建宇.医学史.北京：中国古籍出版社，2006
5. 罗伊·波特.剑桥医学史.2版.张大庆，李志平，译.长春：吉林人民出版社，2005

医学和口腔医学
发展史概论
1
石器时代
人类古老的口腔疾病
（史前—公元前4000年）
2
文字产生与人类早期
对口腔疾病的认知
（公元前3500年—公元500年）
3
中古时期的医学
（476年—1453年）
4

上篇、第一章　　　　　　　上篇、第二章　　　　　　　上篇、第三章　　　　　　　上篇、第四章

6. BEST M, NEUHAUSER, D. "Ignaz Semmelweis and the birth of infection control." Qual Saf Health Care（BMJ）, 2004; 13: 233-234

7. SEMMELWEIS I P. "The cause, concept and prophylaxis of childbed fever." 1861

8. NULAND S. "The doctor's plague: germs, childhood fever, and the strange story of Ignac Semmelweis." Williams and Willkins Norton, 2003

9. 舍温·努兰. 蛇杖的传人（西方名人列传）. 杭州: 浙江大学出版社, 2017

10. WALTER H A. History of Dentistry. Quintessence Publishing Co., 1981

11. THORPE B L. "Biography: Willoughby D. Miller, AB, DDS, MD, PhD, ScD, In Memoriam." Dental Brief 1907 12（9）: 584-593

12. MILLER W D. The Human Mouth as a Focus of Infection. Dental Cosmos. 33（9）Sep. 1891: 689-706

13. 樊明文. 牙体牙髓病学. 4版. 北京: 人民卫生出版社, 2012

第三节
口腔外科的建立

时至19世纪40年代，美国的外科医生们大都已经接受过良好的医学教育和训练，他们已经取得执照、可以开业行医，并且具有较高的社会地位和较好的收入。然而，一些外科医生在工作中并不满足于牙外科的治疗内容仅仅局限于常规的拔牙、切开脓肿等，他们希望手术的范围扩大到口腔其他部位及颌骨区域的疾病，包括牙及牙槽外科、根尖病变以及上颌窦的手术。他们还特别关注唇腭裂的修复、颌骨外伤的治疗以及口腔肿瘤等疾病的手术。

外科医生西蒙·哈里亨就是那个时代外科医生的代表。1835年他建立起第一个口腔外科诊所，专门进行口腔及颌面骨部位的手术，并在1848年实施首例正颌外科手术，被称为口腔外科的奠基人。另一位外科医生詹姆斯·加内特森于1869年首先在大学开设口腔外科专业课程，将口腔外科从外科学中独立出来，他于同年出版口腔外科学专著，制订了这一领域的工作标准，被称为建立口腔外科学科的先驱[1]。

一、口腔外科的奠基人西蒙·哈里亨医生

外科医生西蒙·哈里亨（Simon P. Hullihen，1810年—1857年）是19世纪40年代美国最具代表性的外科人物（图8-3-1），他是第一个将外科手术的范围局限在口腔及颌骨部位的外科医生。1832年，西蒙·哈里亨从马里兰州巴尔的摩的华盛顿医学院毕业，获得医学博士学位（medical doctor，M.D），成为一名外科医生。他在行医过程中逐渐将自己的兴趣专

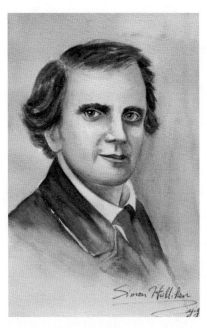

图8-3-1　口腔外科的奠基人——西蒙·
哈里亨医生

（图片：作者绘画）

注于治疗口腔、颌骨及头颈部位的疾病。1835年他在定居西弗吉尼亚的惠灵地区之后，建立起第一个口腔外科诊所，专门开展口腔及颌面部区域的外科手术，在诊疗疾病的范围上逐渐形成了一个外科医学的分支——口腔外科（oral surgery）。西蒙·哈里亨医生被认为是"口腔外科的奠基人"[1-3]。

　　然而，西蒙·哈里亨医生建立口腔外科的过程并不是一帆风顺。在他生活的那个年代，治疗口腔外科疾病的医生都被认为是江湖术士，而且大多数的牙医还是"理发师-外科医生"的类型，他们很少接受过医学和牙医学的严格训练，所以，牙医学一直没有得到很好的发展。威灵地区的其他外科医生也不理解他，经常疑惑为什么西蒙·哈里亨医生接受过良好的医学教育，已经成为一名外科医生，却将专业放到口腔外科？西蒙·哈里亨医生始终都在与这种偏见、鄙视和怀疑的态度作斗争[1-4]。

科学的觉醒与
人体解剖学的建立
（14世纪—16世纪）
5

科学的革命与
基础医学的启程
（17世纪）
6

科学的进步与医学专业化
分科、牙医学的独立
（18世纪）
7

科学的黄金时代与
医学的巨大进步
（19世纪）
8

科学技术的飞速发展与
口腔医学的科技化时代
（20世纪）
9

中篇、第五章　　　中篇、第六章　　　中篇、第七章　　　下篇、第八章　　　下篇、第九章

西蒙·哈里亨医生用自己的行动改变了这一切，在没有麻醉药、没有无菌技术也没有X线照片的情况下，他实施了1 100多例手术，并详细记录了在他生命的最后10年所做过的手术，包括白内障手术200例、唇腭裂畸形手术150例、口腔癌手术150例、上颌窦手术200例、斜视100例、新鼻再造术25例，唇整形术50例和下颌骨截骨手术10例，以及普外科手术200例等。所有这些手术都是在他47岁短暂的一生中最后10年完成的。他首次明确了口腔外科手术的真正范围，创造了一个新的专业——口腔外科。他还经常自己发明手术器械，现在有些器械仍在应用。

西蒙·哈里亨医生在实践中逐渐认识到，仅仅依靠外科的知识和手段治疗口腔颌面部疾病是远远不够的，具有很大的局限性，牙医学应与外科学相结合，牙医学应该被认可为一种专业。1840年，他非常高兴地看到两位美国牙医霍勒斯·海顿（Horace H. Hayden，1769年—1844年）和查宾·哈利斯（Chapin. A. Harris，1806年—1860年）在巴尔的摩建立起世界上第一所牙医学院，他们设立了牙医学课程和严格的考试制度，这里成为牙医最早接受系统正规教育的牙医学院，结束了师傅带徒弟的模式，提高了牙医的准入标准。巴尔的摩牙医学院首次设置了牙外科博士学位（doctor of dental surgery,D.D.S.），并确定了牙医能用博士头衔的先例。1843年，巴尔的摩牙医学院针对西蒙·哈里亨医生在口腔外科杰出的贡献和领导地位，授予他牙医学博士学位（D.D.S）的荣誉证书[1-5]。

1948年春天，西蒙·哈里亨医生实施了一例著名的口腔外科手术，为一位20岁的女性患者矫治下颌前部牙颌面畸形。患者幼年时因面颈部严重烧伤而留下瘢痕挛缩畸形，导致颏颈部粘连，头部移动困难，下颌前部被明显向前下牵拉，造成下唇外翻并伴有开𬌗（图8-3-2A、B）。西蒙·哈里亨医生计划分三期完成手术，他首先将患者双侧前磨牙区牙槽骨行楔状切除，再于下颌前牙的根尖下方行骨切开，然后将前牙区骨块后移、夹板固定，矫治了下颌前部前突的牙颌面畸形（图8-3-2C、D）。同年7月进行了第二期手术，切除右侧面颈部大面积瘢痕，面颈部形态得到恢复。第三期手术修正下唇缺损畸形，治疗成功（图8-3-3）。西蒙·哈里亨医生亲自绘

医学和口腔医学
发展史概论
1
上篇、第一章

石器时代
人类古老的口腔疾病
（史前—公元前4000年）
2
上篇、第二章

文字产生与人类早期
对口腔疾病的认知
（公元前3500年—公元500年）
3
上篇、第三章

中古时期的医学
（476年—1453年）
4
上篇、第四章

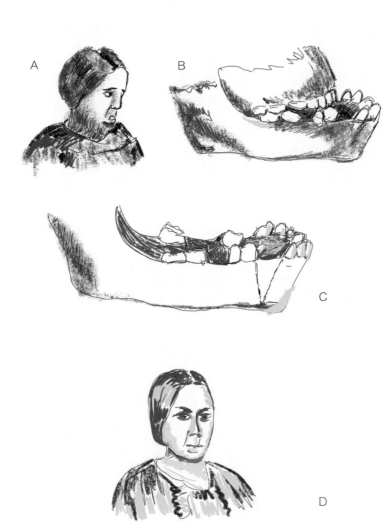

图8-3-2　女性患者下颌前部牙颌面畸形及西蒙·哈里亨医生的手术方案

A. 患者面颈部瘢痕挛缩畸形
B. 下颌前部明显向前下牵拉
C. 双侧前磨牙区牙槽骨行楔状切除
D. 矫治牙颌面畸形
（图片：作者绘画）

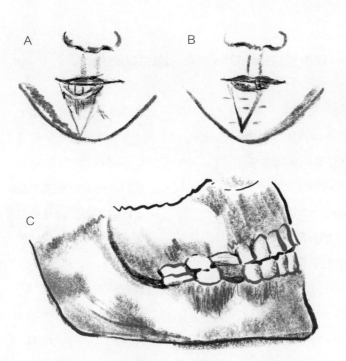

图8-3-3　西蒙·哈里亨医生的第二期、第三期手术效果图

A. 切除右侧面颈部大面积瘢痕
B. 修正下唇缺损畸形
C. 治疗成功
（图片：作者绘画）

制手术图谱，于1849年《美国牙科杂志》进行了报道，称这是首例正颌外科手术（orthognathic surgery）。

　　西蒙·哈里亨医生作为口腔外科医生而成名，吸引了来自全国各地的病人。但他并不满足于自己专业上的成功，他认为自己有责任帮助当地建立医院，他创办了惠灵地区医院，并创立牙科小组。除此之外，他还关注霍乱流行和工业化生产造成的受伤人数的增加，他所做过的手术中，有三分之一是在参加慈善团体的活动。西蒙·哈里亨医生在治疗口腔疾病方面大胆的、创造性的工作，为人类做出巨大贡献[3-7]。

医学和口腔医学
发展史概论
上篇、第一章
1

石器时代
人类古老的口腔疾病
（史前—公元前4000年）
上篇、第二章
2

文字产生与人类早期
对口腔疾病的认知
（公元前3500年—公元500年）
上篇、第三章
3

中古时期的医学
（476年—1453年）
上篇、第四章
4

二、口腔外科建立的先驱詹姆斯·加内特森医生

美国的外科医生詹姆斯·埃德蒙·加内特森（James E. Garretson，1828年—1895年）被誉为口腔外科领域的先驱。加内特森具有双学位资格，他1856年获得牙医学博士学位（D.D.S）之后，又于1859年取得美国宾夕法尼亚大学的医学博士学位（M.D），随后，他以一名外科医生的身份在费城开办了自己的口腔外科诊所。他继续西蒙·哈里亨医生的开业方式——专门从事口腔外科手术，练就了口腔外科的专业特长，他擅长口腔区域、颌骨及相关组织疾病的口腔外科手术[1]。

1861年，加内特森医生开始在费城医学院担任解剖学讲师。1869年，加内特森41岁时来到宾夕法尼亚大学医学院，作为外科医生开始讲授以拔牙为主的口腔外科学，因为当时的口腔外科是作为外科的一部分，教学工作由外科医师来担任，其内容主要是讲授拔牙。加内特森在这家医学院的附属医院工作期间首先建立了"口腔外科"的独立科室，并在临床中积累了大量经验。1869年，加内特森撰写完成了第一部口腔外科学教科书《关于口腔、颌骨及其相关组织疾病的外科手术治疗》，从此建立了口腔外科学的理论基础，制订了口腔外科领域的工作标准（图8-3-4）。1873年他补充该书内容后又再版。从此以后，"口腔外科"一词不但用于医院科室建制的命名，还被广泛应用于各种教科书和参考书的名称[1, 7, 8]。

1878年，宾夕法尼亚大学牙医学院创立，加内特森医生受邀在此讲授口腔外科学，他在教学过程中逐渐认识到，口腔领域的外科知识必须系统化、专业化。于是，他将口腔外科的教学内容从外科学中独立出来，开设了口腔外科专业课，命名为"口腔领域的外科学"，之后又将该学科命名为"口腔外科"（oral surgery）。1879年，加内特森接受了费城牙医学院的邀请，出任牙医学院的院长。1883年，他成为内外科协会的主席，同时担任内外科学院普外的临床教授和口腔外科医院的外科主任。

加内特森撰写的第一本口腔外科学教科书，经过20余年的不断补充和

科学的觉醒与
人体解剖学的建立
（14世纪—16世纪） 5

科学的革命与
基础医学的启程
（17世纪） 6

科学的进步与医学专业化
分科、牙医学的独立
（18世纪） 7

科学的黄金时代与
医学的巨大进步
（19世纪） 8

科学技术的飞速发展与
口腔医学的科技化时代
（20世纪） 9

中篇、第五章　　　　中篇、第六章　　　　　中篇、第七章　　　　　下篇、第八章　　　　　下篇、第九章

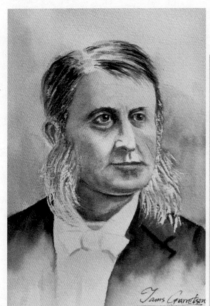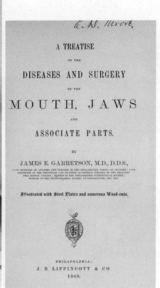

图8-3-4　口腔外科建立的先驱詹姆斯·加内特森医生　　　　A｜B

A. 詹姆斯·埃德蒙·加内特森医生像
B. 1869年出版的第一部口腔外科学教科书
（图片：作者绘画）

修改，第6版《口腔外科学体系》（*A System of Oral Surgery*）于1893
年终于出版，成为世界上第一部口腔外科学的专著。这部著作共51个章
节、1 091页、307幅插图。该书口腔外科学内容包括：解剖、拔牙、麻醉、
牙槽脓肿、腮腺管结石、腮腺瘘、扁桃体、颌骨骨髓炎、颌骨坏死、口腔
外伤、颌骨骨折、颞下颌关节脱位、牙龈肿瘤、慢性复发性口腔溃疡、舌
下囊肿、神经痛、舌疾病、肿瘤、口腔肿瘤、上皮肿疡、唇颊部手术、腭
及唇腭手术、腭缺损手术、腭裂缝合、颌骨切除等。这部著作为口腔外
科从外科学中独立出来做了充分的理论准备，建立了口腔外科领域的工作
标准。

医学和口腔医学
发展史概论 1

石器时代
人类古老的口腔疾病
（史前—公元前4000年） 2

文字产生与人类早期
对口腔疾病的认知
（公元前3500年—公元500年） 3

中古时期的医学
（476年—1453年） 4

上篇、第一章　　　　　　　　上篇、第二章　　　　　　　　上篇、第三章　　　　　　　　上篇、第四章

　　同年，加内特森医生向美国医学会提出申请，要求设立独立于外科学的口腔外科分支，最终得到医学会的同意。口腔外科学逐渐融入于牙医学教育中，成为牙医学校的必修科目。口腔外科成为医学的一个分支学科，也得到医学界和牙科学界双方的认可。口腔外科的建立也证明了牙医和外科医生娴熟的技术相结合，可以获得口腔手术的完美效果。他确立了口腔外科在美国的特殊地位，被誉为美国口腔外科领域的先驱[8-11]。

参考文献

1. WALTER H A. History of Dentistry. Quintessence Publishing Co.，1981

2. AZIZ S R，SIMON P. Hullihen and the origin of orthognathic surgery. Journal of Oral and Maxillofacial Surgery，2004. 62（10）：1303-1307

3. GOLDWYN R，SIMON P. Hullihen：Pioneer oral and plastic surgeon. Plast Reconstr Surg，1973.（52）：250

4. AMBRECHT E C：Hullihen，the oral surgeon. Int J Orthod Oral Surg，1937（23）：377，511，598，711

5. GUSTAV O，KRUGER. Textbook of Oral and Maxillofacial Surgery. The C.V. Mosby Company，1984

6. 邱蔚六. 口腔颌面外科学. 6版. 北京：人民卫生出版社. 2008

7. CUSHMAN G T. Journal of the History of Medicine and Allied Sciences，American Journal of Ophthalmology 1994，49（4）：504-520

8. HERSCHFELD J. James Edmund Garretson—pioneer in dentistry's first specialty—oral surgery. Bull Hist Dent，1991，39（1）：37-38

9. CILLO J E. The development of hospital dentistry in America—the first one hundred years（1850—1950）. J Hist Dent，1996，44（3）：105-109

10. WILLIAM H A，MILTON B A，WILLIAM B I. The History of the Development of Anesthesia，Oral Surgery and Hospital Dental Service in the United States of America，1971

11. WALTER C G . Textbook of Oral Surgery. Little，Brown. 1968

科学的觉醒与
人体解剖学的建立
（14世纪—16世纪） 5
中篇、第五章

科学的革命与
基础医学的启程
（17世纪） 6
中篇、第六章

科学的进步与医学专业化
分科、牙医学的独立
（18世纪） 7
中篇、第七章

科学的黄金时代与
医学的巨大进步
（19世纪） 8
下篇、第八章

科学技术的飞速发展与
口腔医学的科技化时代
（20世纪） 9
下篇、第九章

第四节
19世纪的硫化橡胶义齿基托时代

牙列缺失，使用全口义齿修复已经有几百年的历史。全口义齿修复材料的改进离不开人工牙和基托两部分的变化，人们一直在寻找各种各样的材料来修复牙齿或牙列的缺失。但是直到18世纪的晚期，牙齿还是选用人类的异体牙或动物的生物牙，基托则是选用木头和兽骨、或象牙雕刻而成。美国第一任总统乔治·华盛顿在独立日发表演说时就是戴着这样的全口义齿。因为木质或兽骨制作的义齿基托不能与口腔黏膜紧密贴合，边缘封闭性差、固位不好，所以说话时容易脱落；如果义齿使用的牙齿是用其他人的牙或动物的牙齿来制作，时间一长也会散发出难以忍受的气味。18世纪末，一位法国巴黎的药剂师就是无法忍受这种义齿的臭味，找到附近一家瓷器工厂，请工匠帮他烧制了白色瓷牙，从此启发了牙医在制作义齿时用这种人工瓷牙取代了来源于生物的牙齿，使修复牙齿的方法前进了一大步，但是，这一时期义齿基托的材料仍然改变不大[1, 2]。

进入19世纪以后，牙医拉法尔古（Laforgue）开始尝试选用其他材料制作全口义齿的基托。1802年他将白色的人工瓷牙安装在黄金做的螺旋弹簧基托上（图8-4-1A）。1841年莱弗龙（Lefoulon）医生制作出瓷牙与黄金或铂金基托的全口义齿，并用黄金弹簧来固位上下颌义齿（图8-4-1B）。但是，用黄金做基托的义齿太贵了，只适用于小众人群，其余大多数人还是选用木头或兽骨来做全口义齿的基托，迫使牙医们只能将人工瓷牙安装在兽骨基托上制作义齿（图8-4-1C），戴起来还是很不舒服[1-3]。

1839年，美国人查尔斯·固特异发明硫化橡胶，它的用途广泛，改变了人们的生活，这项研究具有划时代的意义，所以他也被誉为"橡胶

医学和口腔医学
发展史概论 **1**
上篇、第一章

石器时代
人类古老的口腔疾病
（史前—公元前4000年）**2**
上篇、第二章

文字产生与人类早期
对口腔疾病的认知
（公元前3500年—公元500年）**3**
上篇、第三章

中古时期的医学
（476年—1453年）**4**
上篇、第四章

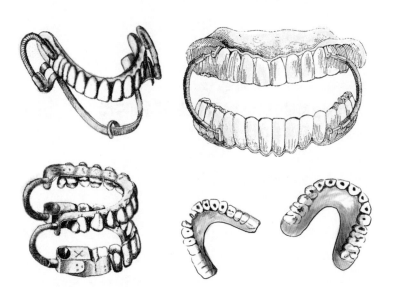

图8-4-1　19世纪中叶之前使用的义齿基托材料

A $\begin{array}{c} B \\ \hline C \end{array}$

A . 人工瓷牙与黄金螺旋弹簧基托制作的全口义齿
B. 人工瓷牙与黄金或铂金基托制作全口义齿，黄金弹簧固位
C. 人工瓷牙（前牙）固定在兽骨基托上的全口义齿
（图片：作者绘画）

之父"。他的弟弟尼尔森·固特异在1851年试验成功"硬质硫化橡胶"，成为牙医制作全口义齿基托的材料，取代了兽骨、木头或金属等基托材料，标志着人类全口义齿修复的一大进步，这种"橡胶义齿"沿用了近90年[1, 2]。

一、橡胶的来源与早期用途

天然橡胶是从橡胶树获得的，最早作为一种黏合剂为中美洲和南美洲的当地居民所使用。自从哥伦布横渡大西洋发现新大陆以后，便将橡胶源源不断带回欧洲，西方人也开始广泛地种植橡胶树，他们开始认识橡胶的功能，并不断开发橡胶的新用途。1736年，法国在世界上首次报道了橡胶

科学的觉醒与
人体解剖学的建立
（14世纪—16世纪）

5

科学的革命与
基础医学的启程
（17世纪）

6

科学的进步与医学专业化
分科、牙医学的独立
（18世纪）

7

科学的黄金时代与
医学的巨大进步
（19世纪）

8

科学技术的飞速发展与
口腔医学的科技化时代
（20世纪）

9

中篇·第五章　　　中篇·第六章　　　中篇·第七章　　　下篇·第八章　　　下篇·第九章

的产地、采集方法以及当地人如何利用橡胶。德国人开始研究和开发橡胶的用途，他们利用橡胶的高弹性和高可塑性，以及耐用、防水和绝缘等一系列优点，将乙醚溶解在橡胶中制成了一双长筒马靴。1770年英国化学家发现橡胶可用来擦去铅笔的痕迹，结果制成了橡皮，一直沿用至今。1791年英国制造商申请了橡胶的第一个专利——用松节油作溶剂将橡胶制成了防水服。但是，天然橡胶的资源必定有限，使得橡胶制品非常昂贵。

在随后的19世纪初，早期的橡胶工业在英国和美国兴起，但是橡胶却存在一个致命的缺点：橡胶对温度冷热的变化过于敏感，温度稍高时橡胶会变得软而粘，而且具有臭味；温度稍低时橡胶会变得脆而硬。这一缺点使得橡胶的应用受到很大限制，影响着当时的橡胶产品市场，橡胶工业没有合适的产品投入市场，大家都在急迫的寻找一种能够适应全年温度的新型橡胶[4, 5]。

二、查尔斯·固特异赋予橡胶新的性能和用途

美国的工厂主查尔斯·固特异先生（Charles Goodyear，1800年—1860年）居住在康涅狄格州纽黑文市，他的工厂制作和改良橡胶产品。1834年的夏天他一直在寻找商机，一天他参观了纽约的印第安橡胶公司，他了解到困扰着整个橡胶工业发展的关键问题是橡胶对温度过于敏感，因而他下决心致力于橡胶的研究，以期改变橡胶的性质。

查尔斯·固特异为制作和改良橡胶产品付出了极大的努力，虽然他遇到许多常人难以想象的困难，但是他义无反顾地选择继续试验、坚韧不拔地奋斗许多年，从不放弃希望。他开始在工厂中不断试验，他将各种不同的材料与橡胶混合，观察其性能的改变，经过反复的试验，他的研究取得了很大进展。1837年，查尔斯·固特异终于找到了一种具有抗寒能力的橡胶，这个全新配方的橡胶第一次获得了专利证书。

新型橡胶取得重大突破的试验发生在1839年的一天，当查尔斯·固特异偶然把氧化铅、硫黄和橡胶放在一起加热时，竟然出现了奇迹，橡胶与硫黄在高温下发生了化学反应，产生了一种具有弹性的皮革样物质——硫

化橡胶，他将这个加热的过程称为"硫化"。他又多次重复了这项试验，获得了最佳的硫黄比例、性能优越的硫化橡胶，这项技术彻底改变了橡胶的命运。因为这种硫化橡胶具备极强的防水性、耐低温，查尔斯·固特异试制出几十种多用途的橡胶制品，及世界上第一双橡胶防水鞋，也为后来人们生活中离不开的汽车轮胎、足球提供了大量的橡胶制品，这项"橡胶硫化技术"的发明具有划时代的意义，1841年11月6日，查尔斯·固特异获得美国专利局颁发的发明奖。

1844年6月14日他获得美国专利局批准的"橡胶硫化"第二次专利权（专利号3633），接着，他继续围绕着已获得的专利开发了各种各样的产品。然而，这项技术并没有引起橡胶界的重视，专利的推广遇到困难，固特异已是债台高筑。但是，在1851年5月1日，查尔斯·固特异遇到新的机遇，他参加了维多利亚女王在英国主办的"万国工业博览会"，这是第一次世界性的博览会，展示了世界文化与工业科技。他带来的硫化橡胶展品被放在美国展区的中心位置，从家具到地毯，从梳子到纽扣都是由橡胶制成的，成千上万的人兴致勃勃地参观了他的作品，获得无数人的赞美。他因此被授予国会勋章以及拿破仑三世的英雄荣誉勋章、军团英雄十字勋章。查尔斯·固特异为橡胶工业的发展作出了开创性的贡献，也被誉为"橡胶之父"（图8-4-2）[1, 2, 4, 5]。

1898年，正值美国汽车诞生不久，人们迫切需要大量的橡胶轮胎，两个美国的年轻人成立了一家专门生产汽车橡胶轮胎的公司，他们为了纪念1839年发明"橡胶硫化技术"的查尔斯·固特异先生，特意将公司取名为"固特异轮胎橡胶公司"，查尔斯·固特异的名字与硫化橡胶的发明紧紧地联系在一起，至今公司已有百余年的历史[5]。

三、尼尔森·固特异与硬质硫化橡胶义齿基托

1839年，在查尔斯·固特异发明硫化橡胶之后，他的兄弟尼尔森·固特异（Nelson Goodyear）深受查尔斯·固特异的启发，在"橡胶硫化

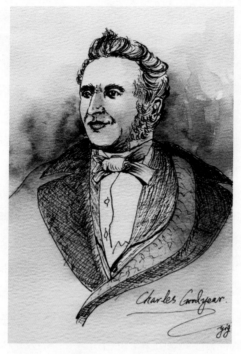

图8-4-2　"硫化橡胶"的发明者，"橡胶之父"
查尔斯·固特异
（图片：作者绘画）

技术"的基础之上继续进行实验研究。1851年，尼尔森·固特异发明了
硬质硫化橡胶，成为牙医制作全口义齿基托的材料。尼尔森·固特异在
橡胶中加入5%~8%的硫黄，发现橡胶不软不硬；当加入25%~50%的
硫黄时，橡胶会变硬、呈红褐色，橡胶坚硬到几乎没有弹性，称为硬质
硫化橡胶。此时橡胶内部的化学键发生链与链之间的紧密结合，具有良
好的化学稳定性，对化学药品和有机溶剂耐腐蚀，且具有吸水性差、拉
伸强度高、抗折强度及电绝缘性能优良的特点，因此可以进行机械加
工。但是，这种硬质硫化橡胶也存在脆性大，在紫外线照射下易老化的
缺点。

医学和口腔医学
发展史概论 1

石器时代
人类古老的口腔疾病
（史前—公元前 4000 年） 2

文字产生与人类早期
对口腔疾病的认知
（公元前 3500 年—公元 500 年） 3

中古时期的医学
（476 年—1453 年） 4

上篇、第一章　　　　　　　　　上篇、第二章　　　　　　　　　上篇、第三章　　　　　　　　　上篇、第四章

1851 年，有一位从美国移民到巴黎的牙医托马斯·埃文斯（Thomas W. Evans）成为第一个使用硬质硫化橡胶制作义齿的人。他给患者取印模后翻制成石膏模型，在模型上制作了第一个全口义齿的"橡胶假牙"，在橡胶基托上安装上瓷牙。同年，这种硬质硫化橡胶很快在牙医中流行开来，取代了原来使用兽骨、木头或金属制作的义齿基托材料，因为这种硫化橡胶材料可以和病人的牙龈及腭部形状相吻合，使得全口义齿的固位好，吃饭和说话时不易脱落，大大降低了义齿的重量，改善了舒适度，而且在功能和制作成本上都优于原有材料，但其暗红的颜色是唯一的缺点。硬质硫化橡胶基托从功能、舒适度、来源、价格等等方面，都标志着人类全口义齿修复的一大进步[1-3, 6]。

当 1841 年查尔斯·固特异的"橡胶硫化技术"的发明之后，他的橡胶制品于 1842 年很快出现在欧洲市场上。法国牙医 J.M.亚历克西斯·沙格（J. M. Alexis shagg）发现橡胶管子具有弹性，他立即剪掉橡胶管子制作成橡皮圈用于正畸治疗，成为正畸矫治中第一次使用弹性橡皮圈的记载。1951 年，尼尔森·固特异发明了"硬质硫化橡胶"，成为牙医制作全口义齿基托材料的同时，美国的正畸牙医塔克（E. G. Tucker）第一次使用这种新型的硬质硫化橡胶制作了正畸矫治器基托，他还与法国的沙格医生几乎同时将橡皮圈用于牙齿矫治中。[1, 7, 8]

1864 年，尼尔森·固特异获得了硬质硫化橡胶义齿的专利，并成立了"固特异牙科硫化橡胶公司"，目的是对硬质硫化橡胶义齿的经营权进行垄断，他们向所有使用这种材料的牙医颁发使用许可证（图 8-4-3），并收取高额的费用。虽然大约有五千名牙医购买了材料使用许可证，但大部分牙医持反对意见，不愿意购买许可证，于是在牙医联盟的领导下，牙医们团结起来，反对他们的专利垄断。"固特异牙科硫化橡胶公司"起诉了这些不愿花钱的牙医，从 1877 年开始矛盾激化，直到 1879 年，一名牙医枪杀了固特异公司的一名财务总监[1]。1881 年，固特异公司的牙科硫化橡胶专利到期后，这种材料制作的全口义齿在世界各地才得到广泛的应用，19 世纪在日本和中国都可见到硬质硫化橡胶基托制作的全口义齿。这种材料的

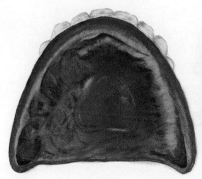 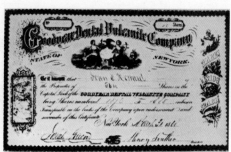

图8-4-3　硬质硫化橡胶制作的全口义齿　　　　　　　　　　A｜B

A. 硬质硫化橡胶制作的全口义齿
B. "固特异牙科硫化橡胶公司"向牙医颁发的使用许可证
（图片：作者绘画）

发明给全口义齿的修复带来翻天覆地的变化，成为修复学的第一个里程碑，统治了修复专业长达90年，直到1937年才被德国贺利氏（Kulzerr）公司推出的聚甲基丙烯酸甲酯（PMMA）材料所取代，成为制作人工塑料牙和义齿塑料基托的新型材料[9,10]。

参考文献
1. WALTER H A. History of Dentistry. Quintessence Publishing Co., 1981
2. MALVIN E Ring. Dentistry：An Illustrated History. New York：Abrams HN Inc，1985
3. 赵铱民. 口腔修复学. 7版. 北京：人民卫生出版社，2012
4. 殷涵，尹红卿. 世界上下五千年（上）. 2版. 北京：当代世界出版社，2003
5. 张玉龙，孙敏. 橡胶品种与性能手册. 2版. 北京：化学工业出版社，2012
6. 赵信义. 口腔材料学. 5版. 北京：人民卫生出版社，2015
7. WEINBERGER B W. Historical résumé of the evolution and growth of orthodontia. J Am Dent Assoc，1934；21：2001-21
8. 傅民魁. 口腔正畸学. 6版. 北京：人民卫生出版社，2012
9. 周大成. 中国口腔医学史考. 北京：人民卫生出版社，1991
10. 大野肃英. 日本和西洋齿科史. 蓼科印刷株式会社，2009

医学和口腔医学
发展史概论
1
上篇、第一章

石器时代
人类古老的口腔疾病
（史前—公元前4000年）
2
上篇、第二章

文字产生与人类早期
对口腔疾病的认知
（公元前3500年—公元500年）
3
上篇、第三章

中古时期的医学
（476年—1453年）
4
上篇、第四章

第五节
牙体银汞合金材料标准的制定与
牙体窝洞制备原则的建立

无论牙冠是遭到龋病的破坏还是外伤的折断，或者牙髓病和根尖周病需要开髓进行牙齿的根管治疗，都会造成牙体硬组织的实质性缺损。而牙体硬组织的缺损是不能通过细胞再生来恢复形态的，必须采用人工材料来修补缺损，以重建牙体的解剖形态，恢复咀嚼功能及美观[1]。

几千年来人类为了填补牙齿的缺损、恢复牙齿的咀嚼功能，一直在寻找各式各样的药物和充填材料。中国最早记载龋洞充填的文字，可以追溯到西汉时期的医书。在中国湖南长沙马王堆三号汉墓出土的帛书《五十二病方》中，就记载了中国汉代最早使用中草药治疗和充填龋齿的方法，这也被认为是我国口腔医学史上最早的牙齿充填术[2]（详见第三章）。中国隋代著名医学家巢元方所著《诸病源候论》也记载了用中药麻黄、细辛、附子可治疗龋齿疼痛及充填牙洞[3]。在中国唐代药典《新修本草》中第一次记载了用"银膏"材料补牙，"银膏由水银和银箔、白锡调和而成，用于补牙"[2, 4]（详见第四章），距今已有1 000多年的历史。

在世界其他国家，人们早期用于补牙的材料各式各样，如石屑、松节油树脂、树胶和各种金属材料。据记载，中古时期欧洲的人们用研碎的乳香、明矾和蜂蜜充填龋齿缺损。从15世纪开始，欧洲人用金箔或锡充填牙齿缺损。1484年，乔万尼达索人推荐将黄金打成非常薄的叶片，即金箔，作为牙齿缺损的填充材料。因为黄金性质稳定，永远不变色，耐腐蚀，更具有良好的延展性和可塑性，所以黄金可以被锤成纸状薄片，形成具有广泛用途的金箔。由于金子非常贵重，所以当时金箔只用在可以看得见的前

科学的觉醒与
人体解剖学的建立
（14世纪—16世纪） 5
科学的革命与
基础医学的启程
（17世纪） 6
科学的进步与医学专业化
分科、牙医学的独立
（18世纪） 7
科学的黄金时代与
医学的巨大进步
（19世纪） 8
科学技术的飞速发展与
口腔医学的科技化时代
（20世纪） 9

中篇、第五章 　　　中篇、第六章 　　　中篇、第七章 　　　下篇、第八章 　　　下篇、第九章

牙。16世纪法国医生Ambroise Paré 还建议用铅或软木塞填补牙齿。直到1728年，在法国医生皮耶·费查出版的著作《外科牙医学》中，还详细介绍了使用锡或铅、以及金箔充填牙齿龋洞的方法，同时他发明了用于治疗龋齿的工具：刮治器、牙齿龋洞充填器和成型片等。直到19世纪初期，金箔仍然作为一种充填材料深受巴黎许多医生的欢迎[5, 6]。

一、19世纪欧洲人第一次尝试银汞合金补牙并介绍到美国

19世纪初，欧洲人开始炼制银汞合金作为牙齿的充填材料。1818年，法国巴黎的牙医路易斯·尼古拉斯·雷格纳特（Louis Nicolas Regnart）介绍了一种充填牙齿的新材料：他在熔化的金属中加入汞（水银），生成的合金（alloy）称为汞齐（来自法语 amalgame），这种方法可以明显降低单一金属的熔点，合金在室温下非常柔软，充填入牙洞后材料会变硬。由于雷格纳特对牙科研究所作出的贡献，在1845年巴黎牙科协会建立时他成为第一任主席。

受到雷格纳特医生的启发和鼓舞，1826年，另一位巴黎的牙医奥古斯特·塔沃（Auguste Onesime Taveau）也开始试验用新的材料充填牙齿，他用法国银锡硬币熔化后和水银混合而成一种银浆，这种银浆液具有更强的可塑性和更快的凝固时间。他首次将生产出的这种含银汞、铋、铅和锡的混合物，在100℃熔化后注入牙洞中，用以充填牙齿[5, 7, 8]。银汞合金充填牙齿的方法在欧洲传播开来。

1830年，有两名伦敦的牙医克劳科尔兄弟（Crawcours）开始使用银汞合金充填牙齿。当1833年他们移居美国纽约时，他们将银汞合金充填材料也介绍到美国，这种补牙方法很快被牙医们接受，美国的牙医开始使用银汞合金充填牙齿。但是，人们不懂得银汞合金的成分和比例会直接影响着它的性能，医生们按照自己的意愿，随意调配银汞合金中各种成分的比例，结果补牙经常会失败，充填物脱落，或由于银汞合金过度膨胀、导致充填物折裂或牙齿折断。另外，医生在制备牙体窝洞时也没有标准、通

医学和口腔医学
发展史概论 1

石器时代
人类古老的口腔疾病
（史前—公元前 4000 年）2

文字产生与人类早期
对口腔疾病的认知
（公元前 3500 年—公元 500 年）3

中古时期的医学
（476 年—1453 年）4

上篇 · 第一章　　　　　　　　上篇 · 第二章　　　　　　　　上篇 · 第三章　　　　　　　　上篇 · 第四章

常也很随意，没有合适的牙科器械进行牙体预备，银汞合金与牙体没有粘接性，所以牙洞固位力差，充填物很容易脱落。那个时代的病人都认为：补牙后银汞合金脱落是牙医的无能，所以造成医患矛盾，导致了许多"银汞合金冲突"[5, 7]。

1841 年，Joachim Lefoulon 第一次对银汞合金中银合金粉和汞的比例提出质疑，他认为：银汞合金应该具有良好的物理特性，这依赖银和汞的精确比例，二者比例不对时，将导致膨胀系数增加，引起牙齿折裂。他还注意到银汞合金可使牙齿染成黑色，所以，当时的人们很害怕，拒绝使用银汞合金补牙。由于银汞合金的汞含量高、会释放出大量汞，被认为毒性大，遭到病人的谴责和多数牙医的反对。另外，牙体窝洞制备的是否标准、充填之前是否干燥，也影响着银汞合金充填材料是否容易脱落。由于以上原因，一直有人试着研究银汞合金中银合金粉和汞的比例，以达到更好的龋齿洞充填效果。直到 1895 年，美国芝加哥西北大学牙学院教授 G.V. Black 将银汞合金充填材料的成分和比例标准化，并提出了龋洞分类标准和窝洞制备原则。20 世纪下半叶，随着新型高分子复合树脂充填材料的问世，才逐渐使银汞合金充填材料退出历史舞台[5-8]。

二、G.V.Black 使银汞合金成分和比例标准化

1836 年 8 月 3 日，G.V. Black（Greene Vardiman Black，1836 年—1915 年）出生在美国开始使用银汞合金的年代，他从小就对手工制作和大自然中的植物和动物充满了兴趣。他开始并没有接受牙科学教育，但是，在 21 岁时他作为学徒跟随 J.C.Spears 牙医学习，一年内他反复三次阅读了 Dr. J.C.Spears 撰写的牙科学书籍，逐渐喜欢上牙医这个职业。1862 年，G.V. Black 应征入伍成为一名侦察员，他在战争中严重受伤，不得不在路易斯维尔医院住了 6 个月才得以康复。第二年他复员后，在伊利诺伊州的杰克逊维尔市，开办了一家牙科诊所。1866 年 G.V.Black 加入密苏里州牙科协会，1868 年加入伊利诺伊州牙科协会[5, 9]。

　　G. V. Black除了当牙医看病之外，他还对做实验、搞研究也非常感兴趣，为此他自学了化学和物理学。1870年—1880年期间，他在密苏里牙科学院定期讲授牙科病理学、组织学、牙体手术学，这为他今后的牙科学研究打下基础。1870年他发明了第一台绳索引擎的脚踏式牙钻、获得专利，他的脚踏式牙科钻可以在大理石或石头上钻洞，当然也能打穿坚硬的牙釉质。1878年，密苏里牙科学院授予G.V.Black 牙外科博士（D.D.S）学位。从1881年到1887年，他当选为伊利诺伊州牙科考试委员会第一届主席。1884年，他获得芝加哥医学院颁发的医学博士（D.M）学位，同时，G.V.Black被聘为芝加哥大学牙外科学院的病理学教授，以及芝加哥大学牙外科学院的病理学主席，任职6年。G.V.Black开始从事研究和教学工作，主要研究牙体组织学，成为使用显微镜的专家[5, 9]。

　　1891年，G.V. Black 55岁时担任芝加哥西北大学牙学院的教授，他开始研究银汞合金的物理特性，一直在寻找它的最佳性能和混合比例，他希望能改变银汞合金材料的不足。G.V.Black具有化学和物理学的知识做基础，在实验中，他将汞和银合金粉按照不同的比例混合，结果发现银汞合金的成分和比例影响其物理特性，并直接影响着牙洞的充填效果。G.V.Black 经过反复实验研究，找到了银汞合金充填材料的最佳性能状态，他将汞和银合金粉按照精确的比例混合，最终得到最完美的混合物，确定了合金中银、锌、铜、锡的正确比例和粉末加工处理过程，同时，他也确定了正确的水银百分比和适当的混合操作步骤，使银汞合金生产标准化，并于1895年，成功地用于临床（图8-5-1）。

　　银汞合金成分和比例的标准化，是牙齿充填材料科学化的过程，直到20世纪上半叶，始终在应用这一标准，这也增加了G.V. Black在牙科界的知名度，他被称为美国牙科学之父。1929年，美国牙科协会（ADA）依据G.V. Black 制定的银汞合金成分和比例标准，制定了第一份银汞合金技术规格，对银合金粉的化学组成作出规定。20世纪上半叶，银汞合金的研究继续得到发展、性能得到改善。但是银汞合金的颜色成为明显的缺点，银色或黑色的外观影响了在前牙的使用；另外，许多人或新闻媒体都认为

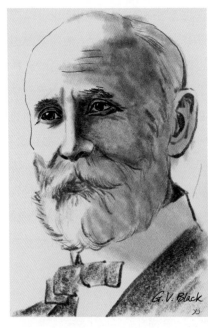
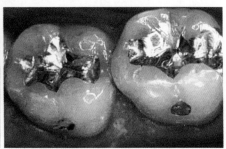

图8-5-1　美国牙科学之父G.V. Black　　　　　　　　　　A │ B

A. 牙科学之父 G.V. Black
B. 银汞合金充填的牙齿
（图片：作者绘画和拍摄）

银汞合金中的水银会影响人体健康、并污染环境，直至20世纪下半叶才被出现的复合树脂充填材料逐渐取代。但是，银汞合金在历史上的地位是不容置疑的，它是第一个被广泛应用于龋齿常规充填的材料[5, 7-10]。

三、G.V.Black 制定"龋洞分类标准"和"牙体窝洞制备原则"

虽然银汞合金具有抗压强度好、耐磨性强、性能稳定、对牙髓无刺激、可塑性大、操作方便等优点，但是，作为牙齿的充填材料也存在明显的缺点，银汞合金材料与牙体组织之间没有粘接性，所以充填物与牙体不密合、无固位、易脱落，必须使窝洞形成一定形态、保持良好的机械固位，才能

科学的觉醒与
人体解剖学的建立
（14世纪—16世纪） 5

科学的革命与
基础医学的启程
（17世纪） 6

科学的进步与医学专业化
分科、牙医学的独立
（18世纪） 7

科学的黄金时代与
医学的巨大进步
（19世纪） 8

科学技术的飞速发展与
口腔医学的科技化时代
（20世纪） 9

中篇、第五章   中篇、第六章   中篇、第七章   下篇、第八章   下篇、第九章

保证银汞合金充填体的稳定性。所以，牙齿的窝洞制备非常重要，关系到牙齿治疗的成败[9, 10]。

G. V. Black 早期的工作是在密苏里大学牙学院讲授牙科病理学、组织学、牙体手术学，在显微镜下对牙体组织学的研究对他帮助很大，他看到镜下牙体解剖的细节，掌握了牙体超微结构的知识，启发他建立了牙体窝洞制备的理论。为了在牙齿上制备出的洞型能够使银汞合金充填物固位好、不脱落，他认为良好的牙体洞型要有足够的抗力形和固位力形。也就是要求窝洞要有一定的深度和宽度，才能保证充填体获得足够的固位强度；盒状洞形也可以增加辅助固位；对于二类、四类的双面窝洞，要制备出阶梯结构以保护牙髓组织、制备咬合面或舌面的鸠尾固位，以防止充填物的侧向脱位；制备倒凹固位和梯形固位，防止充填体的垂直向脱位[1, 11]。他的理论变成了牙齿充填修复的标准，至今在世界上流行已经100多年。

1908年，G.V.Black 作为美国牙科学卓越的改革者和教育家，发表了具有划时代意义的论著《牙体手术学》，成为牙科医生临床必读的教科书长达50年。他根据龋病在牙齿上发生的部位，提出了"龋洞分类标准"，将龋洞分为5类；在龋洞上制备出相应的窝洞亦分为5类，设计出牙齿窝洞在制备洞壁时的最好方法，就是要有足够的抗力形和固位力形，才能避免充填体从牙齿中垂直或水平向脱出，他成功地使牙体预备科学化，建立了完美的"牙体窝洞制备原则"，同时，随着更好的牙钻和器械的发展，起到很好的辅助作用，他使牙科手术器械标准化[5, 9, 11]。

随着G.V.Black的银汞合金和牙体预备科学化系统的确立，成功、快速修复龋齿首次变为可能，而且价格也为大众人群所接受，成为20世纪上半叶牙齿龋病治疗中普遍采用的方法。不仅如此，G.V. Black 最早提出"预防性扩展"的理念，意在去除牙齿腐质、制备窝洞的同时，要扩大到龋坏周围的区域，特别是牙齿咬合面易于龋坏的窝沟点隙部位。"预防性扩展"的概念在今日的牙科领域仍然为人所熟知。G.V. Black 也是牙科教学可视教具应用的先驱者（图8-5-2）。1897年，G.V.Black 接受了芝加哥西北大学牙学院院长的职务，直到1915年去世[5, 9, 11]。

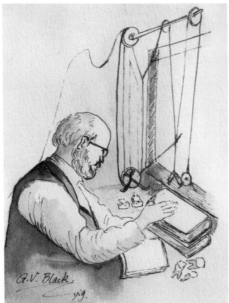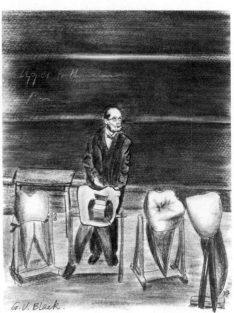

图8-5-2　美国牙科学卓越的改革者和教育家G.V. Black　　　　　　A｜B

A. G.V. Black 在实验室研究银汞合金最佳的性能和混合比例
B. G.V. Black 在牙体解剖学的教学中使用可视教具
（图片：作者绘画）

参考文献

1. 樊明文. 牙体牙髓病学. 4版. 北京：人民卫生出版社，2012
2. 周大成. 中国口腔医学史考. 北京：人民卫生出版社，1991
3. 巢元方. 诸病源候论. 北京：人民卫生出版社，1955
4. 朱希涛. 我国首先应用汞合金充填牙齿的光荣史. 中华口腔科杂志，1955，3（1）：1-2
5. WALTER H A. History of Dentistry. Quintessence Publishing Co. Inc，1981
6. 龚怡. 牙齿充填材料的改进. 中华医史杂志，2008，38（4）：176-178
7. HYSON J M. Amalgam：Its history and perils. Journal of the California Dental Association，2006，34（3）：215-230
8. RICHARD A G. Dental Filling Materials in the Confederacy. Journal of the History of Dentistry，1998，46（2）：71
9. BLACK G V. Operative Dentistry. Vol. Ⅱ，Physical Properties of Filling Materials and Correlation of Forces Concerned. Medico-Dental Publishing Co.，Chicago，Illinois，1914
10. 陈治清. 口腔材料学. 4版. 北京：人民卫生出版社，2008
11. MCGEEHEE，TRUE，INSKIPP. A Textbook of Operative Dentistry. McGraw-Hill Book Co.，The Blakiston Division，1956

科学的觉醒与
人体解剖学的建立
（14世纪—16世纪）
中篇·第五章
5

科学的革命与
基础医学的启程
（17世纪）
中篇·第六章
6

科学的进步与医学专业化
分科．牙医学的独立
（18世纪）
中篇·第七章
7

科学的黄金时代与
医学的巨大进步
（19世纪）
下篇·第八章
8

科学技术的飞速发展与
口腔医学的科技化时代
（20世纪）
下篇·第九章
9

第六节
牙钻从发明到现代的发展历程

牙齿是全身最硬的组织，尤其是牙釉质是硬中之硬。无论是牙齿发育不良、还是牙体被龋病损坏；无论是牙髓病疼痛、还是根尖周病需要开髓，自古至今，人们一直在寻找一种锐利的工具，能够去除牙体坚硬的组织和腐质，这也是近代以来牙医们的一种愿望。

牙钻又称"牙科手机"，毫无疑问，牙钻是切割去除牙体病变组织不可缺少的有效工具，对治疗牙齿疾病至关重要。从古代开始，人们无论是治疗牙痛、还是在牙齿表面装饰饰物，一直都在使用手动牙弓钻打磨牙齿表面，以去除坚硬的牙齿组织，这种钻牙的工具一直沿用了几千年，钻牙的技术几乎没有得到任何进展。直到19世纪下半叶，英国牙医才制造出第一个发条驱动的钟表式牙钻，紧接着美国牙医发明了第一台皮带驱动的脚踏式牙钻，成为牙科治疗史上的里程碑。由于电池的发明，1872年美国牙医制造出第一台电池式电动牙钻，成为牙钻史上的第一次革命。直至1957年美国牙医发明了牙科高速气动涡轮牙钻，迎来了牙钻史上的第二次革命。1965年，法国人又发明了牙科微型马达电动牙钻，可配置增速弯手机，进行牙体硬组织切割，也可配置减速弯手机，进行根管治疗、种植手术等操作。20世纪末激光牙钻的发明，可通过激光束来精确快速地切削牙体组织和龋坏污染层，并且同时杀菌，避免高速涡轮钻牙时产生的高温[1, 2]。

一、手动牙弓钻从远古到18世纪

据2006年4月的《自然》杂志报道，在巴基斯坦出土的新石器时代

医学和口腔医学
发展史概论

石器时代
人类古老的口腔疾病
（史前—公元前4000年）

文字产生与人类早期
对口腔疾病的认知
（公元前3500年—公元500年）

中古时期的医学
（476年—1453年）

1

2

3

4

上篇、第一章

上篇、第二章

上篇、第三章

上篇、第四章

早期的墓穴中，发现了9个成人的11颗磨牙，在活体时牙冠有被钻过的痕迹。说明在早期农业文明中，已经出现原始的钻牙方法，史前人类已经可以用燧石的尖头在牙釉质上钻孔、治疗牙病，这是迄今为止可以追溯到7 500~9 000年前的钻牙历史。

古印度人早在公元前1000多年就从"钻木取火"的原理中得到启示，发明了手摇牙钻。手摇牙钻是将一个竹片弯制成弓，用一根绳子将弓的两端捆绑连接，以作弓弦，弓弦中间固定一根硬圆木棍，用手左右拉扯弓弦使圆木棍迅速转动，用其打磨牙齿治疗牙病。古代玛雅人也具有高超的技术，用手动弓形钻打磨牙齿表面预备窝洞，以便将小块的玉石镶嵌其中。在之后的几千年，牙钻技术方面几乎没有取得任何进展，一直到18世纪人们还在使用手动牙弓钻。1728年，法国牙医皮耶·费查又设计了一款新型手动弓型牙钻，他在著作中介绍了用小提琴弓制作的牙弓钻（图8-6-1）[1-3]。

二、19世纪从第一个钟表式牙钻到发明脚踏式牙钻

19世纪，随着工业革命的影响、科学技术的不断进步，使小型机械化工具发展迅速，机械加工和工程技术也在不断创新，这些工具广泛应用于工业的各个方面，包括医学和牙科学，但是牙钻的改进却很慢。

1871年英国牙医乔治·费罗斯·哈林顿（George Fellows Harrington）利用齿轮原理制造出第一个发条驱动的"钟表式牙钻"，命名为"erado"（拉丁语：埃拉多）。牙钻外形很优美，钻头安装在前面，钥匙插在后面，上紧一次发条能持续转动2分钟，还可以更换钻头，有直手机和弯手机之分，他称为"森马伊"式牙钻，并申请了专利，"钟表式牙钻"的速度远远超过先前的手动牙钻（图8-6-2）。但是，因为其恼人的噪音而没有得到推广使用[1-3]。

一个偶然的机会启发了美国牙医莫里森的灵感，使他在1871年发明了脚踏式牙钻。1866年的一天，牙医詹姆斯·比尔·莫里森（James Beall

科学的觉醒与
人体解剖学的建立
（14世纪—16世纪）
5
中篇、第五章

科学的革命与
基础医学的启程
（17世纪）
6
中篇、第六章

科学的进步与医学专业化
分科、牙医学的独立
（18世纪）
7
中篇、第七章

科学的黄金时代与
医学的巨大进步
（19世纪）
8
下篇、第八章

科学技术的飞速发展与
口腔医学的科技化时代
（20世纪）
9
下篇、第九章

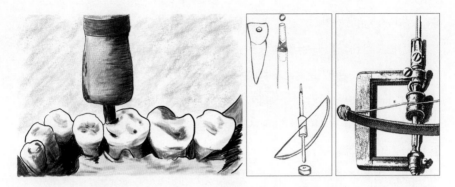

图 8-6-1　手动牙弓钻

A ｜ B ｜ C

A. 印度河流域文明遗址出土的手动牙弓钻
B. 玛雅人用弓形钻打磨牙齿表面，以便镶嵌小块玉石
C. 1728 年法国牙医皮耶·费查书中介绍小提琴弓制作"牙弓钻"
（图片：作者绘画）

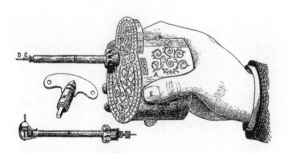

图 8-6-2　钟表式牙钻
1871 年哈林顿发明的"森马伊"式牙钻
（图片：作者绘画）

医学和口腔医学
发展史概论　1
上篇、第一章

石器时代
人类古老的口腔疾病
（史前—公元前4000年）　2
上篇、第二章

文字产生与人类早期
对口腔疾病的认知
（公元前3500年—公元500年）　3
上篇、第三章

中古时期的医学
（476年—1453年）　4
上篇、第四章

Morrison）遇见剪羊毛的技师肯尼迪，莫里森看他剪羊毛的方法很轻松，肯尼迪是将剪羊毛用的"手转剪"，改装为脚踏式皮带传动的动力，明显提高了羊毛剪刀的转速，这次"偶然的遇见"对莫里森的启发很大。

　　莫里森回到家后开始改装牙钻，他将脚踏式皮带传动的方法应用于牙钻，发明了第一台皮带驱动的脚踏式牙钻（foot-treadle drill）。脚踏式牙钻的动力明显提高，可以快速有效地切割牙体组织，治疗过程中减少了病人的痛苦和恐惧，也使医生钻牙的过程变得轻松容易，1871年，莫里森牙医获得第一台脚踏式牙钻的发明专利（图8-6-3）。这种脚踏式牙钻应用了近百年，成为未来牙科手机的锥形，为牙科治疗技术带来革命性的进步，成为牙科治疗史上的里程碑，脚踏式牙钻促进了牙体修复学的发展。

　　首都医科大学附属北京口腔医院周大成教授的《中国口腔医学史考》一书记载，19世纪末，中国民间最早的牙医师徐善宁已开始用脚踏式牙钻为患者治疗牙病。20世纪初，中国很多地区的乡村牙医仍在使用脚踏式牙钻治疗牙病[1, 3, 4]。

三、第一台电动牙钻成为牙钻发展史上的第一次革命

　　几乎在莫里森发明的脚踏式牙钻同时，1872年美国牙医乔治·F.格林（Green）发明了第一台电池式牙钻，受到同行和病人的欢迎，成为牙钻发展史上的第一次革命。19世纪电池的发明和应用，促进了电动引擎的迅速发展，第一台电池式牙钻的发明正是得益于此。

　　19世纪电池的发明，是受到18世纪意大利波罗那大学的一次科学实验的启发。解剖学教授伽尔瓦尼（Luigi Galvani，1737年—1798年）曾在1780年进行青蛙腿肌肉运动的解剖实验时，发现两种不同的金属接触到青蛙时会产生微弱的电流，这是人类第一次发现了流动的电，这为制造电池创造了可能性。

　　当意大利的物理学家伏特（Alessandro Vlota，又称伏达，1745年—1827年）知道这件事后，在1792年对伽尔瓦尼的发现做了研究，用盐水

科学的觉醒与
人体解剖学的建立
（14世纪—16世纪）**5**
中篇、第五章

科学的革命与
基础医学的启程
（17世纪）**6**
中篇、第六章

科学的进步与医学专业化
分科、牙医学的独立
（18世纪）**7**
中篇、第七章

科学的黄金时代与
医学的巨大进步
（19世纪）**8**
下篇、第八章

科学技术的飞速发展与
口腔医学的科技化时代
（20世纪）**9**
下篇、第九章

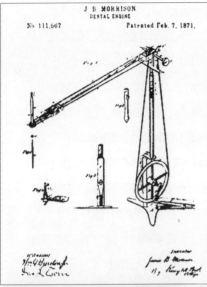
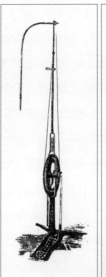
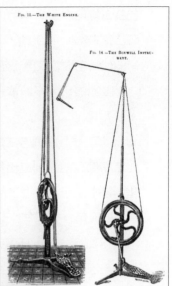
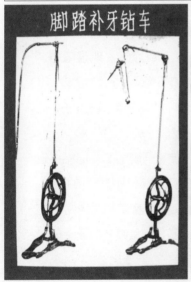
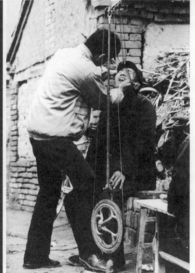

A | B | C
D | E

图8-6-3　脚踏式牙钻

A. 1871年莫里森发明的第一台脚踏式牙钻，成为牙钻史上的里程碑
B. 1875年改良脚踏式牙钻，牙钻有弹性臂相连
C. 皮带驱动的脚踏式牙钻应用了近百年
D. 中国保留的20世纪初脚踏式牙钻图片
E. 20世纪中国乡村的牙医在街头用脚踏式牙钻为病人治疗牙病
（图片：作者拍摄于首都医科大学附属北京口腔医学院医史展览馆）

医学和口腔医学
发展史概论
上篇、第一章

1

石器时代
人类古老的口腔疾病
（史前—公元前4000年）
上篇、第二章

2

文字产生与人类早期
对口腔疾病的认知
（公元前3500年—公元500年）
上篇、第三章

3

中古时期的医学
（476年—1453年）
上篇、第四章

4

代替青蛙电解质的作用，将铜和锌两种不同金属放到盐水中，结果产生了0.7V的电流。1799年伏特又用6个这样单元的金属串联在一起，创造了最早的伏特电堆，获得了超过4V的连续电流。1800年他公布了电池的原理。

电池的研究不断取得重大突破，1803年，德国化学家里特尔制造出一块蓄电池。1836年，英国化学家丹聂尔制造出了第一块古典原电池。1859年，法国物理学家普朗特制造出第一块铅酸蓄电池。1865年，法国化学家勒克朗谢制造出第一块干电池。1881年法国化学家福尔、1888年化学家卡斯尼尔改进了普朗特的铅酸蓄电池。因电池使用方便，很快得到广泛的应用，在汽车、无线电设备等，成了通常使用的重要电源[1, 3, 5]。

1872年，美国牙医乔治·F.格林（George F. Green）在尼亚加拉举行的美国牙科协会会议上，展示了他发明的电动牙钻（图8-6-4），这个神奇的小机器是第一台以电池作为动力的电动牙钻（the first electric dental engine），自带内置的马达和钻头，直接相连没有中间环节。电池式牙钻使切割牙体组织的速度大大提高，每分钟时速可达3 000转，明显增加了牙科治疗效率，也提高了牙科手术操作的稳定性和精确度。19世纪末，出现了各式各样的电池式牙钻，有手持式、台式机等。1893年，还对牙钻机头的角度进行了研究[1, 6, 7]。

20世纪初期，脚踏式牙钻和电动式牙钻都在使用，聪明的人们将小型发动机安装在可移动的手臂上，出现了壁挂式三弯臂牙科电钻（图8-6-5），其转速达每分钟4 000转，脚踏调速开关的出现更提高了电动牙钻的转速，有的甚至可达每分钟6 000 ~10 000转的速度，按其改良的绳轮传动的三弯臂牙钻，牙医们操作起来更灵活，现在仍然在广泛使用。

1917年，美国里特（Ritter Co）公司将牙科发动机、喷雾器、鼓风机、光源、治疗烧灼器械等综合治疗元件组合在一起，制造出"里特单位"，也就是口腔综合治疗机（图8-6-6）。几十年来，牙科电钻一直是牙科医生治疗牙病的重要工具，直到1957年被速度更快的"高速气动涡轮牙钻"所取代，1965年又发明了微型马达，制造出电动马达牙钻，电动牙钻才让出"头把交椅"[6, 7]。

科学的觉醒与
人体解剖学的建立
（14世纪—16世纪） 5
中篇、第五章

科学的革命与
基础医学的启程
（17世纪） 6
中篇、第六章

科学的进步与医学专业化
分科、牙医学的独立
（18世纪） 7
中篇、第七章

科学的黄金时代与
医学的巨大进步
（19世纪） 8
下篇、第八章

科学技术的飞速发展与
口腔医学的科技化时代
（20世纪） 9
下篇、第九章

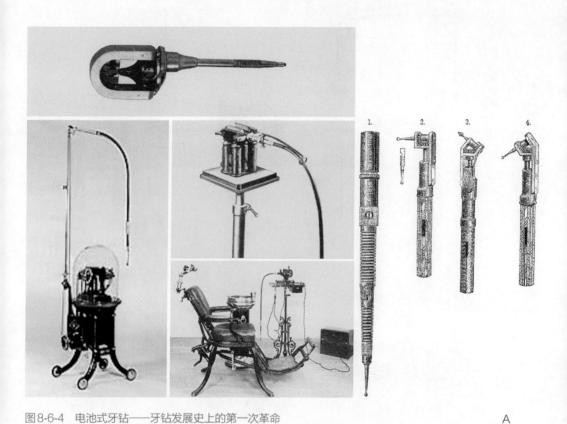

图8-6-4　电池式牙钻——牙钻发展史上的第一次革命

$$\frac{A}{B \mid C \mid D}$$

A. 格林在1872年发明的电池式牙钻

B. 电池式牙钻，自带马达和手机

C. 19世纪末出现了各式各样的电池式牙钻

D. 1893年对牙钻机头角度的研究

（图片：作者绘画）

医学和口腔医学
发展史概论

上篇、第一章

1

石器时代
人类古老的口腔疾病
（史前—公元前4000年）

上篇、第二章

2

文字产生与人类早期
对口腔疾病的认知
（公元前3500年—公元500年）

上篇、第三章

3

中古时期的医学
（476年—1453年）

上篇、第四章

4

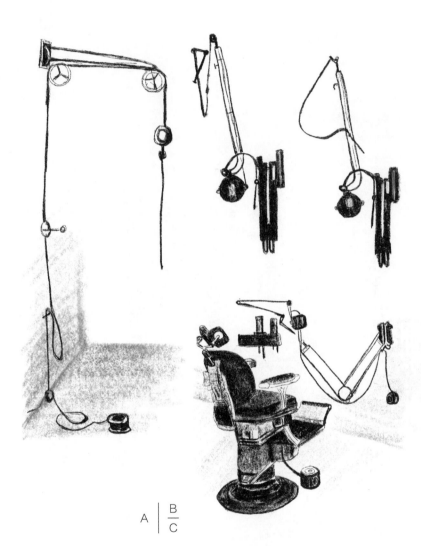

$$\text{A} \left| \begin{array}{c} \text{B} \\ \hline \text{C} \end{array} \right.$$

图8-6-5　三弯臂电动牙钻

A. 壁挂式三弯臂电动牙钻
B. 中国装在墙上最早的壁挂式电动牙钻
C. 绳轮传动的三弯臂折叠式电动牙钻
（图片：作者绘画）

科学的觉醒与
人体解剖学的建立
（14世纪—16世纪） **5**
中篇、第五章

科学的革命与
基础医学的启程
（17世纪） **6**
中篇、第六章

科学的进步与医学专业化
分科、牙医学的独立
（18世纪） **7**
中篇、第七章

科学的黄金时代与
医学的巨大进步
（19世纪） **8**
下篇、第八章

科学技术的飞速发展与
口腔医学的科技化时代
（20世纪） **9**
下篇、第九章

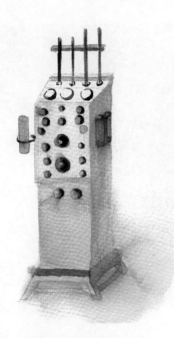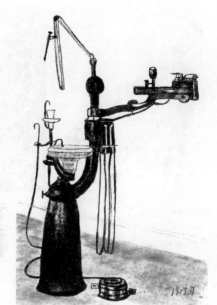

图8-6-6　口腔综合治疗机　　　　　　　　　　　　　　A｜B

A. 美国里特（Ritter Co）公司的口腔综合治疗机
B. 安装在牙椅上的口腔综合治疗机
（图片：作者绘画）

四、高速气动涡轮牙钻成为牙钻发展史上的第二次革命

　　1946年，阿瓦辛顿的美国海军牙医约翰·鲍顿（John Borden）在第二次世界大战期间，开始研制一种牙科气动涡轮牙钻。他花了数年的时间构思、开发和改进牙钻，终于在1957年，发明了牙科高速气动涡轮牙钻（high-speed airturbine handpiece），替代了皮带轮手机，速度最高可达每分钟300 000~450 000转，成为现代牙科气动涡轮牙钻的原型（图8-6-7A）。1957年在罗马举行的国际牙科大会上，他展示的牙科气动涡轮牙钻引起轰动，如此微小的滚珠和难以置信的速度令人震惊。手机的

医学和口腔医学
发展史概论
上篇、第一章
1

石器时代
人类古老的口腔疾病
（史前—公元前4000年）
上篇、第二章
2

文字产生与人类早期
对口腔疾病的认知
（公元前3500年—公元500年）
上篇、第三章
3

中古时期的医学
（476年—1453年）
上篇、第四章
4

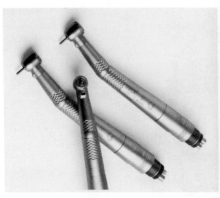
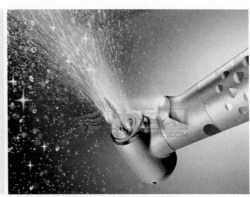

图8-6-7　高速气动涡轮牙钻　　　　　　　　　　　　　　　A｜B

A. 高速气动涡轮牙钻
B. 现代高速涡轮牙科手机

高速切削和研磨会产热，通过连续喷水来降温。高速气动涡轮牙钻还具有切削力强，轻便等优点，降低了牙医在磨除牙体硬组织时的劳动强度，其良好的安全性和舒适性很快受到全世界牙医的欢迎，推动了牙科学的高速发展，被称为牙钻史上的第二次革命。现代高速涡轮牙钻的重量、外形和平衡感都经过人体工程学研究，与手的解剖形态相适应，医生使用起来轻巧、精确和舒适（图8-6-7B）。

随着科学技术的发展，20世纪50—60年代，牙钻无论在设计和机械性能，还是在速度方面都得到改善，迎来了又一次高速发展的阶段。1965年微型马达的出现，是法国将空间导航的设计理念应用到牙科的治疗手机中，电动马达手机具有扭矩大、可变速、振动小、低回吸、高性能、寿命长等优点，不仅减少了噪音，而且改善了外观。电动马达可以配置上1：5的增速弯手机，转速达每分钟20万转，可进行牙体硬组织的切割与研磨。同时还可以配置减速弯手机，在低转速下进行根管治疗、种植手术等操作。由于电动马达手机无回吸，因此可避免医源性交叉感染。

之后，美国又推出了一种新型激光牙钻，激光束可以把水流转变为极小的高速喷射的水滴，水滴相撞时增快速度并发生爆裂，从而精确快速地切削牙体组织和龋坏污染层，去腐时无振动，噪音小，同时可起到杀菌作用，避免以往高速涡轮钻牙时产生的高温 [3, 8-12]。

参考文献

1. WALTER H X. History of dentistry. Chicago：Quintessence，1981

2. COPPA A，BONDIOLI L，CUCINA A，et al. Early Neolithic tradition of dentistry. J Nature，2006，440：755-756

3. 张志君. 口腔设备学. 3版. 成都：四川大学出版社，2008

4. 周大成. 中国口腔医学史考. 北京：人民卫生出版社，1991

5. RING M E. Dentistry's contributions to medicine. J Maryland State Dent Assoc，1991；34：12-9

6. RING M E. Behind the dentist's drill. Am Herit Invention Technol，1995，11（2）：24-31

7. RING M E. Dentistry：An Illustrated History. St. Louis，Mo：Mosby Year Book，Inc，1985：33-36

8. LEONARD D L，Charlton D G. Performance of high-speed dental handpieces subjected to simulated clinical use and sterilization. J Am Dent Assoc，1999，130（9）：1301-1311

9. KAZEN D H. Modern electric handpieces feature improved benefits for today's dental surgeon. Dent Assist，2005，74（1）：16，25

10. Obituary. Dr. James Beall Morrison. The American Dentist，1918，6：11

11. RING M E，HURLEY N. Letter from Edwin Sercombe，March 21，1871. Dr. James Beall Morrison Correspondence，1869-1873. Washington：Archives Center，National Museum of American History.

12. VINSKI I. Two hundred and fifty years of rotary instruments in dentistry. Br Dent J，1979，146：217-223

医学和口腔医学
发展史概论
上篇、第一章
1

石器时代
人类古老的口腔疾病
（史前—公元前4000年）
上篇、第二章
2

文字产生与人类早期
对口腔疾病的认知
（公元前3500年—公元500年）
上篇、第三章
3

中古时期的医学
（476年—1453年）
上篇、第四章
4

第七节
牙椅的演变

　　早期的牙医看病走街串巷，或在市场上设置流动牙摊，病人站着忍受拔牙或牙病治疗的痛苦（图8-7-1）；有时病人坐在木箱或简易的椅子上，牙医站在前边为病人进行拔牙或治疗，后边还需要有人帮助固定住患者头部。当时的就诊环境非常简陋嘈杂，麻醉药还没有发明出来，病人在治疗中忍受着恐惧和疼痛，牙医看病像在表演[1]。

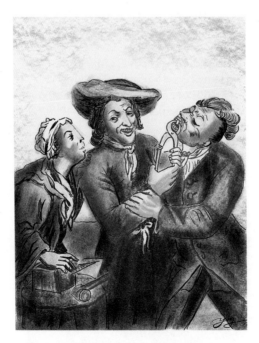

图8-7-1　在流动牙摊上病人站着接受拔牙
（图片：作者绘画）

科学的觉醒与
人体解剖学的建立
（14世纪—16世纪） **5**

科学的革命与
基础医学的启程
（17世纪） **6**

科学的进步与医学专业化
分科、牙医学的独立
（18世纪） **7**

科学的黄金时代与
医学的巨大进步
（19世纪） **8**

科学技术的飞速发展与
口腔医学的科技化时代
（20世纪） **9**

中篇、第五章   中篇、第六章   中篇、第七章   下篇、第八章   下篇、第九章

直到18世纪的晚期才出现改良的牙椅，椅子带有头托和扶手，可以推动和转动。19世纪初，英国牙医设计制造出第一台可调节的躺式牙椅。19世纪中后期，美国牙医莫里森发明第一台真正完全可以调节的牙椅，上下前后都可以移动椅位，牙医改为坐着治疗。之后，他又不断设计出新的牙椅并获得美国专利。另一位美国牙医威尔克森发明第一台泵液压式牙椅和三种可升降牙椅，获得专利，20世纪初威尔克森发明现代牙椅。1915年第一台电气化牙椅诞生，可自由调节方向[1, 2]。

一、从早期的流动牙摊到第一台"温莎牙椅"

一款起源于英国"温莎城堡"的细木条靠背椅在18世纪十分流行，椅背和座面适宜人体的形态，非常舒适，这款时尚的椅子传入美国后也很受欢迎。1790年，美国牙医约西亚·弗拉格（Josiah Flagg，1763年—1816年）就用一把普通的温莎椅子（Windsor chair）设计出第一台牙椅，他在椅子的直靠背上添加了可移动的头托，用以稳定患者的头部和体位，并加宽椅子的右侧扶手以放置器械，椅腿的下方安置了四个脚轮，可以向不同方向推动和转动椅子，方便牙医操作（图8-7-2）[1, 2]。

二、从躺式牙椅到可调节式牙椅

1832年，英国牙医詹姆斯·斯内尔（James Snell）受到改良"温莎牙椅"的启发，精心设计制造出第一台躺式牙科治疗椅。这台功能齐全的牙椅配有软垫、酒精灯、镜子，镜子还可以将光反射到病人嘴里，方便牙医的观察和治疗。椅子的坐垫和靠背都能轻微的调节，病人向后靠在椅子上非常舒适，搁脚板自动升起。在他出版的《牙科手术学》一书中对这款牙椅作了详细的介绍，希望与同行们分享这项发明创造（图8-7-3）。

美国有一位热爱发明、具有远见卓识的牙医詹姆斯·比尔·莫里森（James Beall Morrison，1829年—？年），他通过观察技师剪羊毛，发

医学和口腔医学
发展史概论
上篇、第一章

1

石器时代
人类古老的口腔疾病
（史前—公元前4000年）
上篇、第二章

2

文字产生与人类早期
对口腔疾病的认知
（公元前3500年—公元500年）
上篇、第三章

3

中古时期的医学
（476年—1453年）
上篇、第四章

4

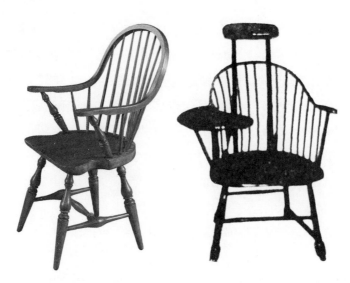

图 8-7-2　早期的牙椅　　　　　　　　　　A ｜ B

A. 18 世纪流行于英美的温莎椅（Windsor chair）
B. 用温莎椅改良的第一台牙椅
（图片：作者绘画）

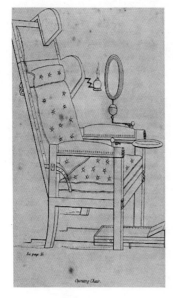

图 8-7-3　第一台躺式牙椅

1832 年斯内尔发明的第一台躺式
牙椅
（图片：作者绘画）

科学的觉醒与　　　　科学的革命与　　　　科学的进步与医学专业化　　　科学的黄金时代与　　　科学技术的飞速发展与
人体解剖学的建立　　基础医学的启程　　　分科、牙医学的独立　　　　医学的巨大进步　　　　口腔医学的科技化时代
（14世纪—16世纪）　（17世纪）　　　　（18世纪）　　　　　　　　（19世纪）　　　　　　　（20世纪）

5　　　　　6　　　　　7　　　　　8　　　　　9

中篇、第五章　　　　　中篇、第六章　　　　　中篇、第七章　　　　　　下篇、第八章　　　　　下篇、第九章

明了第一台皮带驱动的脚踏式牙钻，使钻牙的过程变得轻松容易，使牙医的工作效率明显提高。

1867年他还发明了真正完全可调节式的牙椅，改变了以前牙医粗陋的工作状况。椅子的底部是由一个平坦的、三角形铸铁底座固定，椅子的连接部位用球窝关节相连，移动椅子时可以将其锁结在地面的任何位置、任何角度。医生可以上、下、前、后移动椅位，从此改变了牙医工作时的体位，牙医从必须站立治疗病人到能够坐着工作，开启了牙科领域医生坐位诊治病人的新方式，医生和病人在治疗过程中都变得更加舒适。这款牙椅为莫里森赢得了1867年的英国专利（图8-7-4）。

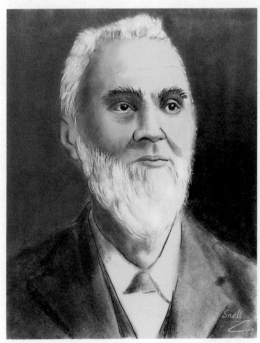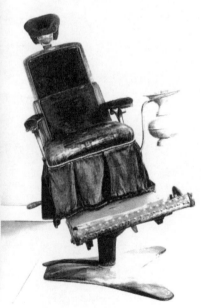

图8-7-4　美国牙医詹姆斯·比尔·莫里森和他发明的第一台可调节式牙椅　　　A｜B

A. 美国牙医詹姆斯·比尔·莫里森
（图片：作者绘画）
B. 1867年莫里森医生发明的第一台可调节式牙椅
（图片：作者拍摄于丹麦哥本哈根大学医史博物馆）

医学和口腔医学
发展史概论 1
上篇·第一章

石器时代
人类古老的口腔疾病 2
（史前—公元前 4000 年）
上篇·第二章

文字产生与人类早期
对口腔疾病的认知 3
（公元前 3500 年—公元 500 年）
上篇·第三章

中古时期的医学 4
（476 年—1453 年）
上篇·第四章

莫里森医生能够发明第一台可调节式牙椅不是偶然的，1829 年他出生在美国的农村——俄亥俄州东斯普林菲尔德，从小跟随父亲学习四轮马车和农具的修理，还向当钟表匠的叔叔学习修表，后来他热衷于发明牙科器械，并展示在父亲和叔叔的商店橱窗里。莫里森完成医学院学习后，19 岁时开始在 Esterly 和 Sempler 的牙科诊所里学习牙科专业。三年后，他来到西弗吉尼亚的威灵地区，师从知名的西蒙·哈里亨医生（Simon Hullihen）教授学习口腔外科。

1862 年—1869 年期间，莫里森先后来到巴黎和伦敦，向欧洲的同行们学习新技术和知识。1867 年他发明了可调节式牙椅，椅子连接部位的球窝关节可以上、下、前、后移动椅位。回到美国后，他继续改进牙椅。1877 年，他的新式牙椅获得第二个美国专利（7687 号），并开始投入生产。他不断改进的牙椅，在 1887 年获得第三个美国专利（369295 号），并畅销半个世纪，得到国内外同行的青睐。牙医们都渴望有这样一台牙椅，让拔牙变得轻松自如，治疗儿童时可以把牙椅升到最高位[1, 3, 4]。

三、从第一台液压式牙椅到第一台电气化牙椅

巴兹尔·曼利·威尔克森（Basil Manly Wilkerson，1842 年—1910 年）是 19 世纪一位卓越的牙科发明家，他以发明牙科手术椅而闻名于世。威尔克森 1868 年毕业于巴尔的摩牙医学院，1872 年至 1879 年期间在巴尔的摩牙医学院任教，1883 年至 1888 年在马里兰大学牙科系任教。

1877 年，威尔克森发明了第一台泵液压式牙椅（pump-type hydraulic dental chair），并获得专利。在 1882 年出版的牙科杂志中评价这款牙椅"显示出伟大的独创性""几乎不需要费力，踩下一个脚踏杆举起椅子只需 8 秒钟；并由另一个杠杆就可以将椅子降低、下沉时快速无声"。自此之后，威尔克森不断改进牙椅技术。为了便于牙医的操作，1886 年他将这把椅子改进成最新款，牙椅的升降具有三种不同的高度，分别是"低位""中位"和"高位"，从最低位置到最高位置分别为 50.80cm~71.12cm、

58.42cm~86.36cm和66.04cm~101.60cm，并保留了牙椅四条腿的设计。同年，他又发明了另一个新型牙椅，其特点是在牙椅的下方用直径60.96cm的铸铁圆形底座代替了四条腿，在铸铁圆形底座内部有一个较长的活塞筒可以延伸到椅子所在的地板下方，他还用栗色、深红色或绿色不同款的毛绒制成椅面。1901年威尔克森医生继续发明了现代牙椅；1915年发明第一台更加现代化的电气化牙椅，可以自由调节方向。威尔克森一生都在努力改进和推广他发明的牙椅（图8-7-5）。除此之外，威尔克森还发明了牙椅旁的漱口痰盂及支架，一个组合仪器盒和牙科发动机，以及一个麻醉吸入器。

进入20世纪30年代末期，由于对常规牙科治疗设备的有机组合，将生产出的口腔综合治疗机安装在牙科治疗椅上，整合出口腔综合治疗台（dental treatment system）。其基本配置包括：牙椅、电动牙钻、牙科手机、控制台、口腔照明灯、器械盘、三用水枪、吸唾器、卫生及供水设备、痰盂和脚控开关等牙科治疗中常用设备。口腔综合治疗台迅速被广泛使用。20世纪50到60年代，经过不断改进，完全横卧位的现代口腔综合治疗台问世，这种多机一体化、功能多样化的综合治疗台是一项重大创新。让病人从坐在牙椅上接受治疗，到躺在口腔综合治疗台上看病，近似于大医学手术室里的配置，使病人的心脏与身体近乎水平位，病人感到更加舒适安全。牙医坐在现代口腔综合治疗台旁执行各种治疗程序，使牙科医生能够快速、准确、有效地进行操作，也促进了未来牙科四手操作的发展。

现代口腔综合治疗台以压缩空气为动力源与电动牙椅连体，配有现代高速气动涡轮手机和低速马达，还配备了洁牙机、光固化机和负压吸引器，口腔X线读片机、内镜及显示屏，根管显微镜等辅助装置以延展功能，综合应用了各项高新技术，已达到比较完美舒适的外形设计[1, 2, 4, 5]。

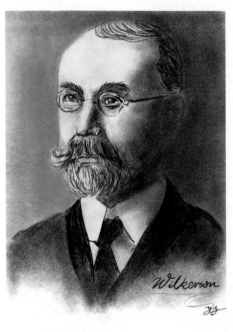

```
    A
  B | C | D
  E | F
```

图8-7-5　威尔克森发明的牙椅

A. 美国牙科发明家威尔克森教授
B. 1877年威尔克森发明第一台液压式牙椅
C. 1886年威尔克森发明具有三种不同可升降高度的牙椅
D. 1886年威尔克森改良的铸铁圆形底座牙椅
E. 1901年威尔克森发明的现代牙椅
F. 1915年发明可以自由调节方向的第一台电气化牙椅

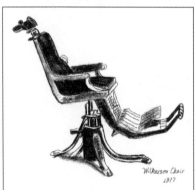

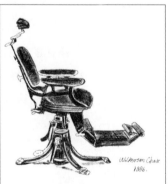

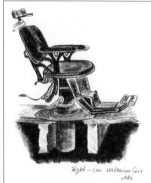

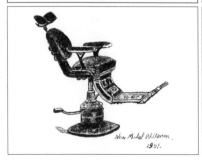

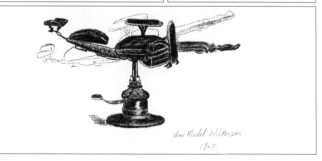

参考文献

1. WALTER H A. History of dentistry. Chicago：Quintessence，1981

2. 张志君. 口腔设备学. 3版. 成都：四川大学出版社，2008

3. Obituary. Dr. James Beall Morrison. The American Dentist，1918，6：11

4. RING M E，HURLEY N. Letter from Edwin Sercombe，March 21，1871. Dr. James Beall Morrison Correspondence，1869-1873. Washington：Archives Center，National Museum of American History.

5. VINSKI I. Two hundred and fifty years of rotary instruments in dentistry. Br Dent J，1979，146：217-223

第八节
清末中国的传统医学及西医的传入

19世纪下半叶，硬质硫化橡胶制作的全口义齿已传入中国，其上有排列整齐的人工瓷牙。1880年徐善宁牙医已经在中国首先用脚踏式牙钻为患者治疗牙病，并出版著作《新发明牙科卫生书》。19世纪末传教士编译的《万国药方》在中国发行，将西方的各种药物介绍到中国，包含治疗口腔疾病的十余种药物及口腔医学器械[1]。

一、中国清代的硬质硫化橡胶义齿

自从1851年美国人尼尔森·固特异发明了硬质硫化橡胶以后，牙医就开始用其制作全口义齿的基托，因其佩戴舒适固位好，所以这种义齿在欧美很流行。当时，此种镶牙技术也传入中国并得到应用。从考古出土的义齿实物和当年出版的书籍已经说明在19世纪的后半叶，中国清代已经有人在使用硬质硫化橡胶制作的义齿[1, 2]。

江苏省常州市在1986年10月出土了一副上颌全口义齿，考古学家证实其为清代的假牙。义齿的上颌基托由硬质硫化橡胶制作，呈暗红色，中间有吸盘。牙齿洁白晶莹为人工瓷牙，牙齿排列整齐、咬合面有仿真窝沟（图8-8-1）[1]。据记载：明清时期的常州学术昌盛，不仅有发达的刻印业和科举文化，而且在清代出现了著名的五大学派和一批杰出的学者，在知识的多个领域都处于领先地位。在19世纪下半叶，使用硬质硫化橡胶制作全口义齿基托的方法已传入中国。

据首都医科大学口腔医院周大成教授的著作《中国口腔医学史考》中

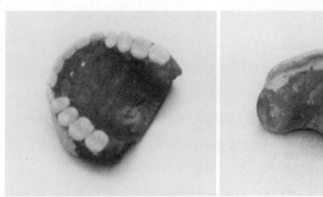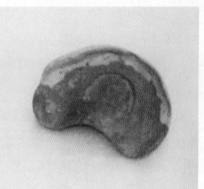

图8-8-1　19世纪中国清代的硬质硫化橡胶义齿　　　　　　　　　A｜B

A. 中国清代上颌硬质硫化橡胶义齿（咬合面观）
B. 中国清代上颌硬质硫化橡胶义齿（组织面观）
（图片：作者拍摄于首都医科大学北京口腔医院医史展览馆）

介绍，清朝光绪年间（1875年—1908年），西式镶牙法最盛行。金武祥所著《粟香二笔》记载，"放翁诗云：染须种齿笑人痴"。《粟香二笔》是在1881年—1891年期间撰写完成，说明西式镶牙法在此10年内进入中国，使用硬质硫化橡胶制作义齿[1]。

　　另据医史学家陈邦贤《中国医学史》介绍，在清光绪末年，太医院在培养医生方面已明确规定"医生各专一科，包括大方脉、小方脉、伤寒科、妇人科、疮疡针灸科、眼科、牙科、咽喉科、正骨科和痘疹科，有严格的分科考试和淘汰制度"[3]。这说明在西式镶牙法盛行的清朝末年，中国已有专业的牙科医生可以镶牙。

二、清代光绪年间的治疗牙病方法和牙医师

　　据其他史料记载，1898年晚清时期，在皇宫的太医院已设有牙医室，首届主持人是陈镜容牙医师，他已开始应用西方牙科药品和材料来治疗牙

医学和口腔医学
发展史概论 1
石器时代
人类古老的口腔疾病
（史前—公元前4000年） 2
文字产生与人类早期
对口腔疾病的认知
（公元前3500年—公元500年） 3
中古时期的医学
（476年—1453年） 4
上篇、第一章 　 上篇、第二章 　 上篇、第三章 　 上篇、第四章

齿疾病以及修复牙齿缺损，他入宫为慈禧太后安装过局部义齿，陈镜容成为中国第一位宫廷牙医师[1]。

首都医科大学口腔医院的周大成教授曾对北京故宫清代太医院的熏牙器进行过仔细观察，鸭梨形状的熏牙器是由纯银制成，可以治疗牙痛。熏牙器分为上下两部分、从中间分开后将药物装入其中，加水放置炉上煮沸，患者张口吸入药气，以熏病齿（图8-8-2A）[1]。使用的药物为莨菪子等。中医自古治疗龋齿的方法很多，除了熏法，还有含漱、敷药、揩齿、叩齿、充填和拔牙等。据唐代著名医药学孙思邈的《备急千金要方》和王焘的《外台秘要》记载，熏法源自唐代，一直流传至清朝[4-6]。

清朝宫廷用的挂式剔牙签种类很多，有两挂式、三挂式。材质分为金质、银质、象牙、牛角、驼骨等材料制成，可以用于清洁牙齿（图8-8-2B）[1]。而民间的牙签多是单个，用柳木制成，李时珍在《本草纲目》中说，"柳枝祛风消肿止痛，其嫩柳削为牙杖，剔牙甚妙"[5, 6]。

根据首都医科大学附属北京口腔医院周大成教授的《中国口腔医学史考》一书记载，在19世纪的清朝光绪年间，中国民间已出现了最早开设的

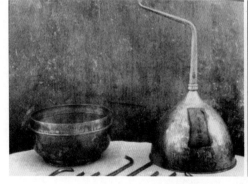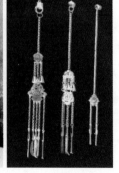

图8-8-2　北京故宫清代太医院的牙科器械　　　　　　　　　A ｜ B

A. 清代太医院的熏牙器
B. 清代银质挂式牙签，分2挂、3挂、5挂式
（图片：周大成教授拍摄于北京故宫博物院）

科学的觉醒与
人体解剖学的建立
（14世纪—16世纪）　5

科学的革命与
基础医学的启程
（17世纪）　6

科学的进步与医学专业化
分科、牙医学的独立
（18世纪）　7

科学的黄金时代与
医学的巨大进步
（19世纪）　8

科学技术的飞速发展与
口腔医学的科技化时代
（20世纪）　9

中篇、第五章　　　　中篇、第六章　　　　中篇、第七章　　　　下篇、第八章　　　　下篇、第九章

私人牙医诊所和牙医师，个体牙医关元昌（1833年—1911年）被称为"中国牙医第一人"[1]。

1981年周大成教授曾访问了上海中医学院医史博物馆，在《馆藏医事照片目录》中发现徐善宁牙医师（1853年—1911年）的照片及其著作《新发明牙科卫生书》，他是我国第一个用西方口腔医学知识和技术治疗牙病的医生。徐善宁曾于1880年在澳大利亚学习医学和牙科，他回国后在广州和香港开业行医，他首先开始用脚踏式牙钻为患者治疗牙病（图8-8-3）。1904年出版《新发明牙科卫生书》，这是我国最早的现代口腔医书[1]。

三、西医的传入，从伯驾到洪士提反的《万国药方》

随着19世纪欧洲科学黄金时代的到来，西医学逐渐取得巨大的进步。麻药的发明、消毒灭菌法在外科的应用、手术器械的不断改进，无疑使西方医学的发展在外科、眼科、妇产科、公共卫生等方面处于世纪的领先地位[5, 6]。

19世纪初大批传教士再次来到中国，掀起西学东渐的第二次浪潮。他们在中国通过建立诊所和医院、兴办医学教育等形式，逐渐将西方医学经多种渠道传入中国，促进了中国早期基督教医院的诞生。据广州中医药博物馆介绍：在清道光十五年（1835年）美国首位传教士伯驾（Peter Parker，1804年—1888年）来华，他也是位医生兼外交官。伯驾于1835年11月4日在广州新豆栏街租赁房屋内设立眼科医院，成为中国境内第一所教会西医医院[7]。据医史学家陈邦贤的著作《中国医学史》介绍，"伯驾随即开始训练中国生徒为助手，这可以说是中国人学习西洋医学的开始""伯驾还是第一位在中国使用乙醚麻醉进行手术的医生"[3]。1865年，这所眼科医院更名为博济医院，伯驾免费为华人治疗，救人无数（图8-8-4）。1838年2月，伯驾在广州成立了中国医学传道会，吸引大批医学传教士涌入中国沿海地区，在允许他们开业的地方纷纷建立起医院或诊所，使教会医疗事业不断扩展。

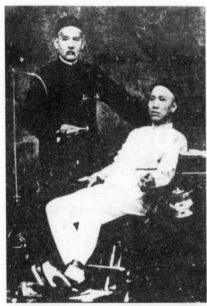
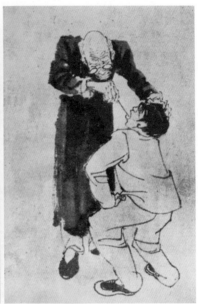
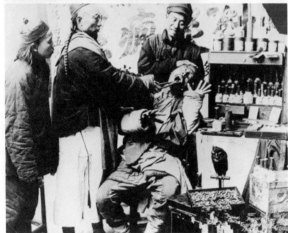

A | C
B

图8-8-3　中国第一个留学归国的牙医师和北京街头的流动牙医

A. 中国的徐善宁牙医师用脚踏式牙钻为患者治疗牙病
（图片：周大成教授收集于上海中医学院医史博物馆）
B. 清朝北京街头的流动拔牙摊
C. 清朝北京街头的"剔牙虫"（绘画：北京天桥人物之一）
（图片：作者拍摄于首都医科大学北京口腔医院医史展览馆）

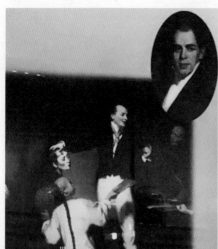
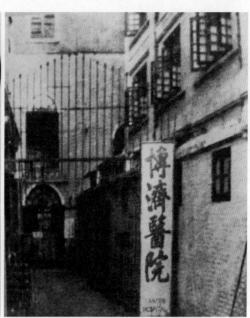

图8-8-4 西医的传入 　　　　　　　　　　　　　　　　　　　　　　　　　A | B

A. 1935年首位来华开办医院的传教士伯驾
（图片：作者拍摄于广州中医药博物馆）
B. 19世纪博济眼科医院旧址
（图片：作者拍摄于广州博物馆）

　　1842年清政府签订南京条约，开放广州、福州、厦门、宁波、上海五处东南通商口岸，允许英国人在这些地方开办诊所和医院。1850年，中国至少有10处这样的场所。1860年第二次鸦片战争之后，清政府被迫先后签订《天津条约》和《北京条约》，进一步增设通商口岸，许可外国传教士到中国内地游历传教等条款。此后，在中国的整个沿海、沿江和内地广大地区，一大批西医医院和诊所都迅速建立起来。1876年中国已有教会医院16所、诊所24家。1889年建立教会医院61所。到1905年医院已达到166所，诊所241家。1915年诊所达到330所。1937年在华英美教会医院共300所，小型诊所600处。1949年中国有教会医院340多所。这些医院和诊所对中西方的文化交流、中国现代医疗体系和健康系统的建立产生了深远的影响[5-9]。

与此同时，传教士还翻译出版西医书籍。最具代表性的人物是美国传教士医生洪士提反（S.A.Hunter），他在中国烟台行医教学，研究中国医药多年。1886年他编译《万国药方》一书，共8卷，将西方的各种药物介绍到中国，其中包含了有关口腔疾病的治疗用药及口腔医学器械，于1890年由上海美华印书馆出版，是19世纪我国吸收学习西方医药学最有影响的一本书（图8-8-5）。周大成教授在其著作中详细介绍了《万国药方》包含治疗口腔疾病的十余种药物，如用信石糊、丁香油和几阿苏，塞入牙洞内可以治疗牙疼。《万国药方》还使中国医生第一次接触到中英文两种文字组成的口腔医学专业词汇[1]。

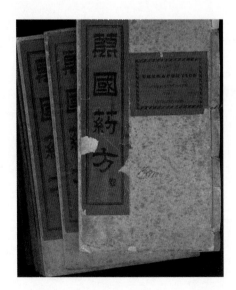

图8-8-5　介绍西药、口腔用药和口腔器械的书《万国药方》
（图片：作者拍摄于广州博物馆）

科学的觉醒与
人体解剖学的建立
（14世纪—16世纪）5

科学的革命与
基础医学的启程
（17世纪）6

科学的进步与医学专业化
分科、牙医学的独立
（18世纪）7

科学的黄金时代与
医学的巨大进步
（19世纪）8

科学技术的飞速发展与
口腔医学的科技化时代
（20世纪）9

中篇、第五章   中篇、第六章   中篇、第七章   下篇、第八章   下篇、第九章

参考文献

1. 周大成. 中国口腔医学史考. 北京：人民卫生出版社，1991

2. 赵铱民. 口腔修复学. 7版. 北京：人民卫生出版社，2012

3. 陈邦贤. 中国医学史. 北京：团结出版社，2006

4. 李经纬，林昭庚. 中国医学通史. 北京：人民卫生出版社，2000

5. 杨建宇. 医学史. 北京：中国古籍出版社，2006

6. 梁永宣. 中国医学史. 2版. 北京：人民卫生出版社，2016

7. 罗伯特·玛格塔. 李城，译. 医学的历史. 广州：希望出版社，2004

8. 周学东. 口腔医学史. 北京：人民卫生出版社，2013

9. 何卫. 西学简史. 重庆：重庆出版社，2007

医学和口腔医学
发展史概论

1

上篇·第一章

石器时代
人类古老的口腔疾病

〈史前—公元前 4000 年〉

2

上篇·第二章

文字产生与人类早期
对口腔疾病的认知

〈公元前 3500 年—公元 500 年〉

3

上篇·第三章

中古时期的医学
〈476 年—1459 年〉

4

上篇·第四章

第九章

科学技术的飞速发展与
口腔医学的科技化时代
（20世纪）

第一节
20世纪口腔局麻药的新时代

现代麻醉学的发展跨越了两个世纪。19世纪全身麻醉药的发现和应用，极大地促进了医学的发展，外科学和牙科领域迎来了无痛手术时代。20世纪口腔局麻药的研发与应用，为现代口腔医学的发展奠定了基础，局麻药不断向着更安全、更方便、更高效的方向发展。

对于病人身体某一部位的小手术，是否可以采取局部麻醉呢？既可以使病人身体局部镇痛、又不使病人丧失意识。化学家和医生们在这种愿望的驱使下，自从19世纪中下叶已经开始付诸实践。奥地利年轻的化学家阿尔伯特·纽曼于1859年从古柯树叶中提取出可卡因，可对中枢神经产生麻醉作用。1884年，奥地利眼科医生柯勒第一次将可卡因用于眼科的局部表面麻醉，获得满意效果。外科医生又将可卡因用于外科局部浸润麻醉。牙医霍尔在1885年第一次将可卡因用于下牙槽神经传导阻滞麻醉。但是不久，人们发现了可卡因存在严重的副作用——成瘾性。那么，如何找到一种更新、更安全的局麻药，就成为20世纪人们重要的研究方向。

20世纪初，在化学家的继续努力下，首次人工合成了新型的酯类局麻药普鲁卡因。因为普鲁卡因比可卡因更安全，毒性低、刺激性小且没有成瘾性，所以普鲁卡因很快取代了可卡因，成为其发明之后40余年里经典的口腔局麻药。直到20世纪中期，瑞典的化学家合成了酰胺类口腔局麻药——2%的盐酸利多卡因。因为利多卡因比普鲁卡因的局麻作用更强，所以麻醉维持时间长，而且不容易引起过敏反应，利多卡因逐渐替代了普鲁卡因，口腔局麻药从酯类到酰胺类化学结构的改变，开创了局麻药的新纪元。随后，其他局麻药如盐酸甲哌卡因、布比卡因、丙胺卡因和依替卡

科学的觉醒与
人体解剖学的建立
（14世纪—16世纪） 5
科学的革命与
基础医学的启程
（17世纪） 6
科学的进步与医学专业化
分科、牙医学的独立
（18世纪） 7
科学的黄金时代与
医学的巨大进步
（19世纪） 8
科学技术的飞速发展与
口腔医学的科技化时代
（20世纪） 9

中篇、第五章　　　中篇、第六章　　　中篇、第七章　　　下篇、第八章　　　下篇、第九章

因也相继问世。1976年，后来居上的4%盐酸阿替卡因成为目前临床麻醉效果最好、应用最广泛的口腔专用局麻药。现代局麻药正逐步达到低毒性、高效能、安全性好和无副作用的标准，药物在麻醉过程中，不伴有意识丧失，躯体的局部麻醉效果是短暂的、完全可逆，且对组织无刺激作用。20世纪末，第一台计算机控制的口腔局麻药给药系统问世，使注射过程更安全舒适，为现代牙科的发展奠定了基础[1, 2]。

一、首次人工合成新型酯类局麻药盐酸普鲁卡因

1905年，德国化学家艾佛烈·埃因霍恩（Alfred Einhorn）在慕尼黑研制出第一个人工合成的、可以注射的新型酯类局麻药——盐酸普鲁卡因（procaine hydrochloride）。盐酸普鲁卡因可以抑制周围神经细胞的兴奋性和阻滞外周神经的信息传导，具有良好的局部麻醉作用（图9-1-1A）。研制成功后，艾佛烈·埃因霍恩将普鲁卡因立即送到莱比锡，请德国著名的外科医生海因里希·布朗进行临床实验评价（图9-1-1B）。

德国外科医生海因里希·布朗（Heinrich Braun，1862年—1934年）在试验中发现，与可卡因对比，普鲁卡因可以大大降低毒性、增加安全性，而且刺激性小、没有成瘾性。但普鲁卡因具有强烈的血管扩张作用，容易造成手术局部的组织出血，不仅术者不易辨清手术视野，而且局麻药很快被吸收、麻醉作用时间就非常短。如果增加普鲁卡因麻药的用量，又会产生更多的毒性反应。

布朗医生记得，1903年他曾在局麻药可卡因中加入过肾上腺素进行实验。肾上腺素是1901年美国的日裔学者、化学家高峰让吉发明的血管收缩剂。加入肾上腺素的局麻药，不仅有血管收缩作用，具有很好的止血效果；而且还能避免药物在注射部位被吸收，从而加强了局部麻醉效果、延长了麻药作用时间。布朗医生当时将肾上腺素的这个化学效应称为"化学止血器"。这次他又在普鲁卡因中加入肾上腺素，这种混合的局麻药起效快，3~5分钟病人就可以感到麻木，麻醉时间可以持续12~15分钟，用于外科

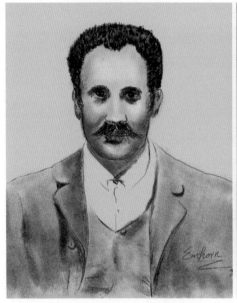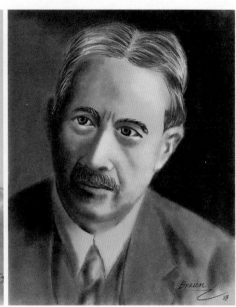

图9-1-1　盐酸普鲁卡因的发明与临床应用　　　　　　　　　　　　　　A ｜ B

A. 德国化学家艾佛烈·埃因霍恩发明了普鲁卡因
B. 德国外科医生海因里希·布朗制成普鲁卡因＋肾上腺素混合液
（图片：作者绘画）

　　手术时不仅减少了出血，而且延长了普鲁卡因的作用持续时间，肾上腺素又一次达到"化学止血器"的效应。解决了上述问题，普鲁卡因最终取代了可卡因，成为最经典的局麻药。后来被Farbwerke Hoechst公司推向市场，其商品名努佛卡因（novocain）更广为人知，在局麻药领域统治长达半个世纪之久。布朗仅仅用4年时间，改变了纽约外科医生在手术中使用止血带防止药物吸收的方法，他大大提高了局麻药的效果[1-3]。

　　2%的盐酸普鲁卡因被推荐作为牙科的局部麻醉用药，可用于局部浸润麻醉、阻滞麻醉（图9-1-2），特别受到口腔科医生的广泛欢迎，成为经典的牙科局麻药物。由于穿刺技术的不断提高，椎管内神经阻滞麻醉也成为临床上常用的麻醉方法，外科医生用普鲁卡因进行腰椎麻醉、硬膜外麻醉及封闭疗法等。

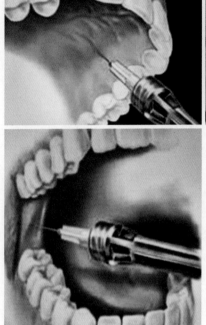
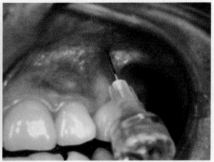

$$\frac{A \mid B}{C}$$

图9-1-2　2%的盐酸普鲁卡因在口腔局部麻醉的应用

A. 口腔局部表面腭侧浸润麻醉注射
B. 口腔局部表面唇侧浸润麻醉注射
C. 口腔下牙槽神经阻滞麻醉注射
（图片：孙玉娟提供）

　　随着普鲁卡因的广泛应用，其副作用的报道也逐渐增多。研究发现，部分患者对药物具有高敏反应和过敏反应，个别病人可出现高铁血红蛋白症，如果剂量过大、吸收速度过快或误入血管可导致中毒反应。所以，给药前必须做皮内敏感试验；注射药液要慢、反复抽吸回血、不得注入血管内[4]。

二、酰胺类局麻药盐酸利多卡因成为新的里程碑

　　因为酯类局麻药普鲁卡因应用于临床以后存在一些明显的缺点，所以在接下来的几十年间，化学家们一直在不断努力，继续研制更好的局麻药。1947年，化学家发明了酰胺类局麻药——2%的盐酸利多卡因，结束了酯

类麻醉药普鲁卡因的统治地位，标志着口腔局麻药新的里程碑。

1943年，两位瑞典化学家Nils Lofgren和Bengt Lundgvist成功合成了酰胺类局麻药 2% 的盐酸利多卡因（lidocaine hydrochloride）。1947年，Nils Lofgren（1913年—1967年）在斯德哥尔摩大学的有机化学系完成博士学位后留校任教，同年，他发表了对局麻药研究的博士论文《利多卡因：一种新型的合成药物》。之后，他和同事Bengt Lundgvist 将利多卡因的专利权出售给瑞典的阿斯特拉（Astra AB）制药公司。1948年，利多卡因也通过了美国食品和药品管理局（FDA）的批准，首次作为一种新型的酰胺类局麻药推向市场，立刻受到外科和牙科医生的欢迎。

2% 盐酸利多卡因的局部麻醉作用比普鲁卡因更强，起效更快；因为有较强的组织穿透性和扩散性，可以达到更深的麻醉效果；因利多卡因的血管扩张作用比普鲁卡因小得多，所以麻醉维持时间更长。酰胺类麻药还克服了普鲁卡因容易引起过敏反应的缺点。盐酸利多卡因进入临床使用后，很快被牙科医生接受，利多卡因逐渐替代了普鲁卡因，又被制作成合适的剂型，在口腔专业应用了近30年。此外，利多卡因还可以作为急救用药，有效地对抗室性心律失常，迅速而安全，所以，也是心律失常病人的首选药物[1-4]。

三、酰胺类局麻药盐酸甲哌卡因成为牙科专用局麻药

1957年，盐酸甲哌卡因由A.F.Ekenstam 研制成功，属于酰胺类口腔局麻药（商品名为斯康杜尼）。分为两种剂型：2%的甲哌卡因溶液，含有合成的血管收缩药左旋异肾上腺素，于1960年被用于牙科；3%的甲哌卡因溶液，不含血管收缩药肾上腺素，于1961年用于牙科（图9-1-3），均通过了美国食品和药品管理局的核准。

因为3%的甲哌卡因不含肾上腺素，麻药本身仅有轻微的血管舒张作用，所以经常用于特殊人群，如高血压、动脉硬化、甲亢、心律不齐、糖尿病、血红蛋白病、贫血等患者。也成为儿童及老年患者牙科治疗中

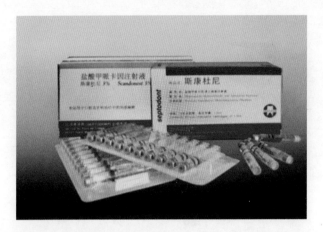

图9-1-3　2%和3%的盐酸甲哌卡因

常用的局麻药。甲哌卡因作为酰胺类局麻药，罕见过敏反应。之后科学家们又继续合成了布比卡因、丙胺卡因、依替卡因，都属于酰胺类口腔局麻药[1-4]。

四、盐酸阿替卡因成为新型的酰胺类口腔局麻药

随着时间的发展，德国化学家 H. Rusching 及其同仁于1969年研制成功了盐酸阿替卡因（商品名为必兰），必兰被广泛应用于130多个国家的牙科领域。1976年开始进入德国和瑞士，1983年在加拿大的临床开始使用，中国已于1999年开始使用，2000年得到美国食品和药品管理局的核准，进入美国市场（图9-1-4）。

盐酸阿替卡因属于酰胺类口腔专用局麻剂，含有1：100 000的肾上腺素，组成4%的盐酸阿替卡因混合液，比其他局麻药具有更强的组织穿透性和扩散性，麻醉强度是利多卡因的1.5倍，普鲁卡因的1.9倍。阿替卡因麻醉起效快，给药2~3分钟后即出现麻醉效果；因与肾上腺素合并使用，可减缓麻药的吸收，延长麻醉的持续时间，牙髓的麻醉时间约60~70分

医学和口腔医学
发展史概论
上篇、第一章

1

石器时代
人类古老的口腔疾病
（史前—公元前4000年）
上篇、第二章

2

文字产生与人类早期
对口腔疾病的认知
（公元前3500年—公元500年）
上篇、第三章

3

中古时期的医学
（476年—1453年）
上篇、第四章

4

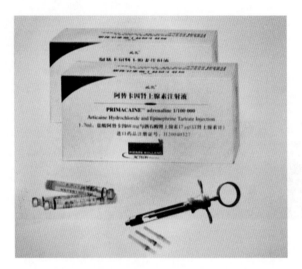

图9-1-4　4%的盐酸阿替卡因
（图片：孙玉娟提供）

钟，软组织麻醉时间可达3h以上。盐酸阿替卡因组织浸润性强，采用黏膜下浸润麻醉，就可以完成后牙拔除、牙髓治疗及活髓牙烤瓷预备等口腔的一般治疗过程。不良反应小，罕见过敏反应。需注意，盐酸阿替卡因应谨慎用于高血压、糖尿病患者和孕妇[1-5]。

五、计算机控制的局麻药给药系统（C-CLADs）

1997年，美国生产出第一台计算机控制的局部麻醉注射系统（computer-controlled local anesthetic delivery system，C-CLADs），局部麻醉液传输的流动速度可全程由计算机控制，可以精确、稳定、均匀地缓慢输送麻醉药物，注射流速低于患者的疼痛阈值。

牙科医生可以手持执笔式导管手柄、用指尖精确控制注射针的定位，并用脚踏开关控制局麻药的注射，使注射过程安全、舒适。动态压觉技术，提供实时组织反馈系统（可视与声音），极大地提高了牙周膜

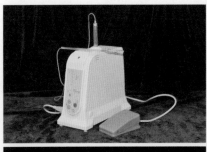
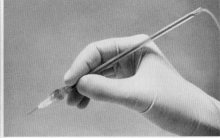
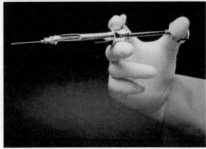

A | B
――――
C

图9-1-5　计算机控制的局麻药给药系统

A. CCLADs 计算机控制的局部推麻仪
B. 执笔式手持导管手柄，精确控制注射针的定位
C. 传统注射器注射麻药
（图片：孙玉娟提供）

（PDL）麻醉的成功率。组织学研究表明注射后牙周韧带无组织学损害。CCLAD系统的发明是局麻药注射控制方式的重大改变，使注射技术得以提高（图9-1-5）。

　　进入21世纪以后，麻醉的研究重点在于提高麻醉药的安全性和降低毒副作用，现在通过科研部门的研发，将会有更多更新换代的麻醉药应用于临床。我们也不会忘记过去那些勇于尝试、不断发现麻醉药、为人类的无痛手术作出过贡献的先贤们[1-5]。

参考文献

1. WALTER H A. History of Dentistry. Quintessence Publishing Co., 1981
2. 刘克英. 口腔局部麻醉手册. 北京：人民卫生出版社，2007
3. KATHY B B. 口腔局部麻醉学. 北京：人民军医出版社，2011
4. STANLEY F M. Handbook of Local Anesthesia. 北京：人民卫生出版社，2007
5. William Harry Archer，Milton Baron Asbell，William B. Irby. The History of the Development of Anesthesia，Oral Surgery and Hospital Dental Service in the United States of America. 1971

医学和口腔医学
发展史概论
1
上篇、第一章

石器时代
人类古老的口腔疾病
（史前—公元前 4000 年）
2
上篇、第二章

文字产生与人类早期
对口腔疾病的认知
（公元前 3500 年—公元 500 年）
3
上篇、第三章

中古时期的医学
（476 年—1453 年）
4
上篇、第四章

第二节
口腔正畸学成为口腔医学中的
第一个分支学科

　　自古至今，人们一直关注美丽的容貌和微笑。而牙齿错位、牙齿排列不齐，牙弓形态异常，以及颌骨与颅面关系不协调，不仅会影响面容的美观，还会影响口腔颌面系统的发育、健康和功能。用正畸的手段可以矫治错𬌗畸形，不仅矫治畸形，而且恢复口颌系统的功能，使牙颌颅面形态和功能取得新的平衡和协调关系，最终达到平衡、稳定和美观的目的。口腔正畸学经历了牙齿矫治的奠基时期、口腔正畸学科的早期发展和现代正畸学的建立阶段[1]。

　　无论是从考古挖掘的资料，还是从古代医学的书籍中，我们都能发现古代人们希望矫治牙齿的意识和方法。在 18 世纪—19 世纪口腔正畸学发展的早期阶段，涌现出许多优秀的牙医，他们对牙颌畸形的矫治不断探索研究，留下许多宝贵的经验。皮耶·费查（Pierre Fauchard）在 1728 年出版的《外科牙医学》书中就第一次描述了可以用马蹄形金属牙弓夹板矫治牙齿畸形；约翰·亨特（John Hunter）于 1771 年出版了《人类牙齿自然史》，书中也是第一次描述了下颌骨生长发育与牙齿大小的关系[2]。19 世纪早期的牙医们尝试着用上颌𬌗垫和头帽颏兜矫治器治疗前牙反𬌗，之后还有医生发明了带环矫治器、金属杆和螺丝、木楔分牙、金属丝网咬合垫，并用弹性舌弓扩大上腭穹窿。有的医生使用螺丝钉和橡皮圈引入支抗的概念，对错𬌗畸形进行分类，甚至发明了螺旋矫治器、腭裂修复板、人工赝附体、外固定矫治器[2]。这些先驱们的工作为现代口腔正畸学的建立和发展奠定了基础，作出自己的贡献。

科学的觉醒与
人体解剖学的建立
（14世纪—16世纪）　5

科学的革命与
基础医学的启蒙
（17世纪）　6

科学的进步与医学专业化
分科、牙医学的独立
（18世纪）　7

科学的黄金时代与
医学的巨大进步
（19世纪）　8

科学技术的飞速发展与
口腔医学的科技化时代
（20世纪）　9

中篇、第五章　　　　　　中篇、第六章　　　　　　中篇、第七章　　　　　　下篇、第八章　　　　　　下篇、第九章

在近代口腔正畸学建立和发展的道路上，最具影响力的人物还是美国学者爱德华·H.安格（Edward Hartley Angle）。他于1899年提出错𬌗畸形分类法，将口腔正畸的治疗方法建立在科学的基础上。他在20世纪初建立正畸学校和社团、创立正畸杂志，并发明多项正畸矫治器和矫治技术，将口腔正畸学发展为口腔医学的第一个分支学科，安格被誉为"口腔正畸学之父"[2]。20世纪下半叶，正畸医生们创建了更多的矫治理论和技术，如面部诊断三角和头影测量、细丝弓矫治技术、直丝弓矫治器和矫治技术、直接粘接托槽替代带环、镍钛合金矫治弓丝等，使正畸临床发生了深刻变化。20世纪末，医生们发明舌侧矫治器和矫治技术，舌侧隐形矫治的方法受到患者的欢迎。随着数字化时代的到来，人们将CAD/CAM和3D打印技术相结合，创造出无托槽隐形矫治技术[3]，受到病人的推崇。

一、人类早期的牙齿矫治方法

人类的祖先一直存在着牙颌畸形，无论是距今约5万年前人头骨上歪斜的牙齿，还是3000年前人类牙齿畸形的文献记载，都可以证实。考古学家发现埃及木乃伊牙齿上环绕有金属箍，并用肠线拉紧穿过牙齿，似乎是在关闭牙间隙，说明古埃及人已经有了正畸的意识[2]。直到19世纪中叶，人们一直期望能够矫治自己拥挤的牙齿或前突的颌骨畸形。

古希腊医生希波克拉底（Hippocrates，公元前460年—公元前370年）在其著作中最早论述了牙颌颅面畸形，提到牙齿存在拥挤不齐、颌骨有畸形。公元前500年，在古希腊人和伊特鲁里亚人的考古遗迹中，也发现了原始的、却设计精巧的牙齿矫治器[2]。

罗马皇帝提比略·恺撒的御医塞尔苏斯（Celsus，公元前25年—公元50年），是古罗马百科全书的编纂者，他用拉丁文写成，共八本书。塞尔苏斯广泛收集了希波克拉底的医学知识，其中叙述了眼科、牙科、喉科方面的手术，他除了最早记录如何使用牙镜，还在书中详细描述了如何用手指推动错位的牙齿以达到矫治目的。他写道："如果儿童在乳牙脱落之前，

恒牙就错位萌出，应该拔掉乳牙，然后每日用手指推动错位的恒牙，直至恒牙达到正确的位置"[2]。所以，在"正畸"这个词被创造出来以前，古人已经知道牙齿受到挤压会移位，这种最早的矫治技术一直被沿用到18世纪。后人称塞尔苏斯是"罗马的希波克拉底"。

古罗马另一位著名的作家老普林尼（Pliny the Elder，23年—79年）一生著书37本，其中《博物志》涵盖的领域包括植物学、动物学、天文学、地质学和矿物学、医学等，成为后人索引的参考书。书中他第一个提倡用机械力来矫治牙齿畸形，他建议锉削过长的牙齿，以便使牙齿排列整齐[2]。直到19世纪，人们一直使用这种方法。

在欧洲的中古时期（476年—1453年），连年的战争和瘟疫流行，医学和所有科学技术一样停滞不前，外科手术仍然停留在拔牙、放血、拔罐、接骨、去结石等事情上，牙病的治疗也没有任何进步，只有少量的书籍谈到牙齿矫治。此时期出生于希腊埃伊那岛的保罗斯（Paulus Aeginata，625年—690年）是位天才的外科医生，他继承了古希腊和古罗马医学中希波克拉底和盖伦的思想，在亚历山大港行医期间著有7本医书，其中6本都描述了精彩的外科手术，他在书中指出"多生牙能够导致牙弓畸形、牙齿排列不齐，可以通过拔牙的方法来进行矫治"。他的著作不仅影响了那个时代的医生，也对后世的医生产生很大的影响。

1690年，法国外科医生皮耶·迪奥尼斯（Pierre Dionis，1658年—1718年）出版的解剖学书中，第一次提到牙病的治疗内容，包括他们"能将牙弓扩展、打开间隙、使拥挤的牙齿排齐"[2-4]。

二、18世纪—19世纪矫治牙齿畸形的奠基者们

（一）矫治牙齿错位，皮耶·费查首次使用机械性矫治器

18世纪初，法国的牙科学处于领先地位，这要归功于法国医生皮耶·费查（Pierre Fauchard，1678年—1761年）的极大努力和贡献。1728年，皮耶·费查总结了自己几十年丰富的行医经验，出版了第一部牙

科学的觉醒与
人体解剖学的建立
（14世纪—16世纪）　5
科学的革命与
基础医学的启程
（17世纪）　6
科学的进步与医学专业化
分科、牙医学的独立
（18世纪）　7
科学的黄金时代与
医学的巨大进步
（19世纪）　8
科学技术的飞速发展与
口腔医学的科技化时代
（20世纪）　9

中篇、第五章　　　中篇、第六章　　　中篇、第七章　　　下篇、第八章　　　下篇、第九章

医学的综合性著作《外科牙医学》（*Le Chirurgien Dentiste*）。这部著作全书共900页，分为两卷，全面涵盖了牙科疾病的各种治疗技术、操作程序和新的治疗理念，含有40幅精美的插图铜版画。他为牙科领域建立了长期的工作标准，使牙科从外科学中独立出来，他被誉为"牙科学之父"[2]。

　　皮耶·费查在著作第二卷的正畸章节中，首先报道了矫治牙齿错位的方法，可制作马蹄形金属牙弓夹板，用金丝或银丝将牙齿捆绑在牙弓夹板上，让错位的牙齿沿着受力方向移动，将错位牙复位，从而矫治牙齿（图9-2-1A）。费查的著作中还介绍了矫治牙齿扭转的方法，他用牙钳将扭转的牙齿拔出后按正确位置再植，与牙弓中其他的牙齿排列整齐一致，然后与相邻牙齿结扎固定，直至愈合[2]。这种方法也会造成牙髓坏死或牙齿松动脱落。

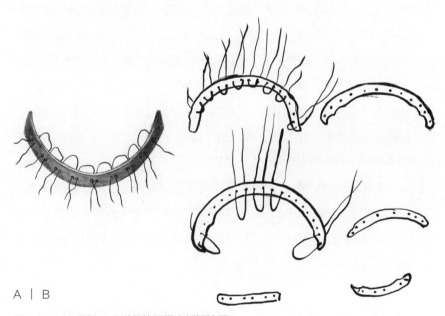

A ｜ B

图9-2-1　18世纪—19世纪的牙弓夹板矫治器

A. 皮耶·费查著作中首次介绍牙弓夹板矫治器
B. 艾蒂安·布尔德的改良的牙弓矫治器
（图片：作者绘画）

医学和口腔医学 发展史概论	石器时代 人类古老的口腔疾病 （史前—公元前 4000 年）	文字产生与人类早期 对口腔疾病的认知 （公元前 3500 年—公元 500 年）	中古时期的医学 （476 年—1453 年）

1　　　2　　　3　　　4

上篇、第一章　　　上篇、第二章　　　上篇、第三章　　　上篇、第四章

随后，法国国王的牙医艾蒂安·布尔德（Etienne Bourdet，1722年—1789年）改良了皮耶·费查的牙弓夹板矫治器（图9-2-1B），矫正前牙拥挤。他首先推荐序列拔牙的方法——即先拔除第一前磨牙，然后用金线穿过马蹄形牙弓矫治器的孔，固定在第一磨牙和第二前磨牙上，推动尖牙和切牙向远中移位，以缓解牙列拥挤。他建议每周2次拧紧金线，以关闭前磨牙间隙，将牙列排齐。这种矫治前牙拥挤的原理一直沿用至今，成为后来安格E形弓的参考基础。他也是第一个开展舌侧正畸，从舌侧扩大牙弓的人。舌侧装置包括：螺钉、扩弓板和与我们现在更接近的舌弓，并使用象牙制成的咬合板和丝绳矫治牙齿[2, 3]。

（二）英国外科医生约翰·亨特对正畸学的贡献

约翰·亨特（John Hunter，1728年—1793年）是英国18世纪最伟大的外科医生和解剖生理学家，他虽然不是牙医，但是他仍对牙医学做出了重要贡献。1771年他出版的著作《人类牙齿自然史》（*Natural History of Human Teeth*），详细描述了牙齿和颌骨的解剖形态、牙齿的分类和命名，如切牙、尖牙和前磨牙、磨牙，这些名称一直沿用至今。不仅如此，书中还包含了口腔正畸的内容[2]。

约翰·亨特追踪观察了胎儿和儿童时期，牙齿和颌骨的生长发育规律、正常咬合关系，解释了下颌骨生长发育的特点。他比较了4个不同年龄阶段的同侧下颌骨标本，有力地证明了牙齿萌出后可以通过移位来伴随着下颌骨长度的增加（图9-2-2）[2]。他还规定了整形手术的原则、错位牙的正畸治疗等。他的发现不是假说，而是对事实真相的揭示，所以从来没有受到过质疑[3]。

（三）矫治前牙反𬌗，早期发明的上颌𬌗垫矫治器和头帽颏兜矫治器

约瑟夫·福克斯（Joseph Fox，1776年—1816年）是亨特在英国伦敦的一名学生，也是一位颇具影响力的医生。他在正畸学逐渐走向科学化的道路上作出了突出的贡献。1803年他首先对错𬌗畸形进行分类，并指出

科学的觉醒与
人体解剖学的建立
（14世纪—16世纪） 5

科学的革命与
基础医学的启程
（17世纪） 6

科学的进步与医学专业化
分科、牙医学的独立
（18世纪） 7

科学的黄金时代与
医学的巨大进步
（19世纪） 8

科学技术的飞速发展与
口腔医学的科技化时代
（20世纪） 9

中篇、第五章　　　中篇、第六章　　　中篇、第七章　　　下篇、第八章　　　下篇、第九章

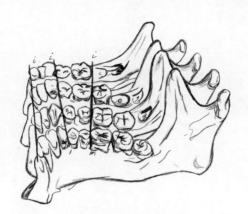

图9-2-2　约翰·亨特第一次描述了下颌骨
生长与牙齿大小的关系
（图片：作者绘画）

了以前预防错𬌗畸形治疗方法中的错误[2]，例如：在儿童替牙期就序列拔除乳牙，特别是拔除第二乳磨牙；甚至第二乳磨牙还没有活动就被拔除，之后也不做任何间隙保持器，这会加重儿童的错𬌗畸形。

　　福克斯用自己独特的办法矫治儿童乳牙期和替牙期的前牙反𬌗畸形。他首先用纯金或纯银制作上颌牙弓夹板，在两侧上颌后牙的位置固定两块象牙，以便加高后牙、打开前牙咬合；再用丝线将牙齿固定在牙弓夹板上，每3天调整系紧一次。这是福克斯发明的早期矫治前牙反𬌗的"上颌𬌗垫"矫治器（图9-2-3A）。为了矫治儿童乳牙期或替牙期的前牙反𬌗，1806年福克斯又发明了一种皮质头帽颏兜矫治器（图9-2-3B）。用于矫治下颌骨有发育过度倾向的前牙反𬌗，和功能性前牙反𬌗，"头帽颏兜"矫治器的方法至今仍在使用。1814年福克斯出版了《人类牙齿疾病的自然史》，共4章，除了包含错𬌗畸形的分类，还第一次阐述了下颌骨生长发育的方向主要是在下颌磨牙区的后方、向远中延伸，前牙区域几乎没有增加[2-4]。

（四）法国牙医发明带环矫治器和金属丝网咬合垫

　　1815年，法国牙医克里斯托夫·弗朗索瓦·德尔巴雷（Christophe-

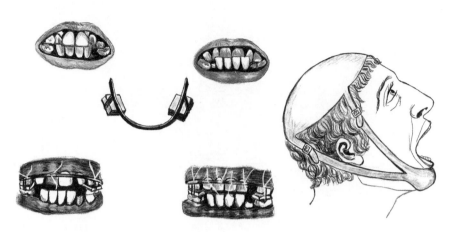

图9-2-3 约瑟夫·福克斯对正畸学的贡献 A ｜ B

A. 1803年约瑟夫·福克斯发明上颌𬌗垫矫治器，矫治疗前牙反𬌗
B. 1806年约瑟夫·福克斯发明的皮质头帽颏兜矫治器
（图片：作者绘画）

François Delabarre，1787年—1862年）将4个矫治牙齿的新概念引入
"牙科学"：①将"带环矫治器"（band appliance）固定在牙齿上，可以使
牙齿轴向旋转，这个方法至今仍在使用；②在错𬌗畸形中使用金属杆和螺
丝的原则；③在牙间放置膨胀螺纹线或木楔，以便分开拥挤的牙齿；④用
金属丝网做咬合垫，放在下颌磨牙的位置（图9-2-4）。

德尔巴雷也是首先主张将错𬌗畸形进行系统化分类的人之一，他不仅
用文字，还用插图加以说明，并对前辈皮耶·费查的矫治器进行批评性的
讨论[2-4]。

（五）法国牙医对正畸学科的命名，发明"弹性舌弓"矫治器

乔基姆·勒富隆（Joachim Lefoulon）是一位法国医生，1841年
他给予正畸学正式的科学命名——畸齿矫正术（Orthodontia），一直沿
用至今，使正畸学从矫治牙齿向矫治颌骨前进了一步。他发明了弹性舌弓
（图9-2-5），第一次将有弹性的金制舌弓放置在牙齿的舌侧，对上腭穹窿

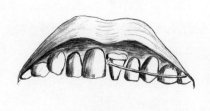

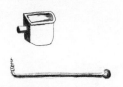

图9-2-4　带环矫治器
1815年德尔巴雷发明的"带环矫治器"
（band appliance）
（图片：作者绘画）

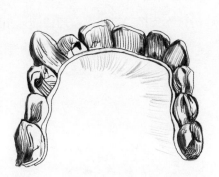

图9-2-5　发明"弹性舌弓"矫治器
（图片：作者绘画）

进行一定程度的扩大，因此，即便是前牙拥挤，也不用拔除第一前磨牙。如果个别牙齿向外突出，还可以用光滑的丝线将其固定在弹性舌弓上，将其移到正常位置。然而，由于舌弓矫治器不是永久的弹性材料，并且缺少持久的固定手段，效果不佳，没有得到广泛的应用[2-4]。

（六）法国牙医最早使用螺丝钉和橡皮圈，引入支抗概念

1841年，法国牙医 J.M.亚历克西斯·沙格（J. M. Alexis Schange 1807年—?）在出版的正畸学著作中，对错𬌗畸形进行了分类，并介绍了通过磨牙带环矫治器，可将同颌对侧突出的侧切牙拉回到牙列中（图9-2-6A）。他还用改良的小螺丝钉固定在金属唇弓夹板上，来关闭牙间隙（图9-2-6B），这是最早在正畸治疗中推荐使用螺丝钉[2]。

与沙格医生同时代的美国橡胶大王查尔斯·固特异在1839年发明了硫化橡胶，大受欢迎的硫化橡胶除了能制作汽车轮胎，还开发了有不同用途的数百种橡胶产品。1842年，橡胶产品也出现在欧洲市场上。沙格医生发

医学和口腔医学 ①
发展史概论

上篇、第一章

石器时代
人类古老的口腔疾病 ②
（史前—公元前4000年）

上篇、第二章

文字产生与人类早期
对口腔疾病的认知 ③
（公元前3500年—公元前500年）

上篇、第三章

中古时期的医学 ④
（476年—1453年）

上篇、第四章

现橡胶管子具有弹性，他立即剪掉制作了橡皮圈用于正畸治疗中，这也是正畸矫治中第一次使用有弹性的橡皮圈；他还用弹性橡胶带制作成力量柔和的牙弓夹板，其长度覆盖住前牙和牙弓的一半（图9-2-6C）。为了矫治扭转的中切牙，他用带环固位在扭转的牙上、螺丝钉扭紧施力（图9-2-6D），他创造了"橡胶-螺栓"这一术语，引入了支抗的概念[3, 4]。

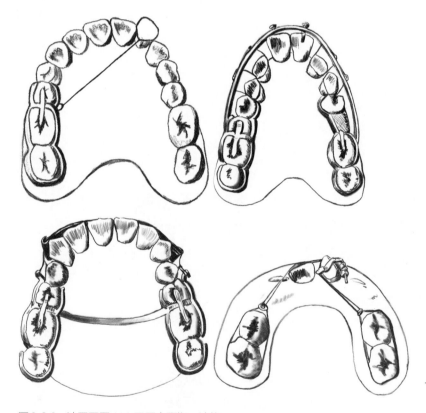

A | B
C | D

图9-2-6　法国牙医J.M.亚历克西斯·沙格

A. 矫治同颌对侧突出的侧切牙
B. 1841年发明的唇弓，用螺丝钉扭紧关闭牙间隙
C. 1842年将弹性橡皮圈第一次用作正畸矫治器，并用弹性橡胶带制作成力量柔和的牙弓夹板
D. 螺丝钉带环矫治器，矫治扭转的中切牙
（图片：作者绘画）

科学的觉醒与
人体解剖学的建立
（14世纪—16世纪）5

科学的革命与
基础医学的启程
（17世纪）6

科学的进步与医学专业化
分科、牙医学的独立
（18世纪）7

科学的黄金时代与
医学的巨大进步
（19世纪）8

科学技术的飞速发展与
口腔医学的科技化时代
（20世纪）9

中篇、第五章　　　　中篇、第六章　　　　中篇、第七章　　　　下篇、第八章　　　　下篇、第九章

（七）德国牙医第一次用石膏模型记录错𬌗畸形

德国柏林牙医弗里德里希·克里斯托夫·克内塞尔（Friedrich Christoph Kneisel，1797年—1847年）是第一位使用石膏模型记录错𬌗畸形的人。他在1836年用德文和法文两种语言发表的论文中，详细阐述了他对上下颌牙齿不齐的矫治。他定制的颊带治愈了下颌突出的病人，成为第一个使用活动矫治器的人[2]。克内塞尔医生和英国医生约翰·托姆斯（John Tomes，1812年—1895年）制作了不同的可摘活动腭板，第一次阐述了骨吸收和重建（图9-2-7）。

19世纪50年代，美国人发明了硬质硫化橡胶并用于制作假牙以后，大大降低了义齿和矫治器的制作成本和重量。美国牙医塔克（E. G. Tucker）第一次使用这种新材料制作了矫治器，他还与法国的沙格医生几乎同时将橡皮筋用于牙齿矫正中[2]。

（八）第一本正畸著作《口腔畸形的治疗》问世

进入19世纪下半叶，具有开创精神的医生们将正畸学的知识结构一步

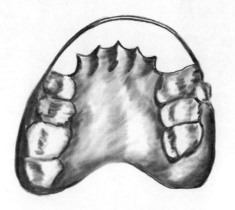

图9-2-7　可摘活动腭板矫治器
克内塞尔制作的可摘活动腭板矫治器
（图片：作者绘画）

一步建立起来。1880年，诺曼·威廉·金斯利用十多年的时间完成了正畸著作《口腔畸形的治疗》的写作，介绍了机械外科的分支，第一次使用外部力量矫正牙齿前突，为口腔正畸学理论奠定了基础，他被誉为"正畸界最聪明的天才"。

诺曼·威廉·金斯利（Norman William Kingsley，1829年—1913年）早期他跟随叔叔学习了一些牙科知识，很快显露出他的天分。1852年，他来到纽约先做牙科助理，后来开业行医。在工作中，他改进了烤瓷牙的形态，因此获得纽约和巴黎世界博览会的金奖。1859年，他制作出人工软腭，同年，他开始转向正畸学的研究。在他的早期文章中，介绍了治疗反𬌗的矫治器，可以让前伸的下颌重新复位，恢复正常咬合关系（图9-2-8）。诺曼发现，给牙齿施加快速有效的力量使牙齿移动时，一侧产生骨吸收，另

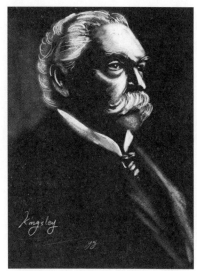
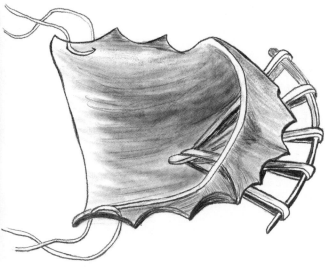

图9-2-8　诺曼·威廉·金斯利的贡献　　　　　　　　　　　　　　　　　A ｜ B

A. 诺曼被誉为"正畸界最聪明的天才"
B. 矫治反𬌗的矫治器
（图片：作者绘画）

科学的觉醒与　　　　　科学的革命与　　　　　科学的进步与医学专业化　　科学的黄金时代与　　　科学技术的飞速发展与
人体解剖学的建立　　　基础医学的启蒙　　　　分科、牙医学的独立　　　医学的巨大进步　　　　口腔医学的科技化时代
（14世纪—16世纪）　5　（17世纪）　6　（18世纪）　7　（19世纪）　8　（20世纪）　9

中篇、第五章　　　　　中篇、第六章　　　　　中篇、第七章　　　　　　下篇、第八章　　　　　下篇、第九章

一侧产生骨重建。他发明了许多重要的螺旋矫治器、腭裂修复板、人工赝附体、外固定矫治器。他成为纽约大学牙学院的创办者之一，1871年被巴尔的摩牙外科学院授予名誉博士称号[2-4]。

（九）发明腭中缝分离矫治器、"W"形弹性上腭分离器

1860年旧金山的牙医艾默生·科隆·安吉尔（Emerson Colon Angell）设计了腭中缝分离矫治器，扩展牙弓的宽度以增加骨量，矫治牙列拥挤，至今仍然用于上颌牙列过度拥挤的病人。矫治器由一个杆和螺纹钉组成，横跨上腭弓、连接在两侧上颌前磨牙的腭侧之间（图9-2-9A）。1871年，在英国伦敦召开的一次牙科大会上，沃尔特·哈里斯·科芬医生（Walter·Harris·Coffin）宣布，他设计出一种新型扩弓器，"W"形弹性上腭分离器（图9-2-9B），他将弹性钢琴丝弯曲成W形，放在硬橡胶腭板中，腭板的一半覆盖过后牙，伸展到牙槽突的外面，这款扩弓器也是从腭中缝扩展牙弓宽度[2-4]。

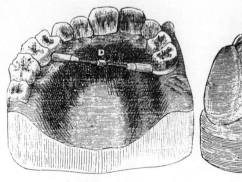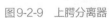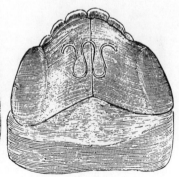

图9-2-9　上腭分离器　　　　　　　　　　　　　　　　A｜B

A. 腭中缝分离矫治器
B. "W"形弹性上腭分离器
（图片：作者绘画）

（十）美国的正畸学家开创牙齿生物学移动的研究

1874年，美国正畸学家约翰·纳丁·法拉（John Nutting Farrar，1839年—1913年）还在费城学习牙医学，一年后，法拉完成了第一篇正畸学的论文，是关于正畸中牙齿移位的生理学和病理学的组织改变。1888年，他出版了著名的《牙齿畸形的矫正》，开创了牙齿生物学移动的时代。他在书中推荐牙齿的生物学移动，使用螺纹钉矫治器（图9-2-10）[2]。

三、安格（Angle）与近代口腔正畸学的建立

美国学者爱德华·H.安格（Edward Hartley Angle，1855年—1930年）于19世纪末、20世纪初创建了近代口腔正畸学，将口腔正畸的治疗方法建立在科学的基础上，成为口腔医学的第一个分支学科。安格为现代口腔正畸学的发展和矫治技术的进步奠定了基础，他被誉为"口腔正畸学之父"[2]。

（一）安格使口腔正畸学成为口腔医学的第一个分支学科

1855年6月1日，安格出生于美国的宾夕法尼亚州。1878年的春天，

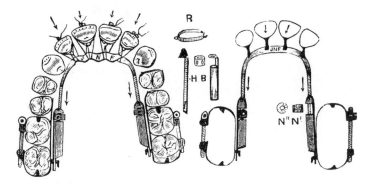

图9-2-10　1886年，美国正畸学家约翰·纳丁·法拉发明的螺纹钉矫治器（图片：作者绘画）

科学的觉醒与
人体解剖学的建立
（14世纪—16世纪） 5

科学的革命与
基础医学的启程
（17世纪） 6

科学的进步与医学专业化
分科、牙医学的独立
（18世纪） 7

科学的黄金时代与
医学的巨大进步
（19世纪） 8

科学技术的飞速发展与
口腔医学的科技化时代
（20世纪） 9

中篇、第五章　　　中篇、第六章　　　中篇、第七章　　　下篇、第八章　　　下篇、第九章

他从宾夕法尼亚大学牙医学院毕业，成为一名全科牙医。在临床培训期间，安格观察到人们普遍存在着牙齿畸形、不仅影响牙颌功能，而且很不美观，他发现自己对矫治畸形牙产生了浓厚的兴趣。因为在这个领域，他可以用机械力学来搞设计和发明。安格开始专心致力于牙齿畸形的矫治研究，但是，他当时既没有颅面骨骼生长发育的文献可以参考，也没有现在的头部X线头影测量作为治疗的标准，他就想办法从博物馆内储藏的颅骨中找到一个标准的头颅骨作为参考，他观察这个头颅具有最理想的咬合关系：口腔内4个象限各有8颗牙齿，牙齿均排列整齐、没有拥挤和扭转；上下颌骨内的牙齿咬合关系协调，上颌第一磨牙的近中颊尖咬合于下颌第一磨牙的近中颊沟；上下颌前牙覆𬌗覆盖关系正常，安格特此将头颅命名为古老头颅（old glory）（图9-2-11）[2-4]。

　　1880年，安格在毕业2年后就发明了第一个正畸矫治器：一个托槽和一个牵引螺钉。1885年，30岁的安格因被任命为明尼苏达大学正畸系主任而享有盛誉。1892年，安格放弃了全科牙医的工作，专心致力于正畸学的研究，成为第一个专门从事牙齿正畸的医生和教师，他设法使正畸学的授课成为牙科专业课程的一部分。1898年到1900年期间，他在几个牙科学校先后开展正畸教学，包括西北大学、玛瑞-西蒙牙科学校、华盛顿大学牙科系。他在华盛顿第九届国际医学大会上进行了划时代的发言，倡导把正畸学从整个牙科学中分离出来，成为与大临床医学、口腔医学平等的第三种医学，引起与会医生们激烈的争论[2]。

（二）安格的贡献之一：提出错𬌗畸形分类法

　　从19世纪初，就不断有学者提出错𬌗畸形的分类，但都没有达到众多同行的共识。随着19世纪末正畸临床治疗的开展和大学教育的不断深入，及正畸学科的初步成熟，医生们需要依据错𬌗畸形的分类，对各类错𬌗畸形进行诊断描述、交流探讨和深入研究显得尤为重要。1899年，安格发表了著名的论文《错𬌗畸形分类法》，这一分类法简明清晰、易懂、应用便捷，在全球范围内广为医生所接受，成为至今国际上应用最为广泛的一

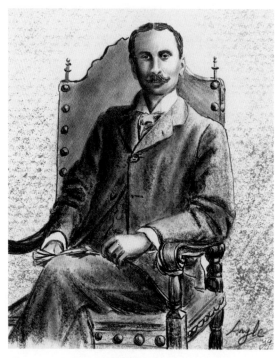
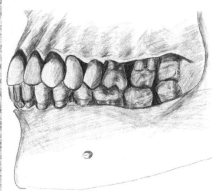

图9-2-11　安格医生和最理想咬合关系的古老头颅　　　　　　　　　　A ｜ B

A. 口腔正畸学之父——爱德华·H. 安格（Edward Hartley Angle）
B. 安格医生认为具有最理想咬合关系的古老头颅
（现仍存于美国正畸学会图书馆内）
（图片：作者绘画）

种错𬌗畸形分类法[2]。安格观察到位于上颌骨颧突根之下的上颌第一磨牙
相对恒定、不易错位，是建立正常咬合关系的关键，而错位咬合畸形均是
由于下颌、下牙弓在近远中方向上的错位引起的。因此，安格基于上下颌
第一磨牙的关系，第一次提出了错𬌗畸形分类方法：他以上颌第一磨牙为
基准，将错𬌗畸形分为中性错𬌗、远中错𬌗、近中错𬌗三类（图9-2-12）。
安格错𬌗分类法的提出是口腔正畸学发展过程中的一个重要阶段，为口腔
正畸学成为口腔医学的分支学科奠定了基础[2-4]。

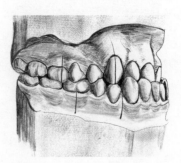

图9-2-12　安格的错𬌗畸形分类　　　　　　　　　　　A｜B

A. 安格第二类错𬌗畸形——远中错𬌗
B. 安格第三类错𬌗畸形——近中错𬌗
（图片：作者绘画）

（三）安格的贡献之二：建立正畸学校和社团、创立杂志

安格在多年的大学正畸授课之后发现，在牙医学专业课程中，正畸学的教学内容很少，并不能满足未来正畸专业医生应掌握的知识，学生和他自己都感觉在浪费时间，收效甚微。正畸学应该从牙医学中分离出来独立授课。1900年，他决定在圣路易斯开设自己的私立正畸学校，从此，世界上第一所安格牙科正畸学校成立了，学校还可以授予博士后学位[2]。

1901年，在安格正畸学校第一届毕业生的晚宴上，他的学生们提议建立一个"正畸医生社团（society of orthodontists）"，安格任主席。这是安格成立的世界上第一个美国牙科正畸社团，次年6月该社团在圣路易斯召开了第一届年会，后来发展为"美国正畸医师学会"（American Association of Orthodontists，AAO）。学会成立的第一年成员为13人，在100余年后的2005年，来自全世界的成员已经达到14 600人。

1907年，安格医生创立了第一本正畸学期刊《美国正畸医生》（The American Orthodontist）。他出版的正畸学著作也非常受欢迎，被翻译成欧洲所有国家的语言，到1912年已再版7次。1908年他放弃了圣路易斯的工作，将他的学校搬往纽约；1916年移居加利福尼亚，并在这里永久定居。他走到哪里，安格学校就开到哪里[2-4]。

（四）安格的贡献之三：发明多项正畸矫治器和矫治技术

安格在机械设计方面赋有天分，发明了多项正畸矫治技术和矫治器，一生中拥有 37 项专利，为口腔正畸学的发展奠定了基础。安格潜心研究新的正畸矫治器，1907 年，安格设计出 E 型弓（expansion arch）矫治器，即在两侧的第一磨牙上放置紧固带环，焊接理想的扩大弓来矫治牙齿拥挤；1912 年安格提出钉管弓矫治器（pin and tube appliance）；1915 年安格又开发出带状唇弓（ribbon arch appliance）矫治技术，在这种新的矫治装置中，首次提出托槽的概念[2]。

在他发明的钉管弓、带状弓矫治器的基础之上，1928 年安格又设计出方丝弓矫治器（edgewise appliance），方丝弓矫治技术具有较高的矫治效能，可以达到理想的矫治效果，成为固定矫治技术的代表[2]，至今仍为世界各国正畸医生普遍选择的固定矫治方法。第一代的方丝弓矫治器由带环、托槽和矫治弓丝全部用黄金制成。方丝弓矫治技术的特点，是由粘固于牙齿表面托槽的方丝弓槽沟、和方形矫治弓丝之间产生的转矩力，能够有效地控制牙齿移动的方向。被矫治牙不仅可以在各个方向移位，而且还能减少支抗磨牙的移位。由于所有的病例都是不拔牙矫治，方丝弓矫治器主要用来扩大牙弓（图 9-2-13）[2]。

当代正畸学中绝大多数固定矫治器都是基于安格在 20 世纪早期的这些设计理念发展形成。安格发明方丝弓矫治技术后仅仅 2 年，便与世长辞了。但他确立了建立一个学科所需要的三要素：正规的专业学校教育、正式的社团组织、严谨的学术期刊都已具备。安格是正畸领域这三者的奠基人，被誉为现代口腔正畸学的创始人[1, 3, 4]。

四、特威德（Tweed）确立了矫治中减数拔牙的矫治理论

美国牙医查尔斯·H·特威德（Charles H. Tweed，1895 年—1970

科学的觉醒与
人体解剖学的建立
（14世纪—16世纪） 5
中篇、第五章

科学的革命与
基础医学的启程
（17世纪） 6
中篇、第六章

科学的进步与医学专业化
分科、牙医学的独立
（18世纪） 7
中篇、第七章

科学的黄金时代与
医学的巨大进步
（19世纪） 8
下篇、第八章

科学技术的飞速发展与
口腔医学的科技化时代
（20世纪） 9
下篇、第九章

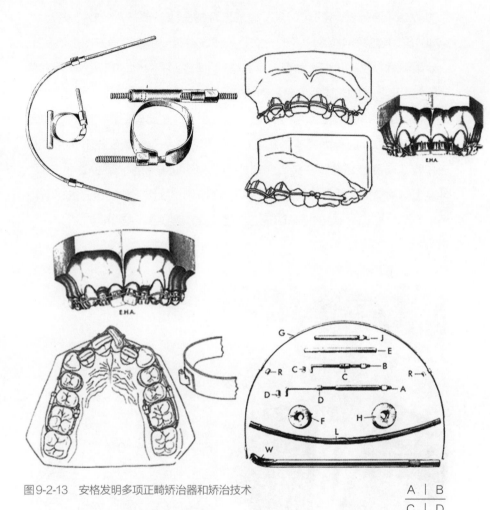

图9-2-13　安格发明多项正畸矫治器和矫治技术

A	B
C	D

A. 1907年Angle发明的E型弓矫治器

B. 1912年Angle发明的钉管弓矫治器

C. 1915年Angle发明的带状唇弓矫治器

D. Angle发明的标准矫治器组成

（图片：作者绘画）

医学和口腔医学 1
发展史概论

上篇、第一章

石器时代
人类古老的口腔疾病 2
（史前—公元前4000年）

上篇、第二章

文字产生与人类早期
对口腔疾病的认知 3
（公元前3500年—公元500年）

上篇、第三章

中古时期的医学 4
（476年—1453年）

上篇、第四章

年）深受老师安格的影响，对老师的理论、方丝弓矫治器和矫治技术进行了广泛深入的研究和探索，他发现按照安格的想法不拔牙，而单纯扩大牙弓的矫治，会有80%的病人复发造成治疗的失败。于是，特威德从20世纪30年代开始采取减数拔牙的方法，拔掉左右第一前磨牙再开始矫治，矫治效果满意，改善了病人面型，得到稳定的咬合关系[2]。这让正畸界惊叹不已，世界各地的正畸医生纷纷到他的诊所进行深造。

1940年特威德医生确立了矫治中减数拔牙的矫治理论，拔除第一前磨牙更为普遍，同时他强调头影测量在临床诊断的重要性，创立了面部诊断三角等正畸治疗标准，使头影测量成为一种诊断与治疗结果的评价工具。他发表多篇论文阐述自己的观点，并于1966年出版专著总结自己的诊断和矫治方法[2]，Tweed的理论课程至今仍广受欢迎（图9-2-14）。

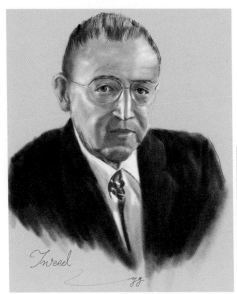
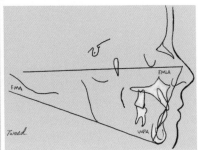

图9-2-14 特威德的贡献

A | B

A. 查尔斯·H. 特威德（Charles H. Tweed）
B. X线头影测量 Tweed 诊断三角
（图片：作者绘画）

1986年，Merrifield对传统的Tweed技术加以改良精简，提出Tweed-Merrifield 经典方丝弓定向力矫治技术，顺序性方向性力技术是第三代Tweed技术。在正畸医生的不断努力下，从诊断、设计，到矫治技术不断完善，是当今常规矫治疑难错位牙殆畸形最为精准的矫治方法。Tweed-Merrifield的治疗目标是：面部协调平衡及美观；牙齿、颌骨、颞下颌关节及周围软组织保持健康；牙齿功能正常且咬合关系稳定而美观；未发育完成的病人的矫治与正常生长过程相协调，补偿不足的生长；牙弓的位置和牙齿的排列能和周围环境保持持续的协调；合乎伦理道德，并且富于同情心[2]。

五、贝格（Begg）的细丝弓矫治技术

澳大利亚正畸医生雷莫德·P.贝格（Raymod P. Begg，1889年—1983年）是安格的另一位学生。贝格总结了自己几十余年的临床经验和科学研究成果，于1961年首次提出了Begg细丝弓矫治技术（图9-2-15），这是与方丝弓系统非常不一样的新系统。他使用细丝和微力，其原理是殆的生理磨耗和分差力的概念，即差动牙移位技术。托槽设计首先允许牙冠倾斜移动，然后再进行根直立，达到间接整体牙齿移动的目的。

贝格的治疗技术疗程很短。复诊次数较少。对于I类错殆，拔除4颗第一前磨牙的病例，需要积极治疗时间为15周；对于II类2分类错殆，拔除4颗第一前磨牙的病例，需要6个月；对拔4颗第一磨牙和第一前磨牙的II类错殆，需10个月的治疗时间。他用实践证明了用他的治疗理论和技术，可以在令人难以相信的短时间内治疗各种错殆，取得可以接受的治疗效果——这些错殆包括最简单的畸形到最严重的牙齿及颌骨畸形。受贝格细丝弓矫治技术的影响，正畸学界逐步将"细丝""轻力"的矫治原理引入到方丝弓矫治技术中，并逐步形成了具有多种风格的方丝弓细丝弓矫治技术[3, 4]。

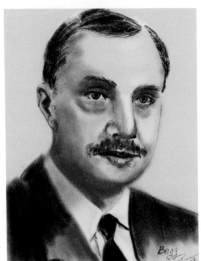
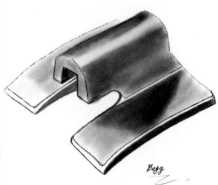

图9-2-15　贝格和Begg细丝弓矫治技术　　　　　　　　A｜B

A. 澳大利亚正畸医生雷莫德·P. 贝格
B. 贝格托槽特点：细丝、轻力、缩短治疗时间
（图片：作者绘画）

六、安德烈森（Andrews）的直丝弓矫治技术

　　1976年，美国的正畸医生劳伦斯·F. 安德烈森（Lawrence F. Andrews）设计出直丝弓矫治器和矫治技术，其原理是根据不同牙齿的三维形态位置和支抗大小，将方丝弓矫治器上的三个序列弯曲预先设置在托槽的结构上，安德烈森设计出12种托槽系列，达到"托槽依牙齿不同而不同"的"个性化"矫治器。用一根具有基本弓形的平直弓丝插入托槽，就可以完成牙齿三个方位的移动，治疗完成时，使用过的弓丝仍然平直，所以称为直丝弓矫治器（straight wire appliance）。直丝弓矫治器用托槽定位牙齿，定位更加精确、迅速，减少弯制弓丝过程，使临床操作简化、缩短疗程。所以，直丝弓矫治器又被称为预成矫治器，或预置矫治器，现已成为正畸临床上固定矫治技术中使用的主要矫治器（图9-2-16）。

科学的觉醒与
人体解剖学的建立
（14世纪—16世纪）　5

科学的革命与
基础医学的启程
（17世纪）　6

科学的进步与医学专业化
分科、牙医学的独立
（18世纪）　7

科学的黄金时代与
医学的巨大进步
（19世纪）　8

科学技术的飞速发展与
口腔医学的科技化时代
（20世纪）　9

中篇、第五章　　　　中篇、第六章　　　　中篇、第七章　　　　下篇、第八章　　　　下篇、第九章

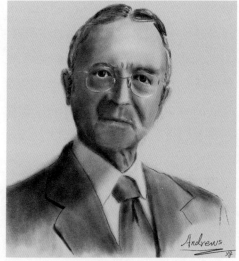
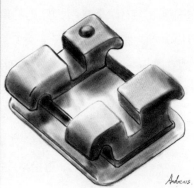

图9-2-16　安德烈森的直丝弓矫治技术　　　　　　　　　　　　　A ｜ B

A. 美国的正畸医生安德烈森
B. 直丝弓托槽——对正畸临床产生深远影响
（图片：作者绘画）

　　直丝弓矫治技术的发明来自安德烈森医生以模型为基础、对𬌗的形态学研究，他从1960年开始就对矫治后的模型进行了5个方面的系列研究，评价静态时咬合的位置，他检查了几百例模型后发现：切牙无旋转，牙弓无反𬌗以及深覆盖，磨牙关系属于安氏I类。安德烈森还花费4年时间收集了120例最为理想的模型作为基线研究，这些样本来自美国各个州，经多名医生共同确定，从未进行过正畸治疗，无论是外观还是咬合关系都非常完美。安德烈森将𬌗的形态学标准引入矫治器。

　　安德烈森还进行了28年的定量数据测量，他终于得出三点结论：①不同个体之间牙型非常相似；②牙列中牙冠大小于倾角倾斜度唇面相对突度无影响；③无论是否是最佳咬合，大部分人的牙齿是正常的。所以，他认为医生没必要花费过多精力弯制弓丝，应该设计一种新型的矫治器可引导牙齿向最佳目标移动，创造不同牙齿托槽"个性化"，这就是直丝弓矫治

器，它是矫治器发展史上的一大突破。

1976年，罗斯（R.H.Roth）对安德烈森的直丝弓矫治器进行了改进，使得该矫治器更为简洁合理。1984年，亚历山大（R. G. Alexander）发表了以"变化-简单"为原则的直丝弓矫治技术，引起较大的轰动。1993年贝内特（Bennett）及麦克劳克林（Mclaughlin）又进一步改良了安德烈森的直丝弓矫治器，并吸收Begg细丝弓矫治技术中组牙滑动关闭拔牙间隙的方法，使直丝弓矫治技术得到了长足的发展。简称MBT直丝弓技术（MBT Straight Wire Technique）[1, 3, 4]。

七、直接粘接托槽技术代替带环装置

20世纪70年代以前，固定矫治器采用多带环技术，每个牙齿上都制作带环，将托槽正确地焊接在带环上，分牙后再将附有托槽的带环粘在牙齿上。这种方法费用高，耗时耗力，不利于口腔卫生，且有碍美观。自从1949年，瑞士化学家奥斯卡·哈格（Oskar Hagger）研制出第一代化学树脂粘接剂——丙烯酸树脂（acrylic resin），它可以将托槽粘接在牙齿上，但是第一代树脂粘接剂聚合收缩率高，托槽易脱落，粘接效果不甚理想。随着1955年酸蚀技术的开发、1963年大分子的环氧树脂（BisGMA）的发明，1970年由森田公司生产出更新一代的树脂粘接剂Orthomite，并于1971年在美国正畸学杂志上发表。70年代之后，直接粘结技术大规模在世界应用。用粘接剂直接粘接托槽于牙面上，成为固定矫治技术中的一项突破性变革，是正畸领域发明带环之后的最大突破[5-9]。

八、钛合金矫治弓丝

柔和而持久的矫治力可以促进牙齿移动而不会对牙周造成伤害。20世纪70年代以前，正畸临床使用不锈钢矫治弓丝，对于严重错位的牙齿，为减小矫治力，必须在弓丝上弯制弹簧曲，费时费力且患者不舒适。

科学的觉醒与
人体解剖学的建立
（14世纪—16世纪）　5

科学的革命与
基础医学的启程
（17世纪）　6

科学的进步与医学专业化
分科、牙医学的独立
（18世纪）　7

科学的黄金时代与
医学的巨大进步
（19世纪）　8

科学技术的飞速发展与
口腔医学的科技化时代
（20世纪）　9

中篇、第五章　　　　中篇、第六章　　　　中篇、第七章　　　　下篇、第八章　　　　下篇、第九章

1963年美国海军研究所研制出一种新型航天材料镍钛合金（Nitionol），含镍55%、钛45%，很快由Andreasen应用于正畸临床。1975年Unitek公司生产出成品镍钛合金矫治弓丝。由于镍钛合金刚度低，有效限性大，有良好的回弹性，能产生持久而柔和的矫治力，特别适合于矫治初期排齐错位的牙齿。其后利用冶金技术方法，不断改善弓丝的变形温度和弹性，推出多种式样的产品。其中，超弹性钛镍矫治弓丝Ni-Ti比镍钛合金的刚度更低，有效限性更大，从最初加力变形到形变恢复的过程中产生的力保持恒定，理想矫治力的区间更大。而β钛丝（TMA）则是在钛、镍之外加入了钼、钴、铬成分的合金，克服了二元钛合金不易弯制成形与不易焊接的不足。

镍钛合金矫治弓丝的应用使正畸临床发生了深刻变化，它与同时问世的直丝弓矫治器一起，最大限度地减少了在弓丝上弯制弹簧曲[1, 7, 9]。

九、外科-正畸联合矫治牙颌面畸形

我们知道对于正畸医师而言，矫治严重的骨源性牙颌面畸形是个很棘手的问题，仅仅依靠机械性矫治难以使牙颌面畸形得到彻底改善，必须采用外科手术的方法加以解决。从20世纪70年代开始，外科与正畸密切配合，对于严重的骨性牙颌面畸形患者，采用现代外科手术与口腔正畸治疗手段相结合的方式，并应用新型的手术器械，可以达到良好的矫治效果，这是单纯正畸和单纯手术都不可能达到的结果。同时它也成为学科之间相互交叉、紧密深入合作的先例，逐渐形成了现代外科-正畸联合矫治牙颌面畸形这一新的领域[10, 11]。

1848年，美国外科医生西蒙·哈里亨（Simon P. Hullihen，1810年—1857年）为一位20岁的女性患者实施了一例最著名的口腔外科手术，首创矫治骨性牙颌面畸形的方法，为患者进行了前牙区骨块后移的手术，从而矫正了下颌前部前突的牙颌面畸形。切除右侧面颈部大面积瘢痕，恢复面颈部形态，修正了下唇缺损畸形，手术非常成功[12-14]，并于次

年进行了报道。在19世纪末到20世纪初的欧洲，矫正骨性牙颌面畸形的手术治疗风行一时。直到1954年，Caldwell和Letterman提出了经口外行下颌支垂直骨切开的手术，目的是将下颌骨后缩。1957年，Trauner与Obwegeser首次报道了经口内行下颌支矢状骨劈开术，矫正下颌前突或后缩，标志着颌面外科矫治牙颌面畸形达到一个新的里程碑。

近几十年，由于口腔正畸与口腔颌面外科相结合，正畸医师真正参与到治疗工作中，使牙颌面畸形的治疗进入到功能与形态相结合的新时期。患者不仅获得显著的面形改善，同时也建立了良好的口颌功能，治疗效果令人满意，逐渐形成了现代正颌外科学。无论对正畸学，还是对颌面外科学，其贡献都将产生深远的影响。

1992年，美国医生McCarthy等人将肢体长骨牵张成骨术应用于颌骨的牵张成骨，以矫治牙颌面畸形。但由于使用口外牵引技术，易造成颜面皮肤瘢痕及颜面神经损伤，所以并没有被业内广泛接受。直到1995年，McCarthy和德国的Wangerin医生先后设计出口内牵引技术，成为颌骨内置式牵张成骨的研究热点，得到迅速发展。牵张成骨术与正颌外科手术的结合，正在把牙颌面畸形的治疗推进到一个崭新的阶段[10, 11]。

十、舌侧隐形矫治技术

随着成年人牙齿矫治人数的增加，人们要求在牙齿正畸治疗期间，不影响美观、保持人们正常的职场和社交活动。1976年，美国正畸专家Craven H. Kurz发明了舌侧矫治器和矫治技术并获得专利。1979年，由Ormco公司正式生产的舌侧隐形矫治器，是将矫治器全部安装在牙齿的舌面，将畸形的牙齿、颌骨调整到正常的位置，以达到正畸治疗的目的，牙齿的唇面外观看不到正畸的托槽和钢丝。Dr. Kurz先后推出七代舌侧托槽和专用器械。同时代，舌侧隐形矫治在日本等国也风靡一时，是近年来国际上兴起的正畸技术，经过多年理论研究和技术改进，目前日趋完善（图9-2-17）[1, 7, 15]。

科学的觉醒与
人体解剖学的建立
（14世纪—16世纪） 5
中篇、第五章

科学的革命与
基础医学的启程
（17世纪） 6
中篇、第六章

科学的进步与医学专业化
分科、牙医学的独立
（18世纪） 7
中篇、第七章

科学的黄金时代与
医学的巨大进步
（19世纪） 8
下篇、第八章

科学技术的飞速发展与
口腔医学的科技化时代
（20世纪） 9
下篇、第九章

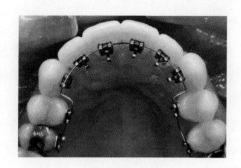

图9-2-17　舌侧隐形矫治技术
舌侧隐形矫正器

　　2001年，德国正畸医生Dirk Wiechmann将CAD/CAM技术应用于制作个性化的舌侧隐形矫治器。他按照患者牙齿舌面的不同解剖形态，通过激光三维扫描，在计算机上建立三维模型，完成托槽的精确设计。托槽底板形态与不同牙齿的舌面完全吻合，然后精密铸造托槽，最终完成弓丝的精确成型，达到舒适满意的效果[15]。

十一、3D打印和无托槽隐形矫治技术

　　20世纪80年代，从CAD/CAM引入口腔修复体的制作开始，口腔医学数字化的时代就已经来临。20世纪90年代末，随着科学技术发展突飞猛进，3D打印技术和大数据时代也接踵而来，改变了口腔医学的面貌。无托槽隐形矫正技术的发明正是在这些新技术应用的背景下应运而生，带给现代年轻人无限的遐想和创新的启迪。

　　在美国斯坦福大学的MBA课堂上，齐亚·奇什蒂（Zia Chishti）正在聚精会神地听讲，他当时正在接受成人牙齿的传统正畸治疗，已经到了矫治的后期，他开始佩戴透明的牙套保持器。他注意到一个现象，如果自己几天忘了佩戴牙套保持器，牙齿就会有移位、拥挤复发，但是当他戴上保持器以后，移动的牙齿就会回到原来的位置，这使他产生了灵感。他意

医学和口腔医学
发展史概论
1
上篇·第一章

石器时代
人类古老的口腔疾病
（史前—公元前 4000 年）
2
上篇·第二章

文字产生与人类早期
对口腔疾病的认知
（公元前 3500 年—公元 500 年）
3
上篇·第三章

中古时期的医学
（476 年—1453 年）
4
上篇·第四章

识到牙套保持器产生的力量可以使牙齿轻微移位，所以，牙套不应该仅仅用在牙齿矫治的最后保持阶段，也可以用在牙齿矫治移动的整个周期中，而且在病人长时间佩戴过程中，透明牙套可以掩盖（隐去）托槽的不美观，佩戴舒适方便。1997 年，Chishti 联合了其他三位朋友（1 名软件工程师、2 名正畸医生），创建了爱齐公司（Align Technology）。他们巧妙地利用大数据算法，将 CAD/CAM 技术和 3D 打印技术、透明牙套保持器制作结合起来，研制成功了利用透明牙套每次微小移动牙齿的技术，实现了无托槽隐形矫治技术的发明并商业化，在临床上取得较好的效果、受到大众的欢迎，成功地实现了正畸技术的一次大的飞跃[16, 17]。

无托槽隐形矫治技术是借助当代最新的科技成果，制作包括三个步骤。

第一步：临床医生采集光学印模，医生在患者的牙颌石膏模型上采集光学信息，然后将数据上传至正畸公司。

第二步：使用电脑辅助设计软件（CAD）及大数据计算方法，正畸公司用计算机软件进行辅助设计，在计算机上重建可视的三维数字化模型，进行旋转观测、放大缩小，对牙齿、牙弓、牙槽骨等进行精准的测量，利用基于大数据的软件算法，模拟每一颗牙齿预期移动的位置，计算出正畸的治疗方案，确定在正畸期间牙齿分段变化的步骤。当正畸方案完成后，需要与正畸医生确认方案的合理性，或者进行再调整。

第三步：3D 打印牙颌模型（CAM）及透明压膜技术相结合，开始制作正畸的透明牙套。应用 3D 打印技术将模拟正畸方案中已确定的不同矫治阶段的牙颌树脂模型打印出来，用透明膜片在树脂模型上压制出每个阶段的、透明活动牙套（也称为隐形矫治器），让病人在不同的矫治阶段佩戴。一般来说，可以一次制作完成整个正畸周期所需要的所有牙套，也可以根据病人的治疗阶段分批制作牙套。患者在矫治牙齿期间，佩戴透明隐形的活动矫治器，既美观又可自行摘带，方便清洗，便于保持个人口腔卫生（图 9-2-18）。

无托槽隐形矫治技术经过 20 年的快速发展和改进，使矫正治疗变得更科学、精准，医生操作更简便易行。在关闭间隙、排齐牙列、推磨牙向后

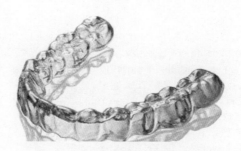

图9-2-18　3D打印和无托槽隐形矫治技术
无托槽隐形矫治器

及调整后牙边缘嵴高度等方面的效果比较理想，现已逐渐成为牙齿畸形矫治的手段之一，越来越受到医生和患者的欢迎，并得到广泛应用。但是，无托槽隐形矫治器很难控制牙齿的轴向移动、颌骨扩弓矫治[16-19]。

参考文献

1. 傅民魁. 口腔正畸学. 6版. 北京：人民卫生出版社，2012

2. WALTER H A. History of Dentistry. Quintessence Publishing Co.，1981

3. WEINBERGER B W. Historical résumé of the evolution and growth of orthodontia. J Am Dent Assoc，1934，21：2001-2021

4. NORMAN W. Orthodontics in 3 millennia. Chapter 1：Antiquity to the mid-19th century. American Journal of Orthodontics and Dentofacial Orthopedics，2005，127（2）：255-259

5. BOWEN R L，TUNG M S，BLOSSER R L，et al. Adhesive Bonding of Various Materials to Hard Tooth Tissues. XXXVI. Dentine and Enamel Bonding Agents. International Dental Journal，1987，37：158-161

6. BOWEN R L，BENNETT P S，GROH R J，et al. New Surface-active Comonomer for Adhesive Bonding. Journal of Dental Research，1996，75（1）：606-610

7. 赵信义. 口腔材料学. 5版. 北京：人民卫生出版社，2015

8. Jones S E B. The stow of adhesion and developments in dentistry. J. Adhesion and Adhesive，1995，15（2）：109-113

9. Cox M，Chandler J，Boyle A，et al. Haslam Eighteenth and nineteenth century dental restoration，treatment and consequences in a British nobleman，2000，189（11）：593-596

10. 邱蔚六. 口腔颌面外科学. 6版. 北京：人民卫生出版社，2008

11. GUSTAV O K. Textbook of Oral and Maxillofacial Surgery. The C.V.

医学和口腔医学
发展史概论
1
上篇、第一章

石器时代
人类古老的口腔疾病
（史前—公元前4000年）
2
上篇、第二章

文字产生与人类早期
对口腔疾病的认知
（公元前3500年—公元500年）
3
上篇、第三章

中古时期的医学
（476年—1453年）
4
上篇、第四章

Mosby Company，1984

12. AZIZ S R，SIMON P. Hullihen and the origin of orthognathic surgery. Journal of Oral and Maxillofacial Surgery，2004，62（10）：1303-1307

13. GOLDWYN R，SIMON P. Hullihen：Pioneer oral and plastic surgeon. Plast Reconstr Surg，1973，（52）：250

14. AMBRECHT E C. Hullihen，the oral surgeon. Int J Orthod Oral Surg，1937（23）：377，511，598，711

15. GIUSEPPE S，KYOTO T. 徐宝华，主译. 隐形口腔正畸治疗—当代舌侧正畸学的新概念和治疗技术. 北京：中国医药科技出版社，2005

16. 冯翠娟，卢淑娟，李佳，等. 无托槽隐形矫治技术. 中国实用口腔科杂志，2017（10）：593-597

17. 张云帆，李巍然. 无托槽隐形矫治的临床应用进展. 中华口腔正畸学杂志，2017

18. 孙玉春，李榕，周永胜，等. 三维打印在口腔修复领域中的应用. 中华口腔医学杂志，2017，52（6）

19. BIRNBAUM N S，ARONSON H B，STEVENS C，et al. 3D digital scanners：a high-tech approach to more accurate dental impressions. Inside Dentistry，2009，5（4）：70-77

科学的觉醒与
人体解剖学的建立
（14世纪—16世纪） 5
中篇·第五章

科学的革命与
基础医学的启程
（17世纪） 6
中篇·第六章

科学的进步与医学专业化
分科、牙医学的独立
（18世纪） 7
中篇·第七章

科学的黄金时代与
医学的巨大进步
（19世纪） 8
下篇·第八章

科学技术的飞速发展与
口腔医学的科技化时代
（20世纪） 9
下篇·第九章

第三节
战争与整形外科、口腔颌面外科的建立

在世纪转折的19世纪末期，第二次科技革命的一系列理论和科技创新，向人类展示着美好的发展前景。科学的发现和医学的巨大进步，使人们对新世纪寄予了美好的希望。然而，人类文明的巨大进步却不能消灭战争[1]。

无论是在旧石器时代和农耕时代，人们用原始的武器捕获猎物或打击敌人，还是在青铜时代和铁器时代，人们制造冷兵器用于战争，自从有了人类的历史，就伴随着利益争夺和战争的存在。为伤者疗伤是外科形成的起源，在战争中救治受伤的士兵更加推动了外科治疗方法的进步。16世纪当火器开始在战争中大规模使用之后，促使外科医生在战场上学会了枪伤、火器伤的处理，发明了止血包扎的方法。18世纪的工业革命促进了19世纪机器制造业机械化的进程，不断生产出更加强大的陆地和海上武器和更快捷的交通运输工具，推动了战争的进程[3]。19世纪外科消毒法发明之后难以推广，也是在战争中得到普及和应用。在20世纪初的近代战争中，更具破坏性的武器造成士兵颅面部的严重损伤，促成了整形外科和口腔颌面外科的建立[4, 5]。

一、战场：外科的学校

在火药发明并广泛用于战争之前，是人类的冷兵器时代。在战争中外科医生多面对刀伤、刺伤、剑伤，手术多以缝合、包扎伤口为主；在和平时期，外科医生只做一些缓解病情的小手术，诸如穿刺脓肿、放血、拔

医学和口腔医学
发展史概论
1
上篇·第一章

石器时代
人类古老的口腔疾病
（史前—公元前4000年）
2
上篇·第二章

文字产生与人类早期
对口腔疾病的认知
（公元前3500年—公元500年）
3
上篇·第三章

中古时期的医学
（476年—1453年）
4
上篇·第四章

牙等[4]。

从14世纪的早期开始，人们在战争中已开始使用小型手枪，所以，在中世纪后期，人们就学会了枪伤的处理技术。因为战争造成了大量不同类型的损伤，所以从那时起，战场就被称为"外科的学校"，正是军队的外科医生写下了救治战伤的传世之作[4]。16世纪中期，大炮的击发造成数百人死伤，如何处理各种枪伤、火器伤，成为战争与医学疗伤能力的第一次重大对决。16世纪的医生们一直认为，火药会污染枪伤的伤口，必须用滚烫的沸油进行消毒，结果严重的二次伤害造成病人的剧烈疼痛、伤口肿胀、组织的破坏，令人无法忍受。16世纪法国军队有一位伟大的外科医生巴累，在面对战场上越来越多的伤兵时，他学会了枪伤、火器伤的处理，在救治外伤中积累了经验，在他的著作《全集》中，巴累还介绍了绷带结扎动脉止血的方法。[5]

17世纪以前，膝关节以上的截肢手术非常少见。但是，随着枪炮的传播，战伤越来越严重，医生的手术范围也越来越大，不得不切掉更多的骨头，保存更多的软组织以覆盖伤口，形成日后可以利用的伤肢或伤腿的残端。进入18世纪以后，火药的用量也日益增长，改变了伤口损伤的特征。铅弹和射弹穿透肌肉血管，粉碎骨骼，并作为异物植入身体伤口的深处，随之而来的化脓感染成为死亡的主要原因。战争的严酷导致了更多士兵不得不截掉大腿，手术的感染、疼痛、出血、休克一直是外科治疗的瓶颈[4, 6]。

19世纪40年代麻醉尚未发明之前，所有外科的侵入性手术都取决于外科医生的敏捷、刀锋的锐利和手术者神态的镇定，这样才能减少病人的痛苦。所以，在没有麻药的年代，外科医生只能做一些体表的手术。当19世纪发明麻药并用于临床之后，改变了医学的未来，开启了无痛手术时代[4, 6]。外科的另一个瓶颈——感染被外科医生李斯特解决了。他寻找外科手术感染的原因，将巴斯德抑制细菌生长的方法应用到外科手术室和医院中，1865年他用石炭酸消毒法拯救了外科伤口化脓感染的状况。但是，外科消毒法得不到普及和应用，大多数外科医生不相信细菌会造成组织破坏的观点，他们对无菌术的理念和技术仍持保留态度。然而，在1870年—1871年残酷的普法战争中，法国军队医院运用李斯特的外科消毒法，为13 173例需要截肢手术的士兵清洗伤口、消毒手术台、消毒手术室，这些措施大大降低了因手术感染而引起的死亡率。战争结束后，欧洲很多国家的外科医生向李斯特学习消毒灭菌法。在麻醉和无菌的双重保驾下，外科手术从体表四肢、扩展到体腔手术，促进了外科学的发展，为现代外科学奠定了基础[4-6]。

20世纪初期的近代战争，新技术的迅猛发展成为战争的催化剂。战争使用了更具破坏性的武器，飞机、坦克、远程大炮和机枪的火药攻击，造成人的躯体、颅面部极大损伤。战争毁了士兵的容颜，他们不愿回家，有的还丧失了活下去的勇气，伤员们对口腔颌面部外伤救治的需求，直接促成了整形外科、口腔颌面外科的建立。每一次战争造成的伤残都成为对医学疗伤能力的挑战[4, 6]。

二、第一次世界大战给人类带来的灾难

第一次世界大战（1914年—1918年）是20世纪初期发生在欧洲、波及全世界的一场战争，给人类带来空前的浩劫，给参战各国带来深重的灾难，大约有6 500万人参战，1 000多万人失去了生命，2 000多万人受伤致残，对人类的精神和物质都造成了极大的破坏。战争主要是德意志帝国、奥匈帝国、奥斯曼帝国和保加利亚王国的同盟国与协约国之间的战斗，英国、法国、意大利、俄罗斯帝国、美国和塞尔维亚组成了协约国[1-3]。

在战争期间，刚刚发明不久的飞机很快投入使用，军用飞机的数量不断增加。快捷的汽车给人们带来方便的运输。德国大力发展化学合成技术，从而推动了化工技术的发展。在战争中各方都使用了大量现代化的装备，机枪在防御中发挥了重大作用。堑壕式防御作战（图9-3-1）在这次大战中处于突出地位，壕沟战使士兵的头部处于危险的位置，造成大

量士兵的口腔颌面部软组织、颌骨和颅骨极大的损伤，极严重的面部毁容成为当时外科医生们要急需解决的、极具挑战性的问题[2, 3, 7, 8]。

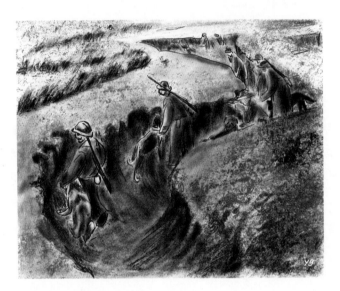

图9-3-1　堑壕式防御作战

（图片：作者绘画）

三、整形外科之父哈罗德·吉利斯医生

第一次世界大战给人类带来巨大灾难，除了成千上万的士兵死亡以外，外科医生还要面对数以百万的伤残士兵，尤其是大量面部损伤的病人（图9-3-2）。枪伤可以造成颌骨和鼻骨的粉碎、颅骨裂开；头盔受到打击时，虽然能挽救士兵的生命，但其碎片可以损伤他们的面部和唇部；飞机引擎着火，会严重烧伤士兵的面部；飞机坠毁时，士兵头部受到撞击，会引起严重骨折……，这些损伤会造成患者的窒息、出血、伤口坏疽和败血症，这些损伤的类型和严重程度都是外科医生前所未见的，这一切都需要外科的精细手术治疗[7, 8]。

面对战争中大量颅颌面损伤严重的士兵，促使来自不同国家、不同专

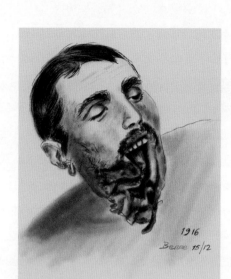

图9-3-2　一战中颌面部损伤的士兵
（图片：作者绘画）

业的专科医生们聚集在一起，共同协作治疗这些病人，有普通外科医生、神经外科医生、耳鼻咽喉科医生、口腔外科医生、眼科医生和牙科医生，这支医疗团队促成了整形外科的建立。19世纪下半叶，由于麻醉技术的改进，无菌外科手术的开展，电灯的应用将手术视野照亮，这些新技术的出现加速了整形外科（plastic surgery）进一步的发展。

在这支特别的医疗团队中，有一位出色的耳鼻咽喉科医生哈罗德·吉利斯（Harold Gilles，1882年—1960年）专门救治战争中面部毁容的士兵，这些士兵除了遭受严重的面部骨折和神经损伤外，还有大量的面部组织缺损，医生必须利用病人自身其他部位的健康组织来修复重建。1916年，哈罗德·吉利斯医生发明了"管状带蒂皮瓣移植"的手术方法，他熟练地用皮瓣为伤残士兵重建鼻子、口腔、眼睑和外耳，后来这项技术成为颌面部缺损最常用的手术修复方法，一直沿用到1974年。战争期间，哈罗德·吉利斯医生为5 000多名面部毁容的士兵进行了11 000多次的手术，在整形外科领域取得了卓越的成就，被后人称为"世界整形外科之父"。

1939 年第二次世界大战来临时，他又开始组建战地医院。[7-10]

来自美国圣路易斯的骨科医生 Vilray Blair 和来自费城的普外科医生 Robert Ivy 专门治疗躯体四肢战伤；口腔外科医生 Augrste Valadier 和毕业于哈佛牙医学院的瓦拉兹塔德·卡赞健医生则给予耳鼻咽喉科的哈罗德·吉利斯医生和他的团队很多帮助。这些医生在手术中团结协作，他们除了固定面部的颌骨骨折，还一起进行面部整形手术，从身体其他部位切取骨块和软组织瓣来修复颌骨的缺损。这个团队的医生成为整形外科的奠基人。据统计：二战期间共有 22 000 名牙医服务于战地医院。

1921 年，这些不同专业背景的外科医生组织了一个学会，他们有共同的战争经历，在救治颌面部外伤士兵的过程中积累了丰富的经验，最终成立了美国整形外科医师协会（AAPS）。1931 年，Jacques Maliniak M 组织成立了美国整形外科学会，逐渐发展为目前的美国整形与重建外科医师学会（ASPRS）。第一次世界大战结束后，美容外科的概念在公众的头脑中渐渐清晰[7-10]。

四、"西线传奇人物"卡赞健医生建立口腔颌面外科治疗中心

第一次世界大战在法国的西线战区打得最为惨烈，英法比对德国作战。面部受到严重毁容的英国士兵们不愿意回到故乡，害怕面对家人，他们中间有些人愿意留在战地医院继续接受治疗。

在第一次世界大战期间，1915 年美国作为协约国组织了医疗队到达法国的西线战区，在英国陆军作战地区参加国际医疗服务。当时美国哈佛大学的医疗队被派往法国西线，这支医疗队成为第一支军队颅颌面治疗中心。在这支哈佛大学的医疗队中，有毕业于哈佛大学牙医学院的瓦拉兹塔德·H. 卡赞健医生（Varaztad Kazanjian，1879 年—1974 年），他自愿加入医疗队来到法国的西线战区。卡赞健医生作为牙医被指定为颅颌面治疗中心的首席牙医官，被派往法国卡米尔的一家大型帐篷式医院，专门治疗那些在壕沟战中受伤严重的英国士兵，这些士兵的下颌骨、鼻子、脸颊和头骨被子弹和手榴弹击碎[9-12]。

科学的觉醒与
人体解剖学的建立
（14世纪—16世纪）　5

科学的革命与
基础医学的启程
（17世纪）　6

科学的进步与医学专业化
分科、牙医学的独立
（18世纪）　7

科学的黄金时代与
医学的巨大进步
（19世纪）　8

科学技术的飞速发展与
口腔医学的科技化时代
（20世纪）　9

中篇、第五章　　　　中篇、第六章　　　　中篇、第七章　　　　下篇、第八章　　　　下篇、第九章

在手术中，卡赞健医生擅长骨间结扎的方法，用钢丝结扎下颌骨的碎片，用夹板固定没有牙齿的颌骨，然后精确的颌间固定以达到恢复患者的咬合关系，再用硫化橡胶基托制作口内夹板，以防止面部回缩，最后对损伤区域实施骨块和皮肤的移植手术，重建战斗中毁容士兵的面孔。对于外伤或感染引起的颌骨缺损，他可以通过下颌骨和颅骨额区的骨移植手术来修复。他还会制作面部和口内缺损的赝附体，以改善病人的面容。

卡赞健医生治疗颌面部外伤的技术独一无二，所以被送到颅颌面治疗中心的患者也越来越多，卡赞健医生受到颌面外伤士兵们的喜爱，他也变得也越来越知名。为了表彰他的成就，卡赞健医生被誉为"西线传奇人物"（图9-3-3）[10, 11]。

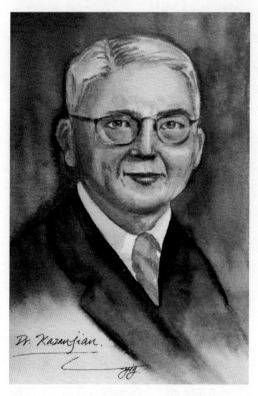

图9-3-3　"西线传奇人物"——卡赞健医生
（图片：作者绘画）

医学和口腔医学
发展史概论　1
上篇·第一章

石器时代
人类古老的口腔疾病
（史前—公元前4000年）　2
上篇·第二章

文字产生与人类早期
对口腔疾病的认知
（公元前3500年—公元500年）　3
上篇·第三章

中古时期的医学
（476年—1453年）　4
上篇·第四章

随着战争的继续，英国陆军总部又邀请卡赞健医生扩大了医院的范围，在西线战区20号建立起第一个军队的口腔颌面外科治疗中心，建立了严格的医疗程序。在第一次世界大战期间，他治疗3 000多例病人，包括面部的枪伤、榴霰弹和其他严重外伤。战争在1918年结束后，还有许多病人等待治疗，他一直在口腔颌面外科治疗中心工作到1919年的2月。他的事迹传遍整个英国军队，一提到"西线传奇人物"，就知道是卡赞健医生。他在一战后得到很高的荣誉，国王乔治五世在白金汉宫授予他"圣迈克尔和圣乔治的朋友"光荣称号。卡赞健医生被誉为美国口腔颌面外科和整形外科的先驱，成为哈佛大学第一位整形外科教授，他独特的治疗方法推动了颌面外科和整形外科领域的革命性进步。

在卡赞健医生加入医疗队来到法国西线战区之前，他已经具备牙科的教育背景和扎实的治疗颌面部外伤的经验。1879年3月18日他出生在土耳其的亚美尼亚地区。1895年在他16岁时移民到美国，他曾经在马萨诸塞洲伍斯特地区的金属丝厂工作了7年。他的早期教育是在美国教会学校参加的夜校函授学习，1900年他获得美国公民的身份后希望能够成为一名牙医。1902年他终于被哈佛大学牙医学院录取，在牙医学院的学习和临床工作中，他对颌骨骨折的治疗产生了浓厚的兴趣。他于1905年毕业后获得资格成为开业牙医，在他早期的职业生涯中，治疗了400多位颌面部陈旧性骨折和先天畸形的病人。为他擅长用钢丝结扎折断的下颌骨、用夹板固定无牙颌骨打下了基础。同时，卡赞健医生长期在哈佛大学牙医学院的口腔修复学系做牙科助理，1912年他升为系主任。[9-12]

第一次世界大战结束后，卡赞健医生作为军队口腔颌面外科的教授回到美国，他重新成为哈佛大学牙医学院的教师。但是，他深感自己的外科专业的医学知识不足，他又作为学生来到哈佛大学医学院，专心接受外科专业的继续教育和培训，1921年他从哈佛大学医学院毕业。

从1922年到1941年，卡赞健医生一直担任哈佛大学牙医学院口腔外科系教授，同时，他也是哈佛医学院第一位获得整形外科教授称号的人。在颌面部畸形的整形和重建外科方面，他积累了大量的临床经验，发表论文150余篇。他与John Marquis Converse医生合著的著作《面部外伤的外科治疗》（*The Surgical Treatment of Facial Injuries*），成为这一领域的工作标准。在这本书的第三版前言中用亲切的语言介绍了卡赞健医生："他看上去目光友好、谈话温和、和蔼可亲，温暖和谦虚的态度给人留下深刻印象。他是一个充满活力、机智敏锐和非常果断的人，从不跟随传统的治疗方法，而是不断创新。他对每个病人的问题都有相对应的特殊解决方案"。

由于他在整形外科领域开拓性的贡献，卡赞健医生一生中获得了美国和国外医学会颁发的许多荣誉和奖项，成为哈佛医学院的领袖，美国整形外科医师协会（American Association of Plastic Surgeons AAPS）、美国颌面外科协会（American Association of Oral and Maxillofacial Surgery，AAOMS）主席，以及新英格兰整形与重建外科学会（The New England Society of Plastic and Reconstructive Surgery）的主席。他还是美国外科医师学会会员、美国眼科与耳鼻咽喉科学会、美国口腔外科医师学会（the Academy of Oral Surgery）、美国整形外科的名誉会员。

卡赞健医生在晚年依然非常活跃，在大波士顿地区和郊区的医院，他和外科领域的同事们一起，治疗来自世界各地的病人。在他95岁的一生中，无论是作为颌面外科医生还是整形外科医生，他都取得了许多杰出的成就[11-13]。

五、口腔颌面外科的建立与发展

1918年在第一次世界大战结束后，当人们回顾和赞美这些优秀的整形外科医生的事迹时，才清醒地认识到一件重要的事情——这些医生之所以具有高超的口腔外科和颌面外科的手术动手能力，是因为他们都曾获得过牙医专业和医学专业的双重学习和训练。所以，接受过牙医学教育背景的外科医生得到认可，从而进一步促进了口腔外科学和颌面外科学的结合与发展，逐渐形成了口腔颌面外科专业，将专业治疗疾病的范畴界定在口腔诸器官、面部软组织、上下颌骨及颧骨、颞下颌关节、唾液腺以及头颈部相关部位。

不同国家在教育体制的确立方面有所不同，美国和加拿大规定，口腔颌面外科属于牙医学专业的分支，要求口腔颌面外科医生具有医学和牙医学的双学位，通常在取得医学学位（M.D.）的基础上，还需要获得牙外科博士（D.D.S.）或牙医学博士（D.M.D.）的学位，再经过4~6年的住院医师培养才能胜任工作。但是，在英国和其他许多欧洲国家，口腔颌面外科属于医学专业的分支。同样要求口腔颌面外科医生的第一学位是医学，然后在3年之内获得牙医学学位，才能开始在口腔颌面外科得到训练[10, 13]。

（一）美国口腔颌面外科医师学会（AAOMS）的建立与发展

美国口腔颌面外科医师学会（AAOMS）是世界上口腔颌面外科专业的第一个组织。

在战争结束后的1918年，美国的梅尼菲·霍华德医生（Menifee Howard）联系了一些杰出的牙外科医生成立了一个组织，于1918年8月6日在芝加哥举行了第一届美国牙外科医师学会的宪章会议，霍华德医生被任命为主席，29人签署了宪章。该组织的目的在于方便同行之间的沟通，以便更好地为公众服务，最初命名为美国牙外科医师学会（American Society of Exodontists, ASE）。1919年，该协会得到美国牙科学会（The National Dental Association，NDA）的官方承认，并与美国口腔外科医师学会合并，更名为美国口腔外科和牙外科医师学会（American Society of Oral Surgeons and Exodontists，ASOS&E）。

从此之后，口腔外科医生在二战等战争中又不断救治严重颌面部受伤的士兵，发明许多外科手术的新技术，其中有一些目前仍在应用。20世纪

科学的觉醒与
人体解剖学的建立
（14世纪—16世纪） **5**
中篇、第五章

科学的革命与
基础医学的启程
（17世纪） **6**
中篇、第六章

科学的进步与医学专业化
分科、牙医学的独立
（18世纪） **7**
中篇、第七章

科学的黄金时代与
医学的巨大进步
（19世纪） **8**
下篇、第八章

科学技术的飞速发展与
口腔医学的科技化时代
（20世纪） **9**
下篇、第九章

下半叶，与日俱增的面部、颌骨和牙齿疾病的治疗，使口腔专业和颌面外科专业更加紧密的结合，复合专业使得名称发生改变。1978年，美国口腔外科和牙外科医师学会更名为——美国口腔颌面外科医师学会（American Association of Oral and Maxillofacial Surgeons，AAOMS），一直沿用至今，这是世界上口腔颌面外科专业的第一个团体组织。2018年10月8日至13日，美国口腔颌面外科医师学会（AAOMS）在芝加哥举行了庆祝100周年大会，学会现在已经拥有会员9 000多名，不断发展壮大。[13]

（二）国际口腔颌面外科医师学会（IAOMS）的建立与发展

从1728年牙医学的孕育诞生、到1869年口腔外科学的建立，经历了将近150年的历史；随着19世纪麻醉药和灭菌消毒用于外科手术，和20世纪初第一次世界大战中对医学救治技术的需求，加速了口腔外科学与颌面外科学的结合，形成了口腔颌面外科学专业。

1960年，在瑞典首都斯德哥尔摩举办的国际牙科联盟会议上（Federation Dentaire International，FDI），美国口腔外科协会主席Fred A.Henny向大会申请召开一次国际口腔外科学学术会议，在获得批准后于1962年在伦敦召开了第一届国际口腔外科学学术会议，并于1963年正式成立了国际口腔外科医师学会（International Association of Oral Surgeons，IAOS），每2~3年举行一届大会，至2005年已经举办17届学术会议。

随着时代的进步和业务工作的发展，口腔外科医生所诊治疾病的内容已经大大超出了口腔外科所涵盖的范畴，为此，1986年IAOS学会更名为"国际口腔颌面外科医师学会"（International Association of Oral and Maxillofacial Surgeons，IAOMS），同时将创建于1972年的官方杂志《国际口腔外科杂志》更名为《国际口腔颌面外科杂志》（*International Journal of Oral and Maxillofacial Surgeons*，IJOMS）。目前，IAOMS是国际上最大的、参加国家和地区最多的口腔颌面外科组织，至今学会已经走过50余年的历程[14]。

医学和口腔医学
发展史概论
1

上篇、第一章

石器时代
人类古老的口腔疾病
（史前—公元前 4000 年）
2

上篇、第二章

文字产生与人类早期
对口腔疾病的认知
（公元前 3500 年—公元 500 年）
3

上篇、第三章

中古时期的医学
（476 年—1453 年）
4

上篇、第四章

（三）中国口腔颌面外科医师学会（CSOMS）的建立与发展

口腔颌面外科（OMS）既是口腔医学的重要组成部分，也是外科专业的一个重要分支，口腔颌面外科是在医学实践中逐步发展、形成的一个医学分科，中国的口腔医学也正是由于口腔颌面外科与牙医学的结合发展而成。

据中国著名的口腔颌面外科邱蔚六教授报道：1952 年中国在大学院系调整时正式确认口腔医学专业；之后，口腔外科或口腔颌面外科在口腔医学的临床工作中正式建制和命名。1957 年，中国教育部正式将口腔颌面外科学列入医学院的教学内容，颁布了口腔医学教学大纲，并将"口腔外科学"更名为"口腔颌面外科学"。在四川、北京、上海等地有关医学院校相继成立口腔医学系，开展了口腔颌面外科疾病的防治、教学和科研工作。1959 年，由夏良才主编的中国第一部高等医学院校教材《口腔颌面外科学》正式出版。

80 年代之后随着中国的改革开放，国际学术交流的日益增多，中国医生在口腔颌面外科学的基础研究和临床手术水平都取得显著的进步和成就，逐步向国际先进水平靠近。中国也在国际口腔颌面外科领域中占有一席之地。1998 年，中华口腔医学会口腔颌面外科专业委员会成立（Chinese Society of Oral and Maxillofacial Surgery，CSOMS），并于 1999 年正式加入国际口腔颌面外科医师学会，成为理事会成员，这是中国口腔颌面外科发展的里程碑。2009 年在中国上海举办了第 19 届具有 IAOMS 主办权的国际口腔颌面外科大会。

21 世纪随着现代科学技术的不断发展和逐渐创新，整形外科学、头颈外科学、显微外科学的技术相继被引进到颌面外科领域，逐步形成自己的特色分支。三维成像技术在现代外伤患者的应用，极大地改善了患者的预后效果。口腔颌面外科（OMS）进一步与其他学科交叉渗透，逐渐衍化出颌面整形外科学、颅颌面外科学、口腔颌面创伤外科学、口腔颌面部肿瘤外科学、唇腭裂外科学、颞下颌关节外科学和正颌外科学和唾液腺疾病、牙齿种植外科学等研究领域[15, 16]。

参考文献

1. 殷涵，尹红卿. 世界上下五千年（下）. 2版. 北京：当代世界出版社，2003

2. 赫·乔·威尔斯. 世界史纲（上下卷）. 吴文藻，谢冰心，费孝通，等译. 桂林：广西师范大学出版社，2001

3. 德尼兹·加亚尔. 欧洲史. 蔡鸿滨，吴裕芳，译. 北京：人民出版社，2010

4. 罗伊·波特. 剑桥医学史. 2版. 张大庆，李志平，译. 长春：吉林人民出版社，2005

5. 舍温·努兰. 蛇杖的传人（西方名人列传）. 杨逸鸿，张益豪，许森彦，译. 上海：上海人民出版社，2017

6. 罗伯特·玛格塔. 医学的历史. 李城，译. 广州：希望出版社，2004

7. DANIEL M，LASKIN. Oral and maxillofacial surgery：The mystery behind the history. Journal of Oral and Maxillofacial Surgery，Medicine，and Pathology，2015（460）：1-4

8. LASKIN，DANIEL M. Oral and Maxillofacial Surgery：The Mystery behind the History. Journal of Oral and Maxillofacial Surgery，Medicine，and Pathology 28. 2 2016：101-104.

9. DEVLIN D H. A historical review of dental and facial skeletal trauma. J Calif Dent Assoc，1996，24（2）：29-34

10. ROWE N L. The history of the treatment of maxillofacial trauma. Ann Roy Coll Surg Eng，1971，49：329-349

11. KAZANJIAN，VARAZTAD HOVHANNES. Harvard University Library. Center for the History of Medicine. 15 September 2007.

12. WALTER H A. History of Dentistry. Quintessence Publishing Co.，1981，344-361

13. LEW，DANIEL. History of the AAOMS. American Association of Oral and Maxillofacial Surgeons，n.d. Web. 31 Dec. 2016

14. PAUL J W，Stoelinga，John Ll. Williams. 50 Years of IAOMS The Development of the Specialty. American Association of Oral and Maxillofacial Surgeons，n.d. Web. 31 Dec. 2016

15. 邱蔚六. 口腔颌面外科学. 6版. 北京：人民卫生出版社，2008

16. 邱蔚六. 口腔颌面外科学. 上海：上海科学技术出版社，2008

第四节
20世纪的石油化工产品与牙科树脂时代

　　口腔修复材料和技术的每一次更新，都会伴随口腔修复学的一次巨大变革，使口腔医学得到突飞猛进的发展，从而进入新的历史阶段。1937年，聚甲基丙烯酸甲酯研发成功。这种合成树脂的应用广泛，除了能够生产各种各样的民用产品和医疗用品之外，还可以制作成塑料牙和塑料基托，逐渐替代了流行160多年的瓷牙和沿用近90年的硬质硫化橡胶义齿基托，而这项发明成为20世纪初口腔修复学的第一个里程碑。随着20世纪50年代酸蚀粘接技术的开发，出现了粘接式修复体。自凝树脂的研发获得专利，成为义齿修复和牙体充填的第一代复合树脂。1963年，美国学者拉斐尔·鲍恩（Bowen）发明了环氧树脂（BisGMA），开创牙体充填材料的新纪元，也促进了酸蚀-复合树脂粘接技术的发展。1978年逐渐发展为第三代可见光固化复合树脂，为医生带来更加方便快捷的操作。2003年第四代纳米陶瓷复合树脂成为一种新型的牙体充填材料，广泛的用于临床。从发明第一代碳纤维桩，到环氧树脂纤维桩的不断进步，使大面积牙体缺损的修复更加科学、完美[1, 2]。

一、20世纪塑料工业发展迅速，塑料制品进入人们日常生活

　　人们一直对树脂（resin）有着浓厚的兴趣。天然树脂主要来源于一些植物的渗出物（分泌物），是具有黏稠性的液体，平时处于无定形的半固体状态，在受热时变软或变为熔融状态、具有流动性（图9-4-1A）。天然树脂可用于制造涂料、胶粘剂，也可以用在纸张、绝缘材料、医药和香料的

生产过程。有些天然树脂还可用以制作深受大众喜爱的装饰工艺品等，如松香、琥珀和虫胶等。然而，天然树脂的来源却少得可怜[3]。

进入20世纪以后，我们生活的电气化时代处处需要树脂，而天然树脂已经无法满足人们的需要，这种需求促使人们不得不去寻找新的廉价替代品。化学家们开始从煤焦油、石油中提炼一些低分子的原料——单体（如乙烯、丙烯、氯乙烯）等，通过聚合反应，生成高分子聚合物。他们对开发世界上三大人工合成材料（合成树脂、合成橡胶和合成纤维）充满了兴趣。这三者之中，用途最广的是合成树脂（composite resin），可以制造塑料，其产量和消费量最高。合成树脂添加助剂后可以形成酚醛树脂、聚甲基丙烯酸甲酯树脂、聚氯乙烯塑料等种类的塑料。这类合成树脂的特性类似天然树脂，但性能又比天然树脂更加优越，且物美价廉。合成树脂还可以制造合成纤维、涂料、胶粘剂、绝缘材料等的基础原料[2, 3]。

1902年，一位德国化学家 O. Röhm 通过对单体丙烯酸聚合性的研究，成功合成了一种高分子化合物——聚甲基丙烯酸甲酯（polymethyl methacrylate，简称PMMA）。PMMA是一种可塑性的透明材料，在一定条件下形成一定的形状，又称作塑料（plastic）。因其透光性能好，俗称有机玻璃或亚克力（acrylic）（图9-4-1B），在常温下形状保持不变，具有质轻、绝缘、耐化学腐蚀、易加工成型等特点。O.Röhm 发明PMMA 时只是想把这种材料用于粘接剂。从1920开始，德国罗门-哈斯（Rohm & Haas）公司的化学家们开始研制 PMMA板料，这种板料机械强度非常高而且质轻价廉、易于成型，有极强的透明度（图9-4-1C），可以用作玻璃的替代材料。经过多年的努力，1931年德国的罗姆-哈斯公司首先建厂生产聚甲基丙烯酸甲酯（PMMA），制作飞机座舱罩和挡风玻璃，1933年被推向市场[1-4]。

1936年，随着世界石油化工的快速发展和石油催化裂化技术的开发，塑料工业迅速发展壮大。欧洲开始大规模生产聚甲基丙烯酸甲酯，塑料的用途极其广泛，它完全改变了人类生活的方方面面，不仅可以用于制造电子仪器仪表零件、汽车车灯、光学镜片、透明管道、建筑的采光透明屋顶，

医学和口腔医学
发展史概论

1

上篇、第一章

石器时代
人类古老的口腔疾病
（史前—公元前 4000 年）

2

上篇、第二章

文字产生与人类早期
对口腔疾病的认知
（公元前 3500 年—公元 500 年）

3

上篇、第三章

中古时期的医学
（476 年—1453 年）

4

上篇、第四章

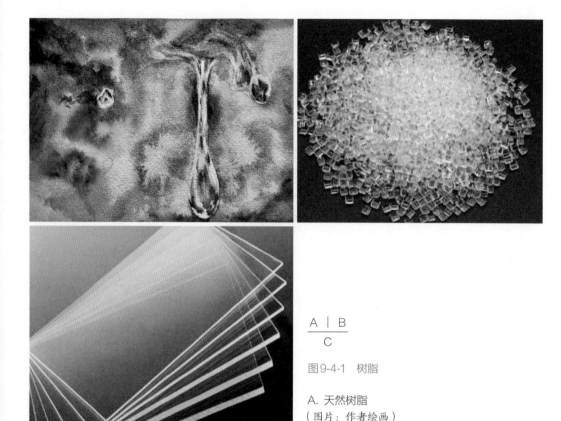

A | B
———
C

图9-4-1　树脂

A. 天然树脂
（图片：作者绘画）
B. 人工合成树脂——聚甲基丙烯酸甲酯
C. 透明塑料板料，或称有机玻璃

如果在PMMA中添加各种染色剂，还可以形成有色透明的有机玻璃，透光柔和起到美化修饰作用。大到塑料家具，小到塑料纽扣和塑料梳子等，这些生活用品走进千家万户，改变着所有人的生活方式。PMMA还可用于生产医疗用品：制造塑料假牙和牙托、制作义眼片。1938 年，第一个由合成猪鬃制作的尼龙牙刷（nylon toothbrush）问市。同年，Mullen 和 Obring 使用PMMA制出第一副全塑胶隐形眼镜，透光性好，化学性质稳定，对人体无毒，与人眼长期相容 [3-5]。

科学的觉醒与
人体解剖学的建立
（14世纪—16世纪） **5**
中篇、第五章

科学的革命与
基础医学的启程
（17世纪） **6**
中篇、第六章

科学的进步与医学专业化
分科、牙医学的独立
（18世纪） **7**
中篇、第七章

科学的黄金时代与
医学的巨大进步
（19世纪） **8**
下篇、第八章

科学技术的飞速发展与
口腔医学的科技化时代
（20世纪） **9**
下篇、第九章

二、塑料义齿成为20世纪口腔修复学的第一个里程碑

20世纪初，塑料工业的发展为口腔修复材料的发展翻开了新的一页。1937年，德国的贺利氏（Kulzerr）公司在齿科材料研发进程中，首先推出以甲基丙烯酸甲酯（methyl methyacrylate，MMA）为基质的义齿修复材料专利技术，其聚合物（聚甲基丙烯酸甲酯，PMMA）可以制作人工塑料牙，也可以添加着色剂，制作成与牙龈粉红色相似的局部义齿和总义齿的塑料基托，用以修复牙列缺损或牙列缺失（图9-4-2）。聚甲基丙烯酸甲酯具有诸多优点，是最早应用于口腔医学领域的高分子材料，PMMA一经问世，即进入规模性生产，为现代口腔修复学带来革命性的变化[6, 7]。

聚甲基丙烯酸甲酯塑料基托取代了沿用近90年的硬质硫化橡胶义齿基托，塑料牙也比流行了160多年的陶瓷牙更具优势。塑料牙与塑料基托牢固的化学结合，具有良好的色泽和优良的物理机械性能，不易碎裂和折断，易调磨抛光。成品塑料牙可以大小不同、形态和颜色各异，被广泛应用于临床[8, 9]。

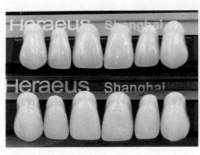
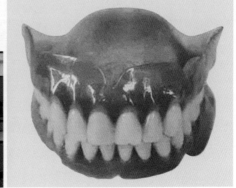

图9-4-2　塑料义齿　　　　　　　　　　　　　　　　　　　　　　A ｜ B

A. 贺利氏（Kulzerr）生产的塑料牙
B. 聚甲基丙烯酸甲酯塑料基托全口义齿

聚甲基丙稀酸甲酯（PMMA）根据其聚合方式可分为加热固化型PMMA、室温固化型PMMA和光固化型PMMA。1937年推出的加热固化型PMMA是热固型塑料，通常由粉末（聚合体）和液体（单体）组成，分别名为牙托粉和牙托水，经过加热处理，完成塑料基托和塑料牙的固化成型。加热固化型PMMA在常温下保持形态不变，化学性质稳定，不溶于唾液，对人体无毒、无刺激，还具有质轻、耐化学腐蚀、绝缘、易加工成型等优点。用加热固化型 PMMA制作塑料义齿，成为口腔修复学的第一个里程碑[6-9]。

三、自凝树脂在牙科中的应用

1951年，室温固化型聚甲基丙烯酸甲酯（PMMA）问世并获得专利，PMMA又称为自凝塑料或自凝树脂。自凝塑料主要由粉剂（共聚体，商品名自凝牙托粉）和液剂（单体，商品名自凝牙脱水），以及少量引发剂、促进剂、阻聚剂和着色剂组成。在常温下，自凝塑料通过引发剂、促进剂的作用，发生氧化还原反应引发树脂聚合固化。自凝塑料具有化学性质稳定、不溶于唾液、不传热导电的特点。室温固化型自凝塑料（PMMA）发明之后，因使用方便很受牙科临床的欢迎，不仅用于简单义齿修复，个别托盘、暂时冠桥和义齿基托组织面重衬等，还用于制作正畸活动矫治器、腭护板、牙周夹板等[6-8]。

自凝塑料发明后，也常被用作前牙的充填材料。据人民卫生出版社1980年出版的《口腔内科学》记载，"自凝塑料充填：用充填器取至丝状期的自凝塑料填入窝洞，略微超填，然后用成型片压紧。约5~8分钟后取下成型片，再待20分钟后，可调整咬合，磨光"[7]。但是，经过临床观察发现，这种单一基质材料的自凝塑料，作为牙体充填材料很不完善。由于自凝塑料的分子量低，它的机械性能差、强度硬度低、耐磨性差，不能承受牙齿的咀嚼压力。牙体窝洞用自凝塑料充填后，边缘渗漏、易发生继发龋，并且充填物易磨损、脱落[7]。

科学的觉醒与
人体解剖学的建立
（14世纪—16世纪） **5**
中篇、第五章

科学的革命与
基础医学的启程
（17世纪） **6**
中篇、第六章

科学的进步与医学专业化
分科、牙医学的独立
（18世纪） **7**
中篇、第七章

科学的黄金时代与
医学的巨大进步
（19世纪） **8**
下篇、第八章

科学技术的飞速发展与
口腔医学的科技化时代
（20世纪） **9**
下篇、第九章

四、复合树脂充填材料取代银汞合金

为了提高自凝树脂的性能，增强其强度和耐磨性，人们又进行不断的研究改良，试图改变其物理性能和机械性能。化学家在自凝树脂的基质中加入一定量的无机填料，如石英玻璃的微细颗粒、经硅烷化处理的二氧化硅（SiO_2）填料颗粒，再加入偶联剂，可使树脂和填料颗粒间形成化学结合和机械附着。此时，自凝树脂基质和偶联剂可以将各种颗粒成分黏附结合在一起，不仅保持了树脂的可塑性，还具有硬度适中、耐磨性好、不易折裂、色泽和半透明性更接近于天然牙的特点，称为复合树脂（composite resin）。

复合树脂因与牙齿色泽协调，常被称为"牙色材料"，其方法又叫"牙色充填"，特别适用于前牙的充填修复。因其在室温下聚合固化，使用方便，成为第一代直接充填的复合树脂，对于牙体缺损的修复治疗具有划时代的意义，牙科复合树脂的问世逐渐取代了银汞合金充填（图9-4-3）。

第一代复合树脂的无机填料颗粒大，填料粒度为 40~50μm（微米），填料量占树脂重量的70%~80%，材料非常坚硬、耐磨性强。但树脂表面粗糙，不易抛光；充填物的边缘还有微渗漏，影响充填质量；材料易变色，

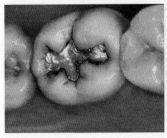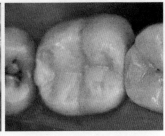

图9-4-3 复合树脂充填材料   A | B

A. 银汞合金材料修复牙体缺损
B. 第一代直接充填的复合树脂取代银汞合金

461

影响充填效果；填料颗粒也不具有X线阻射性。所以，第一代大颗粒填料复合树脂，在1963年被环氧树脂（BisGMA）所代替[1, 10, 11]。

五、环氧树脂开创牙体充填材料的新纪元

1962年，美国学者拉斐尔·鲍恩（Rafael L Bowen）为了改善第一代大颗粒填料复合树脂的物理性能，成功合成了具有立体结构和性能的复合树脂材料，1963年取得专利，其化学结构是双酚A双甲基丙烯酸缩水甘油酯（BisGMA），又称为环氧树脂，具有优良的物理化学性能。环氧树脂又称为第二代超微颗粒型复合树脂，因为树脂中的填料粒度逐渐变小，除了石英玻璃的微细颗粒之外，二氧化硅（SiO_2）填料粒度缩小到0.04~0.2μm（微米），填料量占树脂重量的35%~60%，使得填料总面积变大，机械性能增强，增加了树脂的强度和耐磨性，减少了单体渗漏对牙髓的敏感刺激和树脂的聚合收缩（图9-4-4）[12-14]。

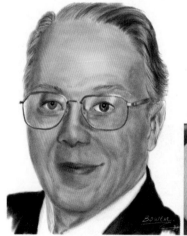
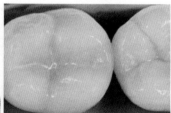

图9-4-4　拉斐尔·鲍恩和环氧树脂

A. 美国学者 Rafael Bowen 1962年发明环氧树脂
（图片：作者绘画）
B. 环氧树脂充填的牙体缺损

科学的觉醒与
人体解剖学的建立
（14世纪—16世纪） 5
中篇、第五章

科学的革命与
基础医学的启程
（17世纪） 6
中篇、第六章

科学的进步与医学专业化
分科、牙医学的独立
（18世纪） 7
中篇、第七章

科学的黄金时代与
医学的巨大进步
（19世纪） 8
下篇、第八章

科学技术的飞速发展与
口腔医学的科技化时代
（20世纪） 9
下篇、第九章

环氧树脂充填材料表面光洁美观，比第一代复合树脂的化学和物理性能都有了很大提高，因为在牙体预备时，可以保留更多的健康牙体组织，推动了复合树脂在牙科领域的广泛应用，代替了银汞合金充填牙齿，也成为前牙美容牙齿的首选树脂材料。在此之后，化学家在不断改进复合树脂的物理性能，将第一、二代复合树脂混合，形成第三代混合型复合树脂（hybird composite），填料量可达树脂重量的80%。使其机械强度和耐磨性增强，并具有良好的生物相容性[13, 15, 16]。

六、光固化复合树脂广泛应用于临床

1978年可见光固化复合树脂上市，其原理是在树脂基质中加入光敏剂，当采用一定波长的光照射时，就可以引发树脂的聚合固化，被称为光固化型聚甲基丙烯酸甲酯（PMMA）。因为光固化复合树脂具有材料固化时间上的灵活性，使医生在口腔内直接修复牙齿时，拥有更多的操作时间，使用更加方便，成为现在临床主流的牙齿充填材料。另外，在光固化复合树脂中加入金属盐钡（Barium）玻璃，使其具有X线阻射作用，使临床医师读取X片诊断疾病更方便（图9-4-5）[11, 16-18]。

七、纳米陶瓷复合树脂成为一种新型的牙齿充填材料

2003年，第四代纳米陶瓷复合树脂（nano ceramic composite resin）问世，是将纳米技术与一种工业陶瓷成分结合起来，改善复合树脂的基质，成为一种新型牙齿充填材料。在树脂基质中加入2~3nm大小的陶瓷颗粒，其骨架结构类似于玻璃或陶瓷，是一种很硬的、半透明的陶瓷材料。同时，将树脂中的填料粒度从 0.04~0.2μm减小至10nm，填料量增加到树脂重量的88%。这种材料抗微裂扩散的能力大大提高，其强度、硬度增加，抗磨损性能加强，耐磨性增加，易于抛光。同时减少了单体的渗漏，生物相容性更好，复合树脂的聚合收缩明显下降。纳米陶瓷颗粒和

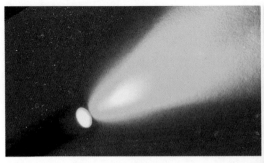
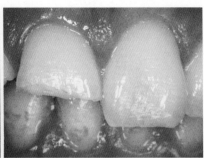
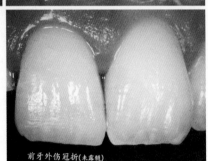

$$\frac{A \mid B}{C}$$

图9-4-5　光固化复合树脂

A. 可见光固化灯
B. 前牙外伤冠折
C. 可见光固化复合树脂修复前牙冠折

纳米填料颗粒对X线均有阻射作用。

化学家在纳米陶瓷复合树脂中加入稀有金属镧，还可使复合树脂具有与天然牙釉质一样的透明度，具有美学特性。在前牙可以选择分层纳米陶瓷复合树脂修复，达到美学效果；在后牙可以选择单一颜色的纳米陶瓷复合树脂修复。

天然牙齿具有的荧光性，是因为羟基磷灰石矿物质复合物和有机物质发出的蓝白色荧光，波长340~350nm。如果在复合树脂中加入荧光剂，如稀有金属铈、铕、镝、钒、秘的氧化物，就会释放出波长340nm的蓝白色光，赋予树脂材料更自然的效果（图9-4-6）[11, 18, 19]。

追溯牙齿充填材料的发展史，复合树脂的研发经历了70余年的发展变化，从早期单一的合成树脂，到今天的纳米陶瓷复合树脂；从化学固化型复合树脂，到今天的可见光固化型复合树脂；从第一代大颗粒填料复合树脂，逐步发展到今天纳米颗粒填料的复合树脂；从单一颜色的复合树脂，发展到多种色系的牙色复合树脂……新型复合树脂现在已广泛应用于牙科

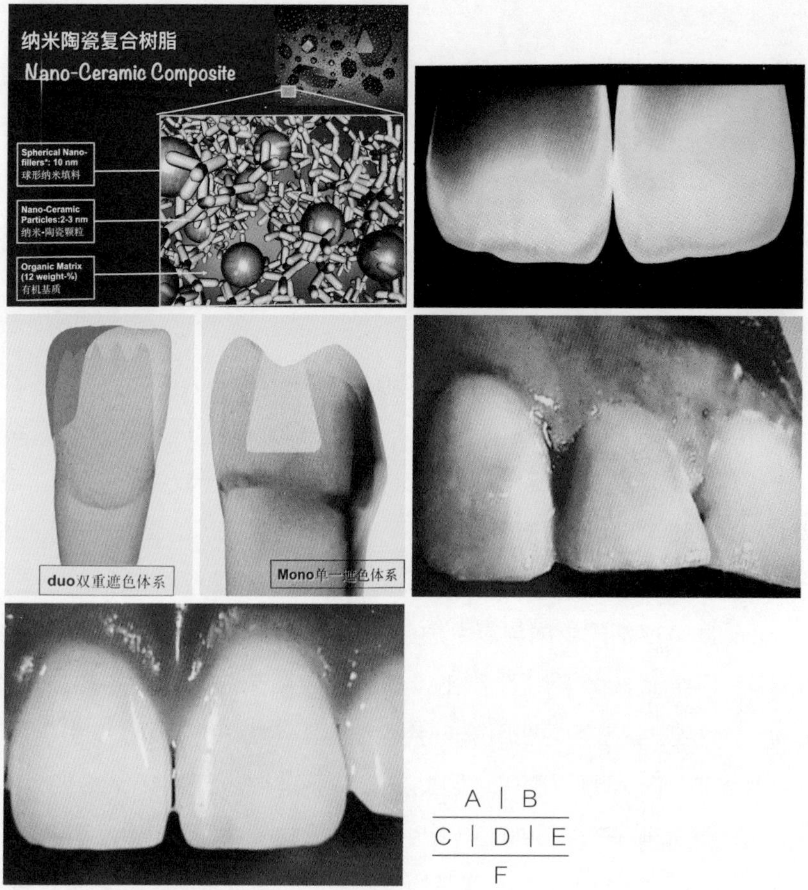

科学的觉醒与
人体解剖学的建立
（14世纪—16世纪） 5
中篇、第五章

科学的革命与
基础医学的启程
（17世纪） 6
中篇、第六章

科学的进步与医学专业化
分科、牙医学的独立
（18世纪） 7
中篇、第七章

科学的黄金时代与
医学的巨大进步
（19世纪） 8
下篇、第八章

科学技术的飞速发展与
口腔医学的科技化时代
（20世纪） 9
下篇、第九章

A | B
C | D | E
F

图9-4-6 纳米陶瓷复合树脂牙齿充填材料

A. 纳米陶瓷复合树脂示意图
B. 纳米陶瓷复合树脂修复，达到天然牙釉质的透明度
C. 在前牙选择分层纳米陶瓷复合树脂修复
D. 在后牙选择单一颜色纳米陶瓷复合树脂修复
E. 前牙用第一代传统复合树脂修复
F. 前牙用纳米陶瓷复合树脂修复

临床，成为医生和患者首选的牙齿充填材料[1, 11]。

八、树脂粘接剂的研发过程

用复合树脂对牙齿窝洞进行充填修复，想要使其牢固，就要用到粘接剂。这种粘接剂主要是针对牙釉质、牙本质进行粘接，以及对复合树脂充填材料自身的粘接。幸运的是，化学家选择的粘接剂与复合树脂是属于同类材料，它们之间是化学结合，通常很牢固。因此，他们根据粘接牙齿的不同解剖位置，研发出牙釉质粘接剂和牙本质粘接剂。

（一）牙釉质粘接剂（enamel bonding agent，EBA）

自从1937年聚甲基丙烯酸甲酯（PMMA）问世以后，塑料牙和塑料基托替代了瓷牙和橡胶基托制作的义齿，成为口腔修复学的第一个里程碑。20世纪50年代，发明了第一代用于牙体缺损充填的复合树脂，即在PMMA的基质中加入无机填料和硅烷化处理的SiO_2填料颗粒。

牙釉质粘接剂的组成与复合树脂很相似。1949年，瑞士化学家奥斯卡哈格（Oskar Hagger）研制出第一代牙齿粘接剂丙烯酸树脂（acrylic resin）。这种粘接剂因为使用第一代复合树脂PMMA作基质，具有很高的聚合收缩率，充填物易脱落，因此效果并不理想。直到1963年Bowen开发出一种大分子的环氧树脂（BisGMA），这种大分子树脂基质不含或仅含有少量无机填料，与小分子的稀释剂（TEGDMA）和粘接性单体（4-META）相结合，减低了复合材料的黏度，以便充分湿润牙齿表面。但是这种粘接剂要与酸蚀剂配合使用。

1955年，Michael Buonocore描述了酸蚀技术（acid etch technique），这种的方法可以增加复合树脂充填时牙釉质的附着力。因为牙釉质是由97%的无机物-羟基磷灰石晶体组成，矿化程度高，所以必须使用37%的磷酸全酸蚀15~30秒，造成牙釉质表面不均匀脱矿，形成5~10微米深凹凸不平的蜂窝状结构（图9-4-7），粘接剂渗入其中，固化后形成大量树脂

科学的觉醒与   科学的革命与   科学的进步与医学专业化   科学的黄金时代与   科学技术的飞速发展与
人体解剖学的建立   基础医学的启程   分科、牙医学的独立   医学的巨大进步   口腔医学的科技化时代
（14世纪—16世纪） 5   （17世纪） 6   （18世纪） 7   （19世纪） 8   （20世纪） 9

中篇、第五章   中篇、第六章   中篇、第七章   下篇、第八章   下篇、第九章

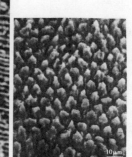

图9-4-7　牙釉质　　　　　　　　　　　　　　　　　　　　A | B

A. 电镜下可见，牙釉质由釉柱组成
B. 酸蚀后的牙釉质表面呈蜂窝状结构

突，不仅增加了粘接剂的表面积，而且使粘接剂与釉质间形成强大的微机械嵌合作用，产生牢固的结合力，牙釉质粘接强度可达20~35MPa。临床可用于牙釉质树脂贴面修复、牙釉质冠折修复、窝沟及修复体的封闭、粘接修复体、正畸托槽的粘接[11, 20, 21]。

（二）牙本质粘接剂（dentin bonding agent，DBA）

牙本质粘接剂是指用于牙本质表面的粘接剂。它可以稳定混合层，延伸至牙本质小管中形成树脂突、增强修复体的固位力，改善牙本质洞壁的封闭性。牙本质粘接剂经过了七代的研发过程。

第一代牙本质粘接剂是1956年由Michael Buonocore提出的。牙本质酸蚀后，使用磷酸双甲基丙烯酸甘油酯的树脂粘接剂，但其具有很高的聚合收缩反应，粘接效果不理想。1963年，Bowen等研发出新的粘接剂，用偶联剂NPG-GMA进行改善，但仍有严重的微渗漏。

20世纪70年代末期发明的第二代牙本质粘接剂粘接效果仍然不佳。90年代初针对去除牙本质污染层研发出第三代牙本质粘接剂，可去除牙本

质表面的污染层，开扩牙本质小管口，增加渗透性。然后涂布主要由亲水性树脂单体构成的底漆（或称底涂剂，primer），底漆可深入污染层中进行改性，以利于粘接剂的渗入，同时还参与了树脂固化反应，提高了粘接强度（图9-4-8）。

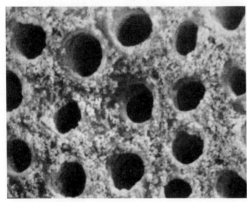
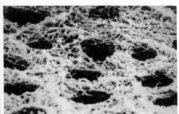

图9-4-8 去除牙本质污染层 　　　　　　　　　　　　　　A ｜ B

A. 电镜下可见的牙本质小管
B. 去除污染层，牙本质小管和胶原纤维孔暴露

在对牙本质酸蚀去除污染层的基础之上，Nakabayashi又提出"湿粘接理论"，这项技术是第四代粘接剂的特点。经酸蚀处理后的牙本质表层脱钙、形成暴露的胶原纤维网。应轻轻冲洗酸蚀剂及杂质，保持牙面一定润湿，使胶原纤维网处于直立蓬松状态，然后涂布底漆，防止牙本质表面胶原纤维网塌陷，利于粘接剂的渗入，形成牙本质与粘接剂的混合层（hybrid layer）。混合层良好的粘接界面可以防止树脂聚合收缩，使修复体边缘更为密合，达到最佳的粘接效果。为了简化临床操作，研发了第五代粘接剂——自酸蚀粘接剂，涂布于牙本质表面后不冲洗，可直接将污染层改性后渗透其中形成混合层。

20世纪末到21世纪初，推出第六代粘接剂"多合一系统"（all-in-

科学的觉醒与
人体解剖学的建立
（14世纪—16世纪）　5
科学的革命与
基础医学的启程
（17世纪）　6
科学的进步与医学专业化
分科、牙医学的独立
（18世纪）　7
科学的黄金时代与
医学的巨大进步
（19世纪）　8
科学技术的飞速发展与
口腔医学的科技化时代
（20世纪）　9

中篇、第五章　　　　中篇、第六章　　　　中篇、第七章　　　　下篇、第八章　　　　下篇、第九章

one），一步处理即可对牙釉质、牙本质进行同时粘接的粘接剂。并含有能释放氟的玻璃填料或别的功能性填料，预防牙齿过敏。2002年至2009年，为了简单易用，将酸蚀、预处理和粘接剂混合于一瓶中，推出第七代粘接剂，体外实验与牙釉质和牙本质的粘接力良好[20, 21]。

九、环氧树脂纤维桩的发明

当牙体缺损的范围过大时，剩余的可利用的牙体组织高度不足，无法形成足够的全冠固位形，不能直接全冠修复时，通常需要桩核来提供支持帮助加强固位。牙体缺损的患牙经根管治疗后，将根管桩插入根管内以便为核及全冠提供固位；固定于根管桩上端的核与冠部剩余的牙体组织形成预备体，为全冠提供固位；最终完成桩-核-冠的牙体大面积缺损修复[10]。

（一）早期的预成桩和铸造金属桩

在20世纪90年代之前，根管桩按照制作方法不同，分为预成桩和铸造桩。口腔内科医生经常使用预成桩和牙齿充填材料修复大面积的牙体缺损，预成桩多为成品桩和半成品金属桩，表面带有螺纹、锯齿等（图9-4-9）。修复科医生多用铸造的金属桩及牙冠进行修复治疗，早期的桩和冠为一整体（图9-4-10A、B），名为桩冠；后来用固位钉银汞核及牙冠加以修复（图9-4-10C）；随着桩核材料、粘接材料及制作工艺的不断进步，桩、核、冠三个部分可以按照牙体缺损的范围和材料的不同分别组合使用（图9-4-10D），出现了金属桩、陶瓷桩和纤维桩[7-10]。

（二）纤维桩的问世和不断发展

金属桩具有良好的机械性能，金属桩强度高不易折断，广泛应用于牙体大面积缺损的修复中。但是，金属桩的弹性模量远远高于牙本质，牙根颈部和金属桩的末端应力集中，牙根极易折断。那么寻找一种新型材料制作根管桩成为人们的期望[9, 10]。

医学和口腔医学
发展史概论

1

上篇、第一章

石器时代
人类古老的口腔疾病
（史前—公元前 4000 年）

2

上篇、第二章

文字产生与人类早期
对口腔疾病的认知
（公元前 3500 年—公元 500 年）

3

上篇、第三章

中古时期的医学
（476 年—1453 年）

4

上篇、第四章

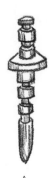 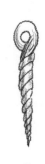 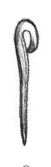 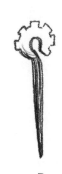

A   B   C   D

图9-4-9　各类金属预成桩

A. 成品桩金属桩
B. 细钢丝螺纹桩
C. 粗钢丝弯制桩
D. 粗钢丝锯齿桩
（图片：作者绘画）

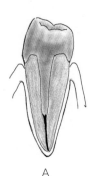 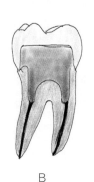 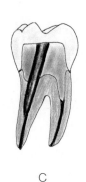 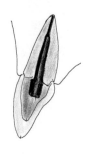

A   B   C   D

图9-4-10　不同年代的铸造金属桩冠、桩核冠

A. 桩冠
B. 后牙桩冠
C. 铸造桩核冠
D. 成品桩核冠
（图片：作者绘画）

在法国格勒诺布尔市有一位马克·雷诺（Marc Reynaud）博士，他一直关注研发根管桩的新材料。1983年，他读到英国学者Lovell关于纤维桩的文献报道很受启发。文章中Lovell首次提出一个大胆的设想：将碳纤维浸没于有机基质中，可以增强复合树脂材料的强度，可以用作牙科根管桩。马克·雷诺博士立即找来牙医伯纳德·杜尔特（Bernard Duret），他们一起开展了对纤维桩的研究，根据碳纤维复合材料的设想，他们运用预拉伸技术，利用碳纤维的弹性对环氧树脂加压，增强纤维桩的抗弯强度，1988年终于研制出世界上第一代碳纤维桩（composipost），并成功用于临床。

但是，碳纤维桩含有很多黑色碳纤维，美学效果较差。雷诺博士和杜尔特牙医又继续研究，在此后长达20多年的时间里，他们不断改进纤维桩的性能和美学要求，共取得16项纤维桩专利，发表100余篇专题研究论文。1995年，他们在黑色碳纤维桩轴心上喷涂一定厚度的白色或乳白色石英纤维层，制造出"混合桩"。之后他们又研制出具有良好导光性能的石英纤维桩，并在树脂基中加入显影填料，使纤维桩具有X线阻射性，最终研发出"双锥度导光石英纤维桩"（double taper light-post, DT light-post illusion）。石英纤维桩具有更优越的物理机械性能和化学性能，抗疲劳强度高，具有非常优秀的光传导性能，透光性好，更加美观，成为前牙美学的修复材料。为了弥补圆形纤维桩与根管管壁之间存在的间隙过大、树脂水门汀过多、易造成纤维桩脱落的缺点，他们又开发出直径只有0.4mm的"辅助纤维桩"（Fiber-cone），可以配合主桩用于椭圆形、扁形、喇叭形、8字形等不规则根管中，增加了纤维桩的强度。并在纤维桩光滑的表面切削出精细的螺纹固位形态，以增加纤维桩与树脂水门汀材料的结合力。具有"固位形"的纤维桩（Macro-lock），表面斜形沟纹增加了纤维桩抗扭转的力量，强化了与冠核的固位。又将纤维桩表面经过特殊处理，使其具有X线阻射性，又称 X-OR 纤维阻射技术（图9-4-11）[22-24]。

当桩核失败后需要再修复时，为了方便临床医生去除旧的纤维桩，科

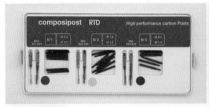
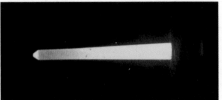
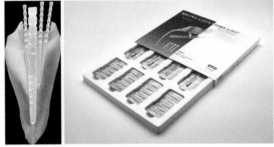

A	B
C	D

图9-4-11　纤维桩的发明

A. 最早的碳纤维桩（Composi post）
B. 具有X线阻射作用的"双锥度导光石英纤维桩"（DT light-post illusion）
C. 0.4mm的"辅助纤维桩"（Fiber-cone）
D. X-OR X线阻射性纤维桩
（图片：刘凡提供）

研人员又将温控变色技术应用于新型纤维桩，即在体温条件下纤维桩呈现
透明色，当需要拆除时喷冷水，纤维桩呈现桩体的标示色（粉红色）。新一
代的纤维桩温控变色超强石英纤维桩（Macro-lock post illusion X-RO），
是纤维桩临床应用的新时代。

纤维桩的弹性模量与牙本质接近，美观性好，与树脂粘接，根管内应
力分布均匀，不易发生根折，具有足够的强度，纤维桩在临床使用方便，
受到牙科医生的欢迎。纤维桩历经30多年的研究发展，力学性能及形态在
不断改进，临床应用广泛，根管治疗后的牙齿得到很好的保留。纤维桩的
产品仍在不断改进，未来更多更加符合根管形态的椭圆形纤维桩、CAD/
CAM数字化的纤维桩核有望研发成功[22-24]。

参考文献

1. 龚怡. 牙齿充填材料的改进. 中华医史杂志，2008. 38（4）: 1-5

2. BOWEN R L. Historical Development of Dental Composites In Modern Dental Composite Resins. Dental Publishing, 1987, 10-19

3. 陈乐怡. 合成树脂及塑料速查手册. 北京：机械工业出版社，2006

4. 邓小秋，李志强. 有机玻璃力学性能的研究现状. 力学与实践，2014，36（05）: 540-550

5. 朱青安，吕维加. 聚甲基丙烯酸甲酯强化和修复椎弓根螺钉的生物力学研究. 中华骨科杂志，2000，20（5）: 283-286

6. 赵信义. 口腔材料学. 5版. 北京：人民卫生出版社，2015

7. 四川医学院. 口腔内科学. 北京：人民卫生出版社，1980

8. 四川医学院. 口腔矫形学. 北京：人民卫生出版社，1980

9. 赵铱民. 口腔修复学. 7版. 北京：人民卫生出版社，2012

10. 樊明文. 牙体牙髓病学. 4版. 北京：人民卫生出版社，2012

11. MITSUNORI I, HIDESATO H. Dental Material and Composite Dental Material Formed by Using Hydroxyapatite, 2007

12. GLENN J F. Comments on Dr. Bowen's Presentation. J Dent Res, 1979, 58（5）: 1504-1506

13. BOWEN R L. Composite and Sealant Resins, Past, Present, and Future. Pediatric Dentistry. 1982, 4: 10-15

14. BOWEN R L, MARJENHOFF W A. Dental Composites/Glass Ionomers: The Materials. Advances in Dental Research, 1992, 6: 44-49

15. BOWEN R L, GEORGE L A, EICHMILLER F C, et al. An Esthetic Glass-Ceramic for use in Composite Restoration Inserts. Dental Materials, 1993, 9: 290-294

16. BOWEN R L, TUNG M S, BLOSSER R L, et al. Adhesive Bonding of Various Materials to Hard Tooth Tissues. XXXVI. Dentine and Enamel Bonding Agents. International Dental Journal, 1987, 37: 158-161

17. BOWEN R L, RUPP N W, EICHMILLER F C, et al. Clinical Biocompatibility of an Experimental Dentine-Enamel Adhesive for Composites. International Dental Journal, 1989, 39（4）: 247-252

18. BOWEN R L, BENNETT P S, GROH R J, et al,. New Surface-active Comonomer for Adhesive Bonding. Journal of Dental Research, 1996, 75（1）: 606-610

19. BOWEN R L, FARAHANI M, DICKENS S H, et al. MALDI-TOF MS Analysis of a Library of Polymerizable Cyclodextrin Derivatives. Journal of Dental Research, 2000, 79（4）: 905-911

20. JONES S E B. The stow of adhesion and developments in dentistry. J. Adhesion and Adhesive, 1995, 15（2）: 109-113

21. COX M, CHANDLER J, BOYLE A. et al. Eighteenth and nineteenth century dental restoration, treatment and consequences in a British nobleman, 2000, 189（11）: 593-596

22. 陈吉华，张凌. 纤维桩修复技术的临床应用. 实用口腔医学杂志，2007（05）:

143-146

23. 于卫强，张修银. 纤维桩的研究进展. 上海口腔医学，2007（01）：98-101

24. 何钢清，邓敏. 石英纤维桩对牙体缺损修复的临床疗效评价. 临床口腔医学杂志，2009（05）：53-54

科学的觉醒与
人体解剖学的建立
（14世纪—16世纪） 5

科学的革命与
基础医学的启程
（17世纪） 6

科学的进步与医学专业化
分科、牙医学的独立
（18世纪） 7

科学的黄金时代与
医学的巨大进步
（19世纪） 8

科学技术的飞速发展与
口腔医学的科技化时代
（20世纪） 9

中篇、第五章　　　　　中篇、第六章　　　　　中篇、第七章　　　　　下篇、第八章　　　　　下篇、第九章

第五节
口腔种植学的发展历程

　　人的一生有两副天然牙齿：儿童的乳牙和成年人的恒牙，当恒牙列缺损或缺失后是否能再"种牙"，成为千百年来人类祖先和现代人不断追求的梦想[1, 2]。古代人们已经尝试着用动物的牙齿或象牙、兽骨等其他不同的材料制成人牙的形状植入颌骨内，形成了牙齿种植的雏形；在欧洲中古时期至18世纪的漫长岁月里，人们一直热衷于用自体牙或异体牙移植到牙槽窝内；从19世纪初开始，人们试着用不同的金属材料制作人工牙根，真正开始在颌骨内进行种植，迎来了近代种植牙的萌芽时期，但是，面对复杂的口腔环境，这些种植体容易引起细菌感染，大都脱落失败。虽然在以后的100多年里困扰着种植技术的发展，却为未来种植体的研究打下基础[3, 4]。

　　从20世纪30年代开始，随着人工牙根植入材料（种植材料）的研究和发展，真正的口腔种植学逐渐发展起来。70到80年代初期，瑞典科学家布伦马克现代"牙种植体骨结合理论"的诞生，并得到世界同行的公认。随着种植技术的不断完善、无菌手术的严格实施，一门独立的新兴分支学科——现代口腔种植学（oral implantology）应运而生，并且得到突飞猛进的发展，逐渐形成了种植外科、种植义齿修复、种植材料学、种植力学和种植生物学等分支领域，也涉及临床多个学科的内容，包括牙周病科和口腔影像学科。在口腔种植学理论的指导下，牙种植体系统层出不穷，方法不断简化，临床应用更加安全可靠，种植义齿已成为牙列缺损或缺失修复的常规治疗方法之一。

一、人类早期的牙齿种植

早期的人类一直在寻找各种各样的方法和材料来修复缺失的牙齿。据考古文献记载：在古埃及出土的宫廷女性颌骨标本内有植入的异种牙即动物牙齿或异种材料如兽骨、象牙制成的人牙形状的牙齿，用金丝或金箍将植入的牙齿固定在两边相邻的自然牙上[3, 4]。考古学家推测：如果在制作木乃伊或死者准备下葬之前发现有牙齿脱落，被认为是一种身体的缺陷（不完整），要用动物牙或其他材料制成的人工牙种植在尸体的颌骨里，为死者的来世做好适当的准备（图9-5-1A）[3, 4]。

考古学家还揭示了在洪都拉斯考古发掘时发现的距今1 000多年前玛雅人的种植牙，在出土的下颌骨前部缺牙区域植入了三片贝壳，贝壳被磨制雕刻成类似于牙齿的形状植入牙槽窝内，修复缺失的牙齿，以恢复口腔的咀嚼功能。研究人员在后来拍摄的X线片显示，其中两个贝壳植入物周围有紧密的骨形成，说明是生前植入。这些人类的早期尝试被看作是"人类早期的种植牙"（图9-5-1B）。中东地区也发现有种植牙的历史足迹，

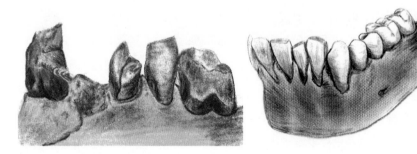

图9-5-1 人类早期的种植牙　　　　　　　　　　　　　　　　A ｜ B

A. 人类早期用兽骨制成人形牙齿植入牙槽窝内、用金丝捆绑在邻牙上
B. 人类早期用贝壳磨制雕刻成牙齿的形状植入牙槽窝内的"贝壳种植牙"
（收藏于哈佛大学考古学和民族学博物馆）
（图片：作者绘画）

1862年，盖拉尔多（gaillardot）在西顿古城附近发掘的古墓中发现了一件公元前400年左右的头骨，在下颌4颗前牙之间有2颗被雕刻的象牙代替，用金丝捆绑固定[3, 4]。

二、人们曾热衷于牙齿移植

牙齿缺失后，移植一颗牙齿的方法在早期就备受人们的青睐。据考古文献显示，牙齿移植可以追溯到北非的埃及人、美洲的玛雅人、阿兹特克人和印加人，以及中东地区。还有古希腊、伊特鲁里亚和罗马人。所以，牙齿进行移植在历史上并没有明显的地域差异[4]。

到了欧洲的中古时期，牙齿移植在欧洲变得更加流行时尚，人们常用自体牙或异体牙进行移植，当时移植牙齿往往由理发师-外科医生来完成。16世纪，巴黎有一位杰出的理发师-外科医生安布鲁瓦兹·巴累（Ambroise Paré，1510年—1590年），他除了治疗外科疾病，也关注牙病，他在1575年出版的著作《外科全集》中介绍了异体牙齿移植手术，他写道："一位上流社会的女士拔除烂牙后，医生马上从另一位年轻侍女那里拔出一颗好牙移植到女士嘴里，植入后牙齿就像她自己的牙一样，慢慢变得结实好用"[3, 4]。1582年，他又出版了《关于牙科疾病的诊断》，提到牙齿拔除、牙齿再植和移植的方法、牙齿缺损的治疗和颌骨骨折的治疗等内容。后来在他发表的许多本著作中对外科疾病诊断的概念、外科技术、伤口处理、愈合过程、假肢及预后的看法和现代相比都具有惊人的准确性，他的著作被广泛地译成英文、德文、荷兰文及其他语种[4]。

直到18世纪，人们对牙齿移植的热情有增无减。法国医生皮耶·费查（Pierre Fauchard，1678年—1761年）是建立牙科学的奠基人，他在1728年出版的著作《外科牙医学》中，针对牙齿疾病的治疗和修复方面提出许多建议。关于牙齿再植他写道："永远不要拔掉和扔掉松动的牙齿"，"如果牙齿脱落，可以稍微锉一下根，用铅箔或金箔填充好，然后将脱落牙再植回牙槽窝里，用银线或金线把它们绑在邻近的牙齿上固定"。皮

医学和口腔医学
发展史概论
上篇、第一章

1

石器时代
人类古老的口腔疾病
（史前—公元前4000年）

2

上篇、第二章

文字产生与人类早期
对口腔疾病的认知
（公元前3500年—公元500年）

3

上篇、第三章

中古时期的医学
（476年—1453年）

4

上篇、第四章

耶·费查还提倡牙齿移植："人类个体之间可以采用牙齿移植的治疗方法，牙齿移植要求受者年龄小一些，牙龈健康，并尽快完成移植，移植后用丝线或金线对牙齿实施8字结扎固定，要将结扎丝推置牙龈一侧，避免损伤牙龈"[3, 4]。

英国著名的解剖生理学家和外科医生约翰·亨特（John Hunter，1728年—1793年）于1771年出版了他的著作《人类牙齿自然史》。在书中他不仅描述了牙齿及颌骨的解剖形态，他还为牙齿进行分类和命名，并沿用至今。约翰·亨特全面讲述了牙科治疗技术、操作步骤和新的治疗理念，规范了牙科学的一些概念。约翰·亨特在书中介绍了牙齿移植实验。他将一颗活人的健康牙齿移植到公鸡的鸡冠上，而过去人们一直认为牙齿只能植入骨组织中。几个月后，约翰·亨特发现牙根与鸡冠组织发生紧密结合、非常牢固，血管已长入牙周组织中。1780年，约翰·亨特又进行了人体的牙齿再植和移植实验。据记载：18世纪许多英国人愿意接受异体牙移植（图9-5-2），医生将牙齿从一个人移植给另外一个人，人们已经很习惯这种牙齿替换的方法。但是通常不到两年，移植的牙齿往往会变色和有气味，并且，不断有报道称"异体牙移植会传染梅毒或导致死亡"，所以，异体牙移植的方法遭到了一些人的反对，到19世纪初就越来越少了[3, 4]。

中国宋代也已经有人开始以镶牙为业了。据周大成教授的著作《中国口腔医学史考》记载：宋代诗人陆游（1125年—1210年）一生都伴随着口腔疾病的困扰，他终生创作诗歌近万首，题材广阔、内容丰富，但有150多首与牙周病、龋病、牙脱落、齿豁及镶牙有关，曾作诗两首，专门介绍了当时"栽堕齿""补堕齿"的牙齿修复方法。陆游在《一年老一年》的诗中写道栽堕齿："一年老一年，一日衰一日，……平生长笑愚公愚，欲栽堕齿染白须"。一首《岁晚幽兴》记载了补堕齿："残年欲逐破期颐，追数朋俦死已迟，人塚治棺输我快，染须种齿笑人痴"[5]。中国宋代的"栽牙"或"种牙"的修复方法是否与现代的"再植""移植"或"种植"的修复概念一致，还没有更多的文献可以考证[5]。

科学的觉醒与
人体解剖学的建立
（14世纪—16世纪）　5
中篇、第五章

科学的革命与
基础医学的启程
（17世纪）　6
中篇、第六章

科学的进步与医学专业化
分科、牙医学的独立
（18世纪）　7
中篇、第七章

科学的黄金时代与
医学的巨大进步
（19世纪）　8
下篇、第八章

科学技术的飞速发展与
口腔医学的科技化时代
（20世纪）　9
下篇、第九章

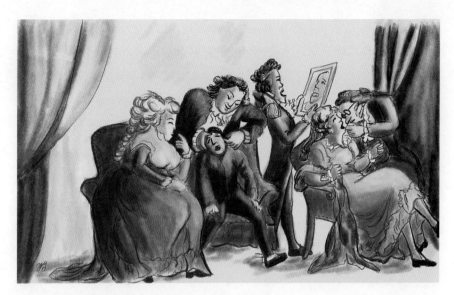

图9-5-2　18世纪的英国非常流行异体牙移植
（图片：作者绘画）

三、人工种植牙的萌芽时期

人们真正在颌骨内开展人工牙根口腔种植手术是从19世纪初开始的，医生们尝试着采用不同的材料制成牙根形状的种植体，包括硫化橡胶、瓷粉和许多不同的金属，植入颌骨内缺失牙的部位。虽然他们擅长义齿的机械修复，但是能够提供给他们的材料是有限的，并且，早期的人们缺乏知识，也没有"组织对各种金属之间会产生不同反应"的基本概念，外科手术的标准和现在也是不可比拟的，所以，当时的种植牙失败率高，在人体内植入金属物总是一个有争议的话题。在19世纪下半叶，随着麻醉药的发明与使用、外科手术消毒法的实施与推广，才逐渐减少了体内金属植入物感染的问题。直到1936年，由于后来科学家的研究，人体组织和金属之间发生组织学改变的观念才建立起来[6]，使得种植方法得以继续发展。

医学和口腔医学
发展史概论
上篇、第一章

1

石器时代
人类古老的口腔疾病
（史前—公元前4000年）

2

文字产生与人类早期
对口腔疾病的认知
（公元前3500年—公元500年）

3

中古时期的医学
（476年—1453年）

4

上篇、第二章　　　　　　　上篇、第三章　　　　　　　上篇、第四章

1809年英国牙科杂志报道，马吉利奥（Maggilio）首先使用黄金做成牙根形状的种植体，植入刚刚拔牙后的新鲜牙槽窝内，术后软组织愈合良好，然而种植体只使用了14天就脱落了，但是马吉利奥却启发了人们的想象力，医生们开始尝试将不同的材料，如金、银、陶瓷或象牙等做成牙根的形状，进行骨内牙齿的种植。

1887年，美国加利福尼亚的哈里斯（Harris）医生在牙科杂志 *Dental Cosmos* 上报告，他成功地进行了一例种植手术，他将一颗白金牙根种植在一位病人颌骨的牙槽窝内，在根上还固定修复了一颗人工瓷冠，周围有新的组织生长。1889年3月12日，纽约的爱德华兹（Edwards）医生也报告，他选择了一颗白金牙根为病人进行了右侧前磨牙的种植手术。病人在10%盐酸可卡因的局部麻醉下，爱德华兹医生用螺旋刀和扩孔钻在他缺失牙的部位形成种植牙的种植窝，同时用1∶4 000的$HgCl_2$消毒液冲洗，然后植入白金牙根[6]。

1891年以后，赖特（Wright）研制的异质种植体在美国获得一段式种植体的专利。1895年，邦威尔（Bonwell）试着用黄金或金属铱做成中空筒状的种植体，可以承受单颗牙或冠的力量。1898年，在美国牙科协会的年会上，R.E.佩恩医生（R.E.Payne）展示了他的种植病例，他用金属银制作了一个类似于中空筒状的种植体，他将中空筒状种植体放置在病人的牙槽窝里，过一段时间又安装了牙冠。19世纪的医生们做出各种各样的尝试进行骨内人工种植牙，但这些种植体往往被复杂的口腔环境所击败，种植体出现大量的脱落失败。失败的主要原因归结为种植材料缺乏理想的生物相容性、种植体容易引起细菌感染，因而困扰着种植技术的发展[6]。

四、人工种植牙的奠基阶段

进入20世纪，学者们对研究种植牙的兴趣有增无减，尝试用各种金属材料制作牙种植体，新异的技术与研究方向不断涌现，出现了各种不同形

状、不同材料的种植体。他们将牙种植体的外形制作成中空的圆筒状、柱状、螺旋形、锥形和牙根形种植体，以及叶状种植体；材料多选用铱-铂合金、黄金和钽金属、钴铬钼合金等；还依照手术方式将牙种植体分为一段式、两段式[1, 6]。

在20世纪前20年里，两个革新派的医生佩恩（R.E.Payne）和格林菲尔德（E.J.Greenfield）对口腔种植领域产生了重大影响。1901年，佩恩医生在第三届国际牙科大会上详细介绍了他用银箔制作的圆筒状种植体：他拔除牙根后，用环钻扩大牙槽窝，试着缓慢放入牙种植体，然后他用橡胶在牙槽窝两侧固定，最后将带有瓷根的牙冠装入圆筒状种植体内[6]。

1906年，格林菲尔德第一次使用铱-铂合金制作了一个20口径大小的牙种植体，其外形也为中空的柱状，类似于现在的镂空柱状种植体，用24k金的金属丝焊接。他还设计了固定基台（fixed abutment），他将其植入颌骨后进行了7年的研究。格林菲尔德另一个重要的贡献是他在发表的科学文章里详细记录了种植牙的手术过程，并附有照片和图解。格林菲尔德写到：当一切准备就绪，用酒精清洁牙龈，切开牙龈组织，再用一把锥形电动骨刀切开骨组织；然后用扩孔钻成型种植窝。完成所有这些步骤大约1分钟。最终放置牙种植体，并用夹板固定，直到种植体周围有骨组织生长。格林菲尔德反复强调种植体周围骨生长的重要性，关系到下一步治疗是否继续进行。格林菲尔德写了很多篇关于种植牙的文章，建议病人最好在戴冠或固定桥之前等候6~8周的时间，允许"骨组织与人工牙根的结合"。并阐述了埋入式种植体的概念，"颌骨中埋入种植体3个月后，去除牙弓夹板，放置牙冠。埋入种植体的3个月内，要无负载愈合"。1909年他成为第一个获得了两段式种植体专利的人。1914年，他预告了现代种植体是中空篮子式的种植体[6]。

20世纪初期，医生们常常忽略手术中的无菌操作和器械的卫生清洁，这导致了种植手术的失败，也激起了一些人对牙种植的反对声音。格林菲尔德也不例外，他缺乏实验研究的科学依据，最终也是因为种植体术后感

医学和口腔医学
发展史概论
1
上篇、第一章

石器时代
人类古老的口腔疾病
（史前—公元前 4000 年）
2
上篇、第二章

文字产生与人类早期
对口腔疾病的认知
（公元前 3500 年—公元 500 年）
3
上篇、第三章

中古时期的医学
（476 年—1453 年）
4
上篇、第四章

染而脱落，他研制的种植体也逐渐被淘汰。格林菲尔德开始认识到，如果医生在种植手术中注意无菌和卫生，将会大大降低手术后的风险，取得满意的效果。他在做种植手术之前，严格按照外科医生的要求，先清洁消毒牙龈、煮沸手术器械灭菌、用铋膏充填洞腔。格林菲尔德的临床种植牙病例接受了同行评审，Burton Lee Thorpe 写道："我检查了一个格林菲尔德医生的病人，18 个月前他的口腔里种植了一颗人工牙根……这颗牙根在颌骨内非常牢固，颈缘周围的牙龈愈合良好"[6]。

Leger-Dorez 设想，是否可以制作膨胀人工牙根种植体，类似于混凝土膨胀螺栓。Smollon描述了种植体需要 4 部分装置组成：柱状的种植体大部分应埋入骨内，最上端接近牙槽嵴的顶部；柱状种植体内部有内螺纹，用于安装螺钉，可从颈部拧紧螺钉；将螺钉插入植体，达到植体的最下端；当颈部就位，安装上支撑修复体柱的部分。这种内螺钉固位的修复方法很像今天的埋入式种植体[6]。

五、现代人工种植牙技术的开端

现代牙科种植学是从 20 世纪 30 年代的晚期开始的，Venable，Strock，Dahl，Gershkoff 等人做出突出的贡献。1937 年，维纳布尔（Venable）和斯特洛克（Strock）研制开发出铸造钴铬钼合金，他们证明了钴铬钼合金的耐腐蚀性，首先将钴铬钼合金用于外科制作人工髋关节获得成功。外科的各种新材料总是以极快的速度影响着牙科的发展。这种新型金属合金能不能制作出新的种植体呢？会不会在未来的几十年改变口腔修复技术呢？

1939 年，美国哈佛医学院外科实验室的阿尔文·斯特洛克（Alvin Strock，1911 年—1996 年）和他的兄弟摩西·斯特洛克（Moses Strock）首先开始应用钴铬钼合金成功制作了牙螺旋形种植体（screw implant）。他们将种植体植入狗的体内进行动物实验，在 115 周时并未脱落，他们首次应用X线对种植体周围的骨密度进行检查，并最早应用组织切片法观察

科学的觉醒与
人体解剖学的建立
（14世纪—16世纪）　5

科学的革命与
基础医学的启程
（17世纪）　6

科学的进步与医学专业化
分科、牙医学的独立
（18世纪）　7

科学的黄金时代与
医学的巨大进步
（19世纪）　8

科学技术的飞速发展与
口腔医学的科技化时代
（20世纪）　9

中篇、第五章　　　　　中篇、第六章　　　　　中篇、第七章　　　　　下篇、第八章　　　　　下篇、第九章

种植体周围的组织愈合情况。斯特洛克发现这个种植体和牙槽骨之间出现了"骨强直（bone ankylosis）"的形式结合，植入动物体内长达15年之久，他们提供了种植体周围骨的组织学证据，这也成为人类获得的第一个骨整合（或称为骨沉积）组织学证据。这种一段式种植体在临床应用之后，成为第一个具有生物相容性的金属种植体。1940年，斯特洛克发明了两种植体，一种是根管内种植体，一种是真正的骨内种植体。应用于临床长达17年，获得满意的效果。1941年，Dahl's 开发了骨膜下种植体，随后获得专利。1946年，斯特洛克又设计出两段式螺旋种植体，令人惊奇的是，种植体植入人体后使用了50余年，首次实现了种植体在人体内的长期生存。他研发的种植体为现代口腔种植学翻开了新的篇章，他被誉为现代牙种植体技术的先驱[6]。

从20世纪40年代开始，骨内种植体（图9-5-3）得到快速发展。1947年，福尔米吉尼（Formiggini）首次介绍了用不锈钢或钽金属制作的螺旋形和锥状种植体，植入人体后取得良好的愈合效果。他又在反复的临床试验中意外发现了"平台转移"这一重要的种植理念。由于他对牙种植体早期发展的贡献和所取得的成就，他被誉为"现代口腔种植学奠基人"[6]。

1968年，美国学者伦纳德·林科（Leonard Linkow）针对牙槽嵴较薄或颌骨骨量不足的疑难患者设计了叶状种植体。叶状种植体自发明之后得到大力推广，并在美国广泛应用，为种植技术的普及和推广起到积极的作用。直到80年代初，叶状种植体因失败较多，逐渐被放弃。林科还组建了美国种植牙医专业团体组织。19世纪60年代，贾可·西卡洛姆（Jacques Scialom）发明了钽钉种植体，形成三角形拧在一起[1, 6]。

1974年，瑞士的施罗德（Schroeder）教授开发了一段式植入的中空柱状和中空螺纹状钛浆喷涂表面的ITI种植体，并发明了联合切片技术，首次在含未脱钙骨与金属种植体的样本上切开无损断面，观察到处于同一断面的界面组织学图像[6]。

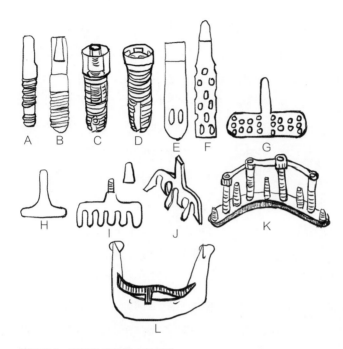

图9-5-3　不同种类的骨内种植体

A、B、C、D. 螺旋形种植体
E、F. 柱状种植体
G、H、I、J. 叶片状种植体
K. 穿下颌种植体
L.下颌支支架种植体
（图片：作者绘画）

六、口腔种植学之父布伦马克的贡献

1952年，瑞典科学家一个偶然的发现引发了口腔医学领域的革命，他的骨结合理论创建了现代口腔种植学。他就是瑞典哥德堡大学的生理学教授布伦马克（Per-Ingvar Brånemark）（图9-5-4）。他一直在进行骨缺损愈合的微循环实验研究，他分别将金属钽和高纯度金属钛制作的光学窥管在麻醉下植入实验动物兔子的胫骨内，以便长期观察骨愈合过程中血液的

科学的觉醒与   科学的革命与   科学的进步与医学专业化   科学的黄金时代与   科学技术的飞速发展与
人体解剖学的建立   基础医学的启程   分科、牙医学的独立   医学的巨大进步   口腔医学的科技化时代
（14世纪—16世纪） 5   （17世纪） 6   （18世纪） 7   （19世纪） 8   （20世纪） 9

中篇、第五章   中篇、第六章   中篇、第七章   下篇、第八章   下篇、第九章

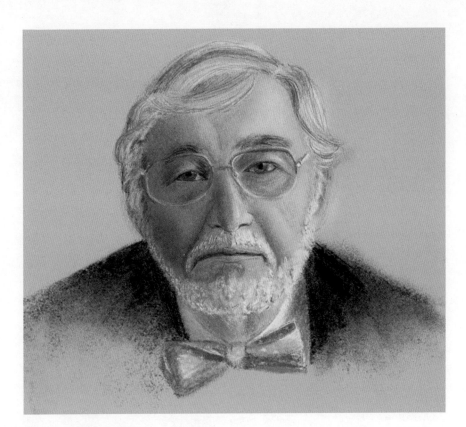

图9-5-4　现代种植牙之父——布伦马克

（图片：作者绘画）

微循环。当实验结束后，他试图取出植入的光学窥管，但纯钛的光学窥管丝毫不动、无法取出。他偶然发现金属钛已经融合到骨内，并且非常牢固，这种现象足以说明纯钛与机体骨组织的生物相容性好，产生了紧密结合，他称其为骨结合（osseointegration）。这个偶然的发现启发了布伦马克，纯钛具有生物相容性，不会被人体免疫系统排斥[6, 7]。他设想纯钛是否可以用作牙科的种植材料呢？

　　布伦马克将金属钛作为种植体进行了10年严谨的基础实验研究，以证实金属钛与骨组织具有良好的生物相容性。他将钛种植体植入狗的颌骨内，在狗的种植体上捆绑一根绳子将狗吊起，种植体可以承受整个狗的体重。

医学和口腔医学
发展史概论 1
上篇·第一章

石器时代
人类古老的口腔疾病
（史前—公元前4000年）2
上篇·第二章

文字产生与人类早期
对口腔疾病的认知
（公元前3500年—公元500年）3
上篇·第三章

中古时期的医学
（476年—1453年）4
上篇·第四章

观察研究长达10年，狗的种植体没有出现任何不良反应，说明钛种植体还具有理想的力学性能。1965年，布伦马克依据钛种植体-骨结合理论研发的颅面种植体用于第一例临床病人，成功地修复了腭裂缺损，而且不被人体免疫系统排斥。同年，布伦马克正式推出纯钛的骨内牙种植体系统——即螺旋形牙种植体（screw-typed implant），牙种植体的表面制成螺纹型，不仅可以增加与骨的接触面积，而且还可以提高骨界面的结合强度。布伦马克的螺旋形牙种植体系统成为人工种植牙史上一个重要的里程碑[6, 7]。

布伦马克经过25年的科学实验和临床应用，他于1977年发表论文公布了研究结果，《无牙颌病人应用骨结合种植体治疗的十年经验回顾》（*Osseointegrated implants in the treatment of the edentulous jaw. Experience from a ten-year period*），正式提出种植体的"骨结合理论"（osseointegration），即在光镜下，活体骨组织和种植体表面直接接触，二者之间不间隔任何组织。布伦马克首先提出的"骨结合"一词，表达了骨组织和种植体界面的骨结合状态，否定了既往的骨组织和种植体界面之间有纤维-骨性结合的错误观念。同时，规范了种植手术步骤和种植体实现骨结合的必要条件。布伦马克强调，在种植手术中要严格控制对骨的切削量、关注种植体植入后与骨组织的密合程度、手术后创口缝合的要求、种植体在"愈合期"的受力情况，以及义齿修复时如何保证种植体的受力适中和方向合理，这些内容都成为影响骨结合的因素。

1982年5月，在加拿大多伦多大学的国际学术会议上，布伦马克阐述了他的"临床牙医学骨结合"理论（osseointegration in clinic dentistry），以及报告了他对371位患者应用2 768颗牙种植体长达24年的临床随访结果，这些大样本的研究数据和对患者的长期追踪观察，以及设计严谨的临床研究，不仅得到国际会议上同行的赞誉和公认，而且激发了同行们对种植牙的兴趣和极大热情[6, 8]。布伦马克的研究被公认为是世界口腔医学领域最具突破性的进展，奠定了现代口腔种植学的理论基础，形成口腔医学一个新的分支学科，也确立了布伦马克"现代种植牙之父"的地位（图9-5-5）。

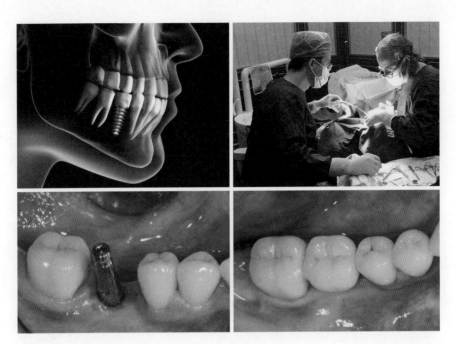

图 9-5-5

A	B
C	D

A. 后牙种植牙示意图
B. 种植牙手术
C. 种植体植入后
D. 种植牙完成上部修复后

七、现代口腔种植学的建立与发展

从 20 世纪初，医生和科学家们就不断尝试着用不同种类的金属制作不同形状的牙种植体，直到 20 世纪 30 年代后期，钴铬钼合金牙螺旋形种植体的成功，才奠定了骨内种植体的基础，成为现代口腔种植技术的开端，从此，螺旋形、叶状种植体不断问世。1978 年，哈佛大学和美国国家卫生研究所（the National Institutes of Health，NIH）还特此共同举办了一次会议，主要内容就是要通过专家评审，讨论牙种植体系统的优点和风险，

医学和口腔医学
发展史概论　1

石器时代
人类古老的口腔疾病
（史前—公元前 4000 年）　2

文字产生与人类早期
对口腔疾病的认知
（公元前 3500 年—公元 500 年）　3

中古时期的医学
（476 年—1453 年）　4

上篇、第一章　　　　　　　　上篇、第二章　　　　　　　　上篇、第三章　　　　　　　　上篇、第四章

确定是否可以在整个行业中广泛推广使用。但是牙种植体还没有特别公认的基础理论支持[9]。

1982 年在伦多大学的国际学术会议上，瑞典哥德堡大学的布伦马克教授带领的科研团队公布了惊人的消息，他们通过动物实验和长时间的大量临床研究，已经证实了牙种植体钛和活体骨组织的生物相容性，布伦马克阐述了"临床牙医学骨结合"理论，种植体周围有充分的上皮附着和骨结合。"骨结合"理论在同行评审中得到高度的赞誉和公认，与会的研究者们意识到这项研究成果的重要性，是口腔种植领域的突破，为现代口腔种植学奠定了理论基础[7, 8]。

牙种植体"骨结合"的科学理论达到专家共识之后，下一步促进现代口腔种植学快速发展的因素，就是要求临床应用技术的规范化。科学家经过活体骨的流变学研究，第一次证实了在用钻头预备种植窝的过程中由于产热可能形成骨坏死的程度，所以，进一步的专业性研究提出了种植手术步骤和无菌手术的重要性。这也正是格林菲尔德在 1915 年就提出的：导致种植手术失败的原因是医生们常常忽略手术中的无菌操作和器械的卫生清洁[7-9]。

由于现代口腔种植学的基本理论和操作技术得到了统一，口腔种植技术已广泛应用于牙科领域，得到突飞猛进的发展，现代牙种植体系统层出不穷，种植体生产厂商开始提供各种各样的种植体系统，出现了数十种不同外形、各种内部衔接方式的牙种植体，更加促进了医生们对现代口腔种植学的兴趣。种植学的发展更新了传统口腔义齿修复的内容和概念，种植义齿已经成为口腔医生对牙齿缺失患者的首选治疗方案，也是 20 世纪牙科领域最伟大的成就之一。随着临床医生对钛金属材料和骨结合理论的深入理解，种植外科手术的适应证越来越宽泛，医生可以针对不同病人的口腔和颌骨情况，选择不同型号的牙种植体，同时手术的方式越来越灵活，产生了一系列现代牙种植外科的手术方法和技术。如引导骨再生膜技术（guided bone regwneration，GBR）不仅可以引导骨缺损的再生，还可以增加牙槽突的骨量；上颌窦底提升技术（sinus

科学的觉醒与
人体解剖学的建立
（14世纪—16世纪）5
科学的革命与
基础医学的启程
（17世纪）6
科学的进步与医学专业化
分科、牙医学的独立
（18世纪）7
科学的黄金时代与
医学的巨大进步
（19世纪）8
科学技术的飞速发展与
口腔医学的科技化时代
（20世纪）9

中篇、第五章　　　　　中篇、第六章　　　　　中篇、第七章　　　　　下篇、第八章　　　　　下篇、第九章

lift）解决了上颌磨牙区骨量不足的问题；下牙槽神经解剖移位技术解决了下颌磨牙区骨量不足的问题；另外还有牵张成骨技术、骨劈开技术、游离骨块移植技术、颧弓种植技术、黏膜瓣转移成形技术等的应用，形成了独立的种植外科体系及理论，也使得更多的患者能够有机会选择种植牙的治疗[10-12]。

经数十年的临床实践和基础实验后，渐渐发现圆柱状或牙根型的种植体与人类自然牙更加接近，咀嚼力更强，逐渐成为种植牙的主要形态。如果在牙种植体上进一步做表面处理（如电镀、喷砂、氧化处理、酸蚀等），会加速植体与人体骨组织的结合。

20世纪后期到21世纪初，我国口腔种植学经过了从起步到飞速发展的过程。1980年起，口腔种植学被列入高等医学院校卫生部规划教材内容。随着国际交流与合作的日益频繁，我国引进了国际先进的种植理念和技术，口腔种植学的理论和各种手术日趋成熟。从1989年到1998年，我国分别在成都、上海、北京召开了4次国际口腔种植学学术研讨会，2002年中华口腔医学会成立了口腔种植专业委员会。近年来随着口腔种植学的不断发展，更新了传统的口腔修复内容和概念，种植义齿已成为人们牙列缺损和牙列缺失修复的首选方法之一。现在口腔种植学的方法不断简化，且更加安全可靠，越来越受到患者和医生的欢迎[1, 9-12]。

参考文献

1. 邱蔚六. 6版. 口腔颌面外科学. 北京：人民卫生出版社，2008

2. 赵铱民. 7版. 口腔修复学. 北京：人民卫生出版社，2012

3. MALVIN E R. Dentistry: An Illustrated History. Originally Published: New York: Abrams, Inc., 1985

4. WALTER H A. History of Dentistry. Quintessence Publishing Co., 1981

5. 周大成. 中国口腔医学史考. 北京：人民卫生出版社，1991

6. XAVIER R. History of Dental Implantology. Austin J Dent, 2017, 4（4）: 1080

7. BRÅNEMARK P I, ZARB G, ALBREKTSSON T. tissue- integrated prostheses. osseointegration in clinical dentistry. Chicago: quintessence, 1985

8. 夏一菁，赵彬. 钛种植体表面生物改性的研究进展. 中华口腔医学杂志，2017，52（7）

医学和口腔医学
发展史概论

1

上篇、第一章

石器时代
人类古老的口腔疾病
（史前—公元前4000年）

2

上篇、第二章

文字产生与人类早期
对口腔疾病的认知
（公元前3500年—公元500年）

3

上篇、第三章

中古时期的医学
（476年—1453年）

4

上篇、第四章

9. 林野，李建慧，邱立新，等. 口腔种植修复临床效果十年回顾研究. 中华口腔医学杂志，2006，41：131-135

10. 陈治清. 口腔材料学. 4版. 北京：人民卫生出版社，2008

11. 刘宝林. 口腔种植学. 北京：人民卫生出版社. 2011

12. 李德华. 简单化原则是口腔种植发展的必然趋势. 中华口腔医学杂志，2006，41：151-153

科学的觉醒与
人体解剖学的建立
（14世纪—16世纪）　5

科学的革命与
基础医学的启程
（17世纪）　6

科学的进步与医学专业化
分科、牙医学的独立
（18世纪）　7

科学的黄金时代与
医学的巨大进步
（19世纪）　8

科学技术的飞速发展与
口腔医学的科技化时代
（20世纪）　9

中篇、第五章　　　　　中篇、第六章　　　　　中篇、第七章　　　　　下篇、第八章　　　　　下篇、第九章

第六节
口腔修复的数字化时代

　　数字化口腔是利用数字化技术或者数字化技术实现的器械，来帮助牙科医生满足日益增长的临床需求，数字化口腔技术可以辅助口腔医生的治疗过程。

　　数字化技术起源于美国的麻省理工学院。20世纪50到60年代，科研人员先后研发出第一台计算机辅助制造数控机床，和实时交互式图形学的研究成果，即计算机辅助设计。80年代，CAD/CAM技术已广泛应用于很多领域。1985年，牙科CAD/CAM全瓷修复系统研制成功并逐渐推广应用，这项技术彻底改变了传统口腔修复学的理念和方法。1987年至1988年，有两种CAD/CAM技术的数字化口腔应用模式问世，椅旁快速全瓷美学修复系统——即瓷睿刻系统主要应用于口腔临床，技工室集中加工的CAD/CAM系统——即"数字化牙冠雕刻机则应用于口腔技工室的修复体制作"。20世纪末，随着3D打印技术的开发与应用，已开始用于口腔修复、正畸、种植等领域。21世纪以来，3D打印技术的应用不断深入，数字化口腔技术也会逐步提出新的治疗方式[1, 2]。

一、美国麻省理工学院CAD/CAM的诞生

　　美国的麻省理工学院（Massachusetts Institute of Technology，MIT）拥有世界一流的计算机科学及人工智能实验室。从20世纪50年代开始，MIT的研究人员在计算机科学、工程学等科技领域做出了重要贡献。1950年，杰·弗里斯特发明了磁芯存储器，研制成功世界上第一台高速的

医学和口腔医学
发展史概论

上篇、第一章

1

石器时代
人类古老的口腔疾病
（史前—公元前4000年）

上篇、第二章

2

文字产生与人类早期
对口腔疾病的认知
（公元前3500年—公元500年）

上篇、第三章

3

中古时期的医学
（476年—1453年）

上篇、第四章

4

数值计算机，其具有高运算能力和大容量的信息存储能力，能够实时处理资料。之后，他们不断将计算机引入设计制造领域，为人类的发展做出历史性的贡献。

1952年，世界上第一台数控铣床在美国麻省理工学院试制成功，之后他们又研发了一系列的数控机床，通过改变数控程序实现对不同零件的加工，这是计算机辅助制造（computer aided manufacturing，CAM）的核心内容，即由计算机的程序指令来控制机床工作（简称数控）。数控机床能自动切换刀头、自动转换工作位置，可以连续完成锐、钻、铰、攻丝等多道工序，只要改变计算机的程序指令，就可以改变机床的加工过程。

1963年，美国麻省理工学院的学者萨瑟兰（I.E.Sutherland）的有关人机对话图形通信系统的论文问世，首先提出世界上第一套实时交互式图形学的研究成果，设计者可以操作键盘或光笔，在计算机的屏幕上显示图形，实现人机交互作业，这项成果标志着计算机辅助设计（computer-aided design，CAD）技术的诞生。随后陆续出现了许多商品化的CAD系统，并在1978年前后已经发展日趋成熟。伴随着计算机硬件的发展，以小型机、微型机为主的CAD系统逐渐引入市场。

1980年，随着电脑科技的日益发展，超大规模集成电路的出现，相应软件技术的迅速提高，促进了CAD/CAM技术的应用和推广。CAD/CAM技术具有立体绘图设计、数控编程和强度分析的功能，可以产生和手绘相仿的图形，实体造型技术也趋于成熟，使产品从设计到加工整个过程产生了根本性的革命。CAD/CAM这项高新技术已被广泛应用于机械工业、电子工业、船舶和汽车制造、航空航天、建筑设计、轻工等众多领域，极大提高了生产效率，促进了社会生产力的发展[3]。

二、CAD/CAM引入口腔领域，彻底改变传统修复理念和方法

20世纪70年代，已有学者开始尝试将应用于工业的CAD/CAM小型化，将这一技术引入口腔医学领域。1971年，法国教授弗朗索瓦·杜雷

科学的觉醒与
人体解剖学的建立
（14世纪—16世纪） 5

科学的革命与
基础医学的启程
（17世纪） 6

科学的进步与医学专业化
分科、牙医学的独立
（18世纪） 7

科学的黄金时代与
医学的巨大进步
（19世纪） 8

科学技术的飞速发展与
口腔医学的科技化时代
（20世纪） 9

中篇·第五章　　　　　中篇·第六章　　　　　中篇·第七章　　　　　下篇·第八章　　　　　下篇·第九章

特（Francois Duret）最早将CAD/CAM的理念引入到口腔固定修复的设计与制作中。他作为一名牙医与数名计算机专家一起致力于CAD/CAM系统样机的研发，他们经过十余年的共同努力，最终在1985年开发出牙科CAD/CAM全瓷修复系统，并申请了专利。同年在法国国际牙医学术交流会议上，他用自己研制的第一台牙科 CAD/CAM 系统样机，在大会现场为患者成功地制作了一个后牙瓷全冠，彻底改变了传统口腔修复学的理念和方法，标志着现代高新科技已经在口腔修复学中开始应用。1989年，他在芝加哥牙科协会冬季会议上又演示了利用CAD/CAM制造牙冠的整个过程，完成这颗精美的牙冠共用4个小时，得到与会牙医们的热烈欢迎，引发了口腔修复学界一场重大的技术革命。CAD/CAM技术逐渐在全世界得到推广、应用于牙科临床。弗朗索瓦·杜雷特医生因这项发明赢得了法国的最高荣誉骑士勋章，他也被誉为牙科CAD/CAM系统的开拓者和奠基人[2-4]。

　　牙科CAD/CAM全瓷修复系统由口腔数据采集、计算机数据处理（口腔治疗方案设计）、高精度数控加工（数字化制造技术）三个主要工序组成，可在较短的时间内为患者制作全瓷的嵌体、贴面、全冠、固定桥等修复体。

　　（1）口腔数据采集：包括口内扫描和模型扫描。口内扫描是通过三维扫描仪来获取口内牙齿预备体和其他牙齿、牙列及软组织的轮廓数据信息；模型扫描是通过三维扫描仪来获取口外模型上的数据信息。然后将这些数据信息即"光学印模"传输并存贮到计算机上，同时形成数字模型。

　　（2）计算机数据处理：医生可以应用计算机的修复体设计软件，直接在计算机屏幕上通过移动光标实现修复体的交互式设计，最终，医生设计出修复体的完美形态，这一过程被称为计算机辅助设计（CAD）。

　　（3）高精度数控加工：是由图形数字化处理形成的指令控制数控机床，将陶瓷材料块切削研磨、加工成所需的修复体形态，整个加工过程标准规范、制作的修复体精度高，这一过程被称为计算机辅助制造（CAM）。如果医生追求修复体更加完美的效果，可请口腔修复技师完成修复体的最终抛光及个性化牙冠饰瓷层的制作（图9-6-1）[3-5]。

医学和口腔医学
发展史概论
1
上篇·第一章

石器时代
人类古老的口腔疾病
（史前—公元前4000年）
2
上篇·第二章

文字产生与人类早期
对口腔疾病的认知
（公元前3500年—公元500年）
3
上篇·第三章

中古时期的医学
（476年—1453年）
4
上篇·第四章

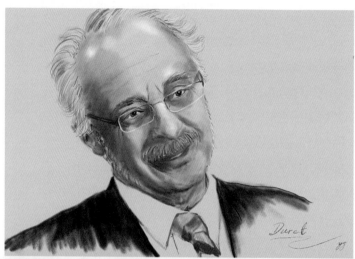
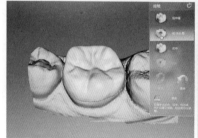
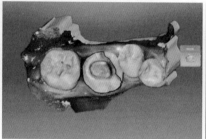
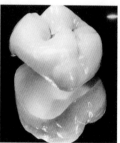

图9-6-1　CAD/CAM应用于口腔领域

A		
B	C	D

A. 法国学者Francois Duret——牙科学数字化时代的先驱者
（图片：作者绘画）
B. 计算机辅助设计瓷全冠
C. 计算机辅助设计瓷嵌体
D. 修复体完成最终抛光，制作个性化饰瓷层

三、CAD/CAM 口腔修复体系统的应用与发展

　　1987年，瑞士苏黎世大学首次展出了牙医 Werner H Mormann 和工程师 Marco Brandestini共同研发，将CAD/CAM口腔修复体系统搬到椅旁，即病人1次就诊，就可以完成修复体的戴入。首先医生进行牙体预

科学的觉醒与
人体解剖学的建立
（14世纪—16世纪） **5**
中篇、第五章

科学的革命与
基础医学的启程
（17世纪） **6**
中篇、第六章

科学的进步与医学专业化
分科、牙医学的独立
（18世纪） **7**
中篇、第七章

科学的黄金时代与
医学的巨大进步
（19世纪） **8**
下篇、第八章

科学技术的飞速发展与
口腔医学的科技化时代
（20世纪） **9**
下篇、第九章

备后可直接在椅旁为病人进行口内光学扫描取像、采集数字印模，不再需要传统印模；然后将数据立即输入椅旁计算机进行辅助设计（CAD），经过计算机设计软件的图像分析处理之后，医生将具有生物相容性的预成全瓷材料放入数控机床，进行机械切削加工，制作完成全瓷美学修复体（CAM）。

1988年，由于西门子公司的加入和研发，使椅旁CAD/CAM口腔修复系统制造设备商品化，开发出瓷睿刻系统（chairside economic restoration of esthetic ceramics，CEREC），即椅旁快速全瓷美学修复系统。瓷睿刻系统可以制作嵌体、高嵌体、贴面冠、全瓷冠、3/4冠等各种修复体，制作的修复体性能好、强度高、自然美观。并且瓷睿刻系统可以节约病人就诊时间，方便患者，医生和患者之间可以面对面进行修复体的可视化设计和交流，可以亲眼看到牙齿加工过程，这种椅旁CAD/CAM口腔修复系统受到临床医生和患者的欢迎（图9-6-2）。至今，全球已有50多个国家30 000多名医生在使用瓷睿刻系统，超过700万的患者接受过瓷睿刻的治疗。2015年，在美国拉斯维加斯举行了瓷睿刻（CEREC）30周年学术大会，庆祝全世界的牙医能够为病人提供更优质、更安全、更快捷的牙齿修复治疗[3-7]。

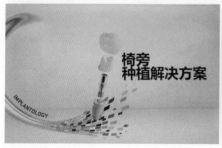 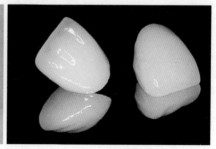

图9-6-2　椅旁CAD/CAM口腔修复系统　　　　　　　　　　　A｜B

A. 瓷睿刻系统（CEREC）
B. 瓷睿刻系统完成前牙全瓷冠制作

医学和口腔医学
发展史概论　1

石器时代
人类古老的口腔疾病
（史前—公元前4000年）　2

文字产生与人类早期
对口腔疾病的认知
（公元前3500年—公元500年）　3

中古时期的医学
（476年—1453年）　4

上篇、第一章　　　　　　上篇、第二章　　　　　　上篇、第三章　　　　　　上篇、第四章

　　目前，CAD /CAM 技术的应用模式除了上述的瓷睿刻系统以外，还有技工室集中加工CAD /CAM系统（图9-6-3）。1988年，世界上第一台技工室集中加工的CAD /CAM 系统由瑞典斯德哥尔摩大学的马特斯·安德森（Matts Andersson）教授发明，是CAD /CAM 技术的第二种应用模式，又称为数字化牙冠雕刻机，为牙冠、牙桥的修复体制作创建了工业制造系统。

　　医生进行牙体预备后，在椅旁为病人进行口内光学扫描取像，将获取的影像数据发送至技工中心，或医生取得传统印模或模型后交给技工中心。技工中心技师将数据输入计算机进行辅助设计（CAD），再由计算机控制的数控机床制作出全瓷修复体基底冠（CAM），技师再根据患者的个性化要求，手工制作完成修复体饰瓷层。此种数字化方案更加具有精度和准确性，避免了第一种CAD /CAM 椅旁系统的缺点，克服了单色瓷块的局限性，不受材料限制，使前牙修复更加美观自然。安德森教授不仅作为一位牙医发明了技工室集中加工的CAD /CAM 系统，他还成为瑞典哥德堡Nobel Biocare AB定制假肢研发的首席科学家。

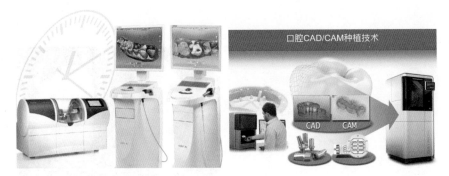

图9-6-3　CAD/CAM技术应用模式的两种系统　　　　　　　　　　A ｜ B

A. 第一种 CAD /CAM 椅旁系统
B. 第二种 CAD /CAM 技工室集中加工系统

随着口腔修复数字化技术30多年的发展，各国学者和各大公司相继研发出越来越多的牙科CAD/CAM系统，目前已有约10种CAD/CAM系统问世。口腔内基牙的光学扫描速度和精确度、计算机对于模型处理和修复体设计的智能化程度，都得到了飞速的提高。CAD/CAM技术也推动了可切削陶瓷材料的发展，出现了几种与之配套的陶瓷系统，陶瓷良好的生物相容性、优秀的美学特性受到口腔修复学领域的关注[3-7]。

四、3D打印技术在口腔领域的应用

我们日常生活中熟悉的普通打印机可以打印电脑里的文字和设计的平面图形、图片等，用的打印材料是墨水和纸张，呈现在我们面前的是二维图像。而3D打印技术是参照了普通打印机的技术原理，将电脑里专门软件生成的三维模型通过3D打印机的工作，最终呈现在我们面前的是三维实物，这就要求3D打印机所用的打印材料不同于普通打印机，而是实实在在的原材料，包括树脂、金属、陶瓷、砂子等（制成液体或粉末状等）。3D打印机通过电脑控制，将这些打印材料一层层叠加起来，用物理或化学的方法粘接分层堆叠的材料形成立体实物，3D打印技术几乎可以打印出（造出）任何形状的物品，例如机器人、各种车模型，也可以用于义齿制作。所以，3D打印成为口腔修复数字化制造技术（computer aided manufacturing，CAM）的第二个分支，3D打印也被称为增材制造（additive manufacturing），而我们所熟悉的修复体在数控机床内被切削加工的过程，称为减材制造（subtractive manufacturing）[8]。

3D打印技术出现在20世纪80年代，90年代中期开发出3D打印机，21世纪初期3D打印材料的种类不断更新。首先在1983年，美国科学家Charles W. Hull发明了树脂光固化技术（stereolithographic，SLA），并在1984年申请了专利。1986年，Hull又开发了第一台基于SLA技术的3D打印机，致力于SLA技术的商业化。21世纪伊始，全世界不同国家的科学家又研发出不同材料的3D打印技术和实物，从比基尼到巧克力。

2012年，苏格兰科学家首次利用人体细胞作为生物材料，用3D打印机打印出人造肝脏组织；2019年以色列研究人员用病人自身的组织为原材料，3D打印出具有完整解剖结构的心脏。

3D打印技术现在已开始应用于口腔医学，主要包括树脂3D打印技术、金属3D打印技术、陶瓷3D打印技术、生物3D打印技术等等。其中树脂3D打印技术的两项应用技术比较常见，包括立体平版印刷（stereolithographic，SLA）和数字光处理技术（digital light processor，DLP）。简单来说，SLA技术就是利用激光单个点成型，DLP技术则是利用类似投影仪的面光源一次成型一个面，这样DLP技术的速度非常快，是SLA技术的百倍千倍。3D打印机可以完成种植导板、临时修复体、牙齿模型、活动义齿支架等的制作[8, 9]。

3D打印技术在口腔医学中的应用：

（一）3D打印种植导板

医生在获取患者的CBCT信息、或口内扫描或模型扫描的光学印模数据之后输入电脑；并在电脑上应用种植设计软件确定种植方案；通过3D打印机制作出具有个性化解剖结构的种植导板（图9-6-4）。数字化种植导板包括3D打印金属种植导板和光固化树脂种植导板，在种植过程中起到定位作用，降低手术的风险，实现精准种植[8, 9]。

（二）3D打印技术在正畸治疗中的应用

1. 3D打印技术可以制作个性化的正畸微型种植钉支抗导板。正畸治疗中有些病例需要利用微型种植钉作为口内支抗，直接以坚硬的颌骨来承受支抗力，可以大大缩短正畸疗程。正畸医生可以利于3D打印的导板作为导航，在植入支抗钉手术中避开邻牙牙根及颌面部神经，做到精准植入（图9-6-5A）。

2. 金属3D打印正畸带环、颊面管和正畸Nance弓。3D打印的带环与牙齿密合性好，更加轻薄。避免了传统的预成正畸带环不密合、带

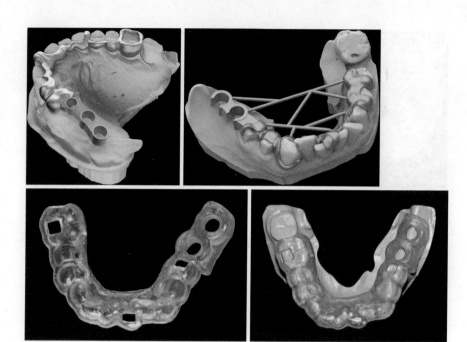

图9-6-4　3D打印技术在种植导板中的应用

A	B
C	D

A. 3D打印制作的个性化金属种植导板
B. 3D打印制作的个性化解剖结构金属种植导板
C. 3D打印制作的光固化树脂种植导板
D. 3D打印制作的光固化树脂种植导板戴在牙模型上
（图片：唐宝提供）

环较厚重的缺点。3D打印技术还可以在带环上继续制作颊面管，金属无需焊接，一体完成。创新型的正畸Nance弓与横杆结合，防止牙位改变（图9-6-5B、C）。

3. 金属3D打印正畸保持器。可以根据患者不同情况，用3D打印技术制作出各类型的金属正畸保持器（图9-6-5D）。

4. 3D打印不同矫治阶段的牙颌树脂模型，并与透明压膜技术相结合，可以制作正畸的透明活动牙套（也称为隐形矫治器），方便病人在不同矫治阶段佩戴。[10, 11]

医学和口腔医学
发展史概论
上篇·第一章
1

石器时代
人类古老的口腔疾病
（史前—公元前4000年）
上篇·第二章
2

文字产生与人类早期
对口腔疾病的认知
（公元前3500年—公元500年）
上篇·第三章
3

中古时期的医学
（476年—1453年）
上篇·第四章
4

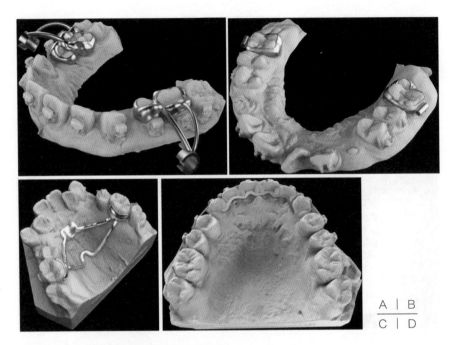

图9-6-5　3D打印技术在正畸治疗中的应用

A. 3D打印制作的正畸微型种植钉支抗导板
B. 3D打印制作的正畸带环和颊面管
C. 3D打印制作的正畸Nance弓与横腭杆
D. 3D打印制作的正畸保持器
（图片：唐宝提供）

（三）3D打印临床诊断模型

　　针对复杂的根管治疗病例，3D打印的模型可以帮助医生进行临床诊断和制定治疗计划，或进行医患沟通、以及在教学培训中，让学生进行操作。在口腔颌面外科肿瘤和外伤的复杂案例手术之前，也可以提前进行数字化建模，打印3D实物模型，辅助医生诊断和治疗（图9-6-6）。

（四）3D打印技术制作的可摘局部义齿金属支架

　　据临床统计，可摘局部义齿对于老年病人的需求量很大，他们局部缺

科学的觉醒与
人体解剖学的建立
（14世纪—16世纪） **5**

科学的革命与
基础医学的启程
（17世纪） **6**

科学的进步与医学专业化
分科、牙医学的独立
（18世纪） **7**

科学的黄金时代与
医学的巨大进步
（19世纪） **8**

科学技术的飞速发展与
口腔医学的科技化时代
（20世纪） **9**

中篇、第五章　　　　　中篇、第六章　　　　　中篇、第七章　　　　　下篇、第八章　　　　　下篇、第九章

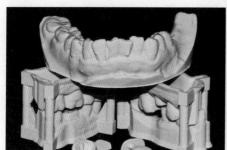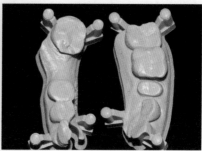

图9-6-6　3D打印临床诊断模型　　　　　　　　　　　　　　　　A ｜ B

A. 3D打印临床诊断模型可用于医患沟通及教学培训
B. 3D打印临床诊断模型可用于提前进行数字化建模

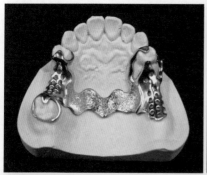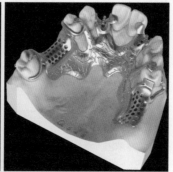

A ｜ B
―――
C

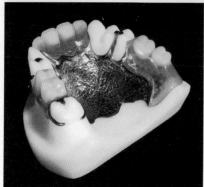

图9-6-7　3D打印技术制作的可
摘局部义齿金属支架

A. 3D打印可摘局部义齿金属
支架
B. 3D打印可摘局部义齿金属
支架
C. 3D打印金属支架制作的可摘
局部义齿
（图片：唐宝提供）

医学和口腔医学
发展史概论 **1**
上篇、第一章

石器时代
人类古老的口腔疾病
（史前—公元前4000年） **2**
上篇、第二章

文字产生与人类早期
对口腔疾病的认知
（公元前3500年—公元500年） **3**
上篇、第三章

中古时期的医学
（476年—1453年） **4**
上篇、第四章

失牙的情况比较复杂，利用3D打印技术制作的可摘局部义齿金属支架，是根据专家库和人工智能助手软件，可以设计出个性化支架，精确度高，与口腔组织的密闭性好，克服了铸造义齿支架的缺点（图9-6-7）。3D打印技术制作的义齿金属支架已经开始产业化应用[9, 12, 13]。

参考文献

1. 吕培军. 数学与计算机技术在口腔医学中的应用. 北京：中国科学技术出版社，2001

2. 刘洪臣，王燕一，江南，等. 口腔修复技术进展. 口腔颌面修复杂志，2000，1（2）：117-119

3. JEF M，VAN DER Z，SIMON V. The CICRERO system for CAD/CAM fabrication of full-ceramic crowns. J Pros Dent，2001，85：261-267

4. DURET F，PRESTON J D. CAD/CAM imaging in dentistry. Curr Opin Dent，1991，1（2）：150-154

5. 赵昕，战德松. CAD/CAM系统及可切削材料在口腔修复的应用现状. 中国实用口腔科杂志，2013，6（6）：331-335

6. 李小萌，高平. 牙科CAD/CAM系统的主要技术构成及研究现状. 口腔颌面修复学杂志，2005，6（4）：299-301

7. 王林虎. CEREC椅旁CAD/CAM诊室技术25年研究进展. 国际口腔医学杂志，2012，39（1）：124-127

8. BIRNBAUM N S，ARONSON H B，STEVENS C，et al. 3D digital scanners：a high-tech approach to more accurate dental impressions. Inside Dentistry，2009，5（4）：70-77

9. 孙玉春，李榕，周永胜，等. 三维打印在口腔修复领域中的应用. 中华口腔医学杂志，2017，52（6）

10. 冯翠娟，卢淑娟，李佳，等. 无托槽隐形矫治技术. 中国实用口腔科杂志，2017（10）：593-597

11. 张云帆，李巍然. 无托槽隐形矫治的临床应用进展. 中华口腔正畸学杂志，2017，（6）

12. 党玉琪，张春宝，王伟娜，等. 选择性激光熔覆（SLM）制作钴铬合金冠的适合性研究. 实用口腔医学杂志，2015，（3）：313-317

13. DIANNEREKOW E. Digital dentistry：The new state of the art — Is it disruptive or destructive？ Dental Materials，2020，36（1）：9-24

科学的觉醒与
人体解剖学的建立
（14世纪—16世纪） 5
中篇、第五章

科学的革命与
基础医学的启程
（17世纪） 6
中篇、第六章

科学的进步与医学专业化
分科、牙医学的独立
（18世纪） 7
中篇、第七章

科学的黄金时代与
医学的巨大进步
（19世纪） 8
下篇、第八章

科学技术的飞速发展与
口腔医学的科技化时代
（20世纪） 9
下篇、第九章

第七节
全冠修复的渊源与技术革命

　　当牙体硬组织缺损较大、无法采取充填的方法进行治疗时，通常选择修复的治疗方法，其中使用适合的牙科修复材料，人工制作成覆盖全部牙冠表面的修复体，称为全冠（full crown），以恢复缺损牙的形态、功能和美观[1]。全冠的应用历史久远，自从1746年巴黎的牙医第一次尝试用黄金制作金冠修复牙体缺损开始[2]。100多年以后，美国牙医查尔斯 H. 兰德在1889年第一次用陶瓷材料成功地制作了前牙全瓷冠[2, 3]。布雷克为了减少全瓷冠的强度不足和断裂问题，将陶瓷熔附于金属基底冠上，形成金-瓷复合修复体，在1956年发明烤瓷熔附金属全冠，成为20世纪口腔修复学的标志性技术。1960年，失蜡精密铸造技术广泛应用口腔修复体制作，是现代口腔修复学第一个里程碑。1965年，美国学者又开发了新型的全瓷冠，强度是传统烤瓷熔附金属冠的两倍，使陶瓷材料的应用日趋广泛。在20世纪下半叶，学者们为了增加全瓷冠的抗折强度，在不断改进着陶瓷材料的性能，多晶氧化铝陶瓷、玻璃陶瓷、单晶氧化铝陶瓷、羟基磷灰石陶瓷和铸造陶瓷相继问世。随着牙科修复材料学、工艺学的发展，全冠修复的技术也在不断发生着变化[2-4]。

一、铸造金属全冠与铸造技术的源远流长

　　铸造金属全冠是由铸造工艺完成的覆盖整个牙冠表面的金属修复体，主要用于后牙的牙体缺损修复[1]。据《牙医学史》记载，最早的铸造金属全冠是由法国巴黎的牙医克劳德·莫顿（Claude Mouton）制作，他在

1746年发表的文章中首次介绍了铸造金冠的修复技术[2]。为什么莫顿会在18世纪就开始制作金冠呢？因为18世纪初的法国出现了大量的手工制造厂，到18世纪中叶时，一些冶炼、铸造、玻璃、首饰、丝织、毛织、地毯等行业已经开始使用先进的生产机器。生活在那个时代的牙医们深受其文化影响，他们有时会去参观巴黎的铸造手工制造厂，铸造厂的师傅们不仅教给他们翻制印模、灌注石膏模型、包埋和熔融金属铸造等技术，还告诉他们铸造件磨光的技术[2]。所以，在法国的牙医将工业铸造工艺应用于牙冠的制作过程，促进了铸造金属全冠的发展和广泛应用，对牙科义齿修复产生了重要的影响。

1756年，德国柏林的牙医菲利浦·普法夫（Philipp Pfaff）在出版的著作《人类牙齿及其疾病的论述》中，不仅介绍了大量牙齿疾病的治疗方法以外，还第一次讲解了如何使用软蜡制取口内印模，以及用石膏灌注模型，铸造全冠修复体的技术。他还使用软蜡记录咬合关系，这大大改善了制作义齿的准确性[2, 3]。

铸造这门古老的工艺源远流长，这项技术有着悠久的历史。从6 000年前人类的青铜铸造技术开始，到8世纪铸铁件的出现，从18世纪牙医开始铸造金冠，到20世纪的精密铸造技术在牙科的应用，经历了数千年材料和工艺的发展。青铜铸造是人类早已掌握的一种金属热加工技术，约有6 000年的历史。中国商朝（约公元前16—公元前11世纪）已进入青铜铸件的鼎盛时期。1939年在河南安阳出土的，现藏于中国国家博物馆的"后母戊方鼎"就是商周时期青铜文化的代表作。"后母戊方鼎"成长方形，精巧的纹饰美观庄重，重达875kg，整体铸造，无论在工艺技术上、还是在艺术水平上都已达到相当的高度（图9-7-1）。早期的铸件大多是农业生产、宗教、生活等方面的工具或用具，艺术色彩浓厚。

中国在513年已出现世界上最早的铁铸件，如晋国重约270kg的铸型鼎。欧洲在8世纪前后出现了铸铁件，扩大了铸件的应用范围。15—17世纪，德国和法国等国家铺设铸铁管道，向居民提供饮用水等。18世纪的欧洲各国随着工业革命的开始，铸铁的铁轨、纺织机和蒸汽机也在兴起。20

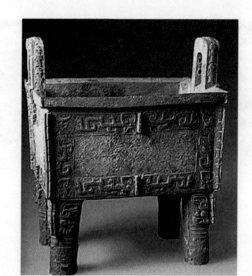

图9-7-1　青铜铸造
中国青铜铸造工艺的杰作商代"后母戊方鼎"
（图片：作者拍摄于中国国家博物馆）

世纪铸造的金属全冠在牙科的修复中得到广泛应用，出现金合金、银合金、镍铬合金、钴铬合金以及铜合金牙科专用材料的铸造金属全冠[3]。

二、20世纪熔模精密铸造与古老的失蜡铸造技术

20世纪后期，现代熔模精密铸造技术已被广泛应用于口腔固定修复中，成为现代口腔修复学的重要技术之一。精密铸造是最精密的金属成型技术，它不仅适用于口腔修复体各种类型合金的铸造，而且使铸造金属全冠与牙体组织的密合程度、固位强度都得以提高，既可以用于不同型号的金合金，铸造嵌体、全冠、套筒冠、可摘局部义齿支架、卡环和附着体，还可以用于银合金、铬基合金、钛和钛合金的精密铸造[1]（图9-7-2）。

现代熔模精密铸造技术起源于20世纪40年代的航空业，由于航空喷

医学和口腔医学 **1** 发展史概论
上篇、第一章

石器时代
人类古老的口腔疾病 **2**
（史前—公元前4000年）
上篇、第二章

文字产生与人类早期
对口腔疾病的认知 **3**
（公元前3500年—公元500年）
上篇、第三章

中古时期的医学 **4**
（476年—1453年）
上篇、第四章

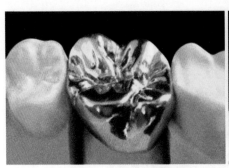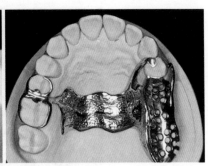

图9-7-2　精密铸造　　　　　　　　　　　　　　　　　A ｜ B

A. 精密铸造金合金全冠
B. 精密铸造可摘局部义齿支架

气发动机的发展，需要寻找一种新的精密成型工艺。于是，在继承古代流传下来的失蜡铸造技术的基础之上，经过对材料和工艺的改进，被广泛应用于航空航天、汽车、船舶、内燃机、电讯仪器、武器和医疗器械等领域。

　　熔模铸造又称失蜡铸造，失蜡铸造技术也是源远流长。1978年考古人员在河南淅川县发掘出土了中国春秋战国时期（公元前620年—公元前467年）的青铜器"云纹铜禁"，云纹铜禁整体采用失蜡法铸造（熔模工艺），透雕纹饰工艺精美，形成中间镂空的多层云纹状图案，12个立雕伏兽的工艺更是精湛复杂，令人叹为观止（图9-7-3），这些图案用普通铸造工艺很难制造出来，反映出春秋时期的失蜡铸造技术已经比较成熟。战国、秦汉以后，失蜡铸造法更为流行，尤其是隋唐至明、清期间，铸造青铜器多采用失蜡法。

　　另外据报道，在巴基斯坦麦海格尔德市（Mehragarh）的一个村庄（Neolithic），欧洲Ipanema考古材料研究中心的科学家发现了6 000年前一块古老的护身符，也被认为是"失蜡铸造"工艺的最早实例（图9-7-4）。

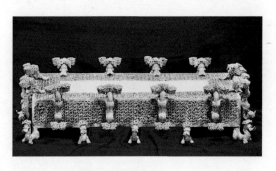

图9-7-3　熔模铸造的云纹铜禁
春秋时代的青铜器"云纹铜禁"四周均有透雕云纹
（图片：作者拍摄于河南博物院）

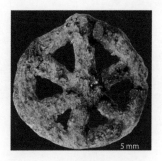

图9-7-4　失蜡铸造工艺
6 000年前巴基斯坦人古老的
护身符

并介绍了"失蜡铸造"方法的流程：首先用蜂蜡制作护身符的铸型（蜡型），将铸型包埋在一个耐火材料的黏土模具中，然后加热模具，经过烘烤和焙烧使蜂蜡全部熔化流失，再向铸件模型的空壳内注入熔融的青铜熔液，完成铸造过程。等待铸件冷却后将模具分开，取出铸造好的护身符。失蜡铸造是一种可以重复制作金属物体的方法。[2-4]

三、第一次用陶瓷材料制作全瓷冠

自从1774年一位法国药剂师阿列克谢·杜查图（Alexue Duchateau）第一次戴上人工瓷牙制作的义齿以后，陶瓷便开始成为人类义齿修复的重要材料。1788年，聪明的法国牙医尼古拉·杜布瓦（Nicolas Dubois de Chemant）将瓷牙商品化，使得陶瓷牙在义齿修复中得到广泛的应用和不断的传播[2]。

在陶瓷人工牙用于义齿修复100年以后，在1889年，美国底特律的牙医查尔斯·亨利·兰德（Charles Henry Land，1847年—1922年）第一次用陶瓷材料制作了前牙全瓷冠（the all-porcelain "jacket" crown，PJC），并获得成功，他烧结的全瓷冠覆盖了整个牙冠表面，重建了缺损牙齿的形态。兰德在1887年自制煤气炉进行陶瓷的烧结，他首先用铂金泊作为底衬涂在石膏代型上，然后在铂金泊上涂塑高温长石瓷粉浆，烧结完成全瓷冠（图9-7-5）[2]，兰德医生开创了陶瓷在全冠修复工艺的应用并获得专利，他被称为陶瓷牙科之父。此外，兰德医生还发明和创新了许多牙科领域的器械、设备和技术，纽约哥伦比亚大学牙科和口腔外科学院的博物馆以他的名字命名[5-8]。

1895年Christensen制作高熔陶瓷和1899年Jenkins制作低熔陶瓷成功，并采用矿物色素使这种新型全瓷冠的颜色与天然牙相近，将陶瓷的

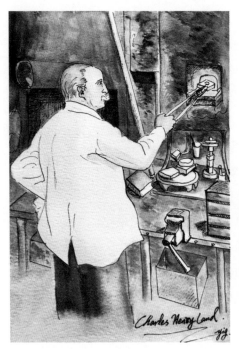

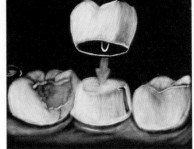

图9-7-5　查尔斯·H.兰德医生

A｜B

A. 查尔斯·H.兰德实验烧制全瓷冠
B. 兰德医生在1093年制作的全瓷冠（PJC）
（图片：作者绘画）

审美修复推进了一大步。因全瓷冠的色泽自然美观、生物相容性好，化学性质稳定，具有耐磨性，可形成精确的牙体形状，从19世纪末到20世纪初被广泛应用于牙体修复[9-11]。但是，全瓷冠（PJC）也存在明显的缺点，其内部的微细裂纹对强度产生影响，全瓷冠脆性大、抗折强度不足，所以全瓷冠易裂易断的破损率高，在20世纪50年代后期被金属烤瓷冠取代。

四、烤瓷熔附金属全冠是20世纪口腔修复学的标志性技术

为了解决全瓷冠的强度不足和断裂倾向问题，1956年，布雷克（S.C. Brecker）首先报道了将低熔长石瓷在真空条件下熔附于铸造金属基底冠上的方法，解决了金瓷化学结合的问题，形成金-瓷复合结构的修复体被称为烤瓷熔附金属全冠（porcelain-fused-to-metal，PFM），也称金属烤瓷冠或金瓷冠，1962年，美国研究者M.Weinstein和A.B.Weinstein描述了长石瓷的配方，可以控制其烧结温度和热膨胀系数，使其与金属结构兼容，并申请了专利[12, 13]。

烤瓷熔附金属全冠同时具备陶瓷全冠的美观和金属全冠的强度，金属与陶瓷之间的结合降低了全瓷冠内部微裂纹的形成，不易变形，抗折力强，牙冠的形态和颜色逼真，表面光滑耐磨，具有一定的耐腐蚀性，所以烤瓷熔附金属全冠弥补了全瓷冠的缺陷，被广泛应用于前牙和后牙的牙体缺损、缺失牙的修复，是20世纪下半叶口腔修复学的标志性技术，成为牙科最流行的牙冠修复方法，也受到患者青睐（图9-7-6）。烤瓷熔附金属全冠可选择各种不同的贵金属或非贵金属合金铸造出基底内冠，金属基底内冠与牙齿冷热膨胀系数相近、具有很高的韧性。然后在金属基底内冠表面覆盖与天然牙颜色相似的低熔瓷粉，在真空高温烤瓷炉中烧结熔附形成外形，瓷粉与金属结合形成的金-瓷复合结构的修复体，其金属基底可达到很好的边缘密合性[1, 4, 14]。

但是，烤瓷熔附金属全冠降低了修复体的美学效果，因为金属基底内

医学和口腔医学
发展史概论

1

上篇·第一章

石器时代
人类古老的口腔疾病
（史前—公元前 4000 年）

2

上篇·第二章

文字产生与人类早期
对口腔疾病的认知
（公元前 3500 年—公元 500 年）

3

上篇·第三章

中古时期的医学
（476 年—1453 年）

4

上篇·第四章

阻挡不透明层、冠透光性差，所以牙冠的色泽并不理想。远期会出现冠颈部边缘的金属会暴露、透露青色，在患者存在高微笑线或当牙龈萎缩时，可见的黑线影响美观。个别患者对金属有过敏反应。人们为了避免和解决上述这些问题，自20世纪80年代开始科学家尝试使用其他的合金基底内冠，如普通金属的镍铬合金内冠、贵金属金铂合金的内冠、99.9%纯金的金沉积内冠。1983年，Sozio等发明了氧化铝含量达到85%的铝瓷冠，但是也不理想（图9-7-7）。

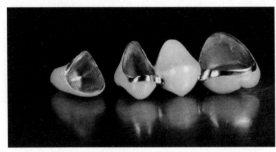
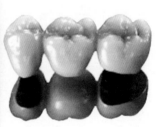

图9-7-6　烤瓷熔附金属全冠

A ｜ B

A. 烤瓷熔附金属全冠修复
B. 烤瓷熔附金属全冠固定桥修复

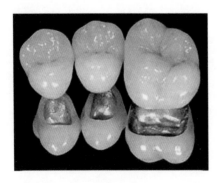

图9-7-7　金铂合金制作内冠的修复体

510

科学的觉醒与
人体解剖学的建立
（14世纪—16世纪） 5

科学的革命与
基础医学的启程
（17世纪） 6

科学的进步与医学专业化
分科、牙医学的独立
（18世纪） 7

科学的黄金时代与
医学的巨大进步
（19世纪） 8

科学技术的飞速发展与
口腔医学的科技化时代
（20世纪） 9

中篇、第五章

中篇、第六章

中篇、第七章

下篇、第八章

下篇、第九章

普通烤瓷的内冠选择镍铬合金，制作成本低。但是牙冠颈部会露青发黑，影响美观，有人会出现过敏反应。如果在镍铬合金内冠与牙龈接触的边缘烧结一层瓷粉，可以避免黑线的出现，称为肩台烤瓷。在普通金属镍铬合金的内冠成分中加入钛合金，叫做钛合金烤瓷冠。因为钛合金比镍铬合金更加稳定，所以钛合金烤瓷与人体生物相容性好。镀金烤瓷是在镍铬合金内冠表面镀上一层黄金，可减少过敏反应。

贵金属烤瓷由金铂合金制作内冠，其含量为 87% 左右的黄金和白金以及其他元素的合金。由于贵金属和人体生物相容性非常好，化学性能稳定，不易被氧化和分解，所以不刺激牙龈，人体不会产生不良反应，不会引起牙龈变色。黄金内冠独特的色泽，表面的烤瓷颜色更接近自然牙齿。金沉积烤瓷牙是用含量高达 99.99% 的纯黄金制作的内冠，金沉积烤瓷是一种全新的制作工艺。金沉积烤瓷牙生物相容性好，过敏反应少，边缘密合度高，可防止牙龈周围变色。金沉积烤瓷冠自然美观，受到患者的喜爱[14, 15]。

五、20世纪全瓷冠修复的再度兴起

随着20世纪工业用氧化铝陶瓷加入长石质瓷制造业，氧化铝和氧化锆陶瓷引入口腔修复材料学的研究。因为全瓷冠具有与天然牙相似的美学效果，所以临床上人们一直在不断追求对全瓷修复系统的更新，许多种类的全瓷修复材料被广泛应用于临床，相继出现了玻璃基陶瓷材料、氧化铝基陶瓷材料、氧化锆基陶瓷材料等，全瓷冠修复又重新兴起。

1919年，Welben 第一次试着制作了铸造陶瓷，虽因陶瓷的流动性差没有成功，但为研究铸造陶瓷全冠奠定了基础。1940年，Woolson 将陶瓷烧结在金属上以增加强度，但因二者的结合问题没有解决，未得到推广。1965年，美国学者 W.McLean 和 T.H.Hughes 开发了新型的全瓷冠，他们将一部分氧化铝加入陶瓷中混合烧结，使其内冠的氧化铝瓷结晶达到40%~50%，它的强度是传统PJC的两倍，牙冠断裂韧性得到显著改善，使陶瓷材料的应用日趋广泛。但因其透明度低、导致了美观性的下降，成为其主要缺点。随之而来人们对陶瓷研究的热情有增无减，1969年多晶氧化铝陶瓷、1973年玻璃陶瓷、1975年单晶氧化铝陶瓷、以及1978年羟基磷灰石陶瓷相继研究成功，促进了口腔修复技术的发展。

1983年，Sozio等研制出新的氧化铝全瓷冠，氧化铝含量高达85%，可以减少全瓷修复体的烧结收缩。1984年，Corning和Dentsply公司采用失蜡铸造法研制出Dicor铸造陶瓷，可增加抗折强度，但美学效果还是不够理想。1988年，Vita公司推出In-Ceram。1990年，Ivoclar公司推出IPS-Empress全瓷系统，1998年推出第二代全瓷系统，其抗折强度极大提高，修复体破损率明显下降。20世纪80年代后期，口腔种植陶瓷也得到迅速发展。所以，目前随着材料的发展和技术的进步，全瓷修复体的强度可以满足临床修复的大多数要求，其物理化学性能、生物学和美学上均优于金-瓷修复体，成为口腔修复临床上的首选[4, 11, 16, 17]。

参考文献

1. 赵铱民. 口腔修复学. 7版. 北京：人民卫生出版社，2012

2. Walter H A. History of Dentistry. Quintessence Publishing Co.，1981

3. Malvin E R. Dentistry：An Illustrated History. New York：Abrams HN，Inc1985

4. 赵信义. 口腔材料学. 5版. 北京：人民卫生出版社. 2015

5. LAND C H. Porcelain dental art. Dental Cosmos，1903，45（6）：437-444

6. LAND C H. Porcelain dental art：No II. Dental Cosmos，1903，45（6）：615-620

7. BERGMANN P，AISHA S. Dental Ceramics：Microstructure，Properties and Degradation. Berlin：Springer，2013

8. KELLY J R，BENETT P. Ceramic materials in dentistry：historical evaluation and current practice，Aust. Dent J. 2011，56（Suppl. 1）84-96

9. SHENOY A，SHENOY N. Dental ceramics：an update，J. Conserv. Dent，2010，13（4）：195-203

10. PICANO C，MACCAURO G. Zirconia as a ceramic biomaterial，Biomaterials，1999，20（1）：1-25

11. GUAZZATO M，ALBAKRY M，RINGER S P. Strength，fracture toughness and microstructure of a selection of all-ceramic materials，part II. Zirconia based dental ceramics，Dent. Mater，2004，20：449-456

12. BRECKER S C. Porcelain bakes to gold—a new medium in prosthodontics，J. Prosthet. Dent. 1956，6：801-810

科学的觉醒与
人体解剖学的建立
（14世纪—16世纪） 5

科学的革命与
基础医学的启程
（17世纪） 6

科学的进步与医学专业化
分科、牙医学的独立
（18世纪） 7

科学的黄金时代与
医学的巨大进步
（19世纪） 8

科学技术的飞速发展与
口腔医学的科技化时代
（20世纪） 9

中篇、第五章　　　　　中篇、第六章　　　　　　中篇、第七章　　　　　　下篇、第八章　　　　　　下篇、第九章

13. WEINSTEIN M, WEINSTEIN A B. Porcelain covered with metal-reinforced teeth, US patent 3,052,983, September 1962

14. WEINSTEIN M, KATZ S, WEINSTEIN A B. Fused porcelain-to-metal teeth, US patent 3,052,982, August 1962

15. CHRISTENSEN G J. The confusing array of tooth colored crowns, J. Am. Dent. Assoc. 2003, 134: 1253-1255

16. MCLEAN W, HUGHES T H. The Reinforcement of Dental Porcelain with Ceramics Oxides. Br. Dent. J., 1965, 119: 251-267

17. O'BRIEN W J. Properties of a New High-Expansion Core Material for Porcelain Crowns. J. Dent. Res, 1984, 63: 216

第八节
X线的发现到20世纪CBCT
对牙科的影响

自从1895年物理学家伦琴发现X线以后，对未来的医学发展产生了深远的影响。第二年，美国新奥尔良牙医埃德蒙·凯尔首先将X线用于牙科，改善了牙病的诊断和治疗[1-3]。

1963年，美国物理学家柯马克发明电子计算机辅助X线断层扫描技术（CT）之后，1973年应用于医学临床。英国工程师亨斯菲尔德在1972年成功研制出第一台颅脑 X-CT机，成为20世纪医学诊断领域最重大突破[4]；1974年他又成功研制出全身X-CT，使人体医学的检查范围扩大到胸、腹、脊柱及四肢。1979年，英国工程师亨斯菲尔德与柯马克分享了（CT）的诺贝尔生理学或医学奖[4-6]。1982年产生了一系列医学诊断工具：核磁共振成像技术（NMRI）、计算机成像技术（CR）、数字放射成像（DR）、发射式计算机断层成像（ETC）等数字化医疗影像新技术不断涌现。20世纪60年代出现全口牙位曲面体层片（全景片）、X线侧位片等，二维平片图像具有一定局限性。1998年意大利工程师 P. Mozzo 研制成功口腔颌面部锥形束CT（CBCT），CBCT广泛用于口腔医学领域[6, 7]。

一、19世纪X线的发现，第一次用于医学诊断

19世纪末X线是医学史上最重要的发现之一，1895年11月8日是一个伟大和值得纪念的日子，德国物理学家威廉·康拉德·伦琴（Wilhelm Conrad Roentgen，1845年—1923年）发现了一种神秘的射线——X线。

科学的觉醒与
人体解剖学的建立
（14世纪—16世纪） 5

科学的革命与
基础医学的启程
（17世纪） 6

科学的进步与医学专业化
分科、牙医学的独立
（18世纪） 7

科学的黄金时代与
医学的巨大进步
（19世纪） 8

科学技术的飞速发展与
口腔医学的科技化时代
（20世纪） 9

中篇、第五章　　　　　中篇、第六章　　　　　中篇、第七章　　　　　下篇、第八章　　　　　下篇、第九章

X线是人类发现的第一种"穿透性射线"，它能轻而易举地穿透书本、木板和铝板等材料。X线的发现标志着现代物理学时代的到来。1896年初X线开始应用于临床医学，给医学带来巨大的影响，X线为人类诊断与治疗疾病开拓了新途径，开创了医疗影像技术的先河[1]。

1888年，伦琴开始担任德国沃尔兹堡大学的物理研究所所长，他对英国物理家威廉克鲁克斯的阴极射线（Crookes tube）研究和德国物理学家勒那德电现象的研究非常感兴趣。他也经常研究电现象，包括电子穿过真空管的实验。在1895年11月8日的晚上，伦琴在漆黑的实验室接通了阴极射线管的电源，他惊喜地发现，阴极射线可以使附近的一块荧光板发出蓝白色的亮光。又经过几天废寝忘食的研究，伦琴确定了荧光板上的亮光来是阴极射线管中发出的某种神奇射线。伦琴用手去拿荧光板时，他手的骨骼图像清晰地出现在荧光板上，而手的软组织轮廓几乎没有呈现出来。他认为这种新射线性质不明、尚未人知，所以把这种射线称为X线。为了进一步仔细研究X线，伦琴把床也搬进了实验室，整整7个星期，伦琴埋首在X线中。12月22日，伦琴用照相干板替代了荧光纸板，把他妻子的手放到照相板上，用X线拍摄了她手的照片。这是人类历史上第一张X线照片，显示出她戴有结婚戒指的手骨结构，这使他们完全沉浸在幸福之中（图9-8-1）[1-6]。

1895年12月28日，伦琴将撰写的论文《关于一种新的X线》送到沃尔兹堡物理学会和医学协会会长的手里，他以严谨的文笔描述了X线诊断方法的科学价值。X线的发现立即引起很大轰动，几周之内传遍世界各地。伦琴对X线继续研究，新的论文先后于1896年和1897年发表。X线的发现也为伦琴带来了巨大的荣誉。1901年伦琴被授予首届诺贝尔物理学奖，还获得普鲁士二级王冠勋章、英国皇家学会伦福德奖章、哥伦比亚大学巴纳德奖章等[1-3]。

从1896年初开始，X线就不断被用于疾病的临床医学诊断和治疗，身体的一些部位、组织和器官都可以被X线显示并发现异常。1月29日，美国人格拉布等首次用X线治疗皮肤癌；2月3日，美国的埃德温和加拿大的

515

医学和口腔医学
发展史概论　　1
上篇·第一章

石器时代
人类古老的口腔疾病　2
（史前—公元前4000年）
上篇·第二章

文字产生与人类早期
对口腔疾病的认知　3
（公元前3500年—公元500年）
上篇·第三章

中古时期的医学　4
（476年—1453年）
上篇·第四章

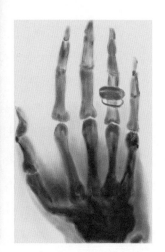

图9-8-1　伦琴和X线

A｜B

A. 德国物理学家伦琴
B. 伦琴妻子手骨的X线照片，也是人类第一张X线照片
（图片：作者绘画）

考克斯将X线用于疾病诊断，也有人用X线拍摄到子宫内胎儿图像；2月
7日，英国利物浦大学医院用X线为12岁男孩确认手腕中子弹位置，伦敦
的医生也为一位妇女取出手中软组织的一根缝针，法国人用X线治疗胃癌；
德国人用X线治疗鼻咽癌；奥地利医生用X线治疗红斑狼疮等等。1896年
3月，美国的牙医首次将X线用于牙科诊断。为了纪念伦琴发现X线的成

就，在许多国家都称X线为伦琴射线。伦琴一生谦虚谨慎，从不居功自傲，他以一个普通成员的身份进行教学和科研工作。他不申请专利，不谋求赞助，使X线的应用得到迅速的发展和普及[1-6]。

二、美国新奥尔良牙医第一次将X线用于牙科

1896年3月，在伦琴发现X线的几个月后，美国新奥尔良的牙医叫埃德蒙·凯尔（C. Edmund Kells，1856年—1928年），首先将X线用于牙科诊断。他用自制的X光机拍摄了第1张牙齿根尖片，对牙齿、牙周及根尖周病变进行检查，以改善牙病的诊断和治疗，凯尔成为牙科领域做出贡献的先驱者之一[2]。

X线的应用在20世纪得到迅速的发展和普及，医疗影像技术得到不断的改进和提高。1919年，在新奥尔良召开的美国南方牙科协会的年会上，凯尔介绍了他在23年前将X线这项革命性新技术引入牙科的应用过程。在X线发现后不久，他订购了必要的零件，用一个伦科夫感应线圈发射X线，在玻璃摄影板上成像，自制了一台X光机。在会议上，他明确指出X线应该用于牙科，可以帮助牙病的诊断和治疗；并指出X线是二维成像，建议应该拍照牙齿的不同角度。后来这些技术的改进有赖于通用电气（General Electric）发明了有效防震的牙科X线机，以及伊斯曼柯达公司（Eastman Kodak）生产出正规胶片——一种用机器制造的统一规格的牙科胶片袋[2, 3, 7]。

凯尔医生不仅首先将X线用于牙科疾病的诊断，而且他一生发明了大约30种与牙科相关的产品，其中一些获得了专利（图9-8-2）。他将专利的大部分奖金用于购置牙科诊所的装备。凯尔的主要发明包括：口腔吸唾器在临床的应用，改善了医生在治疗口腔疾病时的视野，并将吸唾器的使用迅速传播到全世界；凯尔还发明了牙科三用枪头，可以吹干牙齿表面的唾液和碎屑，方便医生治疗牙病；第一次在牙科临床工作中使用女性椅旁牙科助手，并进行培训，这种四手操作的模式大大提高了工作效率，很快得

医学和口腔医学
发展史概论　　1
上篇、第一章

石器时代
人类古老的口腔疾病　　2
（史前—公元前4000年）
上篇、第二章

文字产生与人类早期
对口腔疾病的认知　　3
（公元前3500年—公元500年）
上篇、第三章

中古时期的医学　　4
（476年—1453年）
上篇、第四章

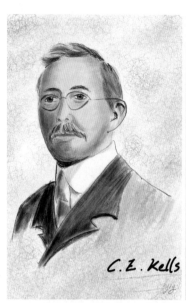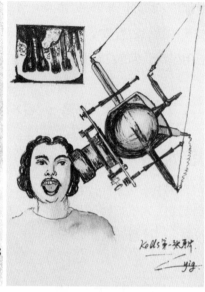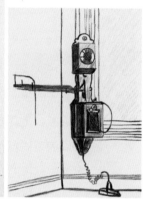

图9-8-2　美国牙医埃德蒙·凯尔将X线应用于牙科　　　　　　　　A｜B｜C

A. 新奥尔良牙医埃德蒙·凯尔
B. 凯尔医生用自制的X线机拍摄了第一根尖片
C. 埃德蒙·凯尔医生获得的专利——墙壁上的电动马达牙钻
（图片：作者绘画）

到推广[2]。

　　凯尔一生为牙科的发展做出了巨大的牺牲。他因在工作中长期受到X线的辐射而在晚年时诱发癌症，最初截断了一只手指，然后癌症蔓延到整只手，接着是前臂，直至整个手臂，最终癌细胞扩散到心脏和肺，他经受了长期的病痛折磨。美国牙科协会杂志（*The Journal of the American Dental Association*，*JADA*）在百年纪念时刊登了一篇文章，热情肯定了凯尔一生所取得的成就，赞美他为牙科的进步作出自己的贡献，X线在牙科的应用具有划时代的意义[2]。

科学的觉醒与
人体解剖学的建立
（14世纪—16世纪） 5

科学的革命与
基础医学的启程
（17世纪） 6

科学的进步与医学专业化
分科、牙医学的独立
（18世纪） 7

科学的黄金时代与
医学的巨大进步
（19世纪） 8

科学技术的飞速发展与
口腔医学的科技化时代
（20世纪） 9

中篇、第五章　　　　中篇、第六章　　　　中篇、第七章　　　　下篇、第八章　　　　下篇、第九章

三、20世纪CT扫描仪对医学诊断的影响

X线用于医学临床诊断以后，人们发现人体不同组织对X线的吸收率有所不同，用常规方法拍摄的X线平片只能呈现二维图像，组织结构在胶片上的投影前后重叠，病变难以辨认，不具备三维空间的分辨能力。因此，医生们要从不同角度拍摄若干张X线片，但也得不到理想的效果。于是，科学家们开始寻找一种新的方式来弥补X线技术检查人体病变的不足[7]。

随着20世纪60年代电子计算机技术的发展和普及，1963年，美国物理学家柯马克（Cormack Allan MacLeod，1924年—1998年）发明了电子计算机辅助X线断层扫描技术（computed tomography，CT）。当该扫描仪上的发射器绕过病人的头部，或身体其他部位转动时，会发出一系列短脉冲辐射，被人体组织吸收后的脉冲辐射被与扫描器一同转动的电子探头所接收。计算机对接收来的信号进行分析后，便可给出检查部位有关情况的三维图像。这种CT扫描仪自1973年应用于临床以后，极大地改进了对大脑和其他组织病变的确诊能力，它为医疗影像技术带来第一次革命性的创新。为此，柯马克（图9-8-3）与英国的亨斯菲尔德分享了1979年的诺贝尔生理学或医学奖（图9-8-4）[6-9]。

几乎在同时，远在英国的电子工程师亨斯菲尔德（Godfrey N Hounsfield，1919年—2004年）也在构思和研究计算机处理断层图像的技术，但他并不知道美国的科马克正在研究CT。1967年，亨斯菲尔德基于人体不同的组织对X线的吸收率不同的理论基础，他通过多个不同角度对物体用X线进行扫描，可以获得100%的信息，为此1968年他获得这项技术的专利。1972年亨斯菲尔德利用精准的X线束与灵敏度极高的探测器，围绕人的头部进行断面扫描，成功研制出第一台用于颅脑检查的X-CT，解决了人体影像重叠问题。随后他与一位神经放射学家合作，将这台装置安装在伦敦郊区的一家医院，开始对人的头部进行实验性扫描检查，结果显示X断层扫描机可以获得病人头部的检查图像。这一发明改变了临

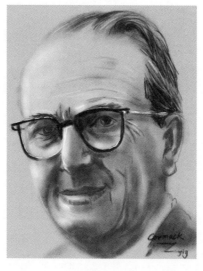

图9-8-3　美国物理学家柯马克

（图片：作者绘画）

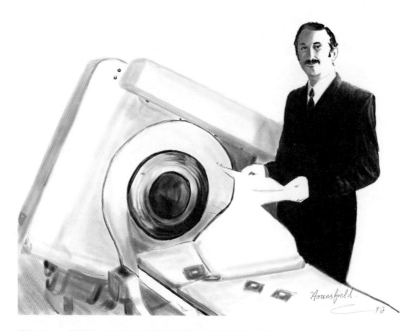

图9-8-4　英国电子工程师亨斯菲尔德和他研制的CT机

（图片：作者绘画）

科学的觉醒与
人体解剖学的建立
（14世纪—16世纪） 5
中篇、第五章

科学的革命与
基础医学的启程
（17世纪） 6
中篇、第六章

科学的进步与医学专业化
分科、牙医学的独立
（18世纪） 7
中篇、第七章

科学的黄金时代与
医学的巨大进步
（19世纪） 8
下篇、第八章

科学技术的飞速发展与
口腔医学的科技化时代
（20世纪） 9
下篇、第九章

床诊断的面貌，使医师能够更好地分层观察人体内部不同组织的横断面图像，用于多种疾病的检查，大幅提高了疾病诊断的准确性。亨斯菲尔德在当年英国放射学年会上首次公布了这一结果，正式宣告了颅脑X-CT的诞生，成为20世纪医学诊断领域所取得的最重大的突破之一。1974年他又成功研制出全身X-CT，检查范围扩大到胸、腹、脊柱及四肢，获得同样满意的效果。他的发明震惊了医学界，于1975年成为英国皇家学会会员，1981年被授予爵士称号，他也因此与美国物理学家柯马克分享了1979年诺贝尔生理学或医学奖。目前CT技术中所使用的表示图像亮度的CT值单位就是用亨斯菲尔德的名字命名[6-9]。

此后，各种医疗影像技术迅猛发展，1982年核磁共振成像技术（nuclear magnetic resonance imaging，简称NMRI）应用于临床，它的研究横跨物理、化学、生理学或医学领域，可以从人体分子内部反映出人体器官的失常和早期病变。计算机放射成像（computed radiography，CR）、数字放射成像（digital radiography，DR）、发射式计算机断层成像（emission computed tomography，ECT）等各种数字化医疗影像新技术不断涌现，组成了功能强大的放射成像信息系统（radiography information system，RIS），产生了一系列革命性的医学诊断工具[6-9]。

四、口腔颌面锥形束CT的产生

长期以来，许多口腔颌面部疾病的诊断和治疗中都依赖于影像学技术，从1896年X线片第一次用于口腔疾病的诊断开始，二维影像技术一直沿用至今，占领主导地位的包括根尖片、20世纪60年代出现的全景片、X线侧位片等，这些二维平片图像具有一定的局限性，越来越不能满足现在的临床需求。随着20世纪70年代初第一台检查颅脑X-CT的应用，以及1974年全身X-CT的研制成功，使人体医学的检查范围从颅脑扩大到胸腔、腹腔、脊柱及四肢，三维影像技术在大医学得到广泛的应用。1998年，在口腔医学领域逐渐发展起口腔颌面锥形束CT（cone beam computed

医学和口腔医学
发展史概论
1
上篇、第一章

石器时代
人类古老的口腔疾病
（史前—公元前4000年）
2
上篇、第二章

文字产生与人类早期
对口腔疾病的认知
（公元前3500年—公元500年）
3
上篇、第三章

中古时期的医学
（476年—1453年）
4
上篇、第四章

tomography，CBCT），CBCT首先由意大利工程师P. Mozzo研制成功，并生产了第一台商用机型NewTom9000[7-9]。

CBCT是一种新型的成像技术，是锥形束投照计算机重组的断层影像技术。口腔数据采集后，计算机软件将影像数据转换为3D模型数据，可获得口腔病变组织和正常组织的解剖结构三维图像，包括颌骨、牙齿、下牙槽神经管等，CBCT影像精确，便于医生观察分析颌面部骨组织及牙齿结构的信息。CBCT具有空间分辨率高、辐射量低和扫描时间短的特点，并配有灵活的后处理软件。这项技术的应用为口腔医师对于疾病的临床诊断和手术设计提供了重要的参考依据，给口腔颌面放射学带来革命性的进步[8，9]。

1999年，我国引入第一台意大利的口腔颌面锥形束CT NewTom 9000，2005年又引入日本森田公司产的Accuitomo-3 DX锥形束CT机。近20年来，CBCT被广泛用于口腔医学的各个领域，包括口腔颌面外科、正畸科、正颌外科、种植科、牙体牙髓科、颌面部外伤、肿瘤和颞下颌关节疾病的术前诊断和术后评估（图9-8-5）[10-12]。

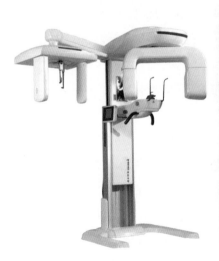
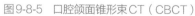
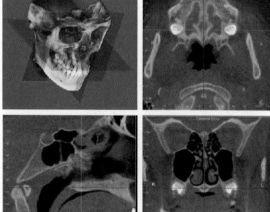

图9-8-5　口腔颌面锥形束CT（CBCT）

A | B

A. 口腔现代CBCT机
B. CBCT片

科学的觉醒与
人体解剖学的建立 5
（14世纪—16世纪）
中篇、第五章

科学的革命与
基础医学的启程 6
（17世纪）
中篇、第六章

科学的进步与医学专业化
分科、牙医学的独立 7
（18世纪）
中篇、第七章

科学的黄金时代与
医学的巨大进步 8
（19世纪）
下篇、第八章

科学技术的飞速发展与
口腔医学的科技化时代 9
（20世纪）
下篇、第九章

参考文献

1. W.C. 丹皮尔. 李珩，译. 科学史及其与哲学和宗教的关系. 桂林：广西师范大学出版社，2001

2. WALTER H A. History of Dentistry. Quintessence Publishing Co.，1981

3. MALVIN E R. Dentistry: An Illustrated History. Originally Published: New York: Abrams，Inc.，1985

4. 罗伯特·玛格塔. 李城，译. 医学的历史. 广州：希望出版社，2004

5. 凯特·凯莉. 陶冉，李东琬 译. 医学史话：医学成为一门科学（1840—1999）. 上海：科学技术文献出版社，2015

6. 威廉·拜纳姆. 传奇医学：改变人类命运的医学成就. 本书翻译组译. 北京：人民邮电出版社，2015

7. 张志君. 口腔设备学. 3版. 成都：四川大学出版社，2008

8. 马绪臣. 口腔颌面锥形束CT的临床应用. 北京：人民卫生出版社，2011

9. 马绪臣. 口腔颌面锥形束CT在我国临床研究和应用的回顾及展望. 中华口腔医学杂志，2014，49（1）：2-4

10. 张莹莹，刘红红. 锥形束CT在种植可视化中的应用. 中国实用口腔科杂志，2017，10（09）：558-561

11. 蒋逸芸，吴大明. 口腔颌面锥形束CT在牙体解剖学中的研究进展. 口腔医学，2017，37（6）：558-561

12. 杨雪，张祖燕. 口腔颌面锥形束CT（CBCT）应用指南的研究现状. 现代口腔医学杂志，2013，27（5）：291-293

附录

口腔医学发展史
大事年表

一、石器时代人类古老的口腔疾病（史前—公元前4000年）

46亿—700万年前——地球形成与生命演化。

700万—600万年前——人猿分离，地球上出现了人类。

400万—100万年前——人类始祖，颅颌面及牙齿形态特征。最早的"南方古猿"龋齿化石。

70万—20万年前——北京猿人人类体质特征，颅颌面及牙齿形态特征，存在的牙齿疾病。

25万—4万年前——现代智人人类体质特征，颅颌面及牙齿形态特征。许家窑人氟牙症化石。

6000年—5000年前——新石器时期人类牙齿解剖特点，存在的口腔疾病和第三磨牙阻生。

二、文字产生与人类早期对口腔疾病的认知
（公元前4000年—公元500年）

公元前3500年左右——苏美尔人创造了"楔形文字"，最早医学记载是预言、占星术和占卜术。

公元前3100年左右——古埃及人的金字塔上用象形文字表达医生有专业和等级之分，第一次称赫西雷（Hesy-Re）为牙医。埃伯斯莎草纸文稿记载着700多种治疗牙病的方法。古埃及使用金线固定松动牙。

公元前2000年左右——古巴比伦的《汉谟拉比法典》记述了对医生的惩罚制度。当时人们认为牙痛是虫子啃噬的结果，龋齿是"虫牙"的说法一直流行到18世纪。

公元前1600—公元前1046年——中国商朝产生最早的文字甲骨文，记载龋齿、疾口和疾舌的占卜。

公元前1500—公元前900年——印度医学逐渐达到巅峰时期，医学著

作是《舍罗迦集》和《妙闻集》。

公元前580—公元前497年——毕达哥拉斯的黄金分割率，一直被用在牙齿的美学修复中。

公元前460年—公元370年——希波克拉底是西方医学的奠基人，被称为"西方医学之父"。他的著作中记载了牙齿萌出方式、龋病治疗、拔牙钳和固定松动牙的方法。

公元前700—公元前100年——伊特鲁里亚人的工匠用黄金锻造技术制作宽带金箍义齿。

129年—199年——古罗马"医学巨匠"盖伦，善于医术和写作，《解剖学》流行1 500年。

三、中古时期的医学（476年—1453年）

500年—1100年——欧洲中世纪的早期和中期，基督教广泛兴起和传播，将医学视作是慈善之举。僧侣承担起放血、水蛭吸血、拔罐和拔牙治病工作，形成中世纪的寺院医学。

1130年—1163年——罗马教皇颁布一系列禁令，禁止僧侣进行一切外科治疗和拔牙，由寺院的理发师担任，形成了中世纪"理发师-外科医生"这一特殊职业人群。

1210年—— 法国成立理发师行会，包括两个群体：一个是外科医生群体，他们接受过正规教育和培训，可以做复杂外科手术；另一个是"理发师-外科医生"群体，他们承担理发、放血、拔牙等卫生服务性工作。

1400年——法国皇家又颁布一系列法令，除了放血、拔罐、水蛭吸血、拔牙以外，禁止"理发师-外科医生"从事其他所有的外科手术。

1347年—1353年——"黑死病"席卷整个欧洲，大量人口死亡，迫使教会放宽对尸体解剖的限制。

1530年 —— 德国第一本牙科学专业书《牙齿疾病的种类—医学手册》出版，专门写给治疗口腔疾病的"理发师-外科医生"，包含口腔卫生、拔牙、牙钻孔和金箔充填术。

　　1575年——法国著名的"理发师-外科医生"巴雷，从战场上总结经验，著书《外科全集》，包括外科技术、伤口处理、颌骨骨折治疗、拔牙、牙齿缺损的治疗。

　　800年—1000年——阿拉伯人大量翻译古希腊和罗马的哲学、科学及医药学方面的著作。使古希腊和罗马的解剖学和医学知识得以保留，成为阿拉伯医学的基础。

　　500年—1400年——欧洲中古时期对应中国南北朝、隋唐、宋元时期。这一时代中国医学成就特点之一是系统整理前人的经验，广泛搜集中医药资料，在经典理论的基础上编纂医书。隋代名医巢元方的《诸病源候论》、唐代孙思邈的《备急千金要方》和《千金翼方》、唐代医生王焘《外台秘要》被誉为中国古代4部代表性的医学百科全书。唐代出版的医书《唐本草》记载了用"银膏"补牙的方法。宋代王怀隐等历时14年编纂的大型方书《太平圣惠方》也谈到了口腔疾病的治疗。

四、科学的觉醒与革命、人体解剖学的建立（1500年—1600年）

　　1528年——中国明代医学家薛己著书《口齿类药》，论述了口腔疾病的病因、症状、疗法和预后，这是中国最早的口腔医学专著。

　　1543年——维萨里划时代著作《人体的构造》出版，建立人体解剖学。同年，哥白尼革命性的著作《天体运行论》问世，建立"日心说"。

　　1561年——帕多瓦大学的解剖学教授法罗皮奥发现恒牙牙囊，解释了儿童替牙期的生理发育。

　　1563年——意大利解剖学家尤斯塔奇完成第一本《牙齿解剖学》，阐述口腔和牙齿解剖发育。

　　1578年——中国明代著名医药学家李时珍，历经27年完成最伟大药物学巨著《本草纲目》，治疗口腔疾病药物达400多种，方剂数百种，记载用砷剂治疗牙痛。

1603年——帕多瓦大学的解剖学教授法布里休斯发现静脉瓣，并著书阐明牙病的治疗方法。

五、医学科学的革命与基础医学的启程（1600年—1700年）

1609年——近代实验科学的奠基人伽利略，对近代实验科学、生物学和医学产生过深刻影响。

1614年——意大利萨克托留斯发表《论医学测量》，开创人体生理学研究和医学定量实验。

1628年——英国医生威廉·哈维发现血液循环，著书《心血运动论》，促进医学科学化进程。

1661年——意大利的马尔皮基在显微镜下发现毛细血管，完善血液循环理论，组织学奠基人。

1665年——英国科学家罗伯特·胡克改进显微技术，出版《显微制图》，发现并命名"细胞"。

1674年——1683年，列文虎克在显微镜下发现微生物和牙本质小管，微生物学的开端。

1601年——明代针灸医学家杨继洲撰写完成《针灸大成》十卷，包含了完整的针灸学理论。

1617年——中国明代陈实功所著《外科正宗》是最具代表性的外科学著作，其中关于口腔疾病的诊断名称、治疗方法，下颌骨脱臼的复位手法仍沿用至今。

1642年——吴又可撰写完成《温疫论》，这是世界首部研究急性传染病的医学书籍，是中医温病学发展史上具有划时代意义的标志性著作。

六、牙外科-口腔外科-口腔颌面外科的建立（1700年—20世纪）

1728年——法国外科医生皮耶·费查出版了具有划时代意义的牙医学

著作《外科牙医学》，为牙科领域建立了长期的工作标准，将牙科从一个行业提升为一门专业，标志着牙医学的独立，奠定了"现代牙科学"的概念。

1761年——帕多瓦大学的解剖学教授莫尔加尼出版不朽的著作《论疾病的位置与病因》，成为现代病理解剖学奠基人，启发了口腔病理学的发展。

1771年——外科医生、解剖生理学家约翰·亨特出版著作《人类牙齿自然史》，为牙齿命名。

1835年——外科医生西蒙在美国建立起第一个口腔外科诊所，成为口腔外科的奠基人。

1840年——美国巴尔的摩建立起全球第一所牙医学院，授予D.D.S学位。

1849年——西蒙·哈里亨医生公布做过许多颌骨手术，并施行首例正颌外科手术。

1869年——詹姆斯·加内特森医生首先在大学开设口腔外科专业课，将口腔外科从外科学中独立出来；同年出版《口腔外科学体系》，建立了这一领域的工作标准，创立"口腔外科"专业。

1914年——第一次世界大战造成士兵面部严重毁容，促成整形外科和口腔颌面外科的诞生。

1916年——哈罗德·吉利斯医生发明"管状带蒂皮瓣移植"的手术方法，重建颌面部缺损。

1916年——"西线传奇人物"美国的卡赞建牙医建立第一个军队口腔颌面外科治疗中心。

1918年——美国牙外科医师学会成立后改为口腔外科医师学会，1978年口腔颌面外科学会。

1921年——不同专业的外科医生成立美国整形外科医师学会（AAPS）。

1931年——美国整形外科学会成立，后更名为美国整形与重建外科医师学会（ASPRS）。

1963年——国际口腔外科医师学会正式成立，1986年更名为国际口腔颌面外科医师学会。

1998年——中华口腔医学会口腔颌面外科委员会成立，次年加入国际口腔颌面外科学会。

七、现代麻醉药的发明、发现与临床应用（18世纪—20世纪）

1800年——化学家戴维发明一氧化二氮（笑气），奠定无痛外科手术的基础。

1844年——美国牙医韦尔斯第一次将笑气成功地用于麻醉拔牙，成为"牙科麻醉第一人"。

1846年——美国牙医莫顿首先将乙醚替代笑气，成功用于拔牙和外科手术。

1847年——英国产科医生辛普森首次用氯仿替代乙醚，用于产科麻醉无痛分娩。

1859年——德国化学家纽曼从古柯树叶中提取出可卡因，可对中枢神经产生麻醉作用。

1884年——奥地利眼科医生柯勒将可卡因用于眼科局部表面麻醉，外科医生用于局部麻醉。

1885年——美国牙医霍尔第一次将可卡因用于口腔的下牙槽神经传导阻滞麻醉。

1901年——美国的日本学者高峰让吉成功提取出肾上腺素，可以增加麻醉药的功效。

1905年——德国化学家埃因霍恩研制出第一个人工合成新型酯类局部麻醉药盐酸普鲁卡因。

1947年——两位瑞典化学家合成酰胺类口腔局部麻醉药2%利多卡因，成为新的里程碑。

1957年——研制成功口腔专用的酰胺类口腔局部麻醉药盐酸甲哌卡因、布比卡因。

1969年——合成丙胺卡因。

1972年——合成依替卡因。

1976年——德国化学家研制成功新型酰胺类口腔局部麻醉药4%盐酸阿替卡因。

1997年——美国发明了第一台计算机控制的、更安全舒适的局部麻醉药注射系统C-CLADs。

八、细菌学与外科消毒灭菌（19世纪）

1857年——法国科学家巴斯德发现致病菌，提出"疾病细菌学说"，奠定现代微生物学。

1861年——匈牙利产科医生塞麦尔维斯确定医院感染的原因，提倡术前洗手。

1867年——英国外科医生李斯特根据巴斯德的科学发现，建立"外科手术消毒法"。

1876年——德国科学家科赫继续巴斯德研究，制定"细菌学的金标准"，形成现代细菌学理论。

1890年——牙医学者米勒遵循"科赫法则"，发现人类龋病致病菌，建立"口腔微生物学"

九、口腔正畸学的奠基与建立（18世纪—20世纪）

1728年——皮耶·费查《外科牙医学》中第一次描述用马蹄形金属牙弓夹板矫治牙齿畸形。

1771年——约翰·亨特《人类牙齿自然史》中第一次描述下颌骨生长发育与牙齿大小的关系。

1803年——英国牙医约瑟夫·福克斯首先对错𬌗畸形进行分类，发明了"上颌𬌗垫"和"头帽颏兜"矫治器治疗前牙反𬌗。1814年福克斯出版了《人类牙齿疾病的自然史》。

1815年——法国牙医德尔巴雷发明了"带环矫治器"、金属杆和螺丝、木楔分牙、金属丝网咬合垫，同时也是将错殆畸形进行系统化分类的人之一。

1839年——美国牙医塔克第一个使用硫化橡胶制作矫治器，并将橡皮筋用于牙齿矫正。

1840年——霍勒斯·海登和查宾·哈里斯在美国巴尔的摩创办世界第一所牙科学院，第一次进行"牙齿错位"讲座。

1841年——法国医生乔基姆·勒富隆给予正畸学的科学命名（orthodontia），他使正畸学从矫治牙齿向矫治颌骨前进了一步，并发明"弹性舌弓矫治器"，扩大上腭穹窿。

1841年——法国牙医亚历克西斯·沙格引入支抗的概念，最早使用螺丝钉和橡皮圈进行正畸。

1842年——德国牙医克里斯托夫用石膏模型记录错殆畸形，发明可摘活动腭板。

1860年——美国旧金山的牙医安吉尔发明腭中缝分离矫治器。

1871年——英国医生Coffin设计出放在硬橡胶腭板中的弹簧式"W"上腭分离器。

1880年——美国牙医诺曼·威廉·金斯利出版第一本正畸著作《口腔畸形的治疗》，他发明螺旋矫治器、腭裂修复板、人工赝附体、外固定矫治器。

1888年——美国约翰·纳丁·法拉开创正畸牙齿生物学移动研究，完成著作《牙齿畸形的矫正》。

1892年——美国医生爱德华·H.安格成为第一个专门从事牙齿正畸的医生和教师，开展正畸教学。

1899年——爱德华·H.安格提出《错殆畸形分类法》，安格发明多项正畸矫治器和矫治技术。

1900年——安格建立了世界上第一所私立牙科正畸学校，可授予博士学位。

1901年——安格成立了世界上第一个牙科正畸学会，并担任主席。

1907年——安格创办第一本美国牙科正畸杂志，被翻译成欧洲所有国家的语言。

1928年——安格设计出"方丝弓矫治器"和矫治技术，可以达到理想的矫治效果。

1940年——美国牙医Tweed确立矫治中"减数拔牙矫治的理论"，创立了面部诊断三角，头影测量。

1961年——澳大利亚正畸医生Begg发明"细丝弓矫治技术"。

1970s——粘接剂发明后，直接粘接托槽于牙面上，"直接粘接技术"广泛应用。

1975年——发明成品镍钛合金矫治弓丝，具有良好的回弹性，使正畸临床发生了重大变化。

1976年——美国的医生劳伦斯·F. 安德烈森设计出"直丝弓矫治器和矫治技术"。

1976年——美国正畸专家Craven H. Kurz发明了舌侧矫治器和矫治技术，并获专利。

1992年——美国医生McCarthy等人将"牵张成骨术"应用于矫治牙颌面畸形。

1997年——Chishti及朋友利用大数据算法，将CAD/CAM和3D打印技术等结合起来，研制成功了无托槽隐形矫治技术。

十、牙体充填材料的演变（19世纪—20世纪）

1802年——Louis Laforgue发明去除龋齿腐质的锥子、锉刀和刮匙，以及金箔充填器。

1812年——牙医马库斯建立制造工厂，生产锤打的黄金金箔专门供牙科使用。

1818年——巴黎的牙医雷格纳特在熔化的金属中加入汞（水银），生成合金（alloy），称其为汞齐。

1822年——C. F. Maury发表著作，介绍了口镜、探针和注射器。1830年之后被译成德文、英文、意大利和荷兰文。

1826年——法国巴黎牙医塔沃用含银汞、秘、铅和锡混合物，熔化后注入牙洞中，充填牙齿。

1833年——两位伦敦的牙医移居美国纽约，将银汞合金充填材料介绍到美国，很快传播开来。

1853年——美国牙医罗伯特·阿瑟（Robert Arthur）发明了富于弹性和韧性的金箔。

1841年——Joachim Lefoulon发明勺型牙腐质刮匙器和手钻。他第一次质疑银和汞的比例。

1864年——纽约牙医Barnum发明橡皮障。将牙齿和口腔隔湿后使银汞合金充填效果更完美。

1895年——G.V. Black使银汞合金成分和比例标准化。

1908年——G.V. Black制定"龋洞分类标准"和"窝洞制备原则"。

1937年——聚甲基丙烯酸甲酯问世，塑料义齿成为20世纪初口腔修复学的第一座里程碑。

1949年——瑞士化学家研制出第一个牙本质粘接剂——丙烯酸树脂（acrylic resin）。

1951年——自凝树脂获得专利，成为义齿修复和牙齿充填的第一代复合树脂材料。

1955年——发明酸蚀技术，可以增加丙烯酸树脂粘接时牙釉质的附着力，粘接式修复体出现，第一代复合树脂成为牙体修复的"牙色充填材料"。

1963年——美国学者Bowen发明环氧树脂BisGMA——开创牙体充填材料的新纪元。

1978年——第三代可见光固化复合树脂广泛应用于临床，为医生带来更加方便快捷的操作。

2003年——第四代纳米陶瓷复合树脂问世，成为一种新型牙齿充填材料，临床应用的主流。

1983年——英国学者Lovell最早提出将碳纤维浸没于复合树脂有机基质中。

1988年——发明第一代树脂增强的碳纤维根管桩，后研制出抗弯和X线阻射性的纤维桩。

十一、口腔修复学（18世纪—20世纪）

1728年——牙科独立，皮耶·费查发表专著《外科牙医学》，建立"牙科疾病的治疗原则"。

1746年——巴黎牙医克劳德·莫顿发表文章，第一次介绍了铸造金冠的修复技术。

1756年——柏林牙医菲利浦·普法夫出版著作首次介绍软蜡取模，灌石膏模型、铸造修复体。

1774年——药剂师阿列克谢·杜查图发明人工瓷牙，瓷牙取代了生物牙用于义齿修复。

1788年——法国牙医尼古拉·杜布瓦开始批量生产瓷牙，他获得生产瓷牙的皇家专利15年。

1789年——华盛顿的牙医格林伍德为华盛顿制作了满意的假牙，并用纺纱机改制牙科脚踏机。

1802年——牙医拉法尔古将白色人工瓷牙安装在黄金做的螺旋弹簧基托上制作全口义齿。

1820年——Delabarre在巴黎出版了第一本修复学教科书，介绍牙医和知名的烤瓷工厂。他还向工匠学习取印膜和石膏铸造技术。

1828年——F. Maury首次介绍了固定桥修复缺牙的现代方法。

1841年——莱弗龙医生做出瓷牙与黄金或铂金基托的全口义齿，并用黄金弹簧来固位。

1851年——尼尔森·固特异发明硬质硫化橡胶，美国牙医第一个用其制作了全口义齿基托。

1889年——美国牙医查尔斯·H. 兰德第一次用陶瓷材料制作前牙全瓷冠（PJC）并获得专利。

1937年——聚甲基丙烯酸甲酯（PMMA）问世，塑料牙和塑料基托取代了瓷牙和硬质硫化橡胶基托，成为20世纪初口腔修复学的第一个里程碑。

1940年——首次用印模膏制取口腔印模。制作弹簧可摘局部义齿。

1951年——自凝树脂获得专利，用于简单义齿修复材料和牙齿充填材料。

1955年——发明酸蚀技术，可以增加丙稀酸树脂粘接时牙釉质附着力，粘接式修复体出现。

1956年——布雷克发明烤瓷熔附金属全冠（PFM）修复技术，是口腔修复学的标志性技术。

1960年——失蜡精密铸造技术广泛应用口腔修复体制作，是现代口腔修复学第一个里程碑。

1962年——美国学者使用长石瓷与金属结构兼容制作烤瓷熔附金属全冠，并申请专利。

1965年——W.McLean和T.H.Hughes开发了新型的全瓷冠，强度是传统PJC的两倍。

1969年——多晶氧化铝陶瓷；1973年玻璃陶瓷；1975年单晶氧化铝陶瓷；1978年羟基磷灰石陶瓷。

1983年——Sozio等研制出铝瓷冠，可以减少全瓷修复体的烧结收缩。

1984年——Dicor铸造陶瓷，可增加抗折强度，但美学效果不理想。

1985年——法国学者Francois Duret是牙科CAD/CAM系统的开拓者和奠基人，CAD/CAM系统彻底改变了传统口腔修复学的理念和方法，开启数字化时代口腔医学。

1987年——牙医 Werner H Mormann和工程师共同研发出椅旁CAD/CAM口腔修复系统。

1988年——"瓷睿刻系统"椅旁快速全瓷美学修复系统问世，CAD/CAM口腔修复设备商品化。

1988年——牙医Matts Andersson发明了世界上第一台"技工室集中加工的CAD /CAM 系统"，是CAD /CAM 技术的第二种应用模式，又称为"数字化牙冠雕刻机"。

1983年——美国科学家Charles W. Hull发明了树脂光固化技术，1986年第一台商用3D印刷机。

1990年——推出IPS-Empress全瓷系统，1998年推出第二代全瓷系统，其抗折强度极大提高，修复体破损率明显下降。

1993年——麻省理工学院获得3D打印技术专利，1995年与美国ZCorp开发生产3D打印机。

十二、口腔种植学（19世纪—20世纪）

1809年——英国医生马吉利奥首先使用黄金做成牙根形状的种植体，进行骨内牙齿的种植。

1887年——美国医生哈里斯在颌骨内成功种植一颗白金牙根、并在根上固定修复一颗人工瓷冠。

1889年——美国医生爱德华兹种植一颗白金牙根，开始用螺旋刀和扩孔钻形成种植牙的种植窝。

1891年——赖特研制成功一段式种植体并获得专利。

1895年——邦威尔试着用黄金或金属铱做成中空筒状的种植体，可以承受单颗牙或冠的力量。

1898年——佩恩医生用金属银制作了一个类似于中空筒状的种植体，之后又安装了牙冠。

1901年——R.E.佩恩医生用银箔制作了圆筒状种植体，将带有瓷根的牙冠装入圆筒状种植体内。

1906年——E.J.格林菲尔德第一次使用铱-铂合金制作中空柱状牙种植体，还设计了固定基台。1909年他获得第一个两段式种植体专利，制订种植手术的消毒灭菌步骤。

1937年——维纳布尔和斯特洛克研制铸造钴铬钼合金，首先应用于外科制作人工髋关节获得成功。

1939年——斯特洛克成功制作了钴铬钼合金牙根螺旋种植体，并最早应用组织切片法观察种植体周围的组织愈合情况，获得第一个骨整合组织学证据。1940年发明真正的骨内种植体。

1947年——福尔米吉尼用不锈钢丝或钽金属丝制作螺旋形和锥状纹状种植体，发明两段式螺旋种植体和平台转移。

1968年——美国学者伦纳德·林科针对牙槽嵴较薄或颌骨骨量不足的疑难患者设计了叶状种植体。

1974年——施罗德开发出一段式中空柱状和中空螺纹状钛浆表面喷涂的种植体，及联合切片技术。

1982年——布伦马克用动物实验和临床观察证明了纯钛与人体骨组织有良好的生物相容性，阐述"种植牙骨结合理论"，奠定现代口腔种植学基础，被誉为"现代种植牙之父"。他推出的螺旋形牙种植体系统成为人工种植牙史上一个重要的里程碑。

十三、影像医学（19世纪—20世纪）

1895年——物理学家伦琴发现X线，对未来医学产生了深远的影响。

1896年——美国新奥尔良牙医埃德蒙·凯尔第一次将X线用于牙科疾病的诊断。

1930年——意大利人Vellebonna发明体层摄影机，之后用于颞下颌关节疾病的诊断。

1949年——芬兰赫尔辛基大学牙科学院Yrjo Veli Peatero医生提出

曲面体层摄影法。

1954年——芬兰Instrumentarium Dental牙科公司生产出全世界第一台全景X线机。

1963年——美国物理学家柯马克发明了电子计算机辅助X线断层扫描技术（CT），为医学影像技术带来第一次革命性的创新，该项发明于1979年获得诺贝尔生理学或医学奖。

1972年——英国电子工程师亨斯菲尔德正式宣告创造出第一台CT，1974年他又成功研制出全身X-CT，使人体医学的检查范围扩大到胸、腹、脊柱及四肢。

1979年——亨斯菲尔德与柯马克一同获得诺贝尔生理学或医学奖。

1982年——系列医学诊断工具：核磁共振成像技术（MMRI）、计算机成像技术（CR）、数字放射成像（DR）、发射式计算机断层成像（ETC）不断涌现。

1998年——意大利工程师 P. Mozzo首先研制成功口腔颌面锥形束CT（CBCT）。

十四、牙钻的发明与发展历程（19世纪—20世纪）

1871年——英国牙医哈林顿制造出第一个发条驱动的钟表式牙钻，称为"森马伊"式牙钻。

1871年——美国牙医莫里森发明第一台皮带驱动的脚踏式牙钻，成为牙科治疗史上的里程碑。

1872年——美国牙医乔治.F.格林发明第一台电池式电动牙钻，成为牙钻史上的第一次革命。

1917年——美国里特公司组合牙科发动机、喷雾器、鼓风机、光源等制造出口腔综合治疗机。

1957年——美国牙医约翰·鲍顿发明了牙科高速气动涡轮牙钻，成为牙钻史上的第二次革命。

1965年——法国人发明牙科微型马达电动牙钻，可配置增速弯手机，进行牙体硬组织切割；也可配置减速弯手机，进行根管治疗、种植手术等操作。无回吸可避免交叉感染。

20世纪末——美国又推出一种新型激光牙钻。激光束可以精确快速地切削牙体组织和龋坏污染层，同时杀菌，避免以往高速涡轮钻牙时产生的高温。

十五、牙椅的演变

1790年——美国牙医弗拉格用普通温莎椅设计出第一台牙椅，头托扶手，椅子可推动和转动。

1832年——英国牙医斯内尔精心设计制造出第一台躺式牙，牙椅功能齐全，坐垫靠背可调节。

1867年——美国牙医莫里森发明第一台完全可调节牙椅，上下前后移动椅位，牙医坐着治疗。

1877年——莫里森又设计出新牙椅获得第二个美国专利。

1887年——新牙椅获第三个专利。

1877年——威尔克森发明第一台泵液压式牙科椅，获得专利。

1886年——发明三种可升降牙椅。

1901年——威尔克森发明现代牙椅。

1915年——发明第一台电气化牙椅，可自由调节方向。

医学和口腔医学
发展之概论

石器时代
人类古老的口腔疾病
（史前—公元前 4000 年）

文字产生与人类早期
对口腔疾病的认知
（公元前 3500 年—公元 500 年）

中古时期的医学
（476 年—1453 年）

1　　　　**2**　　　　**3**　　　　**4**

上篇　第一章　　　　上篇　第二章　　　　上篇　第三章　　　　上篇　第四章